U0922365

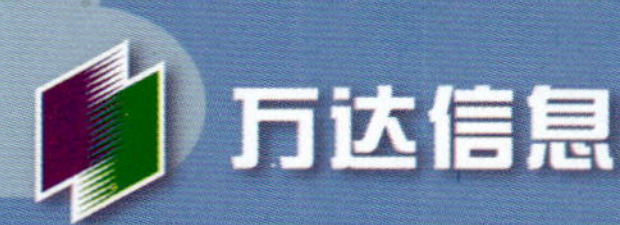

智慧卫生　最佳实践

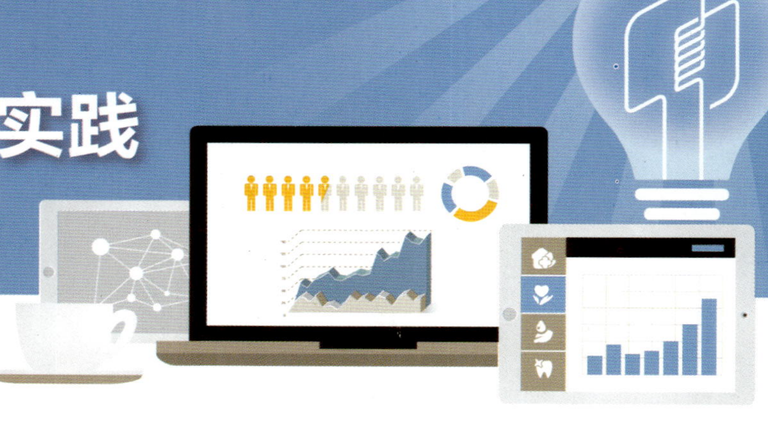

万达信息卫生服务事业部

以“信息促进健康、专业提升价值”为宗旨。1999年开始涉足医疗卫生信息化领域，经过多年的经验积累，形成了覆盖区域卫生、医疗卫生、公共卫生、基层卫生、健康服务和计划生育的医疗卫生行业信息化整体解决方案。特别是在区域卫生与公共卫生领域市场份额领先。

主要荣誉

区域卫生方案　2008年荣获卫生部“基于健康档案的区域卫生信息平台建设方案”一等奖（唯一一等奖）。

上海医联工程　荣获2013年度国家科技进步奖二等奖；
荣获2011年上海市科技进步一等奖（IT类唯一）；
2011年中国医院协会医院创新一等奖（共2名，IT类唯一）。

万达信息卫生服务事业部　荣获2010~2011年度上海市高新技术产业化先进集体（软件产业仅2名）。

主要项目

承担上海、湖南3521-2省级平台试点，贵州、江西国家发改委基层卫生项目。其中贵州基层卫生项目是全国首个省级大集中模式的基层卫生云计算项目（建成后，也将是世界上单一大集中系统覆盖人口最多的基层卫生项目）。承担上海、广州、成都、武汉等全国主要的特大型城市区域卫生信息化项目。目前区域卫生信息化上线数量最多有32个，服务人口超过1亿。

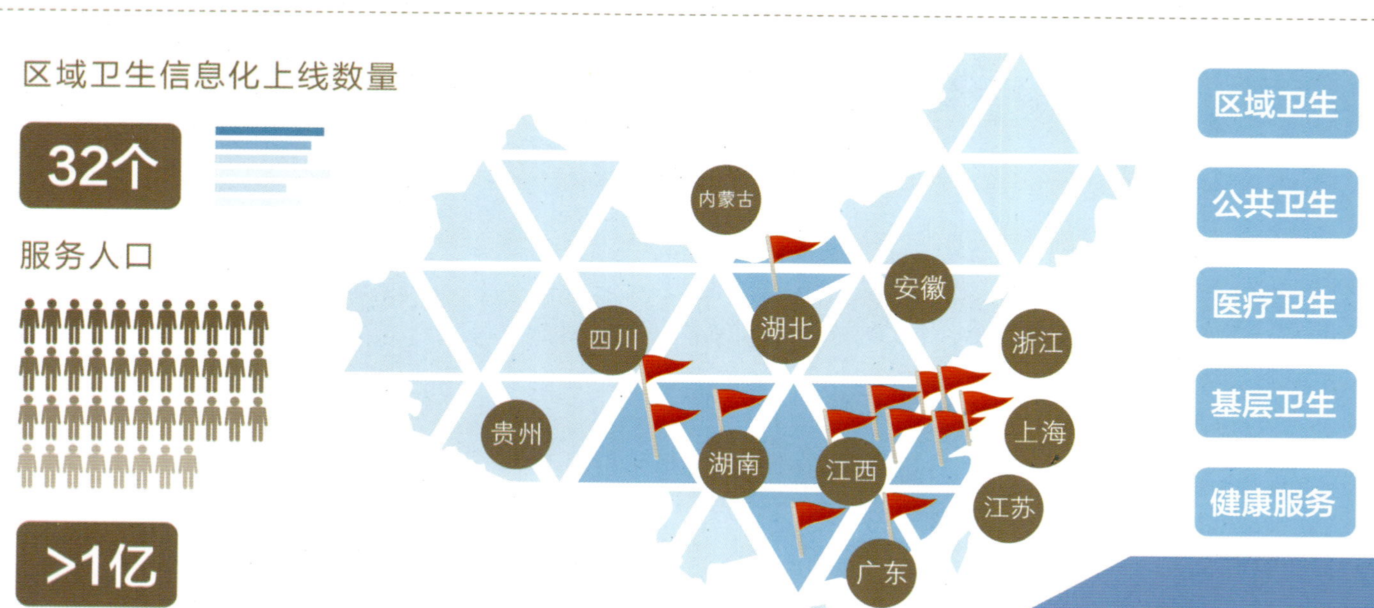

万达信息股份有限公司（总部）地址：上海市联航路1518号　邮编：201112　电话：21-24178888　网址：http：//www.wondersgroup.com

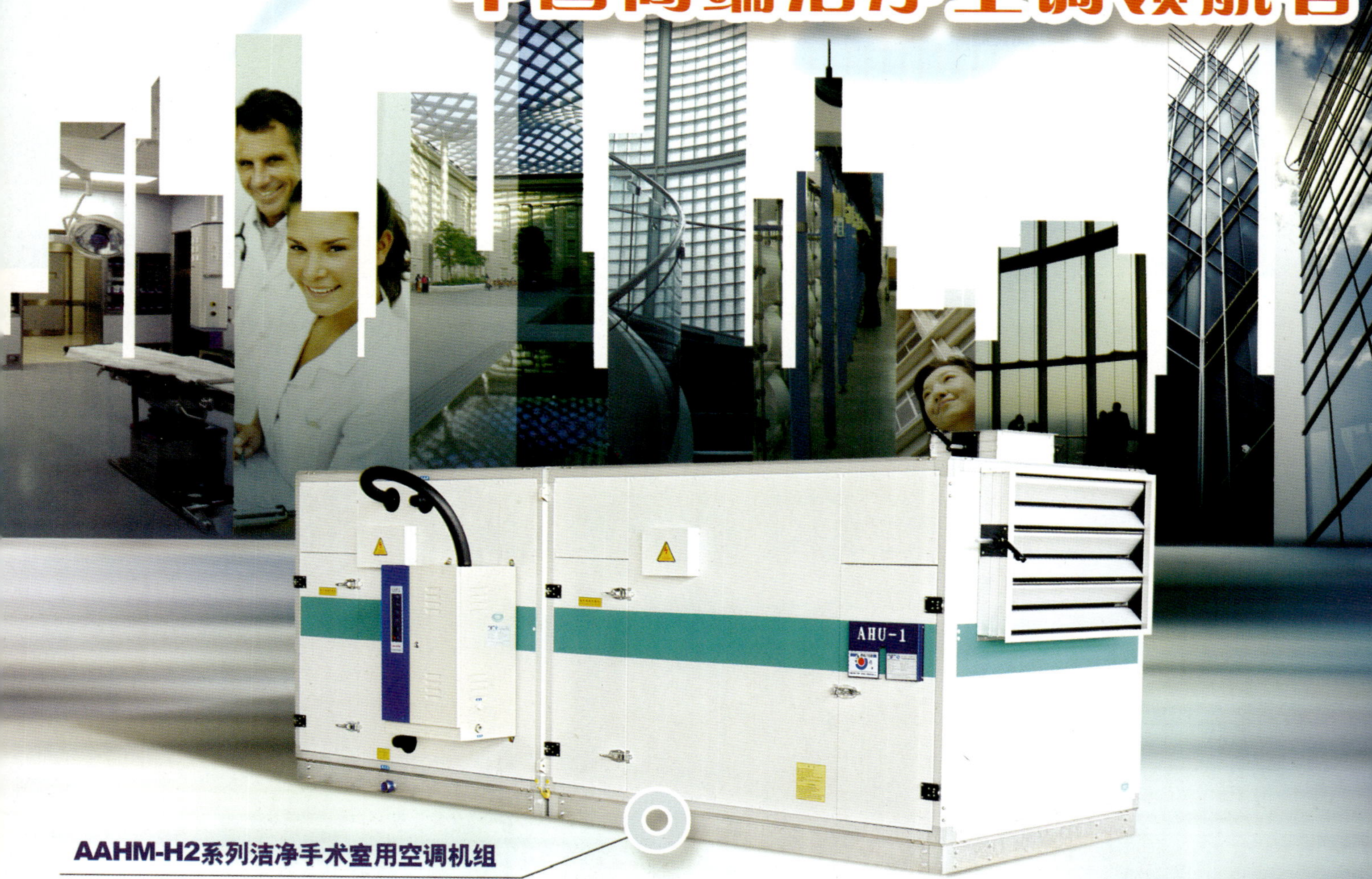

雅士空调医疗行业经典案例

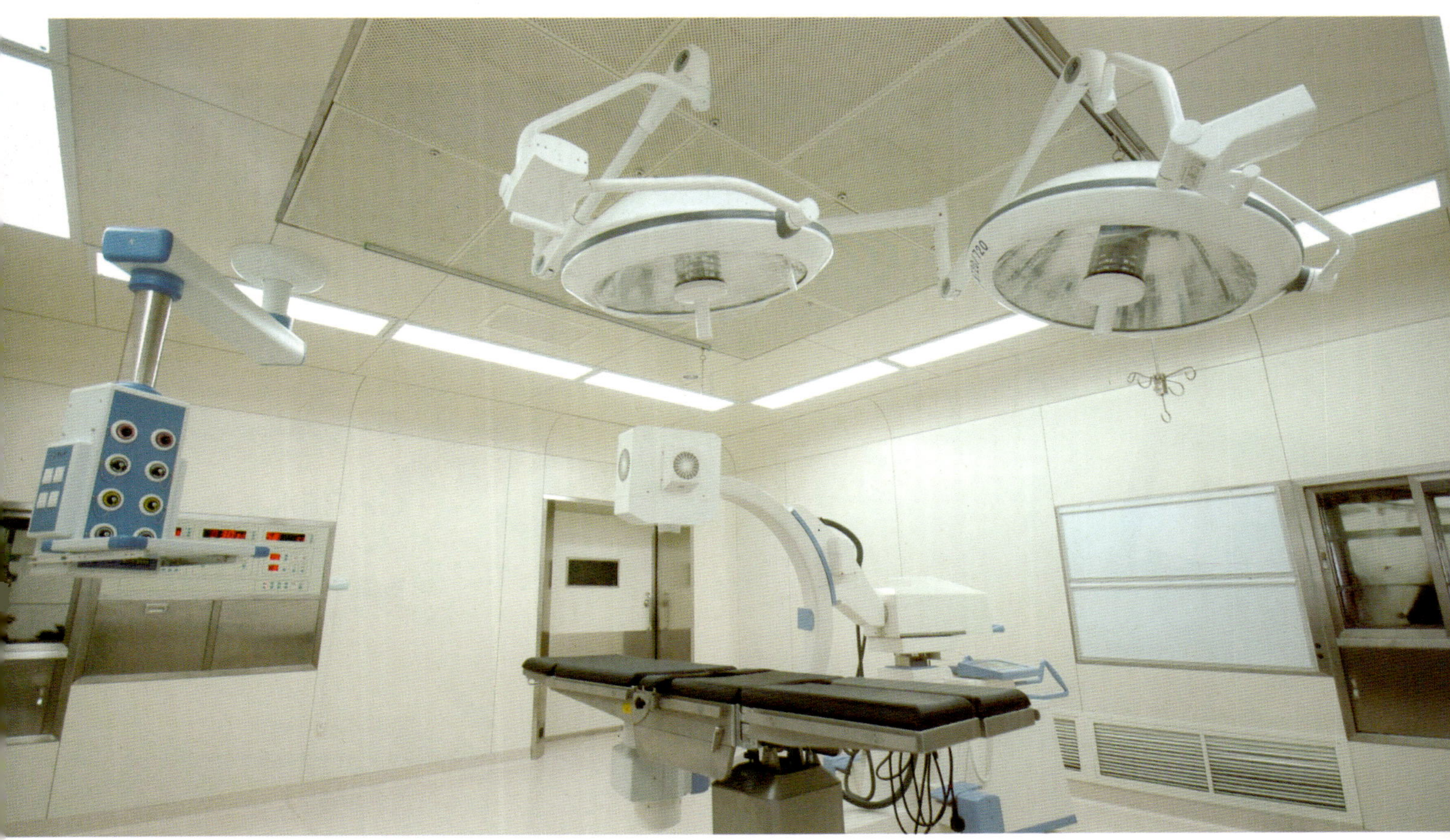

解放军总医院
空军总医院
海军总医院
协和医院
北京大学第一医院
北京大学人民医院
北京大学第三医院
北京大学首钢医院
北京大学肿瘤医院
首都医科大学天坛医院
首都医科大学朝阳医院
首都医科大学同仁医院
首都医科大学友谊医院
中国医学科学院阜外心血管病医院
中国医学科学院整形外科医院
北京积水潭医院
复旦大学华山医院
复旦大学中山医院
上海交大仁济医院
上海交大儿童医院
上海交大第三医院
上海交大第六医院

上海交大第九医院
同济大学同济医院
第二军医大学第三医院
天津泰达国际医院
天津医科大肿瘤医院
天津医科大第二医院
重庆医科大儿童医院
第三军医大学新桥医院
第三军医大学大坪医院
重庆第二人民医院
重庆第三人民医院
中山大学第一医院
中山大学孙逸仙纪念医院
中山大学肿瘤医院
中山大学第六医院
南方医科大学南方医院
广东省人民医院
广州军区总医院
四川大学华西医院
四川省人民医院
江苏省人民医院
南京大学鼓楼医院

苏州大学第一医院
浙江大学第一医院
浙江大学第二医院
浙江省中医院
中南大学湘雅医院
中南大学湘雅二医院
华中科技大学同济医院
华中科技大学协和医院
湖北省人民医院
福建省立医院
安徽省立医院
安徽医科大第一医院
安徽医科大第二医院
第四军医大学西京医院
西安交大第一医院
西安交大第二医院
陕西省人民医院
河南省人民医院
河北省人民医院
河北医科大第三医院
河北医科大第四医院
山东大学齐鲁医院

山东省立医院
济南军区总医院
山西医科大第一医院
山西人民医院
吉林省人民医院
中国医科大学第一医院
沈阳军区总医院
哈尔滨医科大第二医院
哈尔滨医科大第四医院
甘肃省人民医院
内蒙古自治区人民医院
宁夏医科大总医院
新疆医科大第一医院
新疆医科大第二医院
贵州省医院
西藏自治区人民医院
香港玛丽医院
香港伊利沙伯医院
香港玛嘉烈医院
香港九龙医院
香港圣母医院
香港威尔斯医院

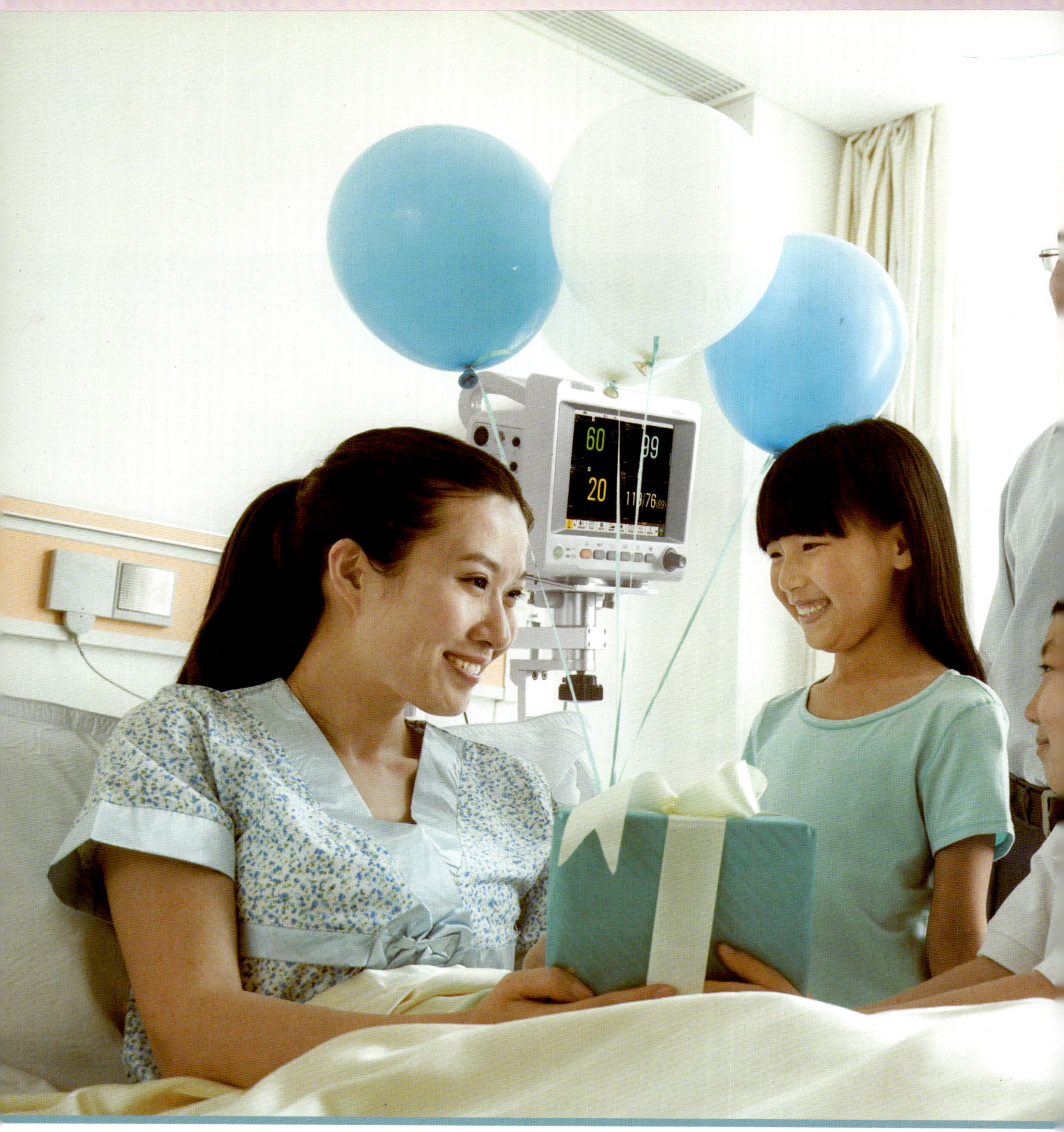

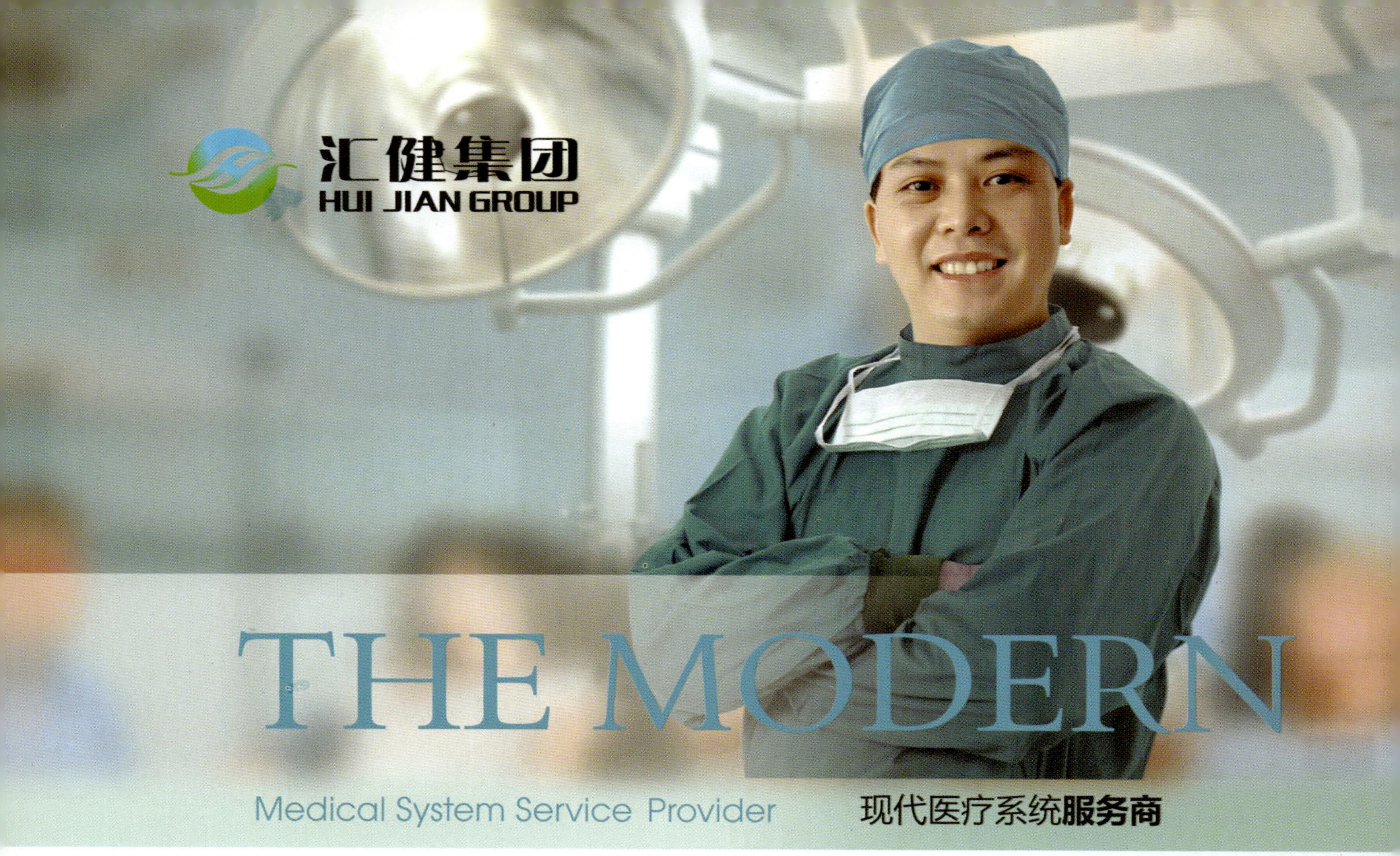

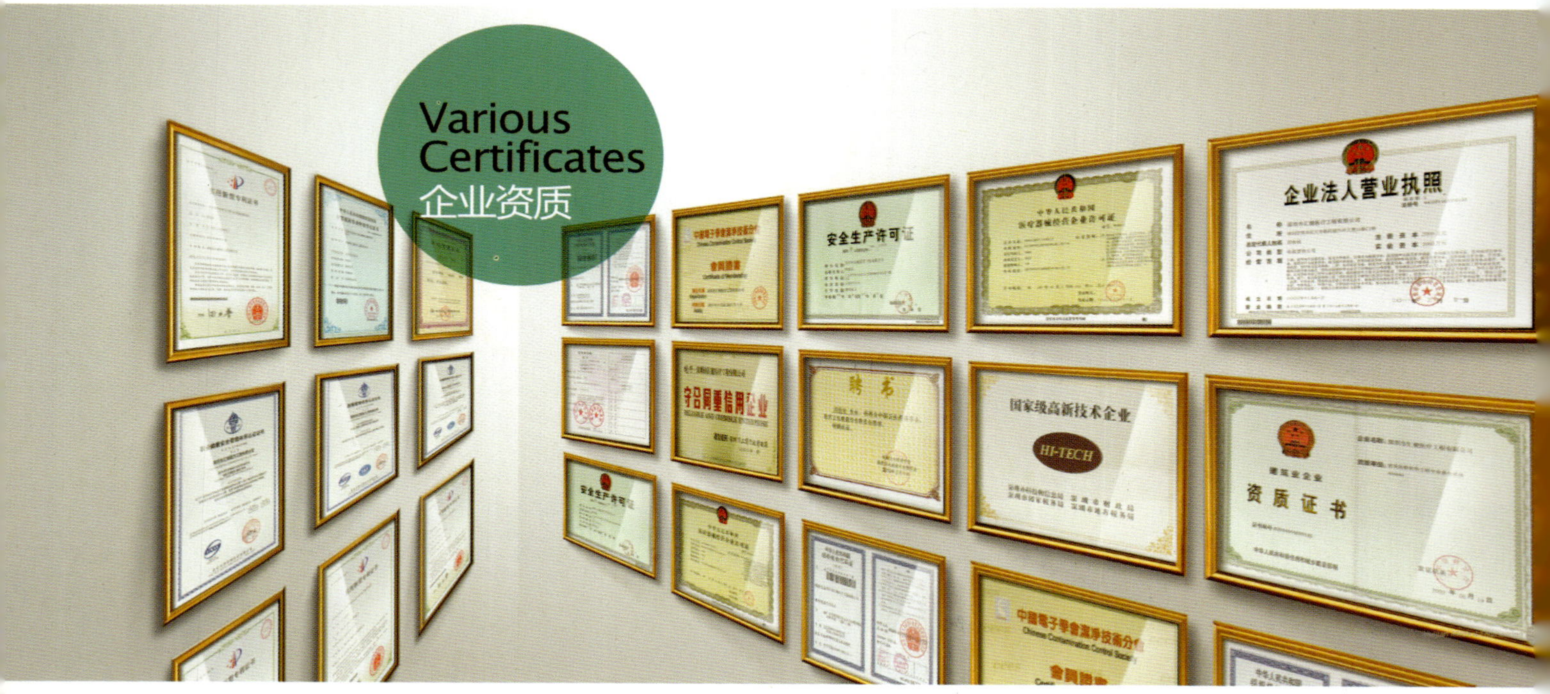

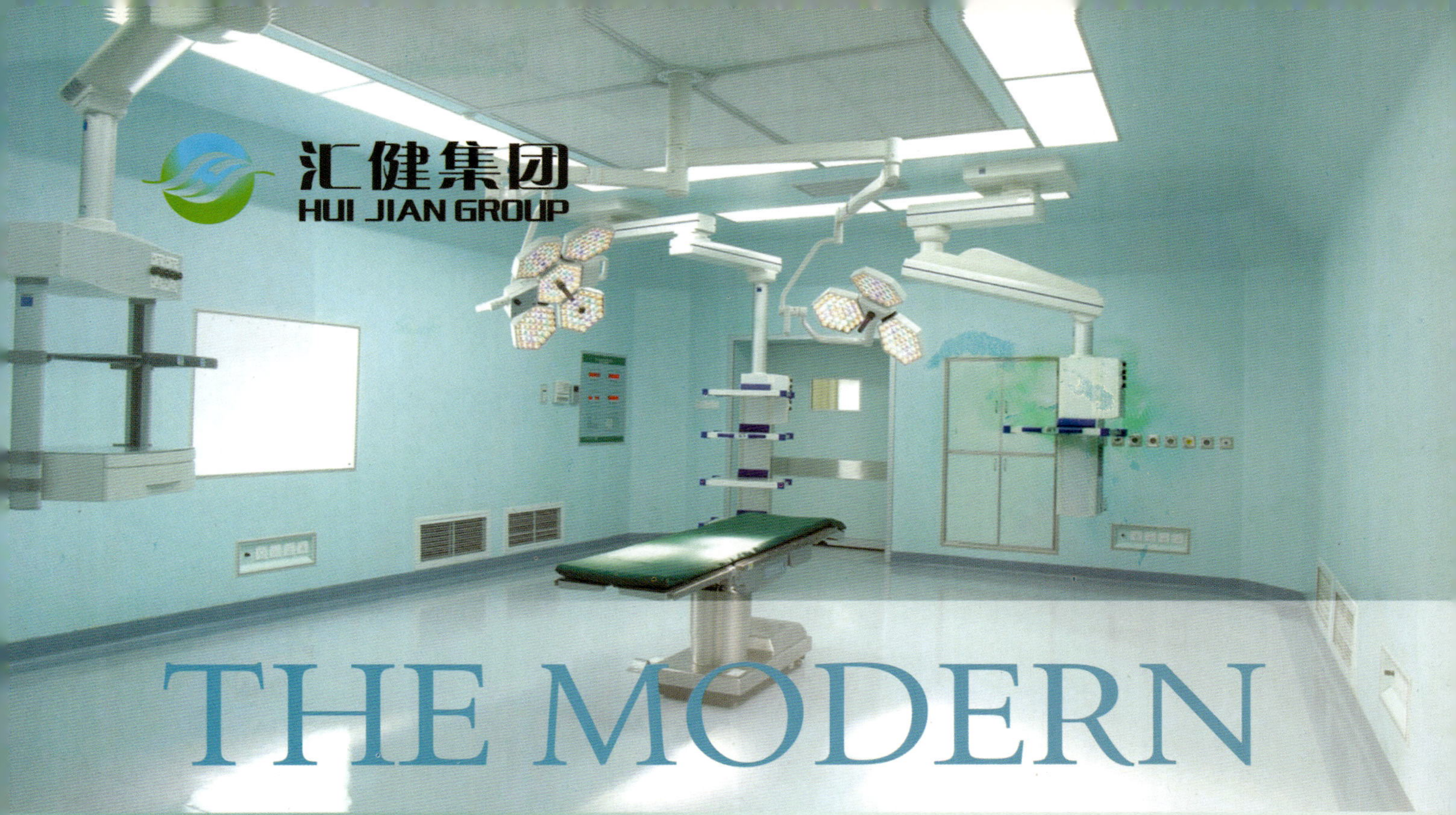

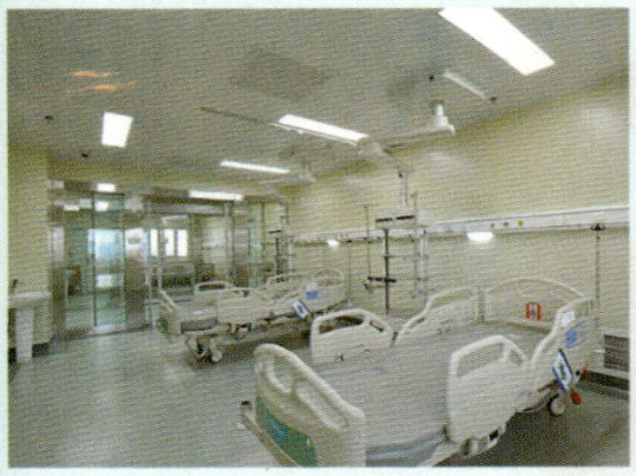

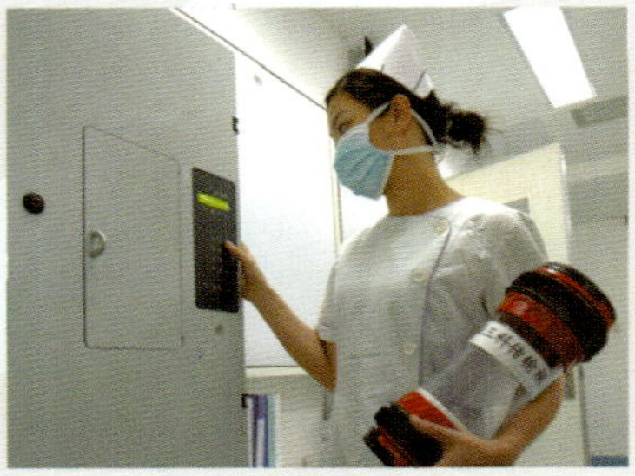

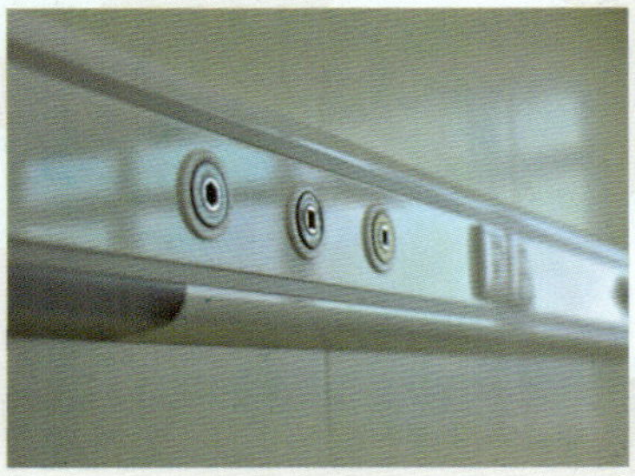

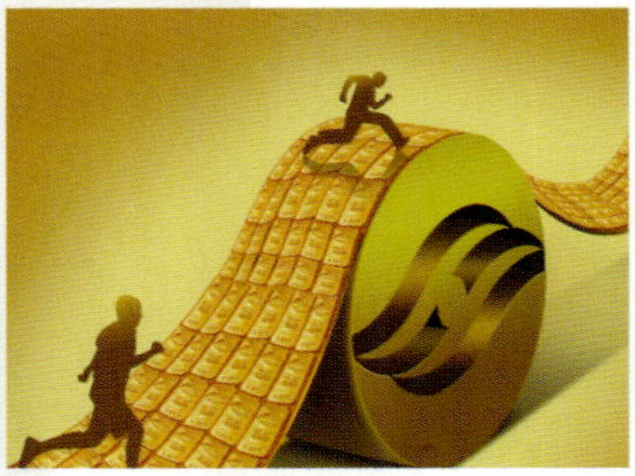

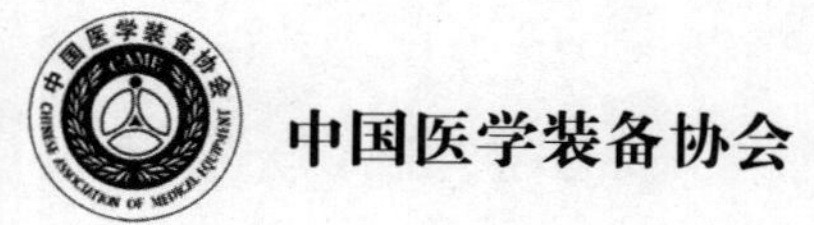

中国医学装备年鉴

（2013版）

朱庆生　主编

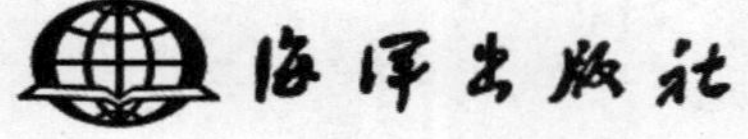

2014年·北京

图书在版编目（CIP）数据

中国医学装备年鉴（2013版）/朱庆生主编. — 北京: 海洋出版社,2014. 4

ISBN 978 - 7 - 5027 - 8860 - 5

Ⅰ.①中… Ⅱ.①朱… Ⅲ.①卫生设备－中国－年鉴 Ⅳ.①R197.38 - 54

中国版本图书馆CIP数据核字（2014）

责任编辑：杨 明

海洋出版社 出版发行

http://www.oceanpress.com.cn

(100081 北京市海淀区大慧寺路8号）

北京宝旺印务有限公司印刷 新华书店发行所经销

2014年 4 月第 1 版 2014年 4 月第 1 次印刷

开本：889mm × 1194mm 1/16 印张：34.5

字数：773千字 定价：480.00元

发行部：62216517 总编室：62114335

2013版《中国医学装备年鉴》编委会

前　言

"太阳每天都是新的"—古希腊哲学家赫拉克利特如是说。

医学装备就是"每天都是新的"朝阳产业，创新赋予她无限的生命力。

2013年，中国医学装备事业以创新驱动发展，迈步格外高远。这一年，卫生改革深入推进，"保基本、强基层、建机制"的改革目标逐步落实，党和政府高度关注民生，实施了多项重要措施，有力的促进了卫生事业的发展。医学装备业界以此为契机，坚持自主创新，锐意进取，核心竞争力进一步提升，不但巩固了中低端产品市场的主体地位，而且涌现出一批在高端产品领域颇具国际影响力的品牌企业，医疗器械行业依然保持了持续高速发展的势头，年销售总额首次突破2000亿大关，比上一年增长21.19%，成为仅次于美国的第二大医疗器械市场。这一年，政府主管部门创新管理机制，相继出台了多项政策法规，广大医疗卫生机构、生产经营企业认真贯彻落实，有关社会团体积极配合，开展了诸如售后服务满意度调查、医学装备管理先进集体和先进个人评选表彰、最受欢迎的医疗器械产品评选、国产优质产品目录遴选编制等多项有意义的活动，为加强医学装备的科学管理进行了有益的尝试。也是在这一年，我国正式成为ISO/TC150/SC7工程医疗组织在亚洲发展中国家的唯一成员国，获得该组织标准化活动的国际投票权。也是在这一年，我国的两家知名企业成功将美国两家同行收归旗下，进一步打破了外国企业在高端医疗器械领域一统天下的局面。

勿庸讳言，"朝阳"也会遭遇"雾霾"。在我国医学装备行业内部，也还存在不少的困难和问题。虽然我国的医疗器械产业发展迅猛，但仍无法满足国内市场需求，大型医疗装备主要依赖进口，与世界医疗器械强国还有很大差距。我国的医疗器械产业起步较晚，目前虽然企业数量多，但规模小，各自为战，产品单一，技术落后，难以形成系统的产业价值链条，核心竞争能力不强。要改变这一状况，还需要我们艰苦的努力。令人欣慰的是，我们经过多年的努力，已经初步建成专业门类齐全、产业链条完善、产业基础雄厚的产业体系，同时，我们有改革开放的政策支持和安定团结的社会环境，有巨大的市场潜力。只要我们坚定不移的实行以创新起到发展的战略方针，就一定能够驱散"雾霾"，实现医学装备强国的中国梦。

《中国医学装备年鉴》的编辑出版，得到了业界同仁的广泛支持和襄助，在此谨表谢意。由于水平有限，错讹和疏漏难免，敬请不吝赐教。

目录

一、政策法规

国务院办公厅关于印发国家食品药品监督管理总局主要职责内设机构和人员编制规定的通知

国办发〔2013〕24号

各省、自治区、直辖市人民政府，国务院各部委、各直属机构：

《国家食品药品监督管理总局主要职责内设机构和人员编制规定》已经国务院批准，现予印发。

国务院办公厅

2013年3月26日

国家食品药品监督管理总局主要职责内设机构和人员编制规定

根据第十二届全国人民代表大会第一次会议批准的《国务院机构改革和职能转变方案》和《国务院关于机构设置的通知》（国发〔2013〕14号），设立国家食品药品监督管理总局（正部级），为国务院直属机构。

一、职能转变

（一）取消的职责

1.将药品生产行政许可与药品生产质量管理规范认证两项行政许可逐步整合为一项行政许可。

2.将药品经营行政许可与药品经营质量管理规范认证两项行政许可逐步整合为一项行政许可。

3.将化妆品生产行政许可与化妆品卫生行政许可两项行政许可整合为一项行政许可。

4.取消执业药师的继续教育管理职责，工作由中国执业药师协会承担。

5.根据《国务院机构改革和职能转变方案》需要取消的其他职责。

（二）下放的职责

1.将药品、医疗器械质量管理规范认证职责下放省级食品药品监督管理部门。

2.将药品再注册以及不改变药品内在质量的补充申请行政许可职责下放省级食品药品监督管理部门。

3.将国产第三类医疗器械不改变产品内在质量的变更申请行政许可职责下放省级食品药品监督管理部门。

4.将药品委托生产行政许可职责下放省级食品药品监督管理部门。

5.将进口非特殊用途化妆品行政许可职责下放省级食品药品监督管理部门。

6.根据《国务院机构改革和职能转变方案》需要下放的其他职责。

（三）整合的职责

1.将原卫生部组织制定药品法典的职责，划入国家食品药品监督管理总局。

2.将原卫生部确定食品安全检验机构资质认定条件和制定检验规范的职责，划入国家食品药品监督管理总局。

3.将国家质量监督检验检疫总局化妆品生产行政许可、强制检验的职责，划入国家食品药品监督管理总局。

4.将国家质量监督检验检疫总局医疗器械强制性认证的职责，划入国家食品药品监督管理总局并纳入医疗器械注册管理。

5.整合国家质量监督检验检疫总局、原国家食品药品监督管理局所属食品安全检验检测机构，推进管办分离，实现资源共享，建立法人治理结构，形成统一的食品安全检验检测技术支撑体系。

（四）加强的职责

1.转变管理理念，创新管理方式，充分发挥市场机制、社会监督和行业自律作用，建立让生产经营者成为食品药品安全第一责任人的有效机制。

2.加强食品安全制度建设和综合协调，完善药品标准体系、质量管理规范，优化药品注册和有关行政许可管理流程，健全食品药品风险预警机制和对地方的监督检查机制，构建防范区域性、系统性食品药品安全风险的机制。

3.推进食品药品检验检测机构整合，公平对待社会力量提供检验检测服务，加大政府购买服务力度，完善技术支撑保障体系，提高食品药品监督管理的科学化水平。

4.规范食品药品行政执法行为，完善行政执法与刑事司法有效衔接的机制，推动加大对食品药品安全违法犯罪行为的依法惩处力度。

二、主要职责

1.负责起草食品（含食品添加剂、保健食品，下同）安全、药品（含中药、民族药，下同）、医疗器械、化妆品监督管理的法律法规草案，拟订政策规划，制定部门规章，推动建立落实食品安全企业主体责任、地方人民政府负总责的机制，建立食品药品重大信息直报制度，并组织实施和监督检查，着力防范区域性、系统性食品药品安全风险。

2.负责制定食品行政许可的实施办法并监督实施。建立食品安全隐患排查治理机制，制定全国食品安全检查年度计划、重大整顿治理方案并组织落实。负责建立食品安全信息统一公布制度，公布重大食品安全信息。参与制定食品安全风险监测计划、食品安全标准，根据食品安全风险监测计划开展食品安全风险监测工作。

3.负责组织制定、公布国家药典等药品和医疗器械标准、分类管理制度并监督实施。负责制定药品和医疗器械研制、生产、经营、使用质量管理规范并监督实施。负责药品、医疗器械注册并监督检查。建立药品不良反应、医疗器械不良事件监测体系，并开展监测和处置工作。拟订并完善执业药师资格准入制度，指导监督执业药师注册工作。参与制定国家基本药物目录，配合实施国家基本药物制度。制定化妆品监督管理办法并监督实施。

4.负责制定食品、药品、医疗器械、化妆品监督管理的稽查制度并组织实施，组织查处重大违法行为。建立问题产品召回和处置制度并监督实施。

5.负责食品药品安全事故应急体系建设，组织和指导食品药品安全事故应急处置和调查处理工作，监督事故查处落实情况。

6.负责制定食品药品安全科技发展规划并组织实施，推动食品药品检验检测体系、电子监管追溯体系和信息化建设。

7.负责开展食品药品安全宣传、教育培训、国际交流与合作。推进诚信体系建设。

8.指导地方食品药品监督管理工作，规范行政执法行为，完善行政执法与刑事司法衔接机制。

9.承担国务院食品安全委员会日常工作。负责食品安全监督管理综合协调，推动健全协调联动机制。督促检查省级人民政府履行食品安全监督管理职责并负责考核评价。

10.承办国务院以及国务院食品安全委员会交办的其他事项。

三、内设机构

根据上述职责，国家食品药品监督管理总局设17个内设机构：

（一）办公厅

负责文电、会务、机要、档案、督查等机关日常运转工作，承担政务公开、安全保密和信访等工作。

（二）综合司（政策研究室）

承担国务院食品安全委员会办公室日常工作，以及有关部门和省级人民政府履行食品安全监督管理职责的考核评价工作。研究食品、药品、医疗器械、化妆品监督管理重大政策，起草重要文稿。

（三）法制司

组织起草法律法规草案和规章，承担规范性文件的合法性审核工作，承担行政执法监督、行政复议、行政应诉等工作。

（四）食品安全监管一司

掌握分析生产环节食品安全形势、存在问题并提出完善制度机制和改进工作的建议，督促下级行政机关严格依法实施行政许可、履行监督管理责任，及时发现、纠正违法和不当行为。

（五）食品安全监管二司

掌握分析流通消费环节食品安全形势、存在问题并提出完善制度机制和改进工作的建议，督促下级行政机关严格依法实施行政许可、履行监督管理责任，及时发现、纠正违法和不当行为。

（六）食品安全监管三司

承担食品安全统计工作，分析预测食品安全总体状况，组织开展食品安全风险预警和风险交流。参与制定食品安全风险监测计划，并根据该计划开展食品安全风险监测。

（七）药品化妆品注册管理司（中药民族药监管司）

严格依照法律法规规定的条件和程序办理药品注册和部分化妆品行政许可并承担相应责任，优化注册和行政许可管理流程，监督实施药物非临床研究、药物临床试验质量管理规范、中药饮片炮制规范，实施中药品种保护制度。

（八）医疗器械注册管理司

严格依照法律法规规定的条件和程序办理第三类、进口医疗器械产品注册并承担相应责任，优化注册管理流程，组织实施分类管理，监督实施医疗器械质量管理规范。

（九）药品化妆品监管司

掌握分析药品、化妆品安全形势、存在问题并提出完善制度机制和改进工作的建议，督促下级行政机关严格依法实施行政许可、履行监督管理责任，及时发现、纠正违法和不当行为。承担放射性药品、麻醉药品、毒性药品及精神药品、药品类易制毒化学品监督管理工作。组织开展药品不良反应监测、再评价。

（十）医疗器械监管司

掌握分析医疗器械安全形势、存在问题并提出完善制度机制和改进工作的建议，督促下级行政机关严格依法实施行政许可、履行监督管理责任，及时发现、纠正违法和不当行为。组织开展医疗器械不良事件监测、再评价。

（十一）稽查局

组织查处重大食品药品安全违法案件，指导和监督地方稽查工作，规范行政执法行为，推动完善行政执法与刑事司法衔接机制。监督问题产品召回和处置。指导地方药品、医疗器械、保健食品广告审查工作。

（十二）应急管理司

推动食品药品安全应急体系建设，组织编制应急预案并开展演练，承担重大食品药品安全事故应急处置和调查处理工作，指导协调地方食品安全事件应急处置工作。

（十三）科技和标准司

组织实施食品药品监督管理重大科技项目，推动食品药品检验检测体系、电子监管追溯体系和信息化建设。拟订食品药品检验检测机构资质认定条件和检验规范并监督实施。组织拟订药品、医疗器械、化妆品标准以及直接接触药品的包装材料和容器产品目录、药用要求、标准，参与拟订食品安全标准。

（十四）新闻宣传司

拟订食品安全信息统一公布制度，承担食品药品安全科普宣传、新闻和信息发布工作。

（十五）人事司

承担机关和直属单位的人事管理、机构编制、队伍建设、培训工作。拟订并完善执业药师资格准入制度，监督和指导执业药师注册工作。

（十六）规划财务司

拟订食品药品安全规划并组织实施。承担机关和直属单位预决算、财务、国有资产管理及内部审计工作。

（十七）国际合作司（港澳台办公室）

组织开展食品药品监督管理的国际交流与合作，以及与港澳台地区的交流与合作。

机关党委。负责机关和在京直属单位的党群工作。

离退休干部局。负责机关离退休干部工作，指导直属单位离退休干部工作。

四、人员编制

国家食品药品监督管理总局机关行政编制为345名（含两委人员编制2名、援派机动编制2名、离退休干部工作人员编制20名）。其中：局长1名、副局长4名，为建立国家食品药品监督管理总局与国家卫生和计划生育委员会加强药品与医疗卫生统筹衔接、密切配合的机制，增设1名副局长兼任国家卫生和计划生育委员会副主任；司局领导职数60名（含食品安全总监1名、药品安全总监1名、机关党委专职副书记1名、离退休干部局领导职数2名），国家食品药品稽查专员10名。

五、其他事项

1.国家食品药品监督管理总局加挂国务院食品安全委员会办公室牌子。

2.与农业部的有关职责分工。农业部门负责食用农产品从种植养殖环节到进入批发、零售市场或生产加工企业前的质量安全监督管理，负责兽药、饲料、饲料添加剂和职责范围内的农药、肥料等其他农业投入品质量及使用的监督管理。食用农产品进入批发、零售市场或生产加工企业后，按食品由食品药品监督管理部门监督管理。农业部门负责畜禽屠宰环节和生鲜乳收购环节质量安全监督管理。两部门建立食品安全追溯机制，加强协调配合和工作衔接，形成监管合力。

（三）与国家卫生和计划生育委员会的有关职责分工

1. 国家卫生和计划生育委员会负责食品安全风险评估和食品安全标准制定。国家卫生和计划生育委员会会同国家食品药品监督管理总局等部门制定、实施食品安全风险监测计划。国家食品药品监督管理总局应当及时向国家卫生和计划生育委员会提出食品安全风险评估的建议。国家卫生和计划生育委员会对通过食品安全风险监测或者接到举报发现食品可能存在安全隐患的，应当立即组织进行检验和食品安全风险评估，并及时向国家食品药品监督管理总局通报食品安全风险评估结果。对于得出不安全结论的食品，国家食品药品监督管理总局应当立即采取措施。需要制定、修订相关食品安全标准的，国家卫生和计划生育委员会应当尽快制定、修订。完善国家食品安全风险评估中心法人治理结构，健全理事会制度。

2.国家食品药品监督管理总局会同国家卫生和计划生育委员会组织国家药典委员会，制定国家药典。

3.国家食品药品监督管理总局会同国家卫生和计划生育委员会建立重大药品不良反应事件相互通报机制和联合处置机制。

（四）与国家质量监督检验检疫总局的有关职责分工

1. 国家质量监督检验检疫总局负责食品包装材料、容器、食品生产经营工具等食品相关产品生产加工的监督管理。质量监督部门发现食品相关产品可能影响食品安全的，应及时通报食品药品监督管理部门，食品药品监督管理部门应当立即在食品生产、流通消费环节采取措施加以处理。食品药品监督管理部门发现食品安全问题可能是由食品相关产品造成的，应及时通报质量监督部门，质量监督部门应当立即在食品相关产品生产加工环节采取措施加以处理。

2.国家质量监督检验检疫总局负责进出口食品安全、质量监督检验和监督管理。进口的食品以及食品相关产品应当符合我国食品安全国家标准。国家质量监督检验检疫总局应当收集、汇总进出口食品安全信息，并及时通报国家食品药品监督管理总局。境外发生的食品安全事件可能对我国境内造成影响，或者在进口食品中发现严重食品安全问题的，国家质量监督检验检疫总局应当及时采取风险预警或者控制措施，并向国家食品药品监督管理总局通报，国家食品药品监督管理总局应当及时采取相应措施。

（五）与国家工商行政管理总局的有关职责分工

食品药品监督管理部门负责药品、医疗器械、保健食品广告内容审查，工商行政管理部门负责药品、医疗器械、保健食品广告活动的监督检查。食品药品监督管理部门应当对其批准的药品、医疗器械、保健食品广告进行检查，对于违法广告，应当向工商行政管理部门通报并提出处理建议，工商行政管理部门应当依法作出处理，两部门建立健全协调配合机制。

（六）与商务部的有关职责分工

1.商务部负责拟订药品流通发展规划和政策，国家食品药品监督管理总局负责药品流通的监督管理，配合执行药品流通发展规划和政策。2.商务部负责拟订促进餐饮服务和酒类流通发展规划和政策，国家食品药品监督管理总局负责餐饮服务食品安全和酒类食品安全的监督管理。3.商务部发放药品类易制毒化学品进口许可前，应当征得国家食品药品监督管理总局同意。

（七）与公安部的有关职责分工

公安部负责组织指导食品药品犯罪案件侦查工作。国家食品药品监督管理总局与公安部建立行政执法和刑事司法工作衔接机制。食品药品监督管理部门发现食品药品违法行为涉嫌犯罪的，应当按照有关规定及时移送公安机关，公安机关应当迅速进行审查，并依法作出立案或者不予立案的决定。公安机关依法提请食品药品监督管理部门作出检验、鉴定、认定等协助的，食品药品监督管理部门应当予以协助。

（八）所属事业单位的设置、职责和编制事项另行规定

六、附则

本规定由中央机构编制委员会办公室负责解释，其调整由中央机构编制委员会办公室按规定程序办理。

关于印发国家卫生和计划生育委员会主要职责内设机构和人员编制规定的通知

国办发〔2013〕50号

各省、自治区、直辖市人民政府，国务院各部委、各直属机构：

《国家卫生和计划生育委员会主要职责内设机构和人员编制规定》已经国务院批准，现予印发。

国务院办公厅

2013年6月9日

国家卫生和计划生育委员会主要职责内设机构和人员编制规定

根据第十二届全国人民代表大会第一次会议批准的《国务院机构改革和职能转变方案》和《国务院关于机构设置的通知》（国发〔2013〕14号），设立国家卫生和计划生育委员会，为国务院组成部门。

一、职能转变

（一）取消的职责

1.取消除利用新材料、新工艺技术和新杀菌原理生产消毒剂和消毒器械之外的消毒剂和消毒器械的审批职责。

2.取消全国计划生育家庭妇女创业之星、全国十佳自强女孩评选等达标、评比、评估和相关检查活动。

3.取消化学品毒性鉴定机构资质认定职责，有关事务性工作转移给有条件的社会组织承担。

4.将对医疗机构服务绩效评价等技术管理职责转移给所属事业单位承担。

5.按照事业单位分类改革的要求，减少对所属医疗机构的微观管理和直接管理，落实医疗机构法人自主权。

6.根据《国务院机构改革和职能转变方案》需要取消的其他职责。

（二）下放的职责

1.将除利用新材料、新工艺和新化学物质生产的涉及饮用水卫生安全产品的审批职责下放省级卫生和计划生育部门。

2.将港、澳、台投资者在内地设置独资医院审批职责下放省级卫生和计划生育部门。

3.将外国医疗团体来华短期行医审批职责下放设区的市级卫生和计划生育部门。

4.将全国卫生县城、全国卫生乡镇评审工作下放省级爱国卫生运动委员会。

5.将全国计划生育优质服务先进单位评审工作下放省级卫生和计划生育部门。

6.根据《国务院机构改革和职能转变方案》需要下放的其他职责。

（三）整合的职责

1.将国家发展和改革委员会承担的国务院深化医药卫生体制改革领导小组办公室的职责，划入国家卫生和计划生育委员会。

2.将组织制定药品法典的职责，划给国家食品药品监督管理总局。

3.将确定食品安全检验机构资质认定条件和制定检验规范的职责，划给国家食品药品监督管理总局。

（四）加强的职责

1.深化医药卫生体制改革，坚持保基本、强基层、建机制，协调推进医疗保障、医疗服务、公共卫生、药品供应和监管体制综合改革，巩固完善基本药物制度和基层运行新机制，加大公立医院改革力度，推进基本公共卫生服务均等化，提高人民健康水平。

2.坚持计划生育基本国策，完善生育政策，加强计划生育政策和法律法规执行情况的监督考核，加强对基层计划生育工作的指导，促进出生人口性别平衡和优生优育，提高出生人口素质。

3.推进医疗卫生和计划生育服务在政策法规、资源配置、服务体系、信息化建设、宣传教育、健康促进方面的融合。加强食品安全风险监测、评估和标准制定。

4.鼓励社会力量提供医疗卫生和计划生育服务，加大政府购买服务力度，加强急需紧缺专业人才和高层次人才培养。

二、主要职责

（一）负责起草卫生和计划生育、中医药事业发展的法律法规草案，拟订政策规划，制定部门规章、标准和技术规范。负责协调推进医药卫生体制改革和医疗保障，统筹规划卫生和计划生育服务资源配置，指导区域卫生和计划生育规划的编制和实施。

（二）负责制定疾病预防控制规划、国家免疫规划、严重危害人民健康的公共卫生问题的干预措施并组织落实，制定检疫传染病和监测传染病目录、卫生应急和紧急医学救援预案、突发公共卫生事件监测和风险评估计划，组织和指导突发公共卫生事件预防控制和各类突发公共事件的医疗卫生救援，发布法定报告传染病疫情信息、突发公共卫生事件应急处置信息。

（三）负责制定职责范围内的职业卫生、放射卫生、环境卫生、学校卫生、公共场所卫生、饮用水卫生管理规范、标准和政策措施，组织开展相关监测、调查、评估和监督，负责传染病防治监督。组织开展食品安全风险监测、评估，依法制定并公布食品安全标准，负责食品、食品添加剂及相关产品新原料、新品种的安全性审查。

（四）负责组织拟订并实施基层卫生和计划生育服务、妇幼卫生发展规划和政策措施，指导全国基层卫生和计划生育、妇幼卫生服务体系建设，推进基本公共卫生和计划生育服务均等化，完善基层运行新机制和乡村医生管理制度。

（五）负责制定医疗机构和医疗服务全行业管理办法并监督实施。制定医疗机构及其医疗服务、医疗技术、医疗质量、医疗安全以及采供血机构管理的规范、标准并组织实施，会同有关部门制定和实施卫生专业技术人员准入、资格标准，制定和实施卫生专业技术人员执业规则和服务规范，建立医疗服务评价和监督管理体系。

（六）负责组织推进公立医院改革，建立公益性为导向的绩效考核和评价运行机制，建设和谐医患关系，提出医疗服务和药品价格政策的建议。

（七）负责组织制定国家药物政策和国家基本药物制度，组织制定国家基本药物目录，拟订国家基本药物采购、配送、使用的管理制度，会同有关部门提出国家基本药物目录内药品生产的鼓励扶持政策建议，提出国家基本药物价格政策的建议，参与制定药品法典。

（八）负责完善生育政策，组织实施促进出生人口性别平衡的政策措施，组织监测计划生育发展动态，提出发布计划生育安全预警预报信息建议。制定计划生育技术服务管理制度并监督实施。制定优生优育和提高出生人口素质的政策措施并组织实施，推动实施计划生育生殖健康促进计划，降低出生缺陷人口数量。

（九）组织建立计划生育利益导向、计划生育特殊困难家庭扶助和促进计划生育家庭发展等机制。负责协调推进有关部门、群众团体履行计划生育工作相关职责，建立与经济社会发展政策的衔接机制，提出稳定低生育水平政策措施。

（十）制定流动人口计划生育服务管理制度并组织落实，推动建立流动人口卫生和计划生育信息共享和公共服务工作机制。

（十一）组织拟订国家卫生和计划生育人才发展规划，指导卫生和计划生育人才队伍建设。加强全科医生等急需紧缺专业人才培养，建立完善住院医师和专科医师规范化培训制度并指导实施。

（十二）组织拟订卫生和计划生育科技发展规划，组织实施卫生和计划生育相关科研项目。参与制定医学教育发展规划，协同指导院校医学教育和计划生育教育，组织实施毕业后医学教育和继续医学教育。

（十三）指导地方卫生和计划生育工作，完善综合监督执法体系，规范执法行为，监督检查法律法规和政策措施的落实，组织查处重大违法行为。监督落实计划生育一票否决制。

（十四）负责卫生和计划生育宣传、健康教育、健康促进和信息化建设等工作，依法组织实施统计调查，参与国家人口基础信息库建设。组织指导国际交流合作与援外工作，开展与港澳台的交流与合作。

（十五）指导制定中医药中长期发展规划，并纳入卫生和计划生育事业发展总体规划和战略目标。

（十六）负责中央保健对象的医疗保健工作，负责中央部门有关干部医疗管理工作，负责国家重要会议与重大活动的医疗卫生保障工作。

（十七）承担全国爱国卫生运动委员会、国务院深化医药卫生体制改革领导小组和国务院防治艾滋病工作委员会的日常工作。

（十八）承办国务院交办的其他事项。

三、内设机构

根据上述职责，国家卫生和计划生育委员会设21个内设机构：

（一）办公厅

负责文电、会务、机要、档案、督查等机关日常运转工作，承担重大问题调研、重要文稿起草、政务公开、安全保密和信访等工作。

（二）人事司

拟订卫生和计划生育人才发展政策，承担机关和直属单位的人事管理、机构编制和队伍建设等工作，拟订各类卫生专业技术人员资格标准并组织实施，组织指导卫生和计划生育管理干部岗位培训工作。

（三）规划与信息司

拟订卫生和计划生育事业中长期发展规划，承担统筹规划与协调优化全国卫生和计划生育服务资源配置工作，指导区域卫生和计划生育规划的编制和实施，指导卫生和计划生育公共服务体系建设，拟订大型医用装备配置管理办法和标准并组织实施，承担卫生和计划生育的信息化建设和统计工作，参与国家人口基础信息库建设工作。

（四）财务司

承担机关和预算管理单位预决算、财务、资产管理和内部审计工作，拟订药品和医疗器械采购相关规范，提出医疗服务和药品价格政策的建议，指导和监督社会抚养费管理。

（五）法制司

拟订卫生和计划生育政策和标准，组织起草法律法规草案和规章，承担规范性文件的合法性审核工作，承担行政复议、行政应诉等工作。

（六）体制改革司（国务院深化医药卫生体制改革领导小组办公室）

承办国务院深化医药卫生体制改革领导小组及其办公室的具体工作，研究提出深化医药卫生体制改革重大方针、政策、措施的建议，督促落实领导小组会议议定事项。承担组织推进公立医院改革工作。

（七）卫生应急办公室（突发公共卫生事件应急指挥中心）

拟订卫生应急和紧急医学救援政策、制度、规划、预案和规范措施，指导全国卫生应急体系和能力建设，指导、协调突发公共卫生事件的预防准备、监测预警、处置救援、总结评估等工作，协调指导突发公共卫生事件和其他突发事件预防控制和紧急医学救援工作，组织实施对突发急性传染病的防控和应急措施，对重大灾害、恐怖、中毒事件及核事故、辐射事故等组织实施紧急医学救援，发布突发公共卫生事件应急处置信息。

（八）疾病预防控制局（全国爱国卫生运动委员会办公室）

拟订全国重大疾病防治规划、国家免疫规划、严重危害人民健康的公共卫生问题的干预措施并组织实施，完善疾病预防控制体系，防止和控制疾病发生和疫情蔓延，承担发布法定报告传染病疫情信息工作。承办全国爱国卫生运动委员会、国务院防治艾滋病工作委员会的具体工作。

（九）医政医管局

拟订医疗机构、医疗技术应用、医疗质量、医疗安全、医疗服务、采供血机构管理等有关政策规范、标准并组织实施，拟订医务人员执业标准和服务规范，拟订医疗机构和医疗服务全行业管理办法并监督实施，指导医院药事、临床实验室管理等工作，参与药品、医疗器械临床试验管理工作。监督指导全国医疗机构评审评价，拟订公立医院运行监管、绩效评价和考核制度。

（十）基层卫生司

拟订农村卫生和社区卫生政策、规划、规范并组织实施，指导全国基层卫生服务体系建设和乡村医生相关管理工作，监督指导基层卫生政策的落实。

（十一）妇幼健康服务司

拟订妇幼卫生和计划生育技术服务政策、规划、技术标准和规范，推进妇幼卫生和计划生育技术服务体系建设，指导妇幼卫生、出生缺陷防治、人类辅助生殖技术管理和计划生育技术服务工作，依法规范计划生育药具管理工作。

（十二）食品安全标准与监测评估司

组织拟订食品安全标准，组织开展食品安全风险监测、评估和交流，承担新食品原料、食品添加剂新品种、食品相关产品新品种的安全性审查，参与拟订食品安全检验机构资质认定的条件和检验规范。

（十三）综合监督局

承担公共卫生、医疗卫生、计划生育综合监督，按照职责分工承担职业卫生、放射卫生、环境卫生、学校卫生和计划生育的监督管理，组织开展公共场所、饮用水安全、传染病防治监督检查，整顿和规范医疗服务市场，组织查处违法行为，督办重大医疗卫生违法案件，指导规范综合监督执法行为。

（十四）药物政策与基本药物制度司

组织拟订国家药物政策，完善国家基本药物制度，组织拟订国家基本药物目录以及国家基本药物采购、配送、使用的管理措施，提出国家基本药物目录内药品生产的鼓励扶持政策和国家基本药物价格政策的建议，参与拟订药品法典。

（十五）计划生育基层指导司

指导和督促基层加强计划生育基础管理和服务工作，完善计划生育政策并组织实施，推进基层计划生育工作网络建设，指导地方实施计划生育一票否决制。

（十六）计划生育家庭发展司

研究提出促进计划生育家庭发展的政策建议，建立和完善计划生育利益导向机制及特殊困难家庭扶助制度，拟订计划生育奖励扶助政策，承担出生人口性别比综合治理工作。

（十七）流动人口计划生育服务管理司

拟订流动人口计划生育服务管理工作规划、政策，指导地方建立流动人口卫生和计划生育信息共享和公共服务工作机制。

（十八）宣传司

拟订卫生和计划生育宣传、公众健康教育、健康促进的目标、规划、政策和规范，承担卫生和计划生育科学普及、新闻和信息发布。

（十九）科技教育司

拟订卫生和计划生育科技发展规划及相关政策，组织实施相关科研项目、新技术评估管理、科研基地建设，负责实验室生物安全监督。组织实施毕业后医学教育和继续医学教育，参与拟订医学教育发展规划，协同指导医学院校教育，建立住院医师规范化培训制度和专科医师培训制度。

（二十）国际合作司（港澳台办公室）

组织指导卫生和计划生育工作领域的国际交流与合作、对外宣传、援外工作，开展与港澳台地区的交流与合作。

（二十一）保健局

负责中央保健对象的医疗保健工作、中央部门有关干部医疗管理工作，以及国家重要会议与重大活动的医疗卫生保障工作。

机关党委。负责机关和在京直属单位的党群工作。

离退休干部局。负责机关离退休干部工作，指导直属单位离退休干部工作。

四、人员编制

国家卫生和计划生育委员会机关行政编制为545名（含两委人员编制10名、援派机动编制4名、离退休干部工作人员编制29名）。其中：主任1名、副主任4名，其中1名副主任兼任国家食品药品监督管理总局副局长；为加强深化医药卫生体制改革工作的统筹协调，增设1名副主任兼任国务院深化医药卫生体制改革领导小组办公室主任；司局领导职数78名（含机关党委专职副书记1名、离退休干部局领导职数2名），国家卫生计生监察专员10名。

五、其他事项

（一）管理国家中医药管理局。

（二）指导中国计划生育协会的业务工作。

（三）与国家发展和改革委员会的有关职责分工。国家发展和改革委员会负责研究提出国家人口发展战略，拟订人口发展规划和人口政策，研究提出人口与经济、社会、资源、环境协调可持续发展，以及统筹促进人口长期均衡发展的政策建议。国家卫生和计划生育委员会负责拟订计划生育政策，研究提出与计划生育相关的人口数量、素质、结构、分布方面的政策建议，促进计划生育政策与相关经济社会发展政策的衔接配合，参与制定人口发展规划和政策，落实国家人口发展规划中的有关任务。

（四）与国家质量监督检验检疫总局的有关职责分工。国家卫生和计划生育委员会负责全国传染病总体防治和突发公共卫生事件应急工作，负责编制国境卫生检疫监测传染病目录。国家卫生和计划生育委员会与国家质量监督检验检疫总局建立健全应对口岸传染病疫情和公共卫生事件合作机制，建立和完善传染病疫情和公共卫生事件通报交流机制，建立口岸输入性疫情的通报和协作处理机制。

（五）与国家食品药品监督管理总局的有关职责分工。1.国家卫生和计划生育委员会负责食品安全风险评估和食品安全标准制定。国家卫生和计划生育委员会会同国家食品药品监督管理总局等部门制定、实施食品安全风险监测计划。国家食品药品监督管理总局应当及时向国家卫生和计划生育委员会提出食品安全风险评估的建议。国家卫生和计划生育委员会对通过食品安全风险监测或者接到举报发现食品可能存在安全隐患的，应当立即组织进行检验和食品安全风险评估，并及时向国家食品药品监督管理总局通报食品安全风险评估结果。对于得出不安全结论的食品，国家食品药品监督管理总局应当立即采取措施。需要制定、修订相关食品安全标准的，国家卫生和计划生育委员会应当尽快制定、修订。完善国家食品安全风险评估中心法人治理结构，健全理事会制度。2.国家食品药品监督管理总局会同国家卫生和计划生育委员会组织国家药典委员会，制定国家药典。3.国家食品药品监督管理总局会同国家卫生和计划生育委员会建立重大药品不良反应和医疗器械不良事件相互通报机制和联合处置机制。4.国家卫生和计划生育委员会参与制定食品安全检验机构资质认定的条件和检验规范。

（六）所属事业单位的设置、职责和编制事项另行规定。

六、附则

本规定由中央机构编制委员会办公室负责解释，其调整由中央机构编制委员会办公室按规定程序办理。

国务院关于印发“十二五”期间深化医药卫生体制改革规划暨实施方案的通知

国发〔2012〕11号

各省、自治区、直辖市人民政府，国务院各部委、各直属机构：

现将《“十二五”期间深化医药卫生体制改革规划暨实施方案》印发给你们，请认真贯彻执行。

国务院

二〇一二年三月十四日

“十二五”期间深化医药卫生体制改革规划暨实施方案

深化医药卫生体制改革是贯彻落实科学发展观、加快转变经济发展方式的重大实践,是建设现代国家、保障和改善民生、促进社会公平正义的重要举措,是贯穿经济社会领域的一场综合改革。“十二五”时期是深化医药卫生体制改革的攻坚阶段,也是建立基本医疗卫生制度的关键时期。为巩固扩大前一阶段改革成果,实现2020年人人享有基本医疗卫生服务的既定目标,根据《中华人民共和国国民经济和社会发展第十二个五年规划纲要》和《中共中央 国务院关于深化医药卫生体制改革的意见》(中发〔2009〕6号),编制本规划。本规划主要明确2012–2015年医药卫生体制改革的阶段目标、改革重点和主要任务,是未来四年深化医药卫生体制改革的指导性文件。

一、规划背景

自2009年4月深化医药卫生体制改革启动实施以来,在党中央、国务院领导下,各地区、各有关部门认真贯彻落实中央的决策部署,按照保基本、强基层、建机制的基本原则,完善政策、健全制度、加大投入,统筹推进五项重点改革,取得了明显进展和初步成效,实现了阶段性目标。覆盖城乡全体居民的基本医疗保障制度(以下简称基本医保)框架初步形成,职工基本医疗保险(以下简称职工医保)、城镇居民基本医疗保险(以下简称城镇居民医保)和新型农村合作医疗(以下简称新农合)参保人数达到13亿人,筹资和保障水平明显提高,保障范围从大病延伸到门诊小病,城乡医疗救助力度不断加大。国家基本药物制度初步建立,政府办基层医疗卫生机构全部实施基本药物零差率销售,药品安全保障得到明显加强;以破除“以药补医”机制为核心的基层医疗卫生机构综合改革同步推进,开始形成维护公益性、调动积极性、保障可持续的新机制。覆盖城乡的基层医疗卫生服务体系基本建成,2200多所县级医院和3. 3万多个城乡基层医疗卫生机构得到改造完善,中医药服务能力逐步增强,全科医生制度建设开始启动。基本公共卫生服务均等化水平不断提高,10类国家基本公共卫生服务面向城乡居民免费提供,国家重大公共卫生服务项目全面实施。公立医院改革试点积极推进,围绕政事分开、管办分开、医药分开、营利性和非营利性分开(以下简称“四个分开”)进行体制机制创新,便民惠民措施全面推开,多元办医稳步推进。各级政府对医药卫生工作的认识和执行力明显提高,实践经验和做法不断丰富,支持医药卫生体制改革的社会氛围正在形成。三年改革实践证明,医药卫生体制改革方向正确、路径清晰、措施有力,尤其是在基层取得明显成效,人民群众看病就医的公平性、可及性、便利性得到改善,看病难、看病贵问题有所缓解,医药卫生体制改革促进经济社会发展的作用越来越重要。

医药卫生体制改革是一项长期艰巨复杂的系统工程。要清醒地看到,当前医药卫生体制改革中还存在一些较为突出的矛盾和问题,特别是随着改革向纵深推进,利益格局深刻调整,体制性、结构性等深层次矛盾集中暴露,改革的难度明显加大。医疗保障制度建设有待进一步加强,基本药物制度还需巩固完善,公立医院改革需要深化拓展,推进社会力量办医仍需加大力度,人才队伍总量和结构性矛盾依然突出,政府职能转变亟待加快步伐,制度法规建设的任务更加紧迫。同时,随着经济社会进入新的发展阶段,工业化、城镇化、农业现代化、经济全球化以及人口老龄化进程加快,城乡居民健康需求不断提升并呈现多层次、多元化特点,进一步加剧了卫生资源供给约束与卫生需求日益增长之间的矛盾;疾病谱变化、医药技术创新、重大传染病防控和卫生费用快速增长等,对优化资源配置、扩大服务供给、转变服务模式、合理控制费用和提升管理能力等都提出了更高要求。解决这些问题和挑战,必须持续不断地推进改革。

“十二五”时期在深化医药卫生体制改革进程中承前启后,要在认真总结经验的基础上,进一步加强组织领导,发挥制度优势,抓住基层综合改革取得重大进展、经济持续快速发展的有利时机,不断凝聚和扩大社会共识,把改革不断推向深入,为基本建成符合我国国情的基本医疗卫生制度、实现人人享有基本医疗卫生服务奠定坚实基础。

二、总体要求和主要目标

(一)总体要求

以邓小平理论和“三个代表”重要思想为指导,深入贯彻落实科学发展观,紧紧围绕《中共中央 国务院关于深化医药卫生体制改革的意见》(中发〔2009〕6号)精神,坚持把基本医疗卫生制度作为公共产品向全民提供的核心理念,坚持保基本、强基层、建机制的基本原则,坚持预防为主、以农村为重点、中西医并重的方针,以维护和增进全体人民健康为宗旨,以基本医疗卫生制度建设为核心,统筹安排、突出重点、循序推进,进一步深化医疗保障、医疗服务、公共卫生、药品供应以及监管体制等领域综合改革,着力在全民基本医保建设、基本药物制度巩固完善和公立医院改革方面取得重点突破,增强全民基本医保的基础性作用,强化医疗服务的公益性,优化卫生资源配置,重构药品生产流通秩序,提高医药卫生体制的运行效率,加快形成人民群众“病有所医”的制度保障,不断提高全体人民健康水平,使人民群众共享改革发展的成果。

(二)主要目标

基本医疗卫生制度建设加快推进,以基本医疗保障为主体的多层次医疗保障体系进一步健全,通过支付制度等改革,明显提高保障能力和管理水平;基本药物制度不断巩固完善,基层医疗卫生机构运行新机制有效运转,基本医疗和公共卫生服务能力同步增强;县级公立医院改革取得阶段性进展,城市公立医院改革有序开展;卫生资源配置不断优化,社会力量办医取得积极进展;以全科医生为重点的人才队伍建设得到加强,基层人才不足状况得到有效改善,中医药服务能力进一步增强;药品安全水平不断提升,药品生产流通秩序逐步规范,医药价格体系逐步理顺;医药卫生信息化水平明显提高,监管制度不断完善,对医药卫生的监管得到加强。

到2015年,基本医疗卫生服务更加公平可及,服务水平和效率明显提高;卫生总费用增长得到合理控制,政府卫生投入增长幅度高于经常性财政支出增长幅度,政府卫生投入占经常性财政支出的比重逐步提高,群众负担明显减轻,个人卫生支出占卫生总费用的比例降低到30%以下,看病难、看病贵问题得到有效缓解。人均期望寿命达到74.5岁,婴儿死亡率降低到12‰以下,孕产妇死亡率降低到22/10万以下。

三、加快健全全民医保体系

充分发挥全民基本医保的基础性作用,重点由扩大范围转向提升质量。通过支付制度改革,加大医保经办机构和医疗机构控制医药费用过快增长的责任。在继续提高基本医保参保率基础上,稳步提高基本医疗保障水平,着力加强管理服务能力,切实解决重特大疾病患者医疗费用保障问题。

(一)巩固扩大基本医保覆盖面

职工医保、城镇居民医保和新农合三项基本医疗保险参保率在2010年基础上提高三个百分点。重点做好农民工、非公有制经济组织从业人员、灵活就业人员,以及关闭破产企业退休人员和困难企业职工参保工作。

(二)提高基本医疗保障水平

到2015年,城镇居民医保和新农合政府补助标准提高到每人每年360元以上,个人缴费水平相应提高,探索建立与经济发展水平相适应的筹资机制。职工医保、城镇居民医保、新农合政策范围内住院费用支付比例均达到75%左右,明显缩小与实际住院费用支付比例之间的差距;进一步提高最高支付限额。城镇居民医保和新农合门诊统筹覆盖所有统筹地区,支付比例提高到50%以上;稳步推进职工医保门诊统筹。

(三)完善基本医保管理体制

加快建立统筹城乡的基本医保管理体制,探索整合职工医保、城镇居民医保和新农合制度管理职能和经办资源。有条件的地区探索建立城乡统筹的居民基本医疗保险制度。按照管办分开原则,完善基本医保管理和经办运行机制,明确界定职责,进一步落实医保经办机构的法人自主权,提高经办能力和效率。在确保基金安全和有效监管的前提下,鼓励以政府购买服务的方式,委托具有资质的商业保险机构经办各类医疗保障管理服务。

(四)提高基本医保管理服务水平

加快推进基本医保和医疗救助即时结算,使患者看病只需支付自负部分费用,其余费用由医保经办机构与医疗机构直接结算。建立异地就医结算机制,2015年全面实现统筹区域内和省内医疗费用异地即时结算,初步实现跨省医疗费用异地即时结算;做好基本医保和医疗救助结算衔接。完善医保关系转移接续政策,基本实现职工医保制度内跨区域转移接续,推进各项基本医疗保险制度之间衔接。加快建立具有基金管理、费用结算与控制、医疗行为管理与监督等复合功能的医保信息系统,实现与定点医疗机构信息系统的对接。积极推广医保就医“一卡通”,方便参保人员就医。

加强基本医保基金收支管理。职工医保基金结余过多的地区要把结余降到合理水平,城镇居民医保和新农合基金要坚持当年收支平衡的原则,结余过多的,可结合实际重点提高高额医疗费用支付水平。增强基本医保基金共济和抗风险能力,实现市级统筹,逐步建立省级风险调剂金制度,积极推进省级统筹。完善基本医保基金管理监督和风险防范机制,防止基本医保基金透支,保障基金安全。

(五)改革完善医保支付制度

加大医保支付方式改革力度,结合疾病临床路径实施,在全国范围内积极推行按病种付费、按人头付费、总额预付等,增强医保对医疗行为的激励约束作用。建立医保对统筹区域内医疗费用增长的制约机制,制定医保基金支出总体控制目标并分解到定点医疗机构,将医疗机构次均(病种)医疗费用增长控制和个人负担定额控制情况列入医保分级评价体系。积极推动建立医保经办机构与医疗机构、药品供应商的谈判机制和购买服务的付费机制。医保支付政策进一步向基层倾斜,鼓励使用中医药服务,引导群众小病到基层就诊,促进分级诊疗制度形成。将符合资质条件的非公立医疗机构和零售药店纳入医保定点范围,逐步将医保对医疗机构医疗服务的监管延伸到对医务人员医疗服务行为的监管。加强对定点医疗机构和零售药店的监管,加大对骗保欺诈行为的处罚力度。

(六)完善城乡医疗救助制度

加大救助资金投入,筑牢医疗保障底线。资助低保家庭成员、五保户、重度残疾人以及城乡低收入家庭参加城镇居民医保或新农合。取消医疗救助起付线,提高封顶线,对救助对象政策范围内住院自负医疗费用救助比例提高到70%以上。在试点基础上,全面推进重特大疾病救助工作,加大对重特大疾病的救助力度。无负担能力的病人发生急救医疗费用通过医疗救助基金、政府补助等渠道解决。鼓励和引导社会力量发展慈善医疗救助。鼓励工会等社会团体开展多种形式的医疗互助活动。

(七)积极发展商业健康保险

完善商业健康保险产业政策,鼓励商业保险机构发展基本医保之外的健康保险产品,积极引导商业保险机构开发长期护理保险、特殊大病保险等险种,满足多样化的健康需求。鼓励企业、个人参加商业健康保险及多种形式的补充保险,落实税收等相关优惠政策。简化理赔手续,方便群众结算。加强商业健康保险监管,促进其规范发展。

(八)探索建立重特大疾病保障机制

充分发挥基本医保、医疗救助、商业健康保险、多种形式补充医疗保险和公益慈善的协同互补作用,切实解决重特大疾病患者的因病致贫问题。在提高基本医保最高支付限额和高额医疗费用支付比例的基础上,统筹协调基本医保和商业健康保险政策,积极探索利用基本医保基金购买商业大病保险或建立补充保险等方式,有效提高重特大疾病保障水平。加强与医疗救助制度的衔接,加大对低收入大病患者的救助力度。

四、巩固完善基本药物制度和基层医疗卫生机构运行新机制

持续扩大基层医药卫生体制改革成效,巩固完善国家基本药物制度,深化基层医疗卫生机构管理体制、补偿机制、药品供应和人事分配等方面的综合改革,继续加强基层服务网络建设,加快建立全科医生制度,促进基层医疗卫生机构全面发展。

(一)深化基层医疗卫生机构综合改革

完善基层医疗卫生机构编制管理、补偿机制、人事分配等方面的综合改革措施,巩固基层改革成效。健全基层医疗卫生机构稳定长效的多渠道补偿机制,地方政府要将对基层医疗卫生机构专项补助以及经常性收支差额补助纳入财政预算并及时、足额落实到位,中央财政建立基本药物制度全面实施后对地方的经常性补助机制并纳入预算;加快落实一般诊疗费及医保支付政策,确保基层医疗卫生机构正常运转。健全绩效评价和考核机制,在平稳实施绩效工资的基础上,有条件的地区可适当提高奖励性绩效工资的比例,坚持多劳多得、优绩优酬,重点向关键岗位、业务骨干和作出突出贡献的人员倾斜,合理拉开收入差距,调动医务人员积极性。

(二)扩大基本药物制度实施范围

巩固政府办基层医疗卫生机构实施基本药物制度的成果,落实基本药物全部配备使用和医保支付政策。有序推进村卫生室实施基本药物制度,执行基本药物制度各项政策,同步落实对乡村医生的各项补助和支持政策。对非政府办基层医疗卫生机构,各地政府可结合实际,采取购买服务的方式将其纳入基本药

物制度实施范围。鼓励公立医院和其他医疗机构优先使用基本药物。

(三)完善国家基本药物目录

根据各地基本药物使用情况,优化基本药物品种、类别,适当增加慢性病和儿童用药品种,减少使用率低、重合率低的药品,保持合理的基本药物数量,更好地满足群众基本用药需求。2012年调整国家基本药物目录并适时公布。逐步规范基本药物标准剂型、规格和包装。基本药物由省级人民政府统一增补,不得将增补权限下放到市、县或基层医疗卫生机构。要合理控制增补药品数量。

(四)规范基本药物采购机制

坚持基本药物以省为单位网上集中采购,落实招采合一、量价挂钩、双信封制、集中支付、全程监控等采购政策。坚持质量优先、价格合理,进一步完善基本药物质量评价标准和评标办法,既要降低虚高的药价也要避免低价恶性竞争,确保基本药物安全有效、供应及时。建立以省为单位的基本药物集中采购和使用管理系统,明显提高基本药物使用监管能力。对独家品种和经多次集中采购价格已基本稳定且市场供应充足的基本药物试行国家统一定价。对用量小、临床必需的基本药物可通过招标采取定点生产等方式确保供应。对已达到国际水平的仿制药,在定价、招标采购方面给予支持,激励企业提高基本药物质量。提高基本药物生产技术水平和供应保障能力,完善基本药物储备制度。强化基本药物质量监管,所有基本药物生产、经营企业必须纳入电子监管。

(五)提高基层医疗卫生机构服务能力

按照填平补齐的原则,继续支持村卫生室、乡镇卫生院、社区卫生服务机构标准化建设,2015年基层医疗卫生机构达标率达到95%以上。继续加强基层在岗人员培训,重点实施具有全科医学特点、促进基本药物使用等针对性和实用性强的培训项目。进一步规范基层医疗卫生机构用药行为。鼓励基层医疗卫生机构采取主动服务、上门服务等方式,开展巡回医疗,推动服务重心下沉,服务内容向基本医疗和基本公共卫生服务转变。建立健全分级诊疗、双向转诊制度,积极推进基层首诊负责制试点。明显提高基层医疗卫生机构门急诊量占门急诊总量的比例。

筑牢农村医疗卫生服务网底。完善乡村医生的补偿、养老政策。加强乡村医生培训和后备力量建设,逐步推进乡村医生向执业(助理)医师转变,鼓励有条件的地区通过定向培养、学历提升、岗位培训等方式加强乡村医生能力建设。积极推进乡镇卫生院和村卫生室一体化管理。

(六)推进全科医生制度建设

把建立全科医生制度作为强基层的关键举措,通过规范化培养、转岗培训、执业医师招聘和设置特岗等方式加强全科医生队伍建设,到2015年为基层医疗卫生机构培养全科医生15万名以上,使每万名城市居民拥有2名以上全科医生,每个乡镇卫生院都有全科医生。积极推进家庭签约医生服务模式,逐步建立全科医生与居民契约服务关系,为居民提供连续的健康管理服务。

(七)促进人才向基层流动

进一步完善相关政策措施,鼓励引导医务人员到基层服务。建立上级医院与基层医疗卫生机构之间的人才合作交流机制,探索县(市、区)域人才柔性流动方式,促进县乡人才联动。开展免费医学生定向培养,实施全科医生特岗计划,充实基层人才队伍。严格落实城市医院和疾病预防控制机构医生晋升中高级职称前到农村服务累计一年以上的政策。鼓励大医院退休医生到基层和农村执业。对到艰苦边远地区基层医疗卫生机构服务的医务人员,落实津补贴政策或给予必要补助。

(八)加快推进基层医疗卫生机构信息化

在试点基础上,以省为单位,建立涵盖基本药物供应使用、居民健康管理、基本医疗服务、绩效考核等功能的基层医疗卫生信息系统,提高基层医疗卫生服务水平。到2015年,基层医疗卫生信息系统基本覆盖乡镇卫生院、社区卫生服务机构和有条件的村卫生室。

五、积极推进公立医院改革

坚持公立医院公益性质,按照“四个分开”的要求,以破除“以药补医”机制为关键环节,以县级医院为重点,统筹推进管理体制、补偿机制、人事分配、药品供应、价格机制等方面的综合改革,由局部试点转向全面推进,大力开展便民惠民服务,逐步建立维护公益性、调动积极性、保障可持续的公立医院运行新机制。

(一)落实政府办医责任

坚持公立医院面向城乡居民提供基本医疗卫生服务的主导地位,进一步明确政府举办公立医院的目的和应履行的职责,扭转公立医院逐利行为。进一步落实政府对公立医院的基本建设和设备购置、重点学科发展、公共卫生服务、符合国家规定的离退休人员费用和政策性亏损补贴等投入政策。合理确定公立医院(含国有企业所办医院)数量和布局,严格控制建设标准、规模和设备配备。禁止公立医院举债建设。

(二)推进补偿机制改革

以破除“以药补医”机制为关键环节,推进医药分开,逐步取消药品加成政策,将公立医院补偿由服务收费、药品加成收入和财政补助三个渠道改为服务收费和财政补助两个渠道。医院的药品和高值医用耗材实行集中采购。政府投资购置的公立医院大型设备按扣除折旧后的成本制定检查价格,贷款或集资购买的大型设备原则上由政府回购,回购有困难的限期降低检查价格。医疗机构检验对社会开放,检查设备和技术人员应当符合法定要求或具备法定资格,实现检查结果互认。由于上述改革减少的合理收入或形成的亏损,通过调整医疗技术服务价格、增加政府投入等途径补偿。提高诊疗费、手术费、护理费收费标准,体现医疗服务合理成本和医务人员技术劳务价值。医疗技术服务收费按规定纳入医保支付范围。增加的政府投入由中央财政给予一定补助,地方财政要按实际情况调整支出结构,切实加大投入。

(三)控制医疗费用增长

医保经办机构和卫生监管部门要加强对医疗服务行为的监管,制止开大处方、重复检查、滥用药品等行为。强化医保对医疗服务的监控作用,采取总额预付、按人头、按病种付费等复合支付方式,引导医疗机构主动控制成本,同时加强监管,规范诊疗行为、提高服务质量;逐步实现由医保经办机构与公立医院通过谈判方式确定服务范围、支付方式、支付标准和服务质量要求;严格基本医保药品目录使用率及自费药品控制率等指标考核。

加强卫生部门对医疗费用的监管控制,将次均费用和总费用增长率、住院床日以及药占比等控制管理目标纳入公立医院目标管理责任制并作为绩效考核的重要指标,及时查处为追求经济利益的不合理用药、用材和检查及重复检查等行为。加强对费用增长速度较快疾病诊疗行为的重点监控,控制公立医院提供非基本医疗服务。价格主管部门要加强医疗服务收费和药品价格监督检查。

(四)推进政事分开、管办分开

强化卫生行政部门规划、准入、监管等全行业管理职能。研究探索采取设立专门管理机构等多种形式确定政府办医机构,由其履行政府举办公立医院的职能,负责公立医院的资产管理、财务监管、绩效考核和医院主要负责人的任用。各级卫生行政部门负责人不得兼任公立医院领导职务,逐步取消公立医院行政级别。

(五)建立现代医院管理制度

探索建立理事会等多种形式的公立医院法人治理结构,明确理事会与院长职责,公立医院功能定位、发展规划、重大投资等权力由政府办医机构或理事会行使。建立院长负责制和任期目标责任考核制度,落实公立医院用人自主权,实行按需设岗、竞聘上岗、按岗聘用、合同管理,推进公立医院医务人员养老等社会保障服务社会化。建立以公益性质和运行效率为核心的公立医院绩效考核体系,健全以服务质量、数量和患者满意度为核心的内部分配机制,提高人员经费支出占业务支出的比例,提高医务人员待遇,院长及医院管理层薪酬由政府办医机构或授权理事会确定。严禁把医务人员个人收入与医院的药品和检查收入挂钩;完善公立医院财务核算制度,加强费用核算和控制。

(六)开展医院管理服务创新

深化以病人为中心的服务理念,不断完善医疗质量管理与控制体系,持续提高医院管理水平和医疗服务质量。简化挂号、就诊、检查、收费、取药等流程,方便群众就医。大力推行临床路径,开展单病种质量控制,规范医疗行为。推广应用基本药物和适宜技术,规范抗菌药物等药品的临床使用。以医院管理和电子病历为核心,推进公立医院信息化建设。全面推行便民惠民措施,大力推广优质护理,优化服务模式和服务流程,开展“先诊疗、后结算”和志愿者服务。积极推进区域统一预约挂号平台建设,普遍实行预约诊疗,改善就医环境,明显缩短病人等候时间。发展面向农村基层及边远地区的远程诊疗系统。

(七)全面推进县级公立医院改革

县级公立医院是农村三级医疗卫生服务网络的龙头。“十二五”期间要把县级公立医院改革放在突出位置,以破除“以药补医”机制为关键环节,统筹推进管理体制、补偿机制、人事分配、采购机制、价格机制等方面的综合改革;加强以人才、技术、重点专科为核心的能力建设,巩固深化城市医院对口支援县级医院的长期合作帮扶机制,经批准可在县级医院设立特设岗位引进急需高层次人才,力争使县域内就诊率提高到90%左右,基本实现大病不出县。2015年要实现县级公立医院阶段性改革目标。

(八)拓展深化城市公立医院改革

按照上下联动、内增活力、外加推力的原则,加快推进城市公立医院改革试点,拓展深化试点内容,创新体制机制,提高服务质量和运行效率,尽快形成改革的基本路子并逐步在全国范围内推广。公立医院资源丰富的城市,可引导社会资本以多种方式参与包括国有企业所办医院在内的部分公立医院改制重组。鼓励社会资本对部分公立医院进行多种形式的公益性投入,以合资合作方式参与改制的不得改变非营利性质。改制过程中要加强国有资产管理,维护好职工合法权益。

六、统筹推进相关领域改革

进一步增强医药卫生体制改革各项政策的协同性,继续推进基本公共卫生服务均等化,优化卫生资源配置,加快人才培养和信息化建设,加强药品生产流通和医药卫生监管体制改革,充分发挥政策叠加效应。

(一)提高基本公共卫生服务均等化水平

逐步提高人均基本公共卫生服务经费标准,2015年达到40元以上,免费为城乡居民提供健康档案、健康教育、预防接种、传染病防治、儿童保健、孕产妇保健、老年人保健、高血压等慢性病管理、重性精神疾病管理、卫生监督协管等国家基本公共卫生服务项目。加强健康促进与教育,实施国民健康行动计划,将健康教育纳入国民教育体系。主要媒体要加强健康知识宣传。倡导健康的生活方式,引导科学就医和安全合理用药。到2015年,城乡居民健康档案规范化电子建档率达到75%以上;高血压、糖尿病患者规范化管理率达到40%以上。

逐步增加国家重大公共卫生项目,继续开展国家免疫规划,艾滋病和结核病、血吸虫病等重大传染病防治,农村孕产妇住院分娩补助、适龄妇女“两癌”(宫颈癌、乳腺癌)检查等重大公共卫生服务专项,农村孕产妇住院分娩率稳定在96%以上。重点做好食品安全(包括餐饮、饮用水卫生)、职业卫生、精神卫生、慢性病防控、重大地方病防控、卫生应急等对居民健康有重要影响的公共卫生服务。

完善重大疾病防控、计划生育、妇幼保健等专业公共卫生服务网络,加强卫生监督、农村应急救治、精神疾病防治、食品安全风险监测等能力建设。提高疾病监测、预防、控制能力和突发公共卫生事件应急处置能力。深入开展爱国卫生运动。加强流动人口以及农村留守儿童和老人的公共卫生服务和重大传染病防控工作,提高公共卫生服务的可及性。严格开展绩效考核和效果评估,提高公共卫生服务效益。建立公共卫生和医疗卫生服务体系分工协作机制。专业公共卫生机构经费纳入财政预算并全额安排。

(二)推进医疗资源结构优化和布局调整

科学制定区域卫生规划,明确省、市、县级卫生资源配置标准,新增卫生资源优先考虑社会资本。每千常住人口医疗卫生机构床位数达到4张的,原则上不再扩大公立医院规模。中央、省级可以设置少量承担医学科研、教学功能的医学中心或区域医疗中心。鼓励各地整合辖区内检查检验资源,促进大型设备资源共建共享。加强医疗服务体系薄弱环节建设,优先支持基层以及老少边穷等医疗资源缺乏地区发展。每个县重点办好1至2所县级医院(含县中医院)。继续支持医疗机构临床重点专科建设。加强省级妇儿专科医院和县级医院妇儿科建设。推进边远地区地市级综合医院建设。鼓励发展康复医疗和长期护理。

充分发挥中医药在疾病预防控制和医疗服务中的作用。以城乡基层为重点加强中医医疗服务能力建设,到2015年,力争95%以上的社区卫生服务中心和90%的乡镇卫生院、70%以上的社区卫生服务站和65%以上的村卫生室能够提供中医药服务。鼓励零售药店提供中医坐堂诊疗服务。积极推广中医适宜技术。加强中药资源保护、研究开发和合理利用。

(三)大力发展非公立医疗机构

放宽社会资本举办医疗机构的准入,鼓励有实力的企业、慈善机构、基金会、商业保险机构等社会力量以及境外投资者举办医疗机构,鼓励具有资质的人员(包括港、澳、台地区)依法开办私人诊所。进一步改善执业环境,落实价格、税收、医保定点、土地、重点学科建设、职称评定等方面政策,对各类社会资本举办非营利性医疗机构给予优先支持,鼓励非公立医疗机构向高水平、规模化的大型医疗集团发展。积极发展医疗服务业,扩大和丰富全社会医疗资源。2015年,非公立医疗机构床位数和服务量达到总量的20%左右。

(四)创新卫生人才培养使用制度

深化医学教育改革,重视人文素养培养和职业素质教育,加快建立住院医师规范化培训制度,完善继续医学教育制度。加大护士、养老护理员、药师、儿科医师,以及精神卫生、院前急救、卫生应急、卫生监督、医院和医保管理人员等急需紧缺专门人才和高层次人才的培养。推进医师多点执业,鼓励具备行医资格的人员申请多个地点执业,完善执业医师注册、备案、考核、评价、监管政策,建立医师管理档案。建立健全医疗执业保险和医疗纠纷处理机制。

(五)推进药品生产流通领域改革

改革药品价格形成机制,选取临床使用量较大的药品,依据主导企业成本,参考药品集中采购价格和零售药店销售价等市场交易价格制定最高零售指导价格,并根据市场交易价格变化等因素适时调整。完善进口药品、高值医用耗材的价格管理。加强药品价格信息采集、分析和披露。

完善医药产业发展政策,规范生产流通秩序,推动医药企业提高自主创新能力和医药产业结构优化升级,发展药品现代物流和连锁经营,提高农村和边远地区药品配送能力,促进药品生产、流通企业跨地区、跨所有制的收购兼并和联合重组。到2015年,力争全国百强制药企业和药品批发企业销售额分别占行业总额的50%和85%以上。鼓励零售药店发展。完善执业药师制度,加大执业药师配备使用力度,到"十二五"期末,所有零售药店法人或主要管理者必须具备执业药师资格,所有零售药店和医院药房营业时有执业药师指导合理用药。严厉打击挂靠经营、过票经营、买卖税票、行贿受贿、生产经营假劣药品、发布虚假药品广告等违法违规行为。

落实《国家药品安全"十二五"规划》,提高药品质量水平,药品标准和药品生产质量管理规范与国际接轨。全面提高仿制药质量,到"十二五"期末,实现仿制药中基本药物和临床常用药品质量达到国际先进水平。实施"重大新药创制"等国家科技重大专项和国家科技计划,积极推广科技成果,提高药品创新能力和水平。加强药品质量安全监管,全面实施新修订的药品生产质量管理规范,修订并发布实施药品经营质量管理规范,实行药品全品种电子监管,对基本药物和高风险品种实施全品种覆盖抽验,定期发布药品质量公告。

(六)加快推进医疗卫生信息化

发挥信息辅助决策和技术支撑的作用,促进信息技术与管理、诊疗规范和日常监管有效融合。研究建立全国统一的电子健康档案、电子病历、药品器械、医疗服务、医保信息等数据标准体系,加快推进医疗卫生信息技术标准化建设。加强信息安全标准建设。利用"云计算"等先进技术,发展专业的信息运营机构。加强区域信息平台建设,推动医疗卫生信息资源共享,逐步实现医疗服务、公共卫生、医疗保障、药品监管和综合管理等应用系统信息互联互通,方便群众就医。

(七)健全医药卫生监管体制

积极推动制定基本医疗卫生法,以及基本医保、基本药物制度、全科医生制度、公立医院管理等方面的法律法规,及时将医药卫生体制改革的成功做法、经验和政策上升为法律法规。推动适时修订执业医师法。完善药品监管法律制度。

加强卫生全行业监管。完善机构、人员、技术、设备的准入和退出机制。建立科学的医疗机构分类评价体系。强化医疗卫生服务行为和质量监管。依法严厉打击非法行医,严肃查处药品招标采购、医保报销等关键环节和医疗服务过程中的违法违规行为。建立信息公开、社会多方参与的监管制度,鼓励行业协会等社会组织和个人对医疗机构进行独立评价和监督。强化医务人员法制和纪律宣传教育,加强医德医风建设和行业自律。

七、建立强有力的实施保障机制

(一)强化责任制

地方各级政府要把医药卫生体制改革作为一项全局性工作,加强对规划实施的组织领导,建立健全责任制和问责制,形成政府主要领导负总责,分管常务工作和卫生工作的领导具体抓,各有关部门分工协作、密切配合、合力推进的工作机制,确保规划顺利实施。各地区、各部门要围绕规划的总体目标和重点任务细化年度任务,制定工作方案,落实责任制,把规划的重点任务落到实处。建立规划实施动态监测、定期通报制度,开展规划实施评估。

㈡增强执行力

“十二五”时期是医药卫生体制改革攻坚阶段,医药卫生系统是医药卫生体制改革的主战场,要发挥医务人员改革主力军作用,调动医疗机构和医务人员积极性,维护医务人员合法权益。要充分发挥好政治优势、组织优势,充分发挥基层党组织在医药卫生体制改革中的核心作用,加强思想政治工作,统一思想认识,形成改革攻坚合力。各级政府都要加强医药卫生体制改革工作队伍建设,提高推进改革的领导力和执行力,确保医药卫生体制改革的各项规划措施落到实处。

㈢加大政府投入

地方各级政府要积极调整财政支出结构,加大投入力度,转变投入机制,完善补偿办法,落实规划提出的各项卫生投入政策,切实保障规划实施所需资金。加大中央、省级财政对困难地区的专项转移支付力度。各级政府在安排年度卫生投入预算时,要切实落实“政府卫生投入增长幅度高于经常性财政支出增长幅度,政府卫生投入占经常性财政支出的比重逐步提高”的要求。各级财政部门在向政府汇报预决算草案时要就卫生投入情况进行专门说明。“十二五”期间政府医药卫生体制改革投入力度和强度要高于2009-2011年医药卫生体制改革投入。基本医保政府补助标准和人均基本公共卫生服务经费标准要随着经济社会发展水平的提高相应提高。加强资金监督管理,提高资金使用效益,切实防止各种违法违规使用资金的行为。

㈣实行分类指导

医药卫生体制改革政策性强、情况复杂、涉及面广,各地要在中央确定的医药卫生体制改革原则下根据实际情况,因地制宜地制定具体实施方案,创造性地开展工作。鼓励地方大胆探索、先行先试,不断完善政策,积累改革经验。各有关部门要加强对地方医药卫生体制改革工作的指导,及时总结推广成功经验。注重改革措施的综合性和可持续性,推进改革持续取得实效。

㈤加强宣传培训

坚持正确的舆论导向,做好医药卫生体制改革政策的宣传解读,及时解答和回应社会各界关注的热点问题,大力宣传医药卫生体制改革典型经验和进展成效,合理引导社会预期,在全社会形成尊医重卫、关爱患者的风气,营造改革的良好氛围。广泛开展培训,不断提高各级干部医药卫生体制改革政策水平,确保改革顺利推进。

国务院关于印发生物产业发展规划的通知

国发〔2012〕65号

各省、自治区、直辖市人民政府，国务院各部委、各直属机构：

现将《生物产业发展规划》印发给你们，请认真贯彻执行。

国务院

2012年12月29日

生物产业发展规划

生物产业是国家确定的一项战略性新兴产业,为推进我国生物产业持续快速健康发展,编制本规划。

一、现状和形势

近年来,全球范围内生物技术和产业呈现加快发展的态势,主要发达国家和新兴经济体纷纷对发展生物产业作出部署,作为获取未来科技经济竞争优势的一个重要领域。我国推动生物技术研发和产业发展已有30多年的历史,“十一五”以来,国务院批准发布了《促进生物产业加快发展的若干政策》和《生物产业发展“十一五”规划》,大力推进生物技术研发和创新成果产业化,一批生物科技重大基础设施相继建成,治疗性疫苗与抗体、细胞治疗、转基因作物育种、生物能源作物培育等一批关键技术取得突破,人用高致病性流感疫苗、分子诊断试剂、超级水稻、聚乳酸等一批创新产品得到推广应用,产业化项目大幅增加,市场融资、外资利用和国际合作取得积极进展,生物产业产值以年均22. 9%的速度增长,2011年实现总产值约2万亿元,生物医药、生物农业、生物制造、生物能源等产业初具规模,出现一批年销售额超过100亿元的大型企业和年销售额超过10亿元的大品种,我国在生物技术研发、产业培育和市场应用等方面已初步具备一定基础。当前,我国面临日趋严峻的人口老龄化、食品安全保障、能源资源短缺、生态环境恶化等挑战,为保障人口健康、粮食安全和推进节能减排,亟需加快新型药物、作物新品种、绿色种植技术、生物燃料和生物发电、生物环保技术、生物基产品等开发培育和推广应用。同时要清醒地看到,我国生物产业还存在行业管理机制不健全、市场准入政策法规体系不完善、科研与产业结合不紧密、缺乏具有核心竞争力的龙头企业和具有创新活力的小企业群体等突出问题,在发展过程中将面临日益激烈的国际竞争,必须采取有力措施解决存在的突出问题,积极创造有利条件加快推进生物产业发展。

二、指导思想、基本原则和发展目标

(一)指导思想

以邓小平理论、“三个代表”重要思想、科学发展观为指导,面向健康、农业、能源、环保等领域的重大需求,以掌握核心关键技术、形成产业内生发展能力为主线,把握新兴产业发展规律,坚持企业主体作用,着力优化政策法规体系,营造产业创新发展环境,着力培育特色产业集群,建设现代生物产业体系和生物安全保障体系,加快推进生物产业高端化、规模化、国际化发展,为国民经济和社会可持续发展作出更大贡献。

(二)基本原则

坚持高品质发展。加强生命科学基础研究,加快生物科技创新,掌握核心关键技术及知识产权,逐步提高原创能力。大力发展新产品和新业态,占领产业发展制高点,增强产业核心竞争力,培育高附加值产业链。强化先进质量管理理念,推广先进质量标准,健全质量管理体系,推进产业高质量发展。

坚持企业主体地位。营造促进企业创新的良好环境,坚持企业在创新中的主体地位,引导创新要素向企业聚集。发挥市场配置资源的基础性作用,促进产学研结合,激励企业开展重大技术创新成果的产业化、商业化和推广应用。

坚持产业链协同发展。增强生物产业基础和共性技术对新业态、新产业的支撑能力,增强重点领域上下游配套能力及重点领域间的协调发展能力,大力促进专业化分工合作,支持发展延伸服务,构建具有竞争优势的产业链,培育特色产业集群,推动产业整体协调发展,提高产业化发展水平和层次。

坚持国际化发展。把握全球经济一体化带来的机遇,针对生物科技创新、新业态发展与金融创新结合紧密的特点,积极探索国际合作新模式,推动优化配置全球生物技术、人才、资本、市场资源,推动互利共赢合作发展。积极鼓励国内企业参与国际分工合作,不断提高竞争力和国际化发展水平。

(三)发展目标

到2015年,我国生物产业形成特色鲜明的产业发展能力,对经济社会发展的贡献作用显著增强,在全球产业竞争格局中占据有利位置。到2020年,生物产业发展成为国民经济的支柱产业。具体目标包括:

结构布局更加合理。生物产业重点领域实现全面发展,新业态健康成长,重点区域实现特色发展、错位发展,产业结构得到优化。培育一批具有国际竞争力的龙头企业和富有创新活力的中小企业,形成一批具有自身特色与国际影响力的产业集群和优势产业链。

创新能力明显增强。具有国际先进水平的产业技术创新体系基本形成,主要企业的研发投入占销售额比重明显提高,获得突破的关键核心技术大幅增多,境外授权专利数量显著增加,一批具有自主知识产权的创新产品得到广泛应用。

规模和质量大幅提升。2013‾2015年,生物产业产值年均增速保持在20%以上。到2015年,生物产业增加值占国内生产总值的比重比2010年翻一番,工业增加值率显著提升。

发展环境显著改善。形成较完善的生物新产品、新技术市场准入、价格形成、市场监管等管理体系,建立鼓励创新的供给侧和需求侧双向激励政策体系,完善行业公共服务、生物安全保障和产业统计等服务体系。

社会效益加快显现。生物技术和生物产品得到广泛应用,生物产业对改善人口健康、保障粮食和能源安全、促进绿色增长、改善生态环境和增加就业机会等方面的作用明显提升。

三、重点领域和主要任务

(一)突出高品质发展,提升生物医药产业竞争力

以满足不断增长的健康需求和增强产业竞争力为目标,组织实施生物技术药物发展等行动计划,通过完善新药研制基础支撑平台和共性技术平台、开展产业化示范应用、加强先进技术规范推广应用和完善医药管理体制机制等,全面提升生物医药企业的创新能力和产品质量管理能力,加快生物技术药物、化学药物、中药等新产品与新工艺开发和产业化,增强区域支撑配套能力,积极推动行业结构调整,做大做强生物医药产业。2013‾2015年,生物医药产业产值年均增速达到20%以上,推动一批拥有自主知识产

权的新药投放市场,形成一批年产值超百亿元的企业,提高生物医药产业集中度和在国际市场中的份额。

1. 大力开展生物技术药物创制和产业化。促进疫苗升级换代,重点推动新型疫苗(包括治疗性疫苗)研发和产业化。加速治疗性抗体等蛋白质和多肽药物的研制和产业化,促进核酸类药物发展。加快长效注射剂、非注射给药系统等新型制剂技术及产品的开发。促进血液制品综合利用水平的升级,支持重组血液制品的研制和产业化。发展细胞治疗、基因治疗等新技术与装备。支持抗体规模生产、新型生物反应器和佐剂等关键技术的推广应用,加快生物技术药物高品质规模化发展。建设生物技术药物发现、评价、检测、安全监测等公共技术平台,完善生物技术药物产业体系。推动我国生物技术药物的质量标准达到国际先进水平,推动生物技术药物企业和产品通过相关国家或国际组织的认证,提高产品国际市场份额。

专栏1 生物技术药物发展行动计划

目标	形成支撑生物技术药物发展的先进产业技术体系,建立一批多功能、符合国际标准的生物技术药物生产基地,培育一批具有国际竞争力的企业。
主要内容	支撑体系建设:与科技重大专项衔接,建立国家人类重大疾病相关基因资源库、支撑生物技术药物研发和生产检验的菌株库、细胞库和毒株库;建设生物技术药物细胞表达和产业化研发平台、生物技术药物检测和表征共享技术平台、动物细胞培养产品的安全检测平台。形成具有国际水平的生物技术药物安全监测体系。 产业化示范:依托企业建设多功能、符合国际标准的生物技术药物生产基地,建设治疗性抗体药物、蛋白质和多肽类药物、新型疫苗产品的产业化示范工程,突破一批规模化生产、制剂、质量控制关键技术,促进一批新品种投放市场,开展国际资质认证,形成示范效应。 政策配套:优化审批程序,强化生物技术药物监管体系建设,制定和完善生物技术药物纳入医疗保险产品目录相关政策。

2. 推动化学药物品质全面提升。围绕心脑血管疾病、代谢性疾病、恶性肿瘤、免疫性疾病、感染性疾病、神经和精神性疾病等重大疾病的防治需求,加速化学创新药物的产业化,高品质开发通用名药品,开展基本药物临床使用综合评价。重点推进缓释、靶向、长效等新型制剂研发和关键工艺技术产业化,鼓励新型辅料的研发和应用,推广应用先进的生产管理规范,提高我国制剂产品的市场竞争力,推动制剂产品进入国际主流市场。推进绿色制造和过程控制等新技术的应用,减少环境污染,提高产品质量,降低生产成本,强化我国原料药在国际市场的优势地位。提高产业集中度,完善国际认证服务体系,完善特色化合物库、测试和评价共享平台等创新支撑体系。

专栏2 通用名药品高品质发展行动计划

目标	与科技重大专项衔接,形成通用名药品原料药和制剂质量提升和国际化支撑体系,实现一批药品的高品质规模化发展,推动一批制剂产品进入国际主流市场。

主要内容	支撑体系建设:建设杂质样品库和药用原、辅料数据库;建立综合质量评价实验室,建设微乳、脂质体、缓控释等新制剂关键技术平台,建设已上市药品品质提升关键技术平台。产业化和国际化示范:建设一批符合国际标准的集约化制剂和药用辅料生产基地, 开展绿色生产工艺和先进控制技术的应用示范,推动一批产品通过国际认证,带动全行业制剂品质提升。扶持一批国家基本药品目录产品的高品质生产,保障临床需求。 政策配套:研究完善药品价格形成机制和药品招标机制,鼓励采用新技术、新工艺提升药品品质,推行药品原、辅料登记备案管理制度,建立药品参比制剂遴选指南和目录。

3. 提高中药标准化发展水平。以中药标准体系建设和推广应用为核心,加速规范化中药材基地建设,推动道地中药材优良品种的选育和无公害规范种植,促进中药资源的保护和可持续利用。建立健全中药材种植(养殖)、加工、运输的工艺标准、质量标准和操作规范,形成多层次、全方位的中药材现代质量控制体系。加大中药制药过程的关键技术开发和推广,提升装备制造水平。打造一批从原料药材到药品的中药标准化示范产业链。加快作用机理明确、物质成分可控、临床疗效确切、使用安全的中药品种的开发,培育现代中药大品种。

专栏3 中药标准化行动计划

目标	形成中药标准化支撑体系,推动一批重点产品的标准化。
主要内容	支撑体系建设:建设常用中药材的基因库、标准实物库、化学成分库和指纹图谱库,构建质量检测技术平台。 重点产品标准化示范:建设中药材无公害种植与产地规范加工、中成药生产过程质量控制标准化的产业链;开展中药溯源检定和过程控制技术的应用,推动质量提升和标准统一的重点产品示范,建立系统、规范、严格的质量体系,提高中药行业标准化水平,促进中药国际化发展。 政策配套:对质量标准提高、用药安全显著改善的中药,研究制定优先纳入医疗保险目录等优惠政策。

(二)突破核心部件制约,促进生物医学工程高端化发展

围绕预防、诊断、治疗、手术、急救、康复等医疗、家庭和个人保健市场的需求,组织实施高性能医学装备产业化行动计划,支持以优势整机制造企业牵头带动产业链协同创新发展,大力推进生命科学技术与数字化、新材料等技术交叉融合,重点研发核心部件、基础材料和关键技术,发展高性能医学装备、高质量组织工程植介入产品和康复产品、先进体外诊断产品,显著提高我国生物医学工程产业的市场竞争力。到2015年,生物医学工程产业年产值达到4000亿元,突破一批核心技术,培育一批高端化发展的生物医学工程制造企业。

1. 推动高性能医学装备规模化发展。有效整合优质资源,推动产学研医深度结合,优先发展高性能医学影像、放射治疗、活体检验、体外诊断等医学装备及核心部件的设计和制造能力,促进高分辨率、低剂量、多模态、数字化和一体化的医学影像装置的产业化发展。推动基于互联网、物联网的全数字医疗集成系统、远程医疗系统的标准化和规模化发展。大力推进精准、微创外科和放射治疗中虚拟仿真、精确定位、智能反馈、光学成像等新型技术和装置的产业化,促进无创、低负荷、穿戴式等先进医疗技术和装备的发展和应用。推进生理监测、生命支持、血液净化、物理治疗、家庭保健等新型数字化生物医学工程产品高品质、规模化发展。发展先进的医疗器械产业链,提高市场竞争力。

专栏4 高性能医学装备产业化行动计划

目标	建成先进医疗器械特色发展产业链,建立生物医学工程产品协同开发、设计、集成制造等在内的产业链发展联盟,培育若干具有较强创新发展实力和市场竞争力的优势企业。
主要内容	高性能医疗设备:大力提升正电子发射探测、磁共振成像、超声成像平面换能器等核心关键部件专业生产能力,形成正电子-X射线计算机断层成像仪(PET-CT)、磁共振成像仪(MRI)、医用加速器(MLA)、内窥镜(ES)、超声成像仪(USI)等高端医学装备的核心部件和整机生产能力;发展新一代微创、无创和全科诊疗设备与检测设备、外科手术器械和机器人。 医院数字化系统和远程医疗装备:加快新一代互联网技术与生物医学工程技术的融合应用,加强医院数字化系统、远程医疗系统、个体健康信息管理系统等关键技术的研制和产业化,提供集成化、一体化整体解决方案。 新型通用医疗仪器设备:推动生物传感器等新技术的应用,研制数字化、智能化的新型体外诊断系统、医疗仪器和康复器械。 政策配套:研究建立大型仪器诊断服务社会化的管理机制,鼓励开展租赁、托管等新型商业模式。完善生物医学工程产品的技术审评体系、安全性评价、第三方评估机制、临床试验管理法规和相关标准,促进新技术、新产品的安全推广使用。研究制定鼓励性定价、医疗保险等政策。

2. 加速高附加值植介入材料及制品的产业化。推动仿生医学、再生医学和组织工程与生物技术的融合,促进新型高生物相容性医用材料的研制和产业化。开发以药械结合、分子设计学为技术特征的植介入体设计和制作关键技术及其精密加工装备和生物反应器,推动新型生物医用材料及相关医疗器械的产业化发展。针对血管、关节等疾病置换、修复的不同临床治疗需要,创制具有自主知识产权的涂药支架、人工瓣膜、骨修复材料、人工关节、人工皮肤等医疗器械产品,加快临床应用推广,扩大我国植介入医疗器械的产业化发展规模。加强技术集成,支持新一代残障人员医用康复辅具的研制和生产。

3. 大力发展新型体外诊断产品。围绕早期筛查、临床诊断、疗效评价、治疗预后、出生缺陷诊断等需求,开发高通量、高精度的检测仪器、试剂和体外诊断系统。加快发展分子诊断、生物芯片等新兴技术,加速免疫、生物标志物、个体化医疗、病原体等体外诊断产品的产业化;发展可现场快速检测的血液、生化、免疫、病原体等体外诊断仪器及试剂的制备技术,促进规模化生产。建设体外诊断试剂研发和产业化平台,加强原料酶、诊断性抗体等试剂原料基地建设,构建量值溯源体系及其参考实验室网络,推动我国体外诊断产业的发展。

(三)加速科技成果转化推广,增强生物农业竞争力

围绕粮食安全、生态改善、农民增收和现代农业发展等重大需求,充分发挥我国丰富的农业生物资源优势,加强生物育种和农用生物制品技术研发能力建设,促进创新资源向企业集聚,加快开展新品种研发、产业化和推广应用,完善质量和安全管理制度,推动生物育种产业加快发展,促进农用生物制品标准化高品质发展。推进海洋生物资源的产业化开发和综合利用。到2015年,生物农业年工业产值达到3000亿元,推广一批新技术与重大新产品,培育一批年产值超百亿元的生物农业企业。

1. 提升生物育种核心竞争力。大力开发主要农林动植物的高产、优质、多抗、高效新品种,重点推动水稻、玉米、小麦、大豆、棉花、油菜、马铃薯和猪、禽、牛、羊、水产等动植物重大新品种的培育、扩繁与产业化。加快推进分子育种、细胞育种、航天生物工程、胚胎移植等现代生物技术与常规育种技术的集成应用,加快培育推广超高产、多抗、优质专用、易储耐藏、营养强化等新品种。大力发展果蔬、花草和林木等生物育种高端产业群。发展良种繁育、加工与检测等先进规模化生产装备与技术。推进以企业为主体的国家生物种业品种研发、繁育与示范,规范种子生产、加工、销售与服务平台,建设市场主导的品种权转让交易公共平台,完善育繁推一体化的现代生物种业技术体系。

专栏5　生物育种创新发展行动计划

目标	建立国家生物育种产业支撑体系,创制和推广应用一批重大新品种,培育若干龙头企业。
主要内容	支撑体系建设:构建重要农林生物基因信息库、生物育种技术共享平台和国家生物育种基地,面向粮食、林木、畜禽、水产主产区和优势区域,建设新品种选育、规模化繁育、种子加工、营销、推广与品种权交易平台,完善国家生物育种产业技术体系。 龙头企业培育:支持企业与优势科教单位建立长期稳定的种业发展合作关系,培育掌握生物育种核心技术、具有国际竞争力的育繁推一体化龙头企业。 新品种产业化:突破一批分子育种关键技术和装备,加快水稻、玉米、小麦、速生林木、木本油料、猪、禽、牛、羊、水产等动植物重大突破性新品种的选育与产业化。 政策配套:研究完善现代种子(仔)企业扶持政策,推动健全种子法等相关法律法规,加强转基因生物安全评估与管理,进一步完善适用于生物农业发展的行政审批制度。

2. 加快农用生物制品产业化。加速开发生物菌种新资源,发展规模化发酵培养关键技术与装备,强化农用生物制品的市场准入监管,促进农用生物制品产业标准化、规模化和高品质发展。加快构建大规模疫苗悬浮培养生产线,促进新型基因工程疫苗产业化,推进动物基因工程疫苗与动物疫病诊断试剂的生产标准化。加快动植物生物反应器核心技术和新产品的研发和产业化。加快基于饲用酶制剂、益生素、抗菌肽、植物提取物等的生物技术产品在生物饲料中的应用。推动高品质植物免疫诱抗剂、生物杀菌剂或杀虫剂、天敌生物等生物农药产品产业化。加快突破保水抗旱、荒漠化修复、磷钾活化、抗病促生、生物固氮、秸秆快速腐熟、残留除草剂降解及土壤调理等生物肥料的规模化和标准化生产技术瓶颈,提升产业化水平。

专栏6　农用生物制品发展行动计划

目标	建立国家农用生物制品产业支撑体系,创制一批重大农用生物制品,培育若干龙头企业,提升产业国际竞争力。
主要内容	支撑体系建设:构建生物兽药、生物农药、生物饲料、生物肥料等重要农用生物制品资源信息库、产品研发共享平台和产品孵化基地,完善国家农用生物制品产业支撑体系。 龙头企业培育:支持企业与优势科教单位建立长期稳定的合作关系,掌握核心技术,发展具有核心竞争力的产品,形成具有较强国际竞争力的龙头企业。 新产品研究与产业化:突破一批绿色农用生物制品生产关键技术、新工艺和装备,加快新型生物疫苗与兽药、生物农药、生物饲料、生物肥料等重要农用生物制品的产业化。 政策配套:研究完善现代农用生物制品企业扶持机制和产品生产应用补贴制度,健全适用于农用生物制品产业发展的法律法规。

3. 加强海洋生物资源开发利用。加快开发海洋特有的生物资源,建设鼓励资源综合利用的产业聚集区,推动海水养殖、综合加工产业和远洋渔业快速发展。积极应用细胞工程和分子育种等现代生物技术开展种苗繁育和种质创新,大幅提升海水养殖新品种开发能力,加大力度推广应用新产品。加快海洋生物活性物质的开发应用,发展工业用酶、医用功能材料、生物分离材料、绿色农用生物制剂、创新药物等海洋新产品。建设海洋生物库等产业发展公共服务平台。提高海洋水产综合加工技术及加工废弃物高值化利用水平,加强远洋生物资源探捕开发,提高远洋新品种的利用水平。

(四)提高产品经济性,推动生物制造产业规模化发展

面向促进绿色、低碳和可持续发展,构建生物制造产业技术体系,组织实施生物基产品发展行动计划,加快推动生物基材料、生物基化学品、新型发酵产品的产业化与推广应用;组织实施生物工艺应用示范行动计划,大力推动绿色生物工艺在化工、轻纺、冶金及能源领域的应用示范,促进生物制造产业规模化发展。到2015年,生物制造产业年产值达到7500亿元,生物基产品和生物工艺对石油化工原料及传统化学工艺的替代取得重大进展,发酵产业的国际竞争力显著提高。

1. 推动生物基产品的规模化发展应用。加快推动生物基材料、生物基化学品与新型发酵产品的规模化发展,提高生物基产品的经济竞争力。重点推进非粮生物醇、有机酸、生物烯烃等生物基化工原料的产业化,推动生物基产品及其衍生物在化工行业的应用。提升氨基酸、维生素等新型发酵产品的国际化发展水平。大力推进生物塑料、生化纤维等生物基材料的规模化发展与应用。加快构建典型生物基产品的产业链,推动集聚发展,初步形成生物基产品规模化发展能力。

专栏7 生物基产品发展行动计划

目标	实现一批重要生物基产品的非粮原料生产,形成年产百万吨级生物基材料、千万吨级生物基产品的生产能力。
主要内容	非粮工业糖产业化示范:推进薯类、秸秆、工程玉米等生物质处理、酶解糖化等高品质规模化制备技术的研发与应用,建设非粮工业糖产业化示范线,形成非粮可发酵糖的规模化供应。 生物基化学品产业化示范:推进微生物工程菌与热化学技术的产业化应用,建设化工醇、有机酸、生物烯烃及其衍生物等生物基化学品的规模化生产线,提高对石油化学品的经济竞争力。 生物基材料产业化示范:推进生物基材料生物聚合、化学聚合等技术的发展与应用,建设聚乳酸(PLA)、聚丁二酸丁二醇酯(PBS)、聚羟基烷酸(PHA)、生物基热熔胶、新型生物质纤维等生物塑料与生化纤维的产业化示范工程,推广应用生物基材料。 政策配套:建立生物基产品的认证机制,研究制定生物基产品消费的市场鼓励政策,研究农业原料对工业领域的配给制度。

2. 推进绿色生物工艺的应用示范。围绕传统工业过程的转型升级,加强生物催化剂、工业酶制剂新产品的开发和产业化,培育发展高效的工业用微生物菌种,推动微生物制造产业升级。重点突破生化合成、生物印染、生物漂白、生物采矿等绿色生物工艺关键技术和装备,大力推动生物工艺在化工、医药、食品、纺织、冶金及能源等领域的应用示范,大力推进先进发酵工艺与装备的应用示范,大幅减少水资源、能源消耗和废水、废气排放,初步形成生物法绿色工艺体系,提高经济的绿色发展水平。

专栏8 生物工艺应用示范行动计划

目标	推动一批新型工业酶制剂上市,建设6~8个规模化生物工艺示范工程,能耗、物耗、水耗和环境污染物排放显著降低。
主要内容	酶制剂产业化示范:建设工业催化剂研发平台与现代化的工业酶生产基地,推动一批工业酶制剂与复合酶制剂新产品上市,提高酶制剂在化工、轻纺等领域的工程化应用能力。 生物工艺应用示范:推进生物工艺技术与装备的规模化应用,建设生化合成、生物印染、生物漂白、生物脱胶、生物制革、生物勘探与采矿等绿色生物工艺示范工程。 政策配套:制定鼓励发展绿色工艺的政策,研究实行工业生产生命周期评估机制和绿色工艺产品补贴机制。

(五)开辟多元途径,促进生物能源商业化发展

围绕开拓清洁能源、缓解能源短缺、解决“三农”问题等战略需求,积极拓展非粮生物质原料来源和途径,加快先进生物液体燃料的研发与应用示范,积极推动生物质燃气和成型燃料的规模化应用,因地制宜发展生物质发电产业,有力推进分布式能源并网标准和管理体系建设,进一步完善生物能源定价机制和激励机制,推进生物能源规模化、专业化、产业化发展。到2015年,生物能源年利用总量超过5000万吨标准煤,可减排二氧化碳9500万吨,生物能源产业年产值达到1500亿元。

1. 加大新一代生物液体燃料开发力度。充分利用盐碱荒地、荒坡地、宜林地等宜能荒地种植能源作物,建设以能源林、甜高粱茎秆、非粮淀粉类植物、农林(工业)废弃物以及新型能源作物为主的非粮原料多元化供应体系。突破纤维素乙醇原料预处理、低成本水解糖化关键技术瓶颈;加速生物质燃气合成燃油催化剂等的研发和产业化,建设纤维素燃料乙醇和生物合成燃油商业化示范工程,构建生物液体燃料产业链。加大油藻生物柴油和航空生物燃料等前沿技术的研发力度,推动开展产业化示范。

专栏9 生物液体燃料产业化行动计划

目标	实施纤维素燃料乙醇和生物柴油商业化示范工程,与同类化石能源产品相比具有价格竞争力;实现生物液体燃料与化石燃料一体化调配、供应与流通。
主要内容	非粮原料供应体系建设:建成5~10个多种原料的种植加工基地,各类生物质原料供应能力达到500万吨以上。 生物燃气合成生物柴油示范:加快大型生物质气化技术、燃气净化和组份重整技术以及生物柴油制备用催化剂的研发,推进生物质燃气合成生物柴油成套装备产业化,建设生物燃气合成生物柴油示范工程。 纤维素乙醇产业化示范:推进具有国际先进水平的纤维素乙醇生产原料预处理工艺和高效低成本纤维素降解酶系的研发,建设纤维素乙醇产业化示范工程。 政策配套:研究建立有利于乙醇汽油和生物柴油产业快速发展的市场准入机制,促进生物能源与传统能源一体化发展进程;研究完善乙醇汽油和生物柴油的价格形成机制。

2. 促进生物燃气和成型燃料的商业化应用。促进生物燃料供应的城乡一体化,重点在农林生物质资源条件较好的地区推广生物质燃气和成型燃料集中供应技术、沼气集中供应技术和生物质成型燃料技术的规模化应用,鼓励生物能源并入城市能源供应网络,提高生物能源产业的经济效益,促进市场化发展。重

点加大对大型生物质集中供气成套装备、中高温高效沼气厌氧发酵成套装备、沼气净化、压缩、灌装成套设备、低电耗生物质燃料成型设备、生物质供热锅炉技术和民用炉具的研发和应用力度,建设城乡一体化的生物质燃气、沼气供应管网体系和生物质成型燃料供应体系。制定和完善生物质燃气、沼气、成型燃料产品质量标准、工程建设运行安全标准以及生物燃料应用污染物排放标准。

3. 因地制宜加快生物质发电产业发展。充分利用农林剩余物、沙生植物平茬物及灌木林、生活垃圾、蔗渣、畜禽粪便、有机污水等,因地制宜发展各类生物质发电技术,加快生物质发电关键设备的研发和产业化。结合新能源集成应用重大产业创新发展工程的实施,建设适应不同区域特点的生物质发电示范工程,加快制定适用于生物质发电的分布式发电并网标准,建立健全生物质发电原料收集体系、装备研发和产业化体系及生物质发电管理体系。

(六)加强工艺应用,发展壮大生物环保产业

以水污染、大气污染、有机废弃物治理和受损生态系统的治理与修复为重点,大力发展高性能生物环保材料和生物制剂,加快高效生物监测、治理、修复及废物利用等成套技术工艺和装备的示范应用,扩大产业规模。组织实施环保用生物制剂发展行动计划,支持开展污水高效处理菌剂、生物膜、污泥减量化菌剂等生物制剂的开发和推广应用,推进污水生物处理高效反应器、废水深度处理和中水回用成套设备研发。加快有机废弃物腐熟剂、堆肥接种剂、微生物添加剂等专用功能菌剂和有机废物处理、复合肥生产配套装备的研制和产业化推广,推动发展有机肥类和生物复合肥。加快生态系统修复专用植物材料、制剂和装备的研发与规模化应用。2013~2015年,生物环保产业产值年均增长15%以上,到2015年,生物环保产业年产值达到1500亿元。

专栏10 环保用生物制剂发展行动计划

目标	推动一批环保用生物新产品的开发应用,培育一批龙头企业。
主要内容	支撑体系建设:建立生物环保产品质量认证体系、生物环保制剂评估验证平台、新产品开发的共享技术平台。 新产品开发和产业化:开发用于矿山土壤、重金属和石油污染土壤和水体修复等的特种酶制剂和微生物菌剂产品,开发用于有毒有害难降解工业废水处理、污泥减量化处理和土壤改良等高效菌剂,大力推广应用新产品。 龙头企业培育:积极引导生物环保企业实施跨地区、跨行业的联合与兼并,培育集生物制剂新产品开发、生产和应用于一体的大型企业。 政策配套:落实完善支持生物环保企业发展的财政扶持政策,强化生物环保产品的质量管理与审批制度。

(七)着眼市场需求,培育生物服务新业态

适应现代生产和消费模式的新要求,集成生物技术和现代服务业的理念,发展合同研发、委托制造、公共技术服务、中介服务和延伸服务,积极培育生物服务新业态。重点支持合同研发和委托制造服务产业的发展,推动拥有优势专有技术的生物医药企业和科研院所向国内外研发机构和企业提供单项或整合化服务。积极提高公共技术专业化服务能力,加快高端实验仪器、生物试剂和实验动物的集约化发展,组织实施生物信息服务行动计划,培育基因测序、分析测试和生物信息等专业服务企业。努力培育生物产业延伸服务,发展健康管理、转化医学、细胞治疗、基因治疗、临床检验社会化、个体化医疗等新业态。加强生物产业专业中介服务,积极扶持生物产业政策咨询、技术转移、金融投资、流通交易、法律服务等业务发展,鼓励公共研发平台、孵化器、临床基地的企业化发展。鼓励企业承接国内外生物产业服务外包,加强国际技术合作,不断提高产业层次。到2015年,

生物服务产业年产值达到1500亿元,培育一批具有国际先进水平的生物服务大型企业。

专栏11 生物信息服务行动计划

目标	建设国家生物资源与生物信息技术网络化服务体系,形成面向生物产业的信息服务能力。
主要内容	关键技术开发:构建大规模和高通量基因组测序技术和装备、海量生物信息处理与分析技术。 公共技术服务平台建设:建设大规模的生物资源库和生物信息中心核心平台,建设网络化的国家生物资源和生物信息服务设施,加强对基因信息的深度发掘,带动新型测序仪的发展。对个体化诊疗、生物资源发掘、动植物分子育种、工业微生物的菌种改造等研发提供生物信息技术服务。
	生物产业高端中介服务企业培育:以形成新技术与新产品研究、开发和示范推广协调发展机制,促进规范化、专业化、规模化发展为目标,在相关领域培育若干具有较强创新能力和市场服务能力的新型企业,推动形成新业态。 政策配套:研究改进生物资源开发相关的知识产权管理机制,将生物服务企业纳入高技术企业范畴。研究完善服务类企业的国家认证制度,加速国际互认谈判。

四、保障措施

(一)完善准入政策,促进创新创业

建立健全生物产业新产品进入市场的高效审查机制和监督机制,依法完善药品、医疗器械、生物农药、生物肥料的审批制度,进一步完善转基因农产品行业准入管理、生物安全管理和上市审批制度,加速高品质新产品的市场应用。全面推行高品质产品行业标准,促进产业健康发展。健全合同研究和委托制造的管理体制机制,进一步强化技术孵化、产品检验、技术服务等公共技术服务,大幅降低初创企业的外部投资成本。

(二)加强需求激励,强化市场拉动

建立生物技术新产品需求侧激励机制。打破区域垄断,扶持生物产业创新企业开拓市场。全面实施以优质优价、同质同价、竞争择价为原则的生物产品价格形成机制,促进新产品、新技术的推广应用,支撑高技术服务业和相关产业发展。扩大医疗保险覆盖范围,规范药品采购行为,发展商业健康保险,支持临床必需、疗效确切、安全性高、价格合理的创新药物优先进入医疗保险目录。完善生物良种补贴政策。稳步推进非粮燃料乙醇应用试点,有序开展生物柴油产业化示范,在完成航空生物燃料验证飞行等基础上,适时启动航空生物燃料商业化应用。加大力度推进资源税费改革,加快淘汰落后产品、技术和工艺,促进新兴绿色技术、产品的推广应用。

(三)完善创新激励,促进持续发展

研究完善引导生物企业加大长期研发投入的财税激励机制。通过国家创业投资引导资金,推动设立一批从事不同阶段投资的专业型生物产业创业投资机构,鼓励金融机构对生物产业发展提供融资支持,引导担保机构积极提供融资增信服务。鼓励相关企业、人才、资金等向生物产业基地集聚。完善国有企业经营业绩评价考核指标体系,鼓励国有企业加大生物产业技术创新力度。完善生物技术知识产权保护机制,依法保障知识产权所有者的权益,研究建立生物产业领域重大经济科技活动知识产权评议制度,提高创新效率和质量。

(四)重视人才培养,强化团队建设

落实《国家中长期生物技术人才发展规划(2010—2020年)》,加大生物技术人才培养力度。充分发挥高等院校的作用,重点培养生物产业高端创新型人才、产业链关键环节专业人才、生物技术知识产权人才、国际化发展人

才、管理人才及团队。鼓励企业与科研机构、高校联合建立生物技术人才培养基地。建立人才及人才团队在企业与科研院所之间流动的畅通渠道。完善人才评价标准体系,引导人才在产业链不同环节合理分布。加大对生物技术高端人才及创新团队的引进力度,吸引海外高层次人才回国(来华)创新创业,促进生物产业国际化发展。

(五)加强资源管理,保护生物安全

加强生物资源保护,建立健全生物遗传资源保护法律法规体系,实现生物资源的可持续利用。强化生物安全监管,完善转基因生物安全技术标准、安全评价、检测监测、法律法规和监督管理体系。加强防范外来有害生物入侵。强化生物产业风险预警和应急反应机制。加强实验室生物安全监督管理,健全实验室生物安全体系。加强生物研究的伦理审查与监管,建立健全医学、农业等领域生命科学研究伦理审查监督制度。完善生物安全溯源机制。

(六)加强统筹协调,确保规划落实

建立健全推动生物产业发展的协调机制,加强宣传,统一思想,加强协调配合,调动社会和企业资源,形成合力促进生物产业快速发展。发展改革委要加强统筹协调,会同相关部门制定生物产业发展行动计划等重大任务的部门分工方案,加强规划与国家相关科技专项等的衔接,强化规划对年度计划执行和重大项目安排的统筹指导。各有关部门要按照职责分工,认真组织实施生物产业发展各项行动计划,加快研究出台有关政策措施,确保规划提出的各项任务落到实处。建立中央与地方信息沟通平台,形成高效协同机制。各地区要根据当地比较优势和产业发展现状,科学确定生物产业发展定位,出台政策措施,调整优化产业布局,强化产业链分工和区域协作配套。发展改革委要会同有关部门加强对规划实施的跟踪分析和监督检查,及时开展后评估,针对规划实施中出现的新情况、新问题,适时提出解决办法,重大问题及时向国务院报告。

卫生部关于印发2013年卫生工作要点的通知

卫办发〔2013〕5号

各省、自治区、直辖市卫生厅局，新疆生产建设兵团卫生局，各副省级城市卫生局，部直属各单位，部机关各司局：

《2013年卫生工作要点》已经卫生部部务会讨论通过。现印发给你们，请认真贯彻落实。

卫生部

2013年1月22日

2013年卫生工作要点

2013年卫生工作的总体要求是：全面贯彻党的十八大以及中央经济工作会议精神，以邓小平理论、“三个代表”重要思想、科学发展观为指导，按照党中央、国务院的总体部署和保基本、强基层、建机制的要求，重点推进医疗保障、医疗服务、公共卫生、药品供应、监管体制综合改革，完善国民健康政策，做好“十二五”期间卫生改革发展各项工作，提高人民健康水平，促进人民身心健康。

一、深入贯彻落实党的十八大精神

全国卫生系统要紧紧围绕党的十八大提出的全面建成小康社会的宏伟目标，准确把握科学发展观这一必须长期坚持的指导思想，把思想和行动统一到党的十八大精神上来，坚决贯彻落实党的十八大提出的改善民生、加强社会建设的各项决策部署，在推进中国特色社会主义伟大事业中作出新贡献。全国卫生系统要把学习好、宣传好、贯彻好党的十八大精神作为首要政治任务，精心组织，周密部署，将学习活动推向深入，奋发有为，开拓进取，坚决破除一切妨碍科学发展的思想观念和体制机制弊端，实现卫生事业深化改革和科学发展的新突破，全面开创新时期卫生工作新局面。

二、深化医药卫生体制改革

（一）继续完善新农合制度，推进基层综合改革以及基本公共卫生服务逐步均等化。

全国新农合参合率继续保持在95%以上。提高新农合财政补助标准，人均筹资水平达到340元左右。优化统筹补偿方案，政策范围内住院费用报销比例达到75%，力争实际报销比同比提高5个百分点，最高支付限额不低于8万元，提高门诊报销水平，逐步降低个人自付费用比例。以省为单位全面推开儿童白血病等20种重大疾病医疗保障试点工作，将儿童苯丙酮尿症、尿道下裂等病种纳入试点范围。开展利用新农合基金购买大病保险试点，探索新农合大病保障机制。推进商业保险机构参与新农合经办服务。规范推进多种支付方式改革，有效控制医疗费用不合理增长，提高受益水平。强化新农合基金监管。开展先诊疗后付费模式试点、即时结报等便民服务。

出台中国农村初级卫生保健发展纲要。加强乡村医疗卫生机构标准化建设，试点基层首诊制。完善绩效考核体系，建立“定编定岗不定人”的竞争性用人机制。继续做好农村卫生人员岗位培训和二级以上医疗卫生机构对口支援乡镇卫生院项目工作。开展乡镇卫生院评审工作，制订村卫生室管理规范性文件，推进乡村卫生服务一体化管理。推动乡村医生向执业（助理）医师转化，指导乡村医生转变服务模式，开展乡村医生签约服务试点。加快建立村卫生室实施基本药物制度后的多渠道长效补偿机制，建立按人头支付的门诊诊疗费制度并纳入新农合报销，基本公共卫生服务专项经费分配比例村卫生室原则上不低于40%，落实各级政府对乡村医生的专项补助。完善乡村医生养老保险制度。

巩固完善社区卫生服务机构运行新机制，健全管理体制，完善多渠道补偿机制，加强分类指导，开展绩效考核，调动人员积极性。完善社区卫生服务模式，推广全科医生团队服务，探索签约服务。继续开展创建全国示范社区卫生服务中心活动。

大力推进基本公共卫生服务逐步均等化，人均基本公共卫生服务经费标准达到30元，加强专业公共卫生机构与基层医疗卫生机构的分工协作，加大绩效考核力度，巩固基本公共卫生服务项目实施成效。继续推动农村基本公共卫生联系县工作。实施农村妇女“两癌”检查、住院分娩补助、贫困地区儿童营养改善试点等重大公共卫生服务项目。

（二）巩固完善基本药物制度，保障群众基本用药。

政府办基层医疗卫生机构全部配备使用、零差率销售基本药物，逐步向村卫生室、非政府办基层医疗卫生机构有序推进。推动其他医疗卫生机构全面配备并优先使用基本药物。完善基本药物目录管理办法，逐步健全基本药物遴选调整机制。规范各地药品增补。规范基本药物剂型、规格和包装，探索建立基本药物统一标识。稳固基本药物采购新机制，坚持基本药物以省为单位网上集中采购，落实招采合一、量价挂钩、双信封制、集中支付、全程监管等采购政策。确保重大疾病基本药物质量安全和供应保障。对于独家品种和经多次采购价格基本稳定的基本药物试行国家统一定价。对于独家品种，也可以省为单位直接与药品生产企业议定采购数量和价格。少数基层必需但用量小、市场供应短缺的基本药物，采取招标定点生产等方式确保供应。逐步规范基本中药饮片管理。

加强药物政策研究，适时发布国家药物政策白皮书。完善基本药物使用政策，修订国家基本药物临床应用指南和处方集，制订医疗卫生机构基本药物使用管理办法，提出基本药物优先使用的鼓励政策。加强医务人员用药培训和考核，重点提高基层药学服务能力和水平。对医疗卫生机构和医务人员用药行为加强监管。推动基本药物临床使用综合评价基地建设。完善基本药物制度监测评价，逐步将村卫生室、非政府办基层医疗卫生机构和二级以上医疗机构纳入监测评价范围。加快建设医疗卫生机构药品（疫苗）电子监管系统。

（三）积极推进公立医院改革，落实便民惠民服务措施。

在国家联系试点城市继续推进体制机制改革创新，力争形成可向全国推广的经验和路径。以破除“以药补医”机制为关键环节，以改革补偿机制和落实医院自主经营管理权为切入点，深入推进县级公立医院综合改革试点；适时启动第二批改革试点，争取2013年年底前全国50%以上的县（市）参与改革试点工作。加强以人才、技术、重点专科为核心的能力建设，统筹县域医疗卫生体系发展。围绕调整医疗服务价格体系、改革医保支付方式、建立公立医院与基层医疗卫生机构的分工协作机制等改革重点，积极协调相关部门完善政策措施。

建立以公益性为核心的公立医院绩效考核制度。继续推行预约诊疗、便民门诊等便民惠民措施，优化就诊环境和流程。扩大优质护理服务覆盖面，开展优质护理服务示范医院、病房创建工作。完善公立医院人事分配制度，提高医院人员经费占业务支出的比例，逐步提高医务人员待遇。推进医师多点执业工作，营造良好的医疗执业环境，充分调动医务人员积极性。鼓励社会资本举办医疗机构，社会办医机构床位数占比增加2–3个百分点。

三、认真做好卫生应急、疾病防控和妇幼卫生工作

贯彻《国家突发事件应急体系建设“十二五”规划》，推进卫生应急一案三制建设。探索基层卫生应急管理模式，继续推进国家卫生应急综合示范县（市、区）创建工作。完善各级卫生应急指挥框架，开展卫生应急能力建设评估。制订医疗卫生机构卫生应急工作规范、《突发公共卫生事件预警制度》等制度，修订《突发急性传染病预防控制战略》，制订《卫生部流感大流行应急预案》。推进突发公共卫生事件监测预警工作，规范国家和省级风险评估工作，在全国1/4以上的市县级推广风险评估工作。启动卫生部卫生应急指挥决策平台二期建设，初步实现20个以上省份与卫生部卫生应急指挥决策系统互联互通。制订各级各类卫生应急储备目录，完善物资储备。启动国家级区域紧急医学救援基地建设相关工作。做好鼠疫、传染性非典型肺炎、人感染高致病性禽流感等各类突发事件卫生应急准备和处置以及重大活动卫生保障工作。

制订疾控机构管理规定和岗位设置管理意见，全面实施绩效考核。开展疾控体系建设10年评价工作。落实艾滋病“四免一关怀”政策，实施“五扩大、六加强”各项措施，指导社会力量参与防治工作。推进结核病新型防治服务体系建设，以地市为单位耐多药肺结核规范化诊治覆盖率达到30%，新涂阳肺结核患者的治愈率保持在85%以上。继续实施以传染源控制为主的血吸虫病综合防治策略，全面启动消除疟疾考核评估工作，落实包虫病防治行动计划。以乡镇为单位适龄儿童国家免疫规划疫苗接种率达到90%以上，维持无脊灰状态，推进消除麻疹工作。提高法定传染病报告质量，加强呼吸道、肠道、自然疫源性等重点传染病防控，及时处置暴发疫情。加大中西部地区地方病防治工作力度。落实慢性病防治工作规划，推进综合防控示范区创建，开展全民健康生活方式行动，继续开展儿童口腔疾病综合干预。推进重性精神疾病管理治疗工作，以区县为单位，网络覆盖率达到65%以上。修订国家卫生城镇标准及考核命名和监督管理办法。开展以农村为重点的城乡环境卫生整洁行动。推进农村无害化卫生厕所改造，开展农村饮用水安全工程和环境卫生监测，推进疾控工作与爱国卫生紧密结合，继续开展国家卫生城镇创建工作，将健康城镇建设指标纳入其核心建设与考核内容。

制订妇幼保健机构建设规划和标准。加强新生儿疾病筛查、妇女常见病筛查管理。推进出生缺陷综合防治。制订早产干预指南和规范。继续实施“降消”项目，做好儿童健康综合干预重点联系点工作。探索流动人口孕产期保健服务模式。加强对托儿所、幼儿园卫生保健管理。组织人类辅助生殖技术管理清查，开展卫生系统专项整治行动和多部门综合整治行动。制订加强健康教育与健康促进工作的指导意见以及健康教育基地建设标准，加强健康教育专业机构对基层医疗卫生机构的指导和协作。全面推行公共场所禁烟，巩固无烟医疗卫生系统创建成果，推进戒烟服务。

四、加强医疗服务管理，保障医疗质量安全

修订《医疗机构设置规划指导原则》，开展国家区域医疗中心设置工作。实施国家临床重点专科建设项目，制订临床专科服务能力核心指标，持续提高医疗服务能力。加强信息化医疗质量管理与控制，强化重点医疗技术准入和临床应用管理，推进重大疾病规范化诊疗工作。加强医疗机构药事管理，推进合理用药和临床药师制度。加大临床路径管理，改进医院管理与服务。继续开展“三好一满意”、“医疗质量万里行”和抗菌药物临床应用专项整治活动。加强院前急救管理与建设。制订分级医疗、双向转诊标准，引导建立分级医疗、上下联动的格局。组织开展专科医师认定和考试试点、乡村执业助理医师考试试点工作。落实《中国护理事业发展规划纲要（2011–2015年）》，在近100所三级医院开展护士岗位管理试点工作。继续开展万名护理人才培训项目。贯彻《预防与控制医院感染行动计划（2012–2015

年）》。加强无偿献血和采供血服务体系、能力建设。稳步推进血液核酸检测工作，保证血液安全。推动临床合理用血。落实《“十二五”时期康复医疗工作指导意见》，逐步建立完善康复医疗服务体系，提高服务能力。落实《全国防盲治盲规划（2012–2015年）》,为30万贫困白内障患者实施复明手术。

继续实施“万名医师支援农村卫生工程”,重点提高955所受援县级医院的能力水平,巩固东部9省(市)对西部8省(区)和新疆生产建设兵团的省际医院对口支援。实施县级医院骨干医师培训项目，重点提升县级医院对20种重大疾病的救治能力。健全医疗服务监管体系，推动医师定期考核工作，重点建立基层医疗机构和民营医疗机构监管长效机制。推进医疗纠纷人民调解工作，完善医疗风险分担机制，开展平安医院示范地区（单位）创建活动。开展医药费用监测工作，加强医药费用控制。落实医疗质量安全事件报告和告诫谈话制度，完善医疗安全预警机制。加强药品和医疗器械使用监督管理，开展高值医用耗材使用专项治理活动。制修订各级各类医院评审标准、各临床专科诊疗能力评价体系。继续对部属（管）医院开展巡查工作。确定首批优质医院重点联系单位，分批次分步骤推动100所国家优质医院、300所区域优质医院和500所优质县医院创建工作。贯彻《人体器官移植条例》，严厉打击非法器官移植活动，推动人体器官捐献工作，逐步建立符合国情的人体器官捐献体系。

五、依法加强食品安全工作，强化卫生监督

落实《国务院2013年食品安全重点工作安排》，以食品安全风险监测评估和标准体系建设为重点，全面推进卫生系统食品安全相关能力建设。完成年度食品安全标准清理工作任务，加快食品中致病微生物限量标准等基础标准的制修订，加强食品安全标准宣传培训及跟踪评价工作。以粮食、蔬菜、肉、乳、婴幼儿食品和非法添加物等为重点，实施2013年国家食品安全风险监测计划，食品污染物及有害因素监测至少覆盖50%的县级行政区域。完善食源性疾病管理制度，规范食源性疾病监测、报告和食品安全事故流行病学调查工作。加强食品安全风险评估工作，组织开展优先评估项目，推动基础数据库建设和相关研究。适时发布食品中非法添加物“黑名单”，完善相关检验方法。

加强卫生监督体系建设，基本完成县级卫生监督机构建设项目。规范卫生监督协管服务运行机制，将卫生监督协管服务的覆盖率扩大到90%以上。贯彻全国卫生监督员培训规划，落实首席卫生监督员、卫生监督紧缺人才以及基层复合型人才等培养工作。深入推进卫生监督员职位分级管理试点工作。加强职业病防治机构能力建设，职业病诊断机构市（地）级覆盖率和职业健康检查机构县（区）覆盖率分别达到90%以上和80%以上。扩大医用辐射防护监测网，进一步规范放射诊疗防护工作。实施2013年国家饮用水卫生监督监测方案。加强公共场所卫生监管，确保实现量化分级管理率住宿场所和游泳场所达到100%，美容美发场所达到50%以上，集中空调通风系统卫生监督覆盖率达到50%以上。加强学校卫生监督，中小学校卫生监督覆盖率达到80%以上。做好传染病防治监督检查，严厉打击无证行医和非法采供血。

六、食品药品监管工作

根据全国食品药品监督管理工作会议精神，统筹做好食品药品监督管理各项工作。

七、中医药工作

根据全国中医药工作会议精神，统筹安排中医药工作，继续推进中医药事业发展。

八、加强人才、科技创新、卫生信息化工作，为医改提供有力支撑

贯彻国家人才规划纲要、干部人事制度改革规划纲要，实施全民健康卫生人才保障工程。实施全科医生规范化培养、助理全科医生培训和全科医生转岗培训计划以及农村医学生免费培养。建立住院医师规范化培训制度，完善专科医师培训路径，建立公共卫生医师毕业后培训模式。做好“十二五”继续医

学教育，落实乡村医生教育规划。在中西部地区和东部困难地区乡镇卫生院实施国家全科医生特设岗位计划试点工作。修订全科医生评价标准。按照分类推进事业单位改革总体部署，推动出台相关机构编制标准。开展省和地市级新任卫生行政领导干部卫生政策法规培训。

强化医学研究规范管理，完善医学伦理、科研诚信等制度建设。部署2014年卫生行业科研专项、“艾滋病和病毒性肝炎等重大传染病防治”和“重大新药创制”科技重大专项计划任务。制订卫生行业科研专项“十二五”后两年的实施发展规划，建立科研项目信息化管理平台。制订创新药物保护管理规定，促进创新药物与大病保障的有机结合。出台《涉及人体的医学科学技术研究管理办法》、《干细胞临床试验研究管理办法（试行）》等文件。

加快推进国家级卫生信息平台建设，联通卫生信息化综合试点省份信息平台。促进区域卫生信息平台和公共卫生、医疗服务、新农合、药品供应、卫生综合管理等主要业务领域信息系统建设，推动实现卫生信息化3521建设总体框架。完善卫生信息标准规范和安全体系，建设规范化的电子健康档案和电子病历。加快居民健康卡发行和应用。加快推进国家新农合信息平台与各省级平台及大型定点医疗机构等试点单位的互联互通。

九、改进工作作风，加强惩防体系建设

深入开展医疗卫生职业精神宣传教育活动。充分发挥行业指导作用，扎实推进基层党组织建设。推进卫生系统精神文明建设，严格落实中央关于改进工作作风、密切联系群众的各项规定，改进会风文风，坚决克服形式主义、官僚主义。

扎实推进卫生系统廉政风险防控工作，建立健全权力运行监控机制，做好权力运行网上监控工作。加强医德医风建设，完善医德考评制度，落实《医疗机构从业人员行为规范》。继续深化治理医药购销领域商业贿赂工作，加强公立医疗机构廉洁风险防控，着力构建防控商业贿赂长效机制。积极推进民主评议行风活动，自觉接受社会监督。坚决纠正损害群众利益的不正之风问题，加大查办案件工作力度。

十、统筹做好各项卫生工作

加强卫生改革发展重大政策研究，加强医改监测和评估工作,做好第五次国家卫生服务调查。

加强卫生法制建设，全面推进卫生系统依法行政。宣传贯彻《精神卫生法》。推动《基本医疗卫生法》、《中医药法》、《传染病防治法》、《献血法》、《执业医师法》、《突发公共卫生事件应急条例》、《新型农村合作医疗管理条例》、《疫苗流通和预防接种管理条例》、《食盐加碘消除碘缺乏危害管理条例》、《传染病防治法实施办法》、《院前急救管理办法》、《专科护士管理办法》、《医疗质量管理与控制办法》、《临床药师管理办法》、《结核病防治管理办法》等法律法规、部门规章的制修订工作。做好卫生行政复议应诉工作，探索行政复议案件现场审理方式。开展卫生系统“六五”普法中期检查。深化行政审批制度改革，促进行政审批权力规范运行。

加大医改投入力度，落实好医改各项投入政策。继续开展农村医疗卫生服务体系、农村急救体系、全科医生临床培养基地、食品安全风险监测体系、儿科医疗服务体系、地市级医院和重大疾病防控体系等建设，积极协调有关部门启动对口支援乡镇卫生院人员周转宿舍和妇幼保健体系等建设。做好牵头联系的吕梁山片区、卫生行业扶贫、定点扶贫以及对口帮扶青海省玉树州杂多县等工作，继续推动卫生援疆、援藏、援青和玉树地震灾区医疗卫生系统灾后恢复重建工作。贯彻《医疗机构药品集中采购工作规范》和《药品集中采购监督管理办法》，将高值医用耗材纳入以政府主导、以省为单位的集中采购范围。规范开展甲类大型医用设备集中采购，全面推进乙类大型医用设备集中采购工作。加强医学装备管理，促进大型医用设备合理配置与有效使用。落实《卫生部项目资金监督管理暂行办法》。加强医改投入监测平台、医改资金监管平台的建设与使用。抓好卫生总费用核算、医改资金监管和预算单位预算执行监管全覆盖，加强内部审计工作，推进建立医改资金使用效果评估机制。进一步降低个人卫生支出占卫生总费用比例，2013年原则上降低到33%以下。

加强和改进卫生新闻宣传工作。健全新闻宣传工作机制，完善新闻发布制度，加强发言人队伍建设。围绕深化医改和落实卫生事业发展“十二五”规划，持续推出卫生系统重大先进典型。做好突发事件风险沟通，推动和创新健康传播，不断提高舆论引导能力。

抓好卫生政务公开和政务服务工作，做好依申请公开工作。加强卫生系统官方网站以及“12320”卫生热线标准化、规范化建设，加强卫生系统微博客的运用和管理。做好医疗卫生服务单位信息公开工作，着力推进院务公开和采供血、食品安全标准等信息公开。

贯彻落实第七次全国信访工作会议精神，完善预防和减少卫生信访问题的综合体系，全力解决重点案件、突出问题。推进重大事项社会稳定风险评估。

推动多边、双边和区域卫生合作，全面深入参与全球卫生事务。开展多领域国际交流，引入海外优质卫生资源。积极参与2015后全球卫生领域新发展目标制订和世卫组织改革进程。加强和创新援外医疗工作，筹备召开援外医疗队50周年总结表彰大会。落实中央对港澳台政策，推动各项卫生合作协议的落实，加强两岸医务界别的合作与交流。加强因公出国（境）管理。充分发挥老干部的作用。

卫生部关于印发《新型大型医用设备配置管理规定》的通知

卫规财发〔2013〕13号

各省、自治区、直辖市卫生厅局：

为规范和加强新型大型医用设备管理，根据《中共中央 国务院关于深化医药卫生体制改革的意见》以及卫生部、发展改革委和财政部《大型医用设备配置与使用管理办法》（卫规财发〔2004〕474号），我部研究制定了《新型大型医用设备配置管理规定》。现印发给你们，请遵照执行。

卫生部

2013年3月13日

新型大型医用设备配置管理规定

第一章 总　则

第一条 为规范和加强新型大型医用设备配置管理，促进有序配置和合理使用，根据《中共中央 国务院关于深化医药卫生体制改革的意见》以及卫生部、发展改革委和财政部《大型医用设备配置与使用管理办法》（卫规财发〔2004〕474号）和《卫生部甲类大型医用设备配置审批工作制度（暂行）》（卫办规财发〔2008〕8号）等有关要求，制定本规定。

第二条 本规定所称新型大型医用设备，是指首次从境外引进或国内研发制造，经药品监督管理部门注册，单台（套）市场售价在500万元人民币以上，尚未列入国家大型医用设备管理品目的医学装备。

第三条 各级各类医疗机构利用各种来源资金购置新型大型医用设备，均应当按照本规定实施管理。

第四条 新型大型医用设备配置管理应当遵循技术先进、安全有效、经济适宜、符合医学伦理的原则。

第五条 卫生部负责全国新型大型医用设备配置管理工作，建立新型大型医用设备技术追踪机制，组织开展新型大型医用设备配置评估和全国配置规划管理工作。省级卫生行政部门负责本地区新型大型医用设备配置申报和使用监管工作。

第六条 新型大型医用设备应当经过配置评估后，方可进入医疗机构使用。

第七条 禁止医疗机构引进境外研制但境外医疗机构尚未配置使用的大型医用设备。

第二章 配置评估程序

第八条 卫生部成立大型医用设备管理专家委员会（以下简称专家委员会），负责对新型大型医用设备进行技术追踪、收集和分析相关信息、提供技术咨询和开展配置评估。

第九条 配置评估程序为：专家委员会进行技术追踪，提出启动评估的建议，或医疗机构申请配置；

专家委员会初步评估并提出意见；卫生部依据专家委员会初步评估意见和医疗机构申请，遴选医疗机构进行配置试用；专家委员会评估配置试用情况；卫生部依据专家委员会评估意见作出配置管理规定。

第十条 根据工作需要，卫生部可要求专家委员会开展新型大型医用设备配置评估。

第十一条 医疗机构申请配置新型大型医用设备，通过所在地卫生行政部门逐级申报至省级卫生行政部门，经审核合格后报卫生部。

第十二条 医疗机构申请配置新型大型医用设备，应当提交下列材料：

（一）《卫生部甲类大型医用设备配置审批工作制度（暂行）》规定的申请材料。

（二）医疗器械注册证等相关证明文件。

（三）医疗机构应用资质条件等相关证明文件。

（四）与同类设备性能的分析比较。如为进口设备，还须提供该设备在国外配置和使用的具体情况。

（五）设备报价和维修保养等后续费用情况。如为进口设备，还须提供该设备在国外销售价格的具体情况。

（六）医疗机构对设备的自评估情况（具体内容按照本规定**第二十五条**除第六款以外的要求）。

第十三条 卫生部每年3月和9月受理新型大型医用设备配置申请，受理申请材料之日起60个工作日内，组织专家委员会完成初步评估并提出意见。

第十四条 专家委员会初步评估意见应当包括以下内容：

（一）医疗机构配置新型大型医用设备的基本要求；

（二）是否需要开展配置试用。不需要开展配置试用的，应当按照本规定**第二十五条**除第六款以外的内容要求提出评估意见。

第十五条 单台（套）市场售价在500万至3000万元之间的新型大型医用设备，经专家委员会评估认定，可以不进行配置试用。

第十六条 单台（套）市场售价在500万至3000万元之间但运行成本高、配套使用材料昂贵，或属于应用技术难度大、临床风险高的新型大型医用设备，必须进行配置试用。

第十七条 单台（套）市场售价在3000万元以上的新型大型医用设备，必须进行配置试用。

第十八条 对需要开展配置试用的，卫生部遴选医疗机构开展配置试用。

第十九条 新型大型医用设备配置试用期为设备安装调试完成后1年。经专家委员会评估认定，有必要延长配置试用期的，可视情况延长，最长不得超过1年。

第二十条 配置试用期满，专家委员会组织现场评估，评估意见报卫生部。

第二十一条 新型大型医用设备配置评估结束后，卫生部应当对以下方面作出规定：

（一）该设备配置使用的适宜性；

（二）医疗机构配置使用该设备的资质条件；

（三）该设备是否纳入大型医用设备管理品目。

第二十二条 配置试用评估期间，停止受理配置申请。

第二十三条 卫生部应当向社会公布专家委员会评估意见和配置试用审批情况。

第二十四条 对纳入大型医用设备管理品目的，卫生部应当在配置评估结束后制定并公布大型医用设备配置规划。

第三章 配置评估内容

第二十五条 新型大型医用设备配置评估内容应当包括但不限于：

（一）先进性：国内外同类设备发展趋势和比较；对相关学科临床、科研以及人才队伍建设的作用。

（二）经济性：购置成本、运行维护成本、同类设备医疗服务收费情况、成本效果/效益分析。

（三）安全性：临床适应症范围、使用风险、应用质量控制措施。如具有辐射性，还应当包括辐射防护措施。

（四）有效性：临床应用意义、诊断设备诊断准确率、治疗设备疗效，国内外同类设备有效性等情况。

（五）医疗机构配置使用资质条件：医疗机构应当具备的临床水平和科研能力、相关科室使用人员组成和条件、医疗机构医疗质量保障和管理制度。

（六）医疗机构配置试用情况。

第二十六条 开展新型大型医用设备配置试用的医疗机构应当在全国范围内合理布局。

第二十七条 单一生产商制造的新型大型医用设备，配置试用数量一般不超过3台（套）。多家生产商制造的新型大型医用设备，配置试点数量一般不超过5台（套）。

第四章 医疗机构配置试用基本条件

第二十八条 医疗机构应当具备与新型大型医用设备装备使用相适应的临床诊疗水平、科研能力和专业技术人员，具有卫生行政部门核准登记的相应诊疗科目。

第二十九条 医疗机构应当遵守国家法律法规，管理制度健全，具备完善的医疗质量控制和保障体系。

第三十条 医疗机构应当具备完善的配套辅助设施。

第三十一条 开展配置试用的公立医疗机构，应当是三级甲等综合医院或专科医院，临床、科研水平在国内领先。社会资本举办医疗机构的相关学科临床诊疗能力应当达到三级甲等医疗机构同等水平。

第三十二条 开展配置试用的医疗机构相关使用科室，应当具备完备的专业人才队伍，具有使用新型大型医用设备的相应资质，学科带头人在本学科领域具有较高学术水平。

第三十三条 开展配置试用的公立医疗机构相关使用科室，应当是省部级及以上重点专（学）科或实验室，能够代表国内本学科先进水平。

第三十四条 同等条件下优先支持社会资本举办医疗机构和购置资金以财政投入、社会捐赠为主的公立医疗机构。

第五章 监督管理

第三十五条 卫生部负责对全国医疗机构执行本规定情况进行监督检查。

第三十六条 省级卫生行政部门负责加强对本地区医疗机构配置使用新型大型医用设备情况的监督检查。

第三十七条 医疗机构应当健全新型大型医用设备应用质量保障措施，及时总结和制订操作规范，建立新型大型医用设备使用管理档案。

第三十八条 开展配置试用的医疗机构应当每3个月组织一次自评估。

第三十九条 配置试用期间，发生下列情形之一的，医疗机构应当立即中止临床应用，向当地卫生行政部门报告，并上报卫生部。发生不良事件的，应当同时向所在省、自治区、直辖市医疗器械不良事件监测技术机构报告。

（一）因新型大型医用设备配置使用发生不良事件的；

（二）外部环境和人员、技术等条件发生变化，可能引起严重不良后果的；

（三）申报资料内容与事实严重不符的；

（四）其他应当立即中止临床应用的情况。

第四十条 专家委员会对中止临床应用的情况进行调查和评估。卫生部根据评估情况作出停止或恢复试用的决定。

第四十一条 对违反本规定，擅自购置使用新型大型医用设备的医疗机构，卫生部予以通报批评，2年内停止该医疗机构大型医用设备配置审批，并责成所在地省级卫生行政部门封存设备，停止使用，对相关责任人予以处分。

第六章 附则

第四十二条 首次从境外引进或国内研发制造、经医疗器械注册管理部门注册、单台（套）市场售价在500万元人民币以下的医学装备，由所在地省级卫生行政部门研究决定管理方式，并报卫生部备案。

第四十三条 本规定由卫生部负责解释。

第四十四条 本规定自发布之日起施行。

卫生部关于印发部预算管理医院医学装备管理实施办法的通知

卫规财发〔2013〕14号

部预算管理医院：

为规范和加强部预算管理医院医学装备管理工作，根据《医疗卫生机构医学装备管理办法》（卫规财发〔2011〕24号），结合部预算管理医院实际，我部研究制定了《卫生部预算管理医院医学装备管理实施办法》。现印发你们，请遵照执行。

卫生部

2013年3月13日

卫生部预算管理医院医学装备管理实施办法

第一章 总则

第一条 为规范和加强卫生部预算管理医院（以下简称医院）医学装备管理工作，促进医学装备合理配置、安全与有效利用，充分发挥使用效益，保障医院健康发展，根据《医疗卫生机构医学装备管理办法》（卫规财发〔2011〕24号）规定，结合医院实际情况，制定本办法。

第二条 本办法所称的医学装备，是指医院中用于医疗、教学、科研、预防、保健等工作，具有卫生专业技术特征的仪器设备、器械、耗材和医学信息系统等的总称。

第三条 医院利用各种来源资金购置、接受捐赠和调拨的医学装备，均应当按照本办法实施管理。

第四条 医学装备管理应当遵循统一领导、归口管理、分级负责、权责一致的原则。

第五条 医学装备是医院各项工作的物质基础和重要保障。医院应当建立健全医学装备管理制度，加强人力配备，提高医学装备管理能力和应用技术水平。

第二章 机构与职责

第六条 医院医学装备管理实行院领导、医学装备管理处室和使用科室三级负责管理体制。

第七条 医院应当设置专门的医学装备管理处室，由院领导直接负责，并依据医院规模、管理任务配备数量适宜的专业技术人员，承担计划、采购、保管、维修、质控等职能。

第八条 医学装备工作主管院领导主要职责包括：

（一）贯彻、执行国家有关医学装备管理的法律法规、规章制度和政策。

（二）按照分工权限，领导本院医学装备管理工作，加强队伍建设和工作考评，协调院内相关部门工作。

（三）对应当集体决策的重大事项，提交院领导班子集体决策。

第九条 医学装备管理处室主要职责包括：

（一）根据国家有关规定，建立完善本院医学装备管理工作制度并监督执行；

（二）负责本院医学装备配置规划和年度计划的制订、实施等工作；

（三）负责本院医学装备购置、验收、质控、维护、修理、应用分析和处置等全程管理；

（四）保障医学装备正常使用；

（五）收集相关政策法规和医学装备信息，提供决策参考依据；

（六）组织本院医学装备管理相关人员专业培训；

（七）完成院领导交办的其他工作。

第十条 医学装备使用科室主要职责包括：

（一）设有专职或兼职管理人员，在医学装备管理处室的指导下，具体负责本科室医学装备日常管理工作。

（二）制订本科室医学装备购置需求计划。

（三）配合做好医学装备安装、调试、验收、维护和建档等工作。

（四）做好医学装备使用、保管等工作，保证医学装备安全运行。

（五）完成院领导交办的其他工作。

第十一条 医院应当设立医学装备管理委员会。委员会由院领导、医学装备管理处室及有关科室人员和专家组成，负责对本院医学装备发展规划、年度装备计划、采购活动等重大事项进行评估、论证和咨询。

第三章　计划与采购管理

第十二条 医院要注重常规医学装备配备，以满足基本医疗服务需求为导向，优先配置功能适用、技术适宜、节能环保的装备，推行资源共享，杜绝盲目配置。

第十三条 医学装备管理处室应当根据本院功能、规模和事业总体发展规划，科学制订医学装备发展规划，有计划分重点逐步实施。

第十四条 使用科室提出医学装备年度购置需求计划，按照工作急需程度排序，提交医学装备管理处室。

第十五条 医学装备管理处室根据本院医学装备发展规划和年度预算，对各使用科室医学装备购置需求计划进行审核，编制全院年度装备计划和采购实施计划。

第十六条 单价在1万元及以上或一次批量价格在5万元及以上的医学装备均应当纳入年度装备计划管理。

第十七条 单价在50万元及以上的医学装备购置计划，应当进行可行性论证。论证内容应当包括配置必要性、可行性、社会和经济效益、预期使用情况、人员资质等。

第十八条 医学装备管理处室应当将医学装备发展规划、年度装备计划和采购实施计划提交医学装备管理委员会研究讨论后，报主管院长审核并提交院务会审定。

第十九条 医学装备发展规划、年度装备计划和采购实施计划应当经院务会研究批准后，方可执行，不得随意更改。

第二十条 医院要按照公开透明、公平竞争、客观公正和诚实信用的原则，加强医学装备采购管理，建立医学装备采购论证、技术评估制度。

第二十一条 医院应当加强预算管理，严格执行年度装备计划和采购实施计划。未列入计划的项目，原则上不得安排采购。因特殊情况确需计划外采购的，应当严格论证审批。

第二十二条 医院应当建立采购流程内部控制制度。纪检、监察、审计等处室要加强对采购过程的监督。

第二十三条 医院购置医学装备应当按照《中华人民共和国政府采购法》规定的程序进行采购。

第二十四条 国家规定须实行集中采购的医学装备，必须实行集中采购。

第二十五条 未实行集中采购的医学装备，应当首选公开招标方式采购。不具备公开招标条件的，可以按照国家有关规定选择其他方式进行采购。

第二十六条 因突发公共事件等应急情况需要紧急采购的，医院应当按照主管部门制定的应急采购预案执行。

第二十七条 采购进口医学装备的，应当按照《政府采购进口产品管理办法》相关规定获得采购进口产品核准。进口医学装备属于国家规定的机电产品范围的，应当按照《进口机电产品管理办法》相关规定执行。

第二十八条 采购医学装备属于辐射源产品管理目录的，应当取得辐射安全许可证；属于计量产品管理目录的，应当取得计量合格证明；属于大型医用设备管理品目的，应当取得配置许可。

第二十九条 医院应当加强一次性使用无菌器械采购记录管理。采购记录内容应当包括企业名称、产品名称、原产地、规格型号、产品数量、生产批号、灭菌批号、产品有效期、采购日期等，确保可追溯每批产品的进货来源。

第三十条 医院应当加强医学装备采购合同规范管理，保证采购装备的质量，严格防范各类风险，确保资金安全。

第三十一条 医院应当加强供货商资质管理，建立供货商评价和淘汰机制，形成合格供货商名单。

第四章 验收管理

第三十二条 医学装备验收是医学装备投入使用之前的

关键环节，医院应当严格执行验收程序，确保验收质量。

第三十三条 医学装备验收工作一般由医学装备管理处室组织使用科室和供应商共同完成。技术复杂的医学装备验收，可请具备相应技术能力的第三方机构共同参加。

第三十四条 医学装备验收前，验收工作人员应当详细阅读医学装备采购合同和相关技术资料，熟悉了解医学装备各项技术参数、性能和安装条件。

第三十五条 对安装机房有特殊要求的医学装备，应当按照安装图纸要求做好机房布局改造、室内装修、水、电、气和防护等准备。

第三十六条 医学装备验收包括到货验收和性能验收。

（一）到货验收主要内容包括：

1.查验外包装、合同号、箱件数、收货单位名称、品名、货号、批次及相关资料；

2.开箱查验医学装备品名、规格、数量、外观、技术资料、出厂日期、出厂编号等。

（二）性能验收主要内容包括：

1.验证医学装备功能；

2.验证医学装备技术参数和性能指标。

第三十七条 医学装备验收过程应当做好现场记录，留存必要影像资料。

第三十八条 属于国家规定商检范围的进口医学装备，到货后应当及时向所在地商检部门申请检验。检验结果作为验收工作内容和依据。

第三十九条 对医学装备验收中发现的问题，按照采购合同规定属于供应商责任的，医院应当及时办理换货、退货、索赔等事宜。

第四十条 医学装备验收结束，应当填写详细验收报告，由各方验收人员签字确认，并按照规定及时办理货款支付和固定资产入账手续。

第四十一条 医学装备到货后，应当及时完成安装和验收。进口医学装备验收应当在索赔期限前15天完成。

第五章 质量保障管理

第四十二条 医院应当加强医学装备质量保障工作的组织领导，增强安全意识，保证必要的人力和物力，确保在用医学装备状态正常，满足临床使用安全有效的要求。

第四十三条 医院应当建立医学装备使用人员操作培训与考核制度，加强医学装备使用人员操作培训工作，为医学装备临床使用提供技术支持与咨询服务。

第四十四条 医学装备质量保障工作应当遵循依法合规、分级管理、预防为主、科学规范的原则。

第四十五条 医院应当建立医学装备风险管理和风险评估制度，依据医学装备风险级别和风险评估结果制订医学装备质量保障实施方案，实行分级管理。

第四十六条 医学装备根据以下特征划分风险等级：

（一）功能影响：反映医学装备用于临床诊疗活动时对患者和使用人员健康、生命安全的影响程度；

（二）物理风险：反映医学装备发生故障时对患者和使用人员健康、生命安全的影响程度；

（三）设计属性：反映医学装备自身风险属性或生产商对维护保养的要求；

（四）故障频率：反映既往医学装备发生故障或安全事件的情况。

第四十七条 医学装备风险分为三级：

（一）I级为低风险级别，是指通过常规管理可以保障安全性、有效性，发生故障不会或不易对患者和使用人员造成损害的医学装备。

（二）II级为中等风险级别，是指需要采取特定措施将风险控制在可接受水平的医学装备。

（三）III级为高风险级别，是指直接与患者和使用人员生命安全相关，具有较高潜在危险，必须严格管理和控制风险的医学装备。主要包括生命支持类、植入类、灭菌类、辐射类和大型医用设备。

第四十八条 医院应当逐步建立和完善医学装备质量控制技术规范。

第四十九条 医院应当定期开展在用医学装备预防性维护，确保医学装备处于最佳工作状态，保障使用寿命，降低维修成本。

第五十条 预防性维护周期根据医学装备属性、使用频率和风险等级确定。一般III级风险医学装备每半年至少进行1次，II级风险医学装备每年至少进行1次，I级风险医学装备每2年至少进行1次。国家规定或医学装备使用说明有明确要求的，从其规定。

第五十一条 预防性维护工作内容一般包括外观检查、清洁保养、功能检查、性能测试校准、电气安全检查和医学装备使用说明要求的其他内容。

第五十二条 预防性维护应当由具备技术能力的医学工程技术人员、供应商或委托具备相应技术能力的第三方机构定期执行。

第五十三条 医学装备管理处室应当定期对在用医学装备进行巡检，及时发现问题并及时处理，防止医学装备故障和减少安全事件发生率。

第五十四条 医院根据实际情况决定医学装备维修方式。对不同医学装备，可以选择自主维修、供应商维修或第三方维修。医院应当提高自主维修能力。

第五十五条 医学装备管理处室应当加强维修工作管理。使用科室报修后，由医学装备管理处室进行检测、分析，确定维修方案并及时修复。

第五十六条 医学装备修复后，应当进行相应的技术指标校验或计量检定，确保医学装备性能可靠，使用安全。

第五十七条 医院应当优化维修工作流程，提高响应速度，缩短医学装备怠机时间。

第五十八条 医院应当制订生命支持类、急救类医学装备应急预案，保障临床工作需要。

第五十九条 医院不得使用无合格证明、过期、失效、淘汰、报废的医学装备。

第六十条 医学装备管理处室应当如实记录医学装备质量保障工作，及时整理纳入医学装备技术档案。主要包括：

（一）医学装备质量检测原始记录；

（二）医学装备计量记录；

（三）医学装备预防性维护记录；

（四）医学装备巡检记录；

（五）医学装备故障记录；

（六）医学装备维修记录；

（七）医学装备安全事件报告记录。

第六十一条 医学装备使用科室应当加强在用医学装备的日常维护保养。日常维护保养不得替代必要的预防性维护和巡检工作。

第六十二条 医院应当按照客观真实、定量为主、综合分析和适用可行的原则建立医学装备使用评价制度，促进医学装备合理应用，提高设备购置选型的科学性，减少资源浪费。对长期闲置不用、低效运转或超标准配置的医学装备，医学装备管理处室应当在本院内调剂使用。

第六十三条 医院应当加强对大型医用设备使用评价工作，结合医院实际，制订评价考核办法，完善评价体系。评价内容应当包括工作效率、配置效率、社会效益和经济效益4个方面。

第六章 处置管理

第六十四条 医学装备处置是指医院对占有、使用的医学装备进行产权转让或注销的行为。

第六十五条 医学装备处置方式包括：调拨、捐赠和报废报损等。

第六十六条 医院处置医学装备，应当按照中央级事业单位国有资产处置管理有关规定，严格履行审批手续，未经批准不得自行处置。处置海关监管期内的进口免税医学装备，应当按照海关相关规定执行。

第六十七条 对符合下列情形之一的医学装备，应当予以调拨：

（一）长期闲置不用、低效运转或超标准配置的医学装备；

（二）因医院撤销、合并、分立而移交的医学装备；

（三）因医院隶属关系改变需要划转的医学装备。

第六十八条 在使用期限内，但技术落后，功能已不能满足本院工作需要的医学装备，可予以调拨。

第六十九条 医院依据国家有关规定，按照审批权限报批后，可对外捐赠、调拨未变质残损和未过期报废的医学装备。

第七十条 对符合下列情形之一的医学装备，应当予以报废：

（一）使用期超过折旧期，使用中损耗过高，效率低，或计量、质量检测不合格且无法修复的；

（二）严重损坏无法修复，或经修复无法达到质量安全指标的；

（三）严重污染环境，或不能安全运转，可能危害人身安全与健康且无改造价值的；

（四）超过使用寿命的；

（五）国家规定必须淘汰的。

第七十一条 对符合下列情形之一的医学装备，可予以报废：

（一）在使用期限内，设备无故障，但支持运行的关键耗材在市场上无法购买到，导致设备无法正常使用的；

（二）在使用期限内，设备发生故障，但维修费用过高，接近或超过重置成本。

第七十二条 对经批准报废的医学装备，医院应当按照公开、安全、环保、高效的原则予以处理，不得向其他医疗机构出售、转让。

第七十三条 对所有待处置的医学装备，应当妥善保管，防止遗失。

第七十四条 对已完成处置的医学装备，应当及时办理固定资产账务手续。

第七章 医用耗材管理

第七十五条 医院应当建立医用耗材准入制度，加强植入类耗材等医用高值耗材管理。属于集中采购目录内的，医学装备管理处室应当按照有关规定执行。不在集中采购目录内但确需使用的，医学装备管理处室应当组织专家严格论证，并严格履行相关程序。

第七十六条 医院应当严格执行医用耗材入出库管理制度。严格核对订货信息与实物一致性，包括数量、规格、外观、效期、批次等，验收无误后方可办理入库手续。按照先进先出的原则，信息审核无误后方可办理出库手续。

第七十七条 医用耗材仓储空间应当实行分区分类管理，严格执行医用耗材贮存要求，确保安全存储。

第七十八条 医学装备管理处室应当根据本院医疗工作和管理需求，合理制订计划，设置医用耗材安全库存，及时补货，保障临床工作需要。

第七十九条 医用耗材库存应当定期盘点，保证账实相符，及时发现近效期产品、滞用产品并进行处理。

第八十条 医疗卫生技术人员使用医用耗材时，应当认真核对其规格、型号、消毒或者有效日期等，并进行登记。

第八十一条 使用过的一次性医用耗材应当及时毁形。属于医疗废物的，应当严格按照医疗废物管理有关规定处理。

第八十二条 医院应当利用信息化技术加强医用耗材全流程监控，建立医用耗材追溯制度。

第八十三条 医院应当加强医用耗材临床应用培训，确保使用安全。

第八十四条 医院应当加强医用耗材不良事件的监控和分析，发现问题及时上报主管部门。

第八章 档案管理

第八十五条 医学装备档案是医学装备管理工作的重要依据和基本信息。医院应当按照集中统一的原则，健全医学装备档案管理制度，确保医学装备档案完整、明晰和准确。

第八十六条 医院应当设置适宜的医学装备档案保存场所，设有专人管理。

第八十七条 医学装备档案包括管理档案和技术档案。

（一）管理档案包括：

1.卫生行政部门、主管部门印发的与医学装备管理工作相关的文件；

2.医院医学装备管理规章制度等文件；

3.医院医学装备发展规划、年度装备计划和采购实施计划以及相关的会议纪要、审批报告；

4.医院医学装备管理工作相关的工作计划、总结、报告、请示、批复、会议记录、统计报表等资料。

（二）技术档案包括：

1.医学装备申购资料：申请报告、论证报告、购置计划、上级部门批复等；

2.医学装备采购资料：招标投标文件、评标报告、采购记录、购置合同、发票复印件、进口产品论证报告及批复、进口产品商检记录等；

3.医学装备技术资料：配置清单、安装验收报告、产品说明书、使用手册、维修手册、线路图等；

4.医学装备运行资料：计量检测报告、维修维护记录、质量控制记录、维保合同等；

5.医学装备处置资料：报废、调拨、捐赠等申请及批复。

第八十八条 单价在5万元及以上的医学装备应当建立技术档案。

第八十九条 按照国家档案管理相关规定和本办法规定，需要立卷归档的资料应当收集齐全、集中管理，任何人不得据为己有或者拒绝归档。

第九十条 医学装备管理处室应当在医学装备管理活动中及时记录、补充和完善医学装备档案。

第九十一条 医院应当建立医学装备管理档案借阅登记制度。借阅档案必须履行借阅手续，原则上档案应当在档案室内进行查阅。如需复制、外借须提出申请，由分管领导批准后方可借出。

第九十二条 借阅人应当妥善保管医学装备档案，不得涂改、拆散、遗失档案。借阅档案应当及时归还，借用时间一般不得超过10天。

第九十三条 医院应当加强医学装备档案管理交接工作，确保档案完整、连续。任何人不得因工作变动、离职或退休等，擅自带走或销毁医学装备档案。

第九十四条 因对口支援等工作需要，医院对外调拨或捐赠医学装备时，与医学装备质量保障相关的技术资料、运行资料等医学装备档案，应当一并移交。医院根据实际需要，可备份留存。

第九十五条 医学装备报废后，医学装备管理处室应当归集、整理完整的技术档案移交医院档案管理处室，按照规定年限保存。

第九十六条 医院应当加强医学装备档案管理能力建设，充分发挥医学装备档案的作用，开展数据汇总、整理和分析等信息统计工作，为医院医学装备管理工作提供依据和决策参考。

第九章 监督管理

第九十七条 卫生部对各医院执行本办法情况进行检查，指导各医院医学装备管理工作。

第九十八条 医院所在地省级卫生行政部门要加强对各医院医学装备管理工作的监督检查和评价考核。

第九十九条 对在医学装备管理工作中作出重大贡献的处室与个人，应当给予适当奖励。

第一百条 对违反本办法规定，或制度不健全、管理不善、职责落实不到位的医院，由卫生行政部门视情节严重程度，对其主要责任人和工作人员给予批评教育或相应纪律处分。

第一百零一条 对违反本办法规定，不认真履行医学装备管理职责、违反操作规程造成医学装备人为损坏或保管不当造成遗失的工作人员，应当视情节严重程度，给予批评教育或相应纪律处分。

第十章 附则

第一百零二条 本办法适用于卫生部预算管理医院。其他医疗卫生机构可参照执行。

第一百零三条 本办法由卫生部负责解释。

第一百零四条 各医院可根据本办法规定，制订本院实施细则。

第一百零五条 本办法自发布之日起执行。

卫生部关于印发2013-2015年全国高端放射治疗设备和内窥镜手术器械控制系统配置规划的通知

卫规财发〔2013〕12号

各省、自治区、直辖市卫生厅局：

根据卫生部、发展改革委和财政部《大型医用设备配置与使用管理办法》（卫规财发〔2004〕474号）规定，为规范和加强高端放射治疗设备、内窥镜手术器械控制系统管理，促进合理配置与安全有效使用，我部研究制定了《2013-2015年全国高端放射治疗设备配置规划》（附件1）和《2013-2015年全国内窥镜手术器械控制系统配置规划》（附件2）。现印发给你们，并就配置申请和规划实施提出以下要求：

一、坚持公立医院购置大型医用设备以政府投入为主。按照深化医药卫生体制改革有关要求，要积极争取财政投入，落实公立医院政府补助政策。各省（区、市）卫生行政部门要积极协调价格主管部门，严格落实政府投入购置的公立医院大型医用设备按照扣除折旧后的成本制定医疗服务价格的政策，降低大型医用设备检查治疗价格。严禁公立医院采取合作分成等形式引进大型医用设备。

二、加强大型医用设备区域布局和资源调整工作。优先考虑在国家和区域医疗中心城市配置，鼓励和支持建立区域性大型医用设备中心，集中配置使用，建立共建、共管、共用机制，促进资源共享。高端放射治疗设备重点支持肿瘤专科医院和肿瘤专科特色明显的综合医院配置，其中TrueBeam、TrueBeam STX和Axesse三类设备要先进行临床试用，开展配置评估。内窥镜手术器械控制系统配置规划实施要与设备和耗材价格控制实行联动。

三、支持非公立医疗机构合理配备大型医用设备。按照《国务院办公厅转发发展改革委卫生部等部门关于进一步鼓励和引导社会资本举办医疗机构意见的通知》（国办发〔2010〕58号）规定，支持非公立医疗机构按照批准的执业范围、医院等级、服务人口数量和服务能力等，合理配备大型医用设备。在全国范围内统筹安排非公立医疗机构配置数量。

四、认真做好规划实施工作。请各地依据配置规划和以上要求，按照分步实施的原则研究确定2013-2015年本省（区、市）配置规划实施方案。各地要按照实施方案，组织相关医院做好可行性研究、配置申请和规划实施工作，确保实现优化资源配置和控制医疗费用两个规划目标。

附件：1. 2013-2015年全国高端放射治疗设备配置规划

2. 2013-2015年全国内窥镜手术器械控制系统配置规划

卫生部

2013年3月13日

2013-2015年全国高端放射治疗设备配置规划分省规划汇总表（公立医院）

单位：台

序号	省（自治区、直辖市）	规划配置量
1	北京	5
2	天津	2
3	河北	1
4	山西	1
5	内蒙古	1
6	辽宁	2
7	吉林	1
8	黑龙江	2
9	上海	3
10	江苏	3
11	浙江	3
12	安徽	2
13	福建	2
14	江西	1
15	山东	3
16	河南	2
17	湖北	2
18	湖南	2
19	广东	3
20	广西	1
21	海南	1
22	重庆	1
23	四川	1
24	贵州	1
25	云南	1
26	陕西	1
27	甘肃	1
28	新疆	1
合计		50

2013-2015年全国内窥镜手术器械控制系统配置规划

内窥镜手术器械控制系统（简称手术机器人）属于人工智能辅助手术设备，主要用于胸腔、腹腔、盆腔和心肺等部位的微创外科手术。与普通腔镜相比，手术机器人购置价格和耗材价格昂贵，维护费用较高，对医疗机构和操作技术人员资质要求严格。

为规范和加强手术机器人管理，促进合理配置与安全有效使用，引导医疗机构有序装备，控制医疗费用不合理增长，维护患者合法权益，根据卫生部、发展改革委和财政部《大型医用设备配置与使用管理办法》（卫规财发〔2004〕474号）规定，制定本规划。

一、指导思想

按照深化医药卫生体制改革的总体要求，统筹规划医疗资源，追踪高新医疗技术发展，科学引导，合理布局，适度配置，提高专业技术人员业务素质，保障应用质量和安全，基本满足临床诊疗工作的合理需求。

二、规划原则

（一）科学规划，突出重点。统筹协调，分类规划，立足于追踪研究高新医疗技术。优先在国家和区域医疗中心城市布局，重点支持代表国家和区域医疗水平的医疗机构。鼓励建立区域性中心，实行共建、共用、共管，促进资源共享。优先安排由政府投入购置或社会慈善事业捐赠的医疗机构。充分考虑社会资本举办医疗机构的发展需要。

（二）控制总量，逐步发展。配置数量要与国民经济和社会发展水平、人民群众实际健康需求和承受能力相适应，同时考虑医疗科技进步、学科发展等因素，严格控制总量，减少不合理需求，有序配置，稳步发展。

（三）严格准入，规范应用。科学制订医疗机构配置标准，严格把握适应症，规范临床使用，注重效果评估。加强对专业技术人员的培训考核，提高业务水平，保护患者合法权益。

（四）价格调节，分步实施。规划实施要与设备采购价格和耗材价格控制形成联动机制。公立医院配置手术机器人要以政府投入为主，严格落实政府投入购置的公立医院大型医用设备按照扣除折旧后的成本制定医疗服务价格的政策，降低手术机器人使用费用。

三、规划数量

医疗机构配置手术机器人由卫生部实行统一规划、统一准入、统一监管。以区域医疗中心为规划单位，综合考虑人口、经济社会发展水平、区域功能定位、医疗服务能力、社会资本举办医疗机构配置需求等因素，合理规划各地配置数量。根据财政资金到位、设备耗材价格下降和医疗费用控制等情况，可统筹调配全国配置数量。

到2015年底，公立医疗机构规划配置36台，社会资本举办医疗机构按照全国总量20%规划配置，在全国范围内统筹安排。各省（区、市）公立医院规划数量见附表。

四、医疗机构配置标准

医疗机构配置手术机器人应当符合区域卫生规划，与医疗机构功能定位和任务相适应，具备相应技术和安装条件，并满足以下要求：

（一）非公立医疗机构

1.床位数在300张以上，外科临床诊疗实力较强。

2.泌尿外科、胸外科、心脏外科、普通外科、妇科中至

少有一个专科应当达到以下条件：

（1）科室人员临床诊疗经验丰富，常规外科手术基础扎实，具有与开展手术机器人外科治疗相适应的相关专业技术人员。从事临床诊疗工作的临床医师不少于7人，其中高级临床专业技术职称医师不少于3人。

（2）学科负责人应当从事相应专业工作10年以上，具备高级临床专业技术职称。经过腔镜手术相关知识和技能培训，能够独立熟练完成本专科绝大部分腔镜下高难手术和标准开放手术，具备独立处理紧急手术并发症的能力。

（3）床位数50张以上，近3年年均常规手术量大于500例，其中腔镜手术量占1/3以上。新建医院或新建科室相关人员应当具有近3年外科手术量在3000例以上、其中腔镜手术量在1000例以上的工作经验。

3.具备开展腔镜手术的常规设备，具有对相关手术设备日常维护的技术条件与管理能力。

4.具有对手术设备的机械、电子等故障以及术中意外情况等突发事件的处理能力与应急预案。

5.科室管理制度健全，执行记录完整。

6.有X线计算机断层扫描仪（CT）、磁共振成像设备（MRI）和医学影像图像管理系统。

7.满足洁净手术室标准。

8.医疗机构管理制度健全，具有全面的医疗质量管理方案。

9.符合有关部门的其他要求。

（二）公立医疗机构

1.三级甲等医院。综合医院编制床位数在800张以上，年门诊量不少于120万人次，年手术量不少于2万台；专科医院编制床位数在500张以上，年门诊量不少于15万人次，年手术量不少于2万台。

2.具有较强实力的泌尿外科、胸外科、心脏外科、普通外科或妇科，在本省（区、市）处于领先地位。至少2个专科应当分别达到以下条件：

(1)开展临床诊疗工作10年以上且开展腔镜手术时间5年以上，床位数不少于50张。

(2)近3年年均常规手术量大于1000例，其中腔镜手术量至少占1/3以上。新建医院或新建科室相关人员应当具有近3年外科手术量在3000例以上，其中腔镜手术量在1000例以上的工作经验。

(3)科室人员临床诊疗经验丰富，常规外科手术基础扎实，具有与开展手术机器人外科治疗相适应的相关专业技术人员。科室从事临床诊疗工作的临床医师不少于10人，其中高级临床专业技术职称医师不少于3人。

(4)学科负责人应当从事相应专业工作10年以上，具备高级临床专业技术职称。经过腔镜手术相关知识和技能培训，能够独立熟练完成本专科绝大部分腔镜下高难手术和标准开放手术，具备独立处理紧急手术并发症的能力。

3.具备开展腔镜手术的常规设备，具有对相关手术设备日常维护的技术条件与管理能力。

4.具有对手术设备的机械、电子等故障以及术中意外情况等突发事件的处理能力与应急预案。

5.科室管理制度健全，执行记录完整。

6.具备计算机断层扫描仪（CT）、磁共振成像设备（MRI）和医学影像图像管理系统。

7.满足洁净手术室标准。

8.医疗机构管理制度健全，具有全面的医疗质量管理方案。

9.医疗机构经济运行状况良好，筹资方式应当符合国家有关要求。

10.符合有关部门的其他要求。

附表：2013-2015年全国内窥镜手术器械控制系统配置规划分省规划汇总表（公立医院）

2013-2015年全国内窥镜手术器械控制

系统配置规划分省规划汇总表（公立医院）

单位：台

序号	医疗中心层级	省区市	区域规划数量	分省规划
1	全国	北京	4	4
2	全国	上海	2	2
3	华北	天津	3	1
		河北		-
		山西		1
		内蒙古		1
4	东北	辽宁	3	1
		吉林		1
		黑龙江		1
5	华东	江苏	9	2
		浙江		2
		安徽		1
		山东		2
		福建		1
6	华中	江西	5	1
		河南		1
		湖南		2
		湖北		2
7	西南	重庆	4	1
		贵州		-
		四川		2
		云南		1
		西藏		-

		海南		-
8	华南	广西	4	1
		广东		3
		陕西		1
		新疆		-
9	西北	青海	2	-
		宁夏		-
		甘肃		1
合计			36	36

国家卫生计生委办公厅关于成立大型医用设备管理咨询专家委员会的通知

国卫办规划函〔2013〕302号

各省、自治区、直辖市卫生厅局（卫生计生委）：

为加强大型医用设备管理，切实发挥专家决策咨询作用，提高决策水平，促进管理规范化、科学化、精细化，根据《大型医用设备配置与使用管理办法》（卫规财发〔2004〕474号）、《新型大型医用设备配置管理规定》（卫规财发〔2013〕13号）相关要求，经研究，决定成立大型医用设备管理咨询专家委员会（专家名单见附件1），并制定《大型医用设备管理咨询专家管理办法》（附件2）。

大型医用设备管理咨询专家委员会主要职责为：一是研究分析国内外设备技术发展动态；二是为大型医用设备配置规划制订、实施、督导和评估，以及新型大型医用设备管理提供技术支持；三是研究提出大型医用设备管理品目调整、阶梯配置和淘汰机型的建议；四是开展大型医用设备管理政策研究和评估；五是承担我委委托的其他工作。

附件：1.大型医用设备管理咨询专家委员会第一届委员名单
　　　2.大型医用设备管理咨询专家管理办法

国家卫生计生委办公厅
2013年10月14日

附件1

大型医用设备管理咨询专家委员会第一届委员名单

一、主任委员（2人）（按姓氏笔画排序，下同）

于金明　山东省肿瘤医院院长
　　　　中国工程院院士
　　　　中国抗癌协会肿瘤放射治疗专业委员会主任委员

戴建平　首都医科大学附属北京天坛医院
　　　　中华医学会副会长
　　　　美国医学科学院外籍院士

二、委员（20人）

（一）放射影像学

冯晓源　复旦大学副校长
　　　　中华医学会放射医学分会主任委员

宋　彬　四川大学华西医院放射科主任
　　　　中华医学会放射医学分会常务委员

郭启勇　中国医科大学副校长兼附属盛京医院院长
　　　　中华医学会放射医学分会前任主任委员

程敬亮　郑州大学附属第一医院放射科主任
　　　　中华医学会放射医学分会常务委员

滕皋军　东南大学医学院院长兼附属中大医院副院长
　　　　中华医学会放射医学分会副主任委员

（二）放射肿瘤治疗学

邓小武　中山大学附属肿瘤医院放疗科副主任
　　　　中华医学会放射肿瘤治疗学分会常务委员

李晔雄　中国医学科学院肿瘤医院放疗科主任
　　　　中华医学会放射肿瘤治疗学分会主任委员

张福泉　中国医学科学院北京协和医院放疗科主任
　　　　中华医学会放射肿瘤治疗学分会常务委员

郎锦义　四川省肿瘤医院副院长
　　　　中华医学会放射肿瘤治疗学分会候任主任委员

（三）核医学

田嘉禾　中国人民解放军总医院核医学科
　　　　中华医学会核医学分会前任主任委员

李亚明　中国医科大学附属第一医院核医学科主任
　　　　中华医学会核医学分会候任主任委员

黄　钢　上海交通大学医学院副院长
　　　　中华医学会核医学分会主任委员

蒋宁一　中山大学孙逸仙纪念医院核医学科主任
　　　　中华医学会核医学分会常务委员

（四）医学工程学

张　强　华中科技大学同济医学院附属协和医院副院长
　　　　中华医学会医学工程学分会主任委员

高关心　内蒙古自治区人民医院副院长
　　　　中华医学会医学工程学分会候任主任委员

蔡　葵　卫生部北京医院设备处处长
　　　　中华医学会医学工程学分会常务委员

（五）放射神经外科学

潘 力 复旦大学附属华山医院神经外科副主任
中国医师协会神经外科分会放射神经外科专家委员会主任委员

（六）卫生管理学

陈仲强 北京大学首钢医院院长

吴 明 北京大学医学部主任助理
中国卫生经济学会副会长

陈英耀 复旦大学公共卫生学院副院长
国家卫生计生委卫生技术评估重点实验室副主任

秘 书

艾 林 首都医科大学附属北京天坛医院放射科 主任医师

岳精波 山东省肿瘤医院放疗科 副主任医师

附件2

大型医用设备管理咨询专家管理办法

一、总 则

第一条 为加强大型医用设备管理，切实发挥专家决策咨询作用，提高决策水平，促进管理规范化、科学化、精细化，根据《大型医用设备配置与使用管理办法》（卫规财发〔2004〕474号）、《新型大型医用设备配置管理规定》（卫规财发〔2013〕13号）相关要求，建立大型医用设备管理专家咨询制度，制定本办法。

第二条 国家卫生计生委在制订大型医用设备管理政策、编制配置规划、开展配置评估等工作中实行专家咨询制度。

第三条 本办法所称专家，是指受国家卫生计生委委托，以独立身份参与大型医用设备管理咨询工作的放射影像学、放射肿瘤治疗学、核医学、医学工程学、卫生管理学等相关领域人员。

第四条 专家在咨询活动中提供的咨询意见作为大型医用设备管理决策的重要依据。

第五条 专家按照择优使用、注重考核、开放流动的原则实行动态管理。

第六条 专家在决策咨询活动中应当遵守客观公正、实事求是的原则。

第七条 国家卫生计生委负责专家遴选、使用、管理和监督，规划与信息司负责归口联系。

二、专家遴选

第八条 专家应当具备以下条件：

（一）具有较高的业务素质和良好的职业道德，廉洁自律，遵纪守法，责任心强；

（二）从事相关领域工作满20年，本科及以上文化程度，具有正高级技术职称；

（三）在相应学科领域有较高学术声望和社会影响力；

（四）熟悉大型医用设备管理相关政策、制度；

（五）身体健康，能够参与咨询工作；

（六）没有违纪违法或被取消专家委员资格等不良记录；

（七）本人愿意以独立身份参与大型医用设备管理咨询相关工作并接受国家卫生计生委的监督管理。

第九条 凡符合本办法**第八条**规定的在职和离退休人员可由所在地省级卫生（卫生计生）行政部门向国家卫生计生委推荐。

第十条 推荐材料包括：

（一）推荐表；

（二）被推荐人简历；

（三）被推荐人学历、学位、专业资格证书以及证明本人身份的有效证件；

（四）被推荐人学术、专业成就的证明材料。

第十一条 国家卫生计生委依据**第八条**规定审查推荐材料。对符合条件的专家，充分考虑专业、年龄、区域等因素，择优组成大型医用设备管理咨询专家委员会。

第十二条 专家委员会专家实行聘任制，每届聘期3年，换届更新专家不少于全部专家的1/3。

三、专家职责、权利和义务

第十三条 专家主要职责包括：

（一）了解、研究国内外设备技术发展动态，及时提供相关信息和工作建议；

（二）为大型医用设备管理品目、配置规划的制订和调整工作提供技术支持；

（三）参与大型医用设备配置规划实施、督导和评估工作；

（四）为大型医用设备阶梯配置实施工作提供技术支持，提出淘汰机型的建议；

（五）参与新型大型医用设备配置管理和评估工作；

（六）开展大型医用设备管理政策研究和评估；

（七）承担国家卫生计生委委托的其他工作。

第十四条 专家享有以下权利：

（一）参与国家卫生计生委相关咨询工作；

（二）了解咨询工作目的，根据需要按规定查阅相关文件资料；

（三）参与咨询过程中充分发表个人意见，并可保留个人意见和建议；

（四）对不适宜参加的咨询工作可以申明并拒绝参与；

（五）直接向国家卫生计生委反映情况，提出意见和建议；

（六）自愿放弃咨询专家身份。

第十五条 专家应当履行以下义务：

（一）遵守职业道德，在规定期限内，客观公正、科学严谨地提供咨询意见；

（二）严守保密规定，在未经国家卫生计生委授权情况下，不得对外公布或发布有关咨询事项；

（三）对与本人有利害关系的咨询事项，应当主动申明并回避；

（四）不得无故不参与咨询活动；

（五）未经国家卫生计生委授权同意，不得以大型医用设备管理咨询专家名义参与商业活动；

（六）接受国家卫生计生委监督和管理。

四、专家使用和管理

第十六条 专家委员会每年至少召开一次全体会议，研究制订全年工作计划，分析国内外设备技术发展动态，对大型医用设备管理工作提出咨询建议。必要时，主任委员可临时召集部分专家召开会议。

因工作需要，可临时邀请相关领域具有较高业务素质和良好职业道德的专家学者，参与专家委员会的活动。

第十七条 建立专家评价制度。对咨询专家参加评审、论证和咨询等活动情况进行登记，对有关单位提出的意见、反映的情况进行记录和核实。

第十八条 专家有下列情形之一的，经核实，取消咨询专家资格：

（一）违反国家法律法规、规章制度和本管理办法的；

（二）收受利害关系人财物或者其他好处的；

（三）不能客观公正履行职责的；

（四）违反保密规定向他人透露有关工作情况或信息的；

（五）无正当理由，拒绝接受咨询论证工作任务或连续两次不参加专家委员会工作会议的；

（六）经考核不能胜任咨询工作的；

（七）本人要求退出专家委员会的。

五、附　则

第十九条 本办法由国家卫生计生委负责解释。

第二十条 本办法自印发之日起施行。

关于印发《医疗机构病历管理规定(2013年版）》的通知

国卫医发〔2013〕31号

各省、自治区、直辖市卫生厅局（卫生计生委）、中医药管理局，新疆生产建设兵团卫生局：

为进一步强化医疗机构病历管理，维护医患双方的合法权益，使病历管理满足现代化医院管理的需要，国家卫生计生委和国家中医药管理局组织专家对2002年下发的《医疗机构病历管理规定》进行了修订，形成了《医疗机构病历管理规定（2013年版）》（可以从国家卫生计生委网站下载）。现印发给你们，请遵照执行。

国家卫生计生委 国家中医药管理局

2013年11月20日

医疗机构病历管理规定（2013年版）

第一章 总则

第一条 为加强医疗机构病历管理，保障医疗质量与安全，维护医患双方的合法权益，制定本规定。

第二条 病历是指医务人员在医疗活动过程中形成的文字、符号、图表、影像、切片等资料的总和，包括门(急)诊病历和住院病历。病历归档以后形成病案。

第三条 本规定适用于各级各类医疗机构对病历的管理。

第四条 按照病历记录形式不同，可区分为纸质病历和电子病历。电子病历与纸质病历具有同等效力。

第五条 医疗机构应当建立健全病历管理制度，设置病案管理部门或者配备专(兼)职人员，负责病历和病案管理工作。医疗机构应当建立病历质量定期检查、评估与反馈制度。医疗机构医务部门负责病历的质量管理。

第六条 医疗机构及其医务人员应当严格保护患者隐私，禁止以非医疗、教学、研究目的泄露患者的病历资料。

第二章 病历的建立

第七条 医疗机构应当建立门(急)诊病历和住院病历编号制度，为同一患者建立唯一的标识号码。已建立电子病历的医疗机构，应当将病历标识号码与患者身份证明编号相关联，使用标识号码和身份证明编号均能对病历进行检索。门(急)诊病历和住院病历应当标注页码或者电子页码。

第八条 医务人员应当按照《病历书写基本规范》、《中医病历书写基本规范》、《电子病历基本规范（试行）》和《中医电子病历基本规范（试行）》要求书写病历。

第九条 住院病历应当按照以下顺序排序：体温单、医嘱单、入院记录、病程记录、术前讨论记录、手术同意书、麻醉同意书、麻醉术前访视记录、手术安全核查记录、手术清点记录、麻醉记录、手术记录、麻醉术后访视记录、术后病程记录、病重（病危）患者护理记录、出院记录、死亡记录、输血治疗知情同意书、特殊检查（特殊治疗）同意书、会诊记录、病危（重）通知书、病理资料、辅助检查报告单、医学影像检查资料。

病案应当按照以下顺序装订保存：住院病案首页、入院记录、病程记录、术前讨论记录、手术同意书、麻醉同意书、麻醉术前访视记录、手术安全核查记录、手术清点记录、麻醉记录、手术记录、麻醉术后访视记录、术后病程记录、出院记录、死亡记录、死亡病例讨论记录、输血治疗知情同意书、特殊检查（特殊治疗）同意书、会诊记录、病危（重）通知书、病理资料、辅助检查报告单、医学影像检查资料、体温单、医嘱单、病重（病危）患者护理记录。

第三章 病历的保管

门（急）诊电子病历的，经患者或者其法定代理人同意，其门（急）诊病历可以由医疗机构负责保管。住院病历由医疗机构负责保管。

第十一条 门(急)诊病历由患者保管的，医疗机构应当将检查检验结果及时交由患者保管。

第十二条 门(急)诊病历由医疗机构保管的，医疗机构应当在收到检查检验结果后24小时内，将检查检验结果归入或者录入门(急)诊病历，并在每次诊疗活动结束后首个工作日内将门(急)诊病历归档。

第十三条 患者住院期间，住院病历由所在病区统一保管。因医疗活动或者工作需要,须将住院病历带离病区时,应当由病区指定的专门人员负责携带和保管。医疗机构应当在收到住院患者检查检验结果和相关资料后24小时内归入或者录入住院病历。患者出院后，住院病历由病案管理部门或者专(兼)职人员统一保存、管理。

第十四条 医疗机构应当严格病历管理，任何人不得随意涂改病历，严禁伪造、隐匿、销毁、抢夺、窃取病历。

第四章 病历的借阅与复制

第十五条 除为患者提供诊疗服务的医务人员，以及经卫生计生行政部门、中医药管理部门或者医疗机构授权的负责病案管理、医疗管理的部门或者人员外，其他任何机构和个人不得擅自查阅患者病历。

第十六条 其他医疗机构及医务人员因科研、教学需要查阅、借阅病历的,应当向患者就诊医疗机构提出申请，经同意并办理相应手续后方可查阅、借阅。查阅后应当立即归还，借阅病历应当在3个工作日内归还。查阅的病历资料不得带离患者就诊医疗机构。

第十七条 医疗机构应当受理下列人员和机构复制或者查阅病历资料的申请，并依规定提供病历复制或者查阅服务：

（一）患者本人或者其委托代理人；

（二）死亡患者法定继承人或者其代理人。

第十八条 医疗机构应当指定部门或者专（兼）职人员负责受理复制病历资料的申请。受理申请时，应当要求申请人提供有关证明材料，并对申请材料的形式进行审核。

（一）申请人为患者本人的，应当提供其有效身份证明；

（二）申请人为患者代理人的，应当提供患者及其代理人的有效身份证明，以及代理人与患者代理关系的法定证明材料和授权委托书；

（三）申请人为死亡患者法定继承人的，应当提供患者死亡证明、死亡患者法定继承人的有效身份证明，死亡患者与法定继承人关系的法定证明材料；

（四）申请人为死亡患者法定继承人代理人的，应当提供患者死亡证明、死亡患者法定继承人及其代理人的有效身份证明，死亡患者与法定继承人关系的法定证明材料，代理人与法定继承人代理关系的法定证明材料及授权委托书。

第十九条 医疗机构可以为申请人复制门（急）诊病历和住院病历中的体温单、医嘱单、住院志（入院记录）、手术同意书、麻醉同意书、麻醉记录、手术记录、病重（病危）患者护理记录、出院记录、输血治疗知情同意书、特殊检查（特殊治疗）同意书、病理报告、检验报告等辅助检查报告单、医学影像检查资料等病历资料。

第二十条 公安、司法、人力资源社会保障、保险以及负责医疗事故技术鉴定的部门，因办理案件、依法实施专业技术鉴定、医疗保险审核或仲裁、商业保险审核等需要，提出审核、查阅或者复制病历资料要求的,经办人员提供以下证明材料后，医疗机构可以根据需要提供患者部分或全部病历:

（一）该行政机关、司法机关、保险或者负责医疗事故技术鉴定部门出具的调取病历的法定证明；

（二）经办人本人有效身份证明；

（三）经办人本人有效工作证明（需与该行政机关、司法机关、保险或者负责医疗事故技术鉴定部门一致）。保险机构因商业保险审核等需要，提出审核、查阅或者复制病历资料要求的,还应当提供保险合同复印件、患者本人或者其代理人同意的法定证明材料;患者死亡的，应当提供保险合同复印件、死亡患者法定继承人或者其代理人同意的法定证明材料。合同或者法律另有规定的除外。

第二十一条 按照《病历书写基本规范》和《中医病历书写基本规范》要求，病历尚未完成，申请人要求复制病历时，可以对已完成病历先行复制，在医务人员按照规定完成病历后，再对新完成部分进行复制。

第二十二条 医疗机构受理复制病历资料申请后，由指定部门或者专（兼）职人员通知病案管理部门或专（兼）职人员，在规定时间内将需要复制的病历资料送至指定地点，并在申请人在场的情况下复制；复制的病历资料经申请人和医疗机构双方确认无误后，加盖医疗机构证明印记。

第二十三条 医疗机构复制病历资料，可以按照规定收取工本费。

第五章 病历的封存与启封

第二十四条 依法需要封存病历时，应当在医疗机构或者其委托代理人、患者或者其代理人在场的情况下，对病历共同进行确认，签封病历复制件。

医疗机构申请封存病历时，医疗机构应当告知患者或者其代理人共同实施病历封存；但患者或者其代理人拒绝或者放弃实施病历封存的，医疗机构可以在公证机构公证的情况下，对病历进行确认，由公证机构签封病历复制件。

第二十五条 医疗机构负责封存病历复制件的保管。

第二十六条 封存后病历的原件可以继续记录和使用。

按照《病历书写基本规范》和《中医病历书写基本规范》要求，病历尚未完成，需要封存病历时，可以对已完成病历先行封存，当医师按照规定完成病历后，再对新完成部分进行封存。

第二十七条 开启封存病历应当在签封各方在场的情况下实施。

第六章 病历的保存

第二十八条 医疗机构可以采用符合档案管理要求的缩微技术等对纸质病历进行处理后保存。

第二十九条 门（急）诊病历由医疗机构保管的，保存时间自患者最后一次就诊之日起不少于15年；住院病历保存时间自患者最后一次住院出院之日起不少于30年。

第三十条 医疗机构变更名称时，所保管的病历应当由变更后医疗机构继续保管。

医疗机构撤销后，所保管的病历可以由省级卫生计生行政部门、中医药管理部门或者省级卫生计生行政部门、中医药管理部门指定的机构按照规定妥善保管。

第七章 附则

第三十一条 本规定由国家卫生计生委负责解释。

第三十二条 本规定自2014年1月1日起施行。原卫生部和国家中医药管理局于2002年公布的《医疗机构病历管理规定》（卫医发〔2002〕193号）同时废止。

医疗器械科技产业十二五专项规划

国科发计〔2011〕705号

各省、自治区、直辖市、计划单列市科技厅（委、局），新疆生产建设兵团科技局：

为了贯彻落实《国家中长期科学和技术发展规划纲要（2006-2020年）》，指导医疗器械科技产业发展，科技部制定了《医疗器械科技产业“十二五”专项规划》，现印发给你们，请认真贯彻落实。

科学技术部

二〇一一年十二月三十一日

科技部:医疗器械科技产业“十二五”专项规划

“十二五”是我国全面建设小康社会的关键时期,是提高自主创新能力、培育战略性新兴产业、建设创新型国家的重要阶段,也是进一步深化医药卫生体制改革的攻坚时期。医疗器械是医疗卫生体系建设的重要基础,具有高度的战略性、带动性和成长性,其战略地位受到了世界各国的普遍重视,已成为一个国家科技进步和国民经济现代化水平的重要标志。

为加快推进医疗器械产业发展,更好地满足广大人民群众健康需求,支撑我国医疗卫生服务体系建设,促进医疗卫生体制改革的顺利实施,按照《国家中长期科学和技术发展规划纲要(2006~2020年)》、《中华人民共和国国民经济和社会发展第十二个五年规划纲要》、《国务院关于加快培育和发展战略性新兴产业的决定》与《中共中央、国务院关于深化医药卫生体制改革的意见》等相关要求,特制定医疗器械科技产业“十二五”专项规划。

一、形势与需求

(一)医疗卫生体系建设的重要基础

医疗器械是医疗服务体系、公共卫生体系建设中最为重要的基础装备。近年来,在国家财政的支持下,我国医疗装备的整体水平有了很大提高,但是我国基层医疗机构设备配置水平偏低的总体格局尚未改变,还存在功能少、性能低、不好用、不适用等问题。在大城市、大医院,尤其是三级甲等医院的装备,已经达到或接近发达国家一般医院的装备水平,但是大中型医疗装备、中高端医疗器械和高值医用材料主要以进口为主,价格昂贵,给国家和患者带来了沉重的负担。

(二)医学诊疗技术发展的重大需求

医疗器械领域的创新发展,革命性地解决了许多以往诊疗手段无法解决的问题,促进疾病诊治和医学服务水平不断提高。当前,现代医学加快向早期发现、精确定量诊断、微无创治疗、个体化诊疗、智能化服务等方向发展,对医疗器械领域的创新发展不断提出新的需求。在以疾病为中心向以健康为中心的医学模式转变过程中,面向基层、家庭和个人的健康状态辨识和调控、疾病预警、健康管理、康复保健等方向正在成为新的研究热点,进一步对医疗器械领域的创新发展提出了新的需求。

(三)科技创新的前沿高地

医疗器械是典型的高新技术产业,具有高新技术应用密集、学科交叉广泛、技术集成融合等显著特点,是一个国家前沿技术发展水平和技术集成应用能力的集中体现,是带动和引领多学科技术发展的重要引擎。当前,国际医疗器械领域的科技创新高度活跃,电子、信息、网络、材料、制造、纳米等先进技术的创新成果向医疗器械领域的渗透日益加快,创新产品不断涌现。但是,由于创新能力薄弱,创新体系不完善,产学研医结合不紧密,我国医疗器械科技发展水平与发达国家存在较大差距。

(四)产业竞争的焦点领域

近年来,全球医疗器械产业快速发展,贸易往来活跃,平均增速达7%左右,是同期国民经济增长速度的两倍左右。医疗器械产业作为全球高新技术产业竞争的焦点领域,其竞争正在向技术、人才、管理、服务、资本、标准等多维度、全方位拓展。与发达国家相比,我国医疗器械产业基础薄弱,产业链条不完整,整体竞争力弱,基础产品综合性能和可靠性存在一定差距,部分核心关键技术尚未掌握,在产业竞争中处于不利地位。

(五)我国战略性新兴产业的发展重点

近年来,我国医疗器械产业平均增速在25%左右,远高于同期国民经济平均增长水平。我国已初步建立了多学科交叉的医疗器械研发体系,产业发展初具规模,一些地区呈现集群发展态势。随着新医改政策和扩大内需政策的实施,尤其是对基层卫生体系建设投入的大幅增加,我国医疗器械产业市场前景非常广阔。2010年,先进医疗设备、医用材料等生物医学工程产品的研发和产业化列入我国战略性新兴产业的发展重点,我国医疗器械产业迎来了前所未有的重要战略发展机遇。

二、指导思想和发展原则

(一)指导思想

贯彻落实科学发展观,按照《国家中长期科学和技术发展规划纲要(2006~2020年)》确定的发展重点,落实《国务院关于加快培育和发展战略性新兴产业的决定》,紧密围绕全民健康保障需求和医疗卫生体制改革需要,以需求为导向,以企业为主体,以创新为动力,以整合为手段,统筹项目、人才、基地、联盟、平台和示范的布局,加强多学科交叉,大力推进产学研医结合,积极探索市场机制下的优化组织模式,高效推进医疗器械领域的关键技术、核心部件和重大产品创新,大幅提高医疗器械产业核心竞争力,有效支撑医疗卫生服务体系建设。

(二)发展原则

政府推进和市场机制相结合。突出市场需求,以企业为主体,加强引导性科技投入支持和组织模式优化,加快推进技术创新、产品开发和产业发展。对于基础研究、共性关键技术、核心部件和重大产品的创新开发,予以重点投入支持。

系统布局和重点突破相结合。系统布局医疗器械创新链、产品链、产业链和人才链,整体优化创新体系和发展环境;着力突破一批严重制约产业发展的共性关键技术和核心部件,重点开发一批配置需求迫切、市场容量大、临床价值突出的基础装备和创新产品。

当前急需和未来发展相结合。重点发展基层卫生体系建设急需的普及型先进实用产品,以及临床诊疗必需、严重依赖进口的中高端医疗器械。把握前沿技术发展趋势,加强技术储备,加快发展围绕疾病早期发现与预警、精确/智能诊断、微/无创治疗以及与未来医学模式变革相适应的创新医疗器械产品。

创新驱动和需求拉动相结合。立足自主创新,着力突破一批重大技术瓶颈,创制一批重大产品,改变以仿为主的局面,让创新真正成为产业发展的重要驱动力;大力优化应用环境和完善配套政策,加强创新产品的示范应用,积极扩大内需市场,以基本配置、基层医疗和基础装备的需求为牵引,促进医疗器械产业快速发展。

立足国内与面向国际相结合。统筹国内国际两种资源、两个市场,加强国际科技合作和开放创新,在全球范围内配置研发资源,加快重大产品的创新突破;积极开拓国际市场,加快把中国制造、中国创新的产品推向全球,促进医疗器械产品的国际化发展。

三、发展目标

(一)总体目标

到2015年,初步建立医疗器械研发创新链,医疗器械产业技术创新能力显著提升;突破一批共性关键技术和核心部件,重点开发一批具有自主知识产权的、高性能、高品质、低成本和主要依赖进口的基本医疗器械产品,满足我国基层医疗卫生体系建设需要和临床常规诊疗需求;进一步完善科技创新和产业发展的政策环境,培育一批创新品牌,大幅提高产业竞争力,医疗器械科技产业发展实现快速跨越。

(二)具体目标

(1)技术目标:突破20-30项关键技术和核心部件,形成核心专利200项;在若干前沿技术领域取得重要突破,并形成产业优势。

(2)产品目标:创制50-80项临床急需的新型预防、诊断、治疗、康复、急救医疗器械产品,重点开发需求量大、应用面广以及主要依赖进口的基础装备和医用材料,积极发展慢病筛查、微创诊疗、再生修复、数字医疗、康复护理等新型医疗器械产品。

(3)产业目标:重点支持10-15家大型医疗器械企业集团,扶持40-50家创新型高技术企业,建立8-10个医疗器械科技产业基地和10个国家级创新医疗器械产品示范应用基地,完善产业链条,优化产业结构,提高市场占有率,显著提升医疗器械产业的国际竞争力。

(4)能力目标:大幅提升我国医疗器械创新和产业化能力,培育和引进一批学科带头人和创新团队,建立20-30个技术研发平台,新建10个国家工程技术研究中心和国家重点实验室,完善我国医疗器械标准、测试和评价体系,发挥产业技术创新战略联盟的作用,推动产学研医深度结合,切实保障我国医疗器械产业的可持续发展。

(三)指标体系

表1 “十二五”科技发展主要指标

类别	序号	指标	属性
科技	1	核心专利200项	约束性
	2	重点开发50-80项基础装备和新型产品	
	3	新建10个国家工程技术研究中心和国家重点实验室	
	4	建立8-10个国家科技产业基地	
	5	建立20-30个技术研发平台	
经济	1	科技进步和示范应用带来的新增医疗器械产值2000亿元,出口额占国际市场总额比例提高到5%以上	预期性
	2	形成8-10家产值超过50亿大型医疗器械企业集团	预期性
社会	1	基本医疗器械产品性价比大幅提升,有效满足基层医疗和常规诊疗需求	预期性
	2	建立10个创新医疗器械产品示范应用基地,推广应用10万台(套)创新产品	预期性

四、发展重点

(一)基础研究重点

研究力、光、声、电、磁等物理作用的生物学效应,重点开展生物电子学、生物力学、生物光子学、生物声学、生物磁学研究,尤其是分子、细胞、组织、器官、系统、人体等不同层次生命活动中物理–化学–生物学之间耦合作用的规律和机制研究,以及不同层次生命现象的建模与模拟;研究不同物质的生物学效应,重点开展生物材料与细胞组织相互作用机制,以及不同尺度特别是纳米尺度的生物学效应研究等。

加强新理论、新方法、新材料、新技术应用于医疗器械的基础研究;重点开展新型的生物医学成像,医学图像处理,生理信号获取,生化、免疫和微生物检测,组织修复和再生,医学神经工程等基础研究。

(二)关键技术发展重点

满足医学诊疗、健康服务和产业发展需要,围绕医疗器械数字化、智能化、自动化、精准化、无/微创、低负荷、个性化、网络化、协同化等发展趋势,重点发展以下技术:

原理方法类:充分利用基础医学、生物化学、信息科学、电子科学、材料科学、高能物理等领域的最新进展,加强新原理、新方法的应用研究,重点开展多模态融合成像、生物传感、微弱信号检测、神经接口及刺激、高能粒子与射线治疗、高通量/微量/快速体外检测、生物医用材料改性等技术研究。

设计制造类:充分利用先进制造、微纳技术、生物力学、人机工程、计算机科学等领域的最新进展,重点开展精密传动与控制、精密加工与组装、生物医用材料改性、个性化设计与制造等技术研究,着力突破计算机断层扫描仪(CT)、磁共振成像仪(MRI)、正电子发射断层扫描仪(PET)、PET–CT、医用加速器等大型诊疗装备整机及核心部件,微型泵阀、微型传感器、微型光学镜头等高精密零件,以及介入支架、人工关节、骨修复等新型医用材料的设计、制备、制造等技术瓶颈。

应用服务类:充分利用信息技术、生物信息学、网络通信、物联网、云计算等领域的最新进展,积极推进医学影像技术与手术规划、放射治疗、导航定位、医用机器人等技术的结合,加快发展数字化医疗、移动医疗、远程诊疗等新型服务技术。

1. 重大前沿技术

重点突破神经接口及刺激、低剂量光子探测成像、精准定位与导航、动态适形调强、电阻抗功能成像、微弱光电信号检测、电化学/生化传感、无创生理信号获取及参数辨识技术、细胞组织诱导材料和植介入体的个性化设计与制造等技术。储备发展多模态融合成像、分子成像、太赫兹(THz)波检测、微流控等前沿技术。

2. 共性关键技术

重点发展数字化医疗、医学虚拟现实、人机交互设计、生物医用材料加工与制备、精密制造、电磁兼容、可靠性设计等共性技术。积极推进与医疗器械发展和应用密切相关的支撑技术研究,包括工程物理技术、光学技术、无线通信技术、移动计算技术、物联网技术、先进制造技术等。

(三)产品发展重点方向

“十二五”期间,围绕重大疾病防治和临床诊疗需求,重点开发一批适宜基层的先进实用产品和主要依赖进口的中高端产品,积极发展适应医学模式转变的创新产品,显著提升医疗器械产业的市场竞争力。

在预防领域,根据预防为主、战略前移和重心下移的发展要求,重点支持血压、血糖、血脂等生理生化指标的无/微创检测产品,以及恶性肿瘤、心脑血管疾病、出生缺陷等重大疾病筛查产品,积极发展不同状态下的低负荷生理参数检测与监护设备,个人健康指标检测和功能状态评价装置,移动体检系统等产品,满足农村基层/社区和个体/家庭对预防类医疗器械的需要。

在诊断领域,针对疾病诊断无创、早期、精确、低负荷、定量化等要求的发展趋势,重点支持超导MRI、高性能彩色超声成像仪、高分辨内窥镜、多排螺旋CT、PET、PET-CT、数字化平板X射线机、低剂量数字减影血管造影(DSA)系统、高性能免疫分析系统、全自动高通量生化分析仪、高性能五分类血细胞分析仪、自动化微生物检测分析仪等重点产品、核心部件以及新型诊断试剂;积极发展生物芯片、现场快速检测仪器(POCT)、弹性超声成像等新产品,力求改变我国高端产品依赖进口、国产产品可靠性差、长期跟踪仿造的情况。

在治疗领域,根据微/无创治疗、精确治疗以及智能化、个性化等新的治疗技术发展趋势,重点支持影像导航辅助系统、实时适形调强放射治疗系统、血液透析系统、神经刺激器、高强度超声聚焦治疗系统、高频/激光等手术治疗设备、射频消融系统、新型介入支架、人工关节、骨修复材料、人工血管、口腔种植系统等重点产品;发展手术机器人、人工心脏辅助装置等产品,切实改变高性能治疗产品被国外垄断、治疗费用高的现状。

在康复领域,围绕我国“人人享有康复”的需求,根据普惠化、智能化、个性化等发展趋势,研究结构替代、功能代偿、技能训练、环境改造等技术产品,积极发展肌电及神经控制等智能假肢、人工耳蜗等智能助行/助听/助视辅具,老年人行为功能训练系统,脑卒中病人及运动功能缺失病人的康复训练系统等产品,加快智能化、低成本的先进康复辅具的研发,提高康复设备普及率。

在应急救援领域,围绕灾难医学救援、公共卫生事件应急、战创伤救治和基层医疗急救等不同需要,研发伤员搜寻、现场急救、转运救治、院内急救等应急医学救援链装备及系统,积极发展移动式重症监护救治系统、除颤仪、生命支持呼吸机、快速止血输血设备等产品,保障城乡急救体系、公共卫生应急体系建设需求。

1. 基本医疗器械产品

紧密围绕基层医疗和常规诊疗需求,重点发展低成本、高性能、普惠型的数字X射线机、彩色超声成像仪、生化分析仪、血液分析仪、微生物分析仪、心电图机、监护仪、除颤仪、呼吸/麻醉机、血液净化设备等当前基层配置急需的基础装备,加快突破螺旋CT、MRI、PET-CT、内窥镜、医用加速器、免疫分析系统等主要依赖进口的中高端主流装备和血管支架、人工关节等常用高值耗材,促进普及应用。

2. 新型医疗器械产品

紧密围绕疾病预防、临床诊疗、健康促进的需要,突出融合成像、无创检测、动态监测、微创治疗、精确治疗等新的技术发展方向,积极发展新型医学成像、无/微创动态生理参数检测与监护、分子生物分析仪器、现场快速检测仪器(POCT)、新型微创治疗、术中监测/定位/导航、药械结合产品、医疗机器人、新型中医诊疗等医疗器械产品和系统,以及数字医疗、远程医疗、移动医疗等新型产品,不断提高医学诊疗水平和服务能力。

五、“十二五”重点任务布局

“十二五”期间,力求技术突破、产品创新、能力建设和应用普及,重点实施基础装备升级、高端产品突破、前沿方向创新、创新能力提升以及应用示范工程五项任务。

(一)基础装备升级

紧密结合县级、乡镇、社区等基层医疗卫生机构建设和医疗器械配置升级的紧迫需求,重点支持一批适宜基层、高可靠性、低成本、先进实用的医疗器械产品,提高基层医疗机构装备水平和服务保障能力。

重点发展适宜基层的数字化X射线机、彩色超声成像仪、免疫分析仪、血液分析仪、生化分析仪、心电图机、多参数监护仪、除颤仪、呼吸/麻醉机、血液净化设备等基础装备、耗材及应用解决方案,提高产品可靠性、安全性、易用性,降低成本,满足基层医疗机构的基本装备需求;加快适宜基层的慢病筛查、全科医疗、健康管理、中医诊疗、康复保健、家庭护理等新产品的开发,以及数字化医疗、移动医疗、远程医疗等应用技术发展。

(二)高端产品突破

着力突破高端装备及核心部件国产化的瓶颈问题,实现高端主流装备、核心部件及医用高值材料等产品的自主制造,打破进口垄断,降低医疗费用,提高产业竞争力。

重点研制64排螺旋CT、1. 5/3. 0T超导MRI、PET-CT、实时三维彩色超声成像仪、高清内窥镜等高端影像设备;研制全自动管式化学发光免疫分析系统、全自动高通量生化分析仪等体外诊断系统与试剂;研制影像导航辅助治疗系统、实时适形调强放射治疗系统和神经电刺激器等先进治疗装备;开发介入支架、人工关节、人工血管、骨修复材料和口腔材料等高值医用材料。重点突破超导磁体、多通道磁共振谱仪、高分辨率PET探测器、大热容量CT球管、X射线平板探测器、超声换能器等核心部件,以及精准定位与导航技术、微弱信号检测技术、电化学/生化传感技术、可再生修复材料技术等关键技术。

(三)前沿方向创新

加强新原理、新材料、新方法和新工艺的研究,加快前沿技术突破和创新产品开发,抢占未来科技产业竞争的制高点。

积极发展多模态融合成像、分子成像、太赫兹波检测、低剂量光子探测成像、电阻抗功能成像、体内光学相干成像、超声聚焦治疗、神经接口与刺激、微弱生理信号采集、微流控和微纳制造等前沿技术;加快发展精准手术机器人、碳纳米管CT、无创血糖、全降解血管支架、细胞组织诱导性生物材料、中枢神经再生修复材料、新型中医诊疗器械等前沿创新产品。积极推进人体传感器网络、云计算、物联网相结合的全民健康感知、管理和促进等新型服务技术的发展和应用。

(四)创新能力提升

统筹布局项目、人才、联盟、平台、基地,大力加强体制、机制和管理创新,通过产学研医技术创新联盟等多种形式,有效整合优势科技资源,系统构建国家医疗器械创新体系,大幅提升我国医疗器械行业的自主创新能力。

一是重点培养和引进一批具有世界前沿水平的战略科学家、学术带头人、高级工程技术人才和中青年专家等领军人才与创新团队。二是加强产业技术创新战略联盟的建设,建立完善重大产品、核心部件的研发联盟等。三是加强医疗器械共性技术平台建设,重点建设医用电子、医学成像、物理治疗、体外诊断、医用材料、个性化设计和制造、可靠性保障等20~30个技术研发平台,建成10个国家工程技术研究中心和国家重点实验室,加强医疗器械战略研究体系的建设。四是加强区域创新和产业化基地建设,重点推进8-10个国家科技产业基地建设。

(五)应用示范工程

以“创新发展,惠及民生”为宗旨,实施“创新医疗器械产品应用示范工程”和“数字化医疗示范工程”,加快创新医疗器械产品的应用推广,优化医疗资源配置,让科技创新成果更好地服务于医疗卫生体系建设和惠及广大人民群众。

一是实施创新医疗器械产品应用示范工程。遴选一批创新医疗器械产品,在科学评价的基础上普及推广,大力优化创新医疗器械产品的应用环境,打造创新医疗器械产品示范应用和普及推广的平台,实现创新驱动和需求拉动的合力发展。二是实施数字化医疗示范工程。在大型综合性医院、专科医院以及不同区域建设一批大型数字化医院和区域医疗服务协同示范工程,提高医疗机构的诊疗水平和服务能力,促进不同医疗机构间的医疗信息共享、协同医疗和整合服务。

六、保障措施

(一)强化创新引导

以企业为主体,加大国家科技引导投入,统筹多渠道资源,多种资助模式相结合;加强部门联合、军民结合,鼓励国际合作;推进产学研医联盟建设,促进学科交叉、技术融合和资源整合;加大创新人才、创新团队培育和人才引进力度。

(二)完善政策措施

加强多部门协调,完善医疗器械临床试验、注册、监管、定价、收费、医保、配置、采购、标准等相关政策和法规,加强知识产权保护,扶持创新医疗器械产品发展。

(三)优化产业环境

改善创新产品应用环境、企业融资环境,促进企业创新;推进企业兼并重组,优化产业结构,完善产业链条;加强区域发展,加强园区建设,促进产业集聚发展;优化贸易政策,扩大国际市场份额。

国家食品药品监督管理局办公室关于开展贴敷类医疗器械注册专项检查的通知

食药监办械[2013]34号

各省、自治区、直辖市食品药品监督管理局（药品监督管理局）：

为明确贴敷类产品的管理类别，规范相关医疗器械注册，自2004年4月以来，国家局相继印发了《关于药械结合类产品管理有关问题的通知》（国食药监械〔2006〕519号）、《关于远红外贴膏类产品注册问题的意见》（国食药监械〔2007〕282号）和《关于药械组合产品注册有关事宜的通告》（2009年第16号），陆续发布了相关产品分类界定文件，对贴敷类产品的管理属性和分类原则做出了明确规定，并多次部署规范该类产品注册的专项工作，取得了阶段性成效。为进一步巩固工作成果，按照2013年全国医疗器械监管重点工作的安排，国家局决定组织开展贴敷类医疗器械注册专项检查工作，现将有关事宜通知如下：

一、工作目标

本次注册专项检查工作的范围是以无纺布等材料作为背衬而制成的，含药及/或热、磁等材料的贴敷类产品。通过本项工作，进一步统一相关产品的注册审批尺度，切实解决非医疗器械按照医疗器械审批及高类低批等问题。

二、主要任务

（一）检查原则

1.对仅含有化学成分、中药材（或天然植物）及其提取物等的贴敷类产品，所含成分无论药典是否收载，都必须说明并验证添加此类成分的预期目的和作用机理。如所含成分发挥药理学、免疫学或者代谢作用的，或者不能证明不发挥药理学、免疫学或者代谢作用的，则不应按医疗器械进行注册管理。

2.对含有药物成分并含有磁性或发热材料等物质的贴敷类产品，不能证明以物理作用为主的，不按医疗器械进行注册管理。以物理作用为主的含药器械应按照第三类医疗器械管理。

3.卫生部公布的《关于进一步规范保健食品原料管理的通知》（卫法监发〔2002〕51号）中《既是食品又是药品的物品名单》及《可用于保健食品的物品名单》，是针对保健食品原料管理的规定，不能作为含有这些成分的贴敷类产品可按医疗器械管理的依据。

4.对仅含有磁性或发热材料等物质，发挥物理治疗作用，不含其他添加成分的具有治疗或辅助治疗作用的贴敷类产品，应按照第二类医疗器械管理。

（二）检查内容

根据上述原则，对辖区内第一、二类贴敷类医疗器械进行汇总并进行检查，主要包括所审批的产品是否存在将非医疗器械作为医疗器械审批的情况；是否存在高类低批的情况；已批准的产品名称和适用范围等注册信息是否存在夸大、断言功效以及容易造成与药品名称混淆的情况等。

三、工作要求

（一）按照第一类医疗器械审批的贴敷类产品的专项检查工作，纳入境内第一类医疗器械注册工作检查同步进行。各省级食品药品监督管理部门应组织辖区内设区的市局，按照境内第一类医疗器械注册工作检查方案，针对辖区内贴敷类产品监管特点，制定好工作计划并抓好落实。

（二）省级食品药品监督管理部门开展本辖区按照第二类医疗器械审批的贴敷类产品的专项检查工作，应参照境内第一类医疗器械注册工作检查方案，按照相应工作阶段、工作要求和问题处理的原则，制定专项检查工作计划，并组织实施。

（三）贴敷类产品专项检查所形成的工作材料，按照境内第一类医疗器械注册工作检查方案的附件2和附件3的内容和要求提交。

（四）根据各地报送情况，国家局组建督查组，对部分地区检查工作开展督查，进一步了解贴敷类产品注册工作中存在的问题，督促各地整改落实。督查工作结束后，国家局医疗器械监管司将对检查情况予以通报。

（五）各级食品药品监督管理部门在开展贴敷类产品的专项检查过程中，要注重加强宣传报道，营造良好的氛围，增强企业的责任意识、守法意识、诚信意识和自律意识，增强消费者自我保护意识，及时报道专项检查和注册管理工作取得的成效。

国家食品药品监督管理局办公室

2013年3月18日

国家食品药品监督管理局办公室关于进一步做好医疗器械产品分类界定工作的通知

食药监办械〔2013〕36号

各省、自治区、直辖市食品药品监督管理局（药品监督管理局）：

为完善和规范医疗器械产品分类界定工作程序，提高分类界定工作的质量和效率，根据国家局医疗器械标准管理中心（以下简称标管中心）的职能和工作需要，由标管中心在中国食品药品检定研究院二级网站建立了医疗器械分类界定信息系统（以下简称分类信息系统），将利用信息化手段，对企业不能自行判断产品类别、需要申请类别确认的医疗器械产品，实行网上申报、审查和结果反馈。为做好此项工作，现将有关事项通知如下：

一、分类界定申请实行网上提交。申请企业应通过分类信息系统提出分类申请，具体流程见附件。

二、省级食品药品监督管理部门负责对辖区内生产企业的产品分类界定申请进行初审，确定类别或提出预分类界定意见。对经审查可以明确产品类别的，直接在分类信息系统告知申请企业分类界定结果。对不能确定类别的，应提出预分类意见，通过分类信息系统将相关资料提交至标管中心，并将相关材料寄送至标管中心。

三、标管中心负责对境外及港、澳、台产品的分类界定申请和省级食品药品监督管理部门的预分类界定意见组织研究，确定类别或提出分类界定意见。对经审查可以明确产品类别的，直接在分类信息系统告知申请企业分类界定结果。对于新出现的产品，应将分类界定的技术意见报国家局医疗器械监管司审核，通过分类界定文件等形式予以公布。

四、各省级食品药品监督管理部门和申请企业可登录分类信息系统查看分类申请状态和结果。

五、有关分类信息系统的运行、维护和相关咨询的答复等工作由标管中心负责。

六、药械组合产品的属性界定不适于本通知范围的，应按照《关于药械组合产品注册有关事宜的通告》（2009年第16号）规定的程序进行。

七、自本通知发布之日起通过分类信息系统开展分类界定的申请、审查、答复等相关工作。请各有关单位加强协调，指导医疗器械生产企业做好产品分类界定工作。

附件：医疗器械产品分类界定工作流程

国家食品药品监督管理局办公室

2013年3月28日

医疗器械产品分类界定工作流程

一、申请方式

申请企业通过中国食品药品检定研究院网站进入“医疗器械标准管理研究所医疗器械分类界定信息系统”页面（网址：http://www.nicpbp.org.cn/biaogzx），点击进入“医疗器械分类界定信息系统”，注册后填写《分类界定申请表》，并上传其他申请材料。

在线打印《分类界定申请表》，连同其他申请材料（应与网上上传的资料完全相同）加盖申请企业骑缝章，邮寄送至相关单位。境内产品的相关材料寄至申请企业所在地的省级食品药品监督管理部门，境外及港、澳、台产品的相关材料寄至国家食品药品监督管理局医疗器械标准管理中心（地址：北京天坛西里2号，邮编：100050）。

二、申请材料要求

（一）分类界定申请表；

（二）产品照片和/或产品结构图；

（三）产品标准和编制说明（如有）；

（四）境外上市证明材料（如是进口产品）；

（五）其他与产品分类界定有关的材料。

所有申请材料应为中文本。

三、申请状态和结果查询

申请企业登陆“医疗器械分类界定信息系统”，点击“查询”界面下的“当前状态”，即可查询申请状态和结果。

国家食品药品监督管理总局办公厅关于可降解泪道栓子等53个产品分类界定的通知

食药监办〔2013〕11号

各省、自治区、直辖市食品药品监督管理局（药品监督管理局）：

为适应医疗器械监督管理工作的需要，国家食品药品监督管理总局组织有关单位和专家对可降解泪道栓子等53个产品的管理类别进行了界定。现通知如下：

一、作为Ⅲ类医疗器械管理的产品（7个）：

（一）可降解泪道栓子：由L-丙交酯-己内酯共聚物制成。从泪小点植入，通过机械阻塞泪液流出的通道，贮存眼表泪液量。用于缓解和治疗各种干眼症等病症。分类编码：6866。

（二）青光眼引流膜：由L-丙交酯—乙交酯共聚物经采用纳米静电纺丝技术制成，具有纤维织构。用于针对青光眼的复合型小梁切除手术，防止术后滤过道瘢痕化。分类编码：6866。

（三）PTCA手术用Y型连接阀：由Y形连接体、垫片、垫片O形圈、卡环和垫圈组成。用于经皮经腔冠脉血管成型术（PTCA）和其他需要导引导管的血管内手术过程中，引导、放置及锁定导管导丝。分类编码6877。

（四）CD4检测试剂盒（免疫组化）：由即用型抗人CD4抗体、通用型HRP标记二抗、DAB染色液、阳性对照片组成。用于免疫组织化学法，对石蜡组织切片、冰冻组织切片中CD4蛋白进行标识。分类编码6840。

（五）难辨梭菌谷氨酸脱氢酶检测试剂盒（胶体金法）：由检测板和粪便采样器组成。其中试剂部分包含胶体金标记的抗难辨梭菌谷氨酸脱氢酶的抗体A（鼠），抗谷氨酸脱氢酶抗体B（鼠）和鼠IgG多克隆抗体用于检测人类粪便样本中的谷氨酸脱氢酶，以特异性鉴别难辨梭菌。分类编码6840。

（六）即溶止血微粉：主要由羟乙基纤维素组成。用于体表创伤止血、急救创伤止血、创面护理、防粘连。分类编码6864。

（七）二尖瓣成形夹及导管输送系统：由一个输送系统和一个二尖瓣夹组成，其中输送系统由输送导管和可扭控套管组成。成形夹用于夹住二尖瓣，以使其关闭不全的状况有所改善，从而减轻二尖瓣的返流状况。分类编码：6846。

二、作为Ⅱ类医疗器械管理的产品（17个）：

（一）静脉曲张手术工具：由塑料手柄、不锈钢切刀及钢管、不锈钢外套钢管、切刀拔纽部件组成。无菌产品。用于静脉曲张手术时大隐静脉的剥离和切断。分类编码6801。

（二）推结器：由头端和把柄组成。头端有缝线穿入孔。用于胸腔手术中，可将体外缝线结推到体表面或胸腔内。分类编码6807。

（三）软组织牵开器：由镍钛合金和不锈钢制成。一次性使用。用于心脏外科手术中，将其放入肋间从而牵开组织形成手术操作口，可见胸腔内结构。分类编码6807。

（四）瓣膜安装工具套件：由推结器、瓣膜探测针、瓣膜安置器组成。推结器用于体外缝线结推到体表面或胸腔内；瓣膜探针用于检验机械瓣膜瓣叶的灵活性；安置器用于放置机械瓣膜。分类编码

6807。

（五）瓣叶开合测瓣器：由医用硅橡胶制成的探针。用于检测机械心脏瓣膜的瓣叶的灵活性。分类编码6807。

（六）皮肤点刺盒：由聚甲基丙烯酸甲酯聚合物等制成。由测试头和盘组成。用于过敏人群过敏原的测试工具。分类编码6815。

（七）口腔科用抛光刷：由刷毛和杆部组成；刷毛由含有碳化硅磨料的聚酰胺组成，杆部由镀金黄铜组成。用于临床中抛光修复体，以及在预防治疗过程中去除牙龈附近的变色。分类编码6855。

（八）粪便分析工作站：由工作站控制台、染色输送带、全自动双吸样针、光学流动计数池（OSA）、便携式试管座等组成。与粪便寄生虫离心管配套使用，离心粪便、浓缩寄生虫等，以利于镜检分析。分类编码6841。

（九）微量采血管：由医用聚丙烯制成，管内壁附着乙二胺四乙酸（EDTA)。用于病人末梢血的采集。分类编码6841。

（十）血小板功能检测试剂盒：由一根毛细管、一个样本池以及一个中央带孔隙的生化活性膜组成。生化活性膜包被有二磷酸腺苷（ADP）、钙离子和前列腺素E1（PGE1）等。用于血小板功能，如P2Y12受体功能的检测。分类编码6840。

（十一）酶免分析加样系统：由吸管和自动化装置等组成，用于酶联免疫吸附试验中加入抗原、抗体、酶或底物等，以进行相应的免疫反应或酶的催化反应。分类编码6840。

（十二）心房牵开器：由三角支架和牵开叶片、镊子组成。由医用不锈钢制成。用于瓣膜手术中，牵开右心房前壁以暴露二尖瓣，便于观察内部和外部心脏结构。分类编码6807。

（十三）瓣膜手术用钳：由医用不锈钢制成。用于瓣膜手术中抓取和移除心脏结构上的硬物质，如钙化物质和纤维组织。分类编码6807。

（十四）微创心外科手术用镊：由医用不锈钢制成。在微创心外科手术中用于夹捏和操作心脏结构。分类编码6807。

（十五）一次性使用无菌鼻窦导引导管：由转角头端、杆体、吸液管座、吸液管及连接组件组成。用于鼻窦手术时，为球囊导管和鼻窦照明系统进入鼻窦腔提供一条通路。分类编码6866。

（十六）硬膜外腔穿刺指示器：由腔体、单向阀、指示膜、O型环等组成。在硬膜外麻醉穿刺进程中为穿刺针针尖抵达硬膜外腔提供一个明确的、可视化的信号指示。分类编码6815。

（十七）角膜散光定量检查镜：检查镜上有两片平凸柱面透镜。在进行白内障摘除、角膜移植等眼内手术及各种角膜屈光性手术时，可在眼科手术显微镜下检查被手术眼的角膜表面散光度。分类编码6822。

三、作为Ⅰ类医疗器械管理的产品（4个）：

（一）内窥镜咬口：由聚甲醛制成。用于使用内窥镜时使患者保持开口的状态，避免咬损窥镜设备。分类编码6866。

（二）DNA样品保持卡：由含有化学物质涂层的纤维素纸张并和普通纤维素纸张（记录样品信息用）组成。用于DNA样品的室温稳定化保存和运输。分类编码6840。

（三）肋骨牵开器：由医用不锈钢制成。用于主动脉瓣、二尖瓣或其他微创心脏外科手术中，通过物理牵开作用牵开肋骨，以扩大手术视野。可重复使用。分类编码6807。

（四）腱索缝线量规：由医用不锈钢制成。用于瓣膜手术中测量心脏腱索长度。分类编码6807。

四、不作为医疗器械管理的产品（25个）：

（一）伤口愈合酶藻胶敷料：由藻酸盐、酶系统（葡萄糖氧化酶、乳过氧化物酶、葡萄糖、愈创木酚）、山梨酸钾、缓冲剂、纯化水等组成。适用于中度至重度的渗出性伤口。

（二）身体保护装置：由弹性材料等组成。用于保护膝部、肘部、脚踝和腰部等。

（三）无菌袋：由聚乙烯材料制成。用于在手术过程中套罩在设备附件上以防止被血液污染。

（四）抗病毒凝胶：由皂土和木糖醇制成。用于减轻感冒症状。

（五）耳道清洁器：由生理海水、外壳、内胆、喷嘴和喷嘴盖组成。用于清洗耳垢，维持耳道清洁。

（六）聚维酮碘创面敷料：由纤维织物，聚维酮碘药膏（聚乙二醇、聚维酮碘、纯净水等）和隔离纸组成。用于处理溃疡伤口，保护轻度烧伤和轻度伤口创面不被污染。

（七）一次性使用医用针垫：由海绵、硬卡纸、胶纸组成。用于收集手术后所用刀针等利器，以防丢失。

（八）液体伤口敷料：由聚乙二醇400、双癸基二甲基氯化铵、N-烷基二甲基苄基氯化铵、邻苯二甲醛及酒精组成。用于创面的处理，促进创面愈合、防止组织粘连，具有杀灭细菌、预防感染、灭活病毒的作用。

（九）口腔滋润人体润滑液凝胶：由山梨醇、麦芽糖醇、甘油聚甲基丙烯酸酯等材料制成。用于缓解口腔干燥带来的干燥感觉和不适。

（十）保湿人体润滑液：由水、甘油、丙二醇、羟乙基纤维素、茴香酸、氢氧化钠、乙酰丙酸、柠檬酸等组成。缓解阴道干涩及相关症状，减少性交过程中的不适和疼痛感。

（十一）乳酸人体润滑液：由水、丙二醇、羟丙基甲基纤维素、乳酸钠、乳酸、肝糖、茴香酸、乙酰丙酸、氢氧化钠等组成。用于控制阴道内PH值，缓解阴道干、痒、不适感。

（十二）氯化钠溶液滴鼻剂：由生理盐水组成。用于冲洗或清洁干燥堵塞的鼻腔。可用于儿童和成人。

（十三）组织安全定向盒：由组织盒和海绵组成，组织盒底部有若干孔。用于人体组织切片前对人体组织进行定向固定。

（十四）CHO细胞培养基：由无机盐、氨基酸、维生素、葡萄糖、微量元素、生长促进剂组成等组成。用于蛋白质药物及抗体的细胞培养。

（十五）Vero细胞培养基：由无机盐、氨基酸、维生素、葡萄糖、微量元素、生长促进剂等组成。用于vero细胞培养，从而生产脊髓灰质炎、狂犬病毒、乙脑病毒等疫苗。

（十六）T—细胞培养基：由无机盐、氨基酸、维生素、葡萄糖、微量元素、生长促进剂组成。用于培养从癌症患者体内取出的T-细胞，经过培养增值及分离后，再输回病人体内杀灭癌症细胞。

（十七）包埋模具：由凹槽状模具组成。用于组织包埋，将组织包埋到石蜡中。

（十八）非定值质控品：由血清或血浆制备。用于体外诊断试剂实验室检测的内部质量控制，观察和控制检测过程的精密度。

（十九）玻片储藏盒：由聚丙烯或聚苯乙烯材料制成。用于储存载玻片，确保完全保护玻片。

（二十）婴儿吸鼻器：由吸鼻器和一次性管嘴组成。用于清除婴儿受凉引起的婴儿鼻腔堵塞物、分泌物。

（二十一）粘性敷料清除液：由粘性敷料清除液、涂抹管和外包装组成。清除液的主要成分为无臭的氢化石脑油溶剂。用于清除皮肤表面的胶带、胶布、胶条等粘性敷料材料及其残留物。

（二十二）呼吸管路细菌过滤器：由过滤器滤膜、外壳和顶盖等组成。用于呼吸管路呼气端,过滤气体中的细菌、病毒，保护机器、环境。

（二十三）润喉片：由黄色素、卡波姆、透明质酸钠、甘露醇、碳酸氢钠、木糖醇、柠檬酸、聚乙二醇、天冬甜二肽和调味剂等组成。含化后，形成一个含有透明质酸的水凝胶络合物粘附在咽喉粘膜上，形成一层保护膜，使其免受外部环境的刺激。

（二十四）鼻可乐：由精制芝麻油、碳酸二辛脂、橙皮油、柠檬油、抗氧化剂混合物等组成。使用时向鼻腔喷出喷雾，用于干燥或受损鼻粘膜的治疗和增湿等。

（二十五）生物长效抗菌液：由双葵基二甲基氯化铵、N–烷基二甲基苄基氯化铵、溶菌酶、聚乙二醇400及酒精组成。用于创面、痂面的处理，促进创面愈合、防止组织粘连。

国家食品药品监督管理总局办公厅

2013年4月24日

国家食品药品监督管理总局关于印发体外诊断试剂（医疗器械）经营企业验收标准的通知

食药监〔2013〕18号

各省、自治区、直辖市食品药品监督管理局（药品监督管理局）：

为加强体外诊断试剂（医疗器械）经营企业的监督管理，规范相关产品的经营行为，根据《医疗器械监督管理条例》和《医疗器械经营企业许可证管理办法》（国家食品药品监督管理局令第15号），对第二类、第三类体外诊断试剂（医疗器械）的经营许可，国家食品药品监督管理总局制定了《体外诊断试剂（医疗器械）经营企业验收标准》。现印发给你们，请遵照执行。

体外诊断试剂（医疗器械）经营企业的开办申请程序，按《医疗器械经营企业许可证管理办法》的有关规定执行。

原国家食品药品监督管理局发布的关于体外诊断试剂（医疗器械）经营监管工作的文件与本通知不一致的，以本通知为准。

附件：体外诊断试剂（医疗器械）经营企业验收标准

国家食品药品监督管理总局
2013年5月16日

体外诊断试剂（医疗器械）经营企业验收标准

第一章　机构与人员

第一条　体外诊断试剂（医疗器械）经营企业的法定代表人或企业负责人、质量管理人员无《医疗器械监督管理条例》**第四十条**规定的情形。

企业负责人应具有大专以上学历，熟悉国家有关体外诊断试剂管理的法律、法规、规章和所经营体外诊断试剂的知识。

第二条　应有与经营规模相适应的质量管理人员，质量管理人员应行使质量管理职能，对诊断试剂质量具有裁决权。其中1人为主管检验师，或具有检验学相关专业大学以上学历并从事检验相关工作3年以上工作经历。质量管理人员应在职在岗，不得兼职。

第三条　验收、售后服务人员应具有检验学中专以上学历；企业保管、销售等工作人员，应具有高中或中专以上文化程度。

第四条　质量管理、验收、保管、销售等工作岗位的人员，应接受上岗培训，考试合格，方可上岗。

第二章　制度与管理

第五条　应根据医疗器械管理的法律法规和相关文件制定符合企业实际的质量管理文件，包括质量管理制度、职责、工作程序。

（一）质量管理制度应包括：质量管理文件的管理，内部评审的规定，质量否决的规定，诊断试剂购进、验收、储存、销售、出库、运输、售后服务的管理，诊断试剂有效期的管理，不合格诊断试剂的管理，退货诊断试剂的管理，设施设备的管理，人员培训的管理，人员健康状况的管理，计算机信息化管理。

（二）质量管理职责应包括：质量管理、购进、验收、储存、销售、运输、售后服务、信息技术等岗位的职责。

（三）工作程序应包括：质量管理文件管理的程序，诊断试剂购进、验收、储存、销售、出库、运输、售后服务等程序，诊断试剂销后退回的程序，不合格诊断试剂的确认及处理程序。

第六条　应建立购进、验收、销售、出库、运输等内容的质量管理记录。

第三章　设施与设备

第七条　应有明亮整洁的办公、营业场所，其面积应与经营规模相适应，但不得少于100平方米。

第八条　应设置符合诊断试剂储存要求的仓库，其面积应与经营规模相适应，但不得少于60平方米，且库区环境整洁，无污染源；诊断试剂储存作业区应与经营、办公等其他区域有效隔离；库房内墙、顶和地面应光洁、平整，门窗结构严密。

第九条　住宅用房不得用作仓库。

第十条　应设置储存诊断试剂的冷库，其容积应与经营规模相适应，但不得小于20立方米。冷库应配有自动监测、调控、显示、记录温度状况和自动报警的设备，备用发电机组或安装双路电路，备用制冷机组。

第十一条　储存诊断试剂的仓库应有以下设施和设备：

（一）诊断试剂与地面之间有效隔离的设备；

（二）通风及避免阳光直射的设备；

（三）有效调控、检测温湿度的设备；

（四）符合储存作业要求的照明设备；

（五）不合格诊断试剂、退货诊断试剂专用存放区域或设施设备；

（六）包装物料的储存场所和设备；

（七）诊断试剂的质量状态应实行色标管理，待确定诊断试剂为黄色，合格诊断试剂为绿色，不合格诊断试剂为红色。

第十二条　应有与经营规模和经营品种相适应，符合诊断试剂储存温度等特性要求的运输设施设备。

第十三条　应有计算机管理信息系统，能满足诊断试剂经营管理全过程及质量控制的有关要求，并有可以实现接受当地食品药品监督管理部门监管的条件。

第十四条　应对所用设施和设备的检查、保养、校准、维修、清洁建立档案。

国家食品药品监督管理总局办公厅关于进一步加强定制式义齿生产监管的通知

食药监办械监〔2013〕30号

各省、自治区、直辖市食品药品监督管理局（药品监督管理局）：

为加强定制式义齿的监督管理，严厉打击生产环节的违法违规行为，原国家食品药品监督管理局于2013年1月至4月，在全国范围内开展了定制式义齿生产监督检查，并分阶段有侧重地进行了督导。在本次检查中，各级食品药品监管部门高度重视、精心组织，对定制式义齿生产的重点内容和关键环节，进行了细致扎实的检查，严肃查处了一批违法违规企业，坚决取缔了一批无证生产黑窝点，进一步规范了企业生产经营行为，净化了市场秩序，工作取得了阶段性成效。为进一步加强定制式义齿生产监管，现就有关工作通知如下：

一、持续推进，巩固专项检查成果

各地要认真总结专项检查中取得的成绩和经验，做好跟踪检查工作，落实整改措施，推广典型经验，持续推进监管工作，不断巩固并扩大检查成果。对相关企业要“一查到底”，查一处、治一处、巩固一处。对检查中责令限期整改的企业，必须及时进行跟踪检查，督促企业整改到位，消除质量隐患；对责令停产整顿的企业，要重点关注，企业恢复生产前必须进行全面检查，严防“带病生产”；对违法违规企业，必须依法严肃处理。符合立案条件的，坚决移送有关部门处理。同时，本次专项检查结果要及时向社会通报，引导社会力量发挥监督作用。

二、严格门槛，完善义齿生产准入标准

各地要细化定制式义齿生产企业质量管理体系考核要求，严格准入门槛。结合定制式义齿生产“以单定产、定销”、企业工业化规模化水平低的特点，在取得专项检查成果的基础上，将典型经验转化为生产许可、现场检查、日常监管的要求和措施，特别是要从厂区环境控制、生产和检验设备配置、人力资源配备、义齿原材料采购控制及生产质量管理等方面进一步把好生产准入关。

三、强化监管，创新义齿生产监管方式

各地要继续加大对生产企业的日常监督检查力度，提高监管效能。要采取切实有效措施，对义齿生产企业集中的重点区域，问题多发、风险隐患较多的重点企业和企业生产的重点环节进行风险排查，真正做到查问题、堵漏洞、治隐患。尤其要注重对义齿企业生产资质、采购控制、生产条件、产品标识和可追溯性以及执行相关法律法规和标准规定情况的检查。同时，要认真总结定制式义齿生产监管的规律，创新监管方式，坚持治标与治本同步，严格执法与科学管理同步，继续完善退出机制，积极探索长效监管模式。要通过政策引导，逐步淘汰落后产能，促进企业生产行为不断规范，促进产业规模化、现代化发展，确保监管工作取得成效。

四、加大查处力度，有效震慑违法者

各地要加强协同联动，确保日常监管与行政执法有效衔接，形成监管合力。要注意运用“三结合”的方式，通过日常监管与稽查处罚相结合，食品药品监管部门和卫生行政部门相结合，对生产企业流出渠道的正向检查和对医疗机构购进渠道的逆向溯源相结合等手段，切实加大监督工作的力度，依法严厉查处生产企业的违法违规行为。对检查中发现的问题，应视情节责令企业限期整改或停产整顿；发现其他违法违规行为的，按有关法规和规定严肃处理，该曝光的必须曝光，该立案的必须立案，该移送司法机关的必须移送，始终保持对违法违规生产企业打击的高压态势，对违法者形成有效震慑。

五、宣教并举，营造义齿监管良好环境

各地要强化对本辖区内义齿生产企业从业人员的培训，增强相关从业者的产品质量安全意识和风险防范意识。要建立社会监督机制，加大对公众的宣传教育力度，引导市场理性消费，促进行业自律，营造义齿生产监管良好的社会环境，推动构建政府监管、行业自律、社会协同、公众参与、法治保障的社会共治监管格局。

各级食品药品监督管理部门要统一思想，加强领导，大力践行科学监管理念，以保障公众用械安全为己任，落实企业的首付责任，规范和净化定制式义齿生产秩序，完善监管机制，加大打击力度，推进定制式义齿生产监管工作取得新成绩。

国家食品药品监督管理总局办公厅
2013年7月5日

国家食品药品监督管理总局办公厅关于体外高频治疗机等47个产品分类界定的通知

食药监办械管〔2013〕31号

各省、自治区、直辖市食品药品监督管理局（药品监督管理局）：

为适应医疗器械监督管理工作的需要，国家食品药品监督管理总局组织有关单位和专家对体外高频治疗机等47个产品的管理类别进行了界定。现通知如下：

一、作为Ⅲ类医疗器械管理的产品（4个）

（一）体外高频治疗机：由高频功率源、操作台、治疗床等组成。用于前列腺和前列腺增生、盆腔炎、附件炎等慢性炎症和癌症的辅助治疗。分类编码6825。

（二）光学分子影像手术导航系统：由光学信号采集模块、光源模块、系统支撑模块以及计算机处理模块等组成。用于辅助临床医生完成对乳腺癌等癌症前哨淋巴的术中准确定位和切除操作。该产品不包含荧光染料。分类编码6824。

（三）低频电刺激治疗仪：分为可移动式和便携式两种型号。可移动式型号由主机、机架、储物台和输出电极夹组成，便携式型号由主机和输出电极组成。通过输出一组特定电刺激波形，对患者脑部相关穴位进行刺激。用于改善人体抑郁、焦虑及失眠等症状。分类编码6826。

（四）近红外光脑血肿检测仪：由脑血肿探测器、一次性防护套和座充组成。用于辅助筛查评估疑似颅脑创伤颅内血肿（血量大于3.5毫升、距离大脑表面2.5厘米内）的成年患者。分类编码6821。

二、作为Ⅱ类医疗器械管理的产品（15个）

（一）腹腔镜线结推送器：由线结固定槽、推送杆和手柄组成，固定槽材料为304不锈钢。用于将体外打结缝线放入腹腔镜术区中。分类编码6822。

（二）腹腔镜组织袋导入器：由导入器和手柄组成，导入器材料为304不锈钢。用于辅助导入组织袋。该产品不含组织袋。分类编码6822。

（三）臭氧消毒护理器：主要由臭氧消毒装置、吸引装置、污水桶、坐垫和腰垫等组成。用于大小便不能自理的人员，自动吸取其便溺物，并对其私处进行清洗和消毒，具备预防褥疮的功能。分类编码6856。

（四）上肢康复机器人：由计算机、推动把手、支撑杆、操作面板、可拆卸面板、机械臂、脚轮等组成。用于对神经肌肉损伤的患者进行康复训练。分类编码6826。

（五）医用护理垫：由垫体和遥控手柄组成。用于预防褥疮并能使患者局部升温或降温。分类编码6856。

（六）助步仪：由机盒（腿部传感器、微处理器、电源）、足部传感器/腿部传感器、电极片及其连接线（有线/无线）、绑带等构成。用于下肢功能障碍致足内翻、足下垂等异常步态患者的步态康复训练。分类编码6826。

（七）阴道清洗器：由外箱、储液杯、水泵、电池、水压控制装置、硅胶管、清洗笔组成。用于预防妇科疾病、治疗妇科炎症和妇科护理保健。分类编码6854。

（八）负氧离子热疗仪：由主机和开关电源组成。用于缓解感冒引起的鼻塞、流涕等症状。分类编号6826。

（九）内窥镜用送水装置：与指定的带有射水功能的内窥镜配套使用。由主机、贮水瓶、脚踏开关和管道等组成，主机包括电机、泵盒等。用于内腔冲洗时的送水。分类编码6822。

（十）认知能力的测试和评估设备：由软件、计算机、麦克风、专业工作台等组成。用于听障儿童智力的评价。分类编码6821。

（十一）认知能力训练设备：由软件、计算机、麦克风、专业工作台组成。用于对残障儿童进行认知能力训练。分类编码6826。

（十二）听障儿童康复设备：由软件、计算机、麦克风、专业工作台组成。用于对听障儿童进行听觉、（早期）语言和言语障碍、超音段音位和音段音位、言语沟通和理解能力等功能的康复和训练。分类编码6826。

（十三）听障儿童听觉、语言、语音障碍评估设备：由软件、计算机、麦克风、专业工作台等组成。用于对听障儿童进行言语和早期语言障碍、超音段音位和音段音位的测试及评估，或对植入人工耳蜗、佩戴助听器的儿童进行听觉康复的评估。分类编码6821。

（十四）医学影像储存、管理系统：由主机、磁盘阵列组和客户端工作站软件等组成。用于DICOM或其他格式医学影像的存储、读取，传输给客户端以供查阅或进行光盘刻录。该产品不具备图像处理功能。分类编码6821。

（十五）远程医疗系统：由远程会诊和双向转诊模块等组成。用于医疗机构内部以及医疗机构之间共享、交换患者信息以及患者会诊和转诊等。分类编码6870。

三、作为Ⅰ类医疗器械管理的产品（4个）

（一）全自动样品处理系统：与指定的酶联免疫分析系统配套使用。由移液器、光度计、机柜、传送带等组成。用于样本的自动化稀释、分配和混匀。分类编码6841。

（二）辐射防护系统：由辐射防护服和支架组成。用于射线辐射防护以及防护服的支撑。分类编码6834。

（三）可加热镊子：由控制器、控制面板、镊子、镊子搁架、石蜡收集盘组成。用于组织学样品转移和放置。分类编码6841。

（四）牙胶加热器：由加热腔、牙胶固定架、电源组成。在体外加热，并且加热过程中牙胶不接触加热腔。用于为指定的根管牙胶的加热，以使牙胶加热软化易于充填。分类编码6855。

四、不作为医疗器械管理的产品（23个）

（一）B粉末自动溶解装置：由操作面板、贮料器（贮存B粉末）、混合槽、搅拌泵、供液泵、管路（供水、供液和排液）等部件组成。通过填充B粉末，自动制作血液透析用B液。用于向血液透析装置供应B液。

（二）A粉末自动溶解装置：由操作面板、贮料器（贮存A粉末）、混合槽、搅拌泵、供液泵、管路（供水、供液和排液）等部件组成。通过填充A粉末，自动制作血液透析用A液。用于向血液透析装置供应A液。

（三）娱乐系统：由操作者计算机、显示器、键盘、患者界面显示器、电源等组成。用于提供音频和视频媒体，以增强用户的娱乐体验。

（四）全自动试管管理系统：由分选模块、标识模块、次级管准备模块、分装模块、封盖模块、分流器模块、运输模块和出入口控制模块以及配套使用的次级管、试管架、试管托盘组成。用于实验室中对试管进行记录、分类和分装。

（五）皮肤美容仪：由主机和附件组成，附件包括超声波探头、高频脉冲探头、离子导入探头、去角质探头、远红外探头。不用于医疗目的，仅用于面部清洁、去除角质、祛皱、淡化色斑、提紧皮肤。

（六）磁性取针器：可重复使用，与人体短暂接触。通过磁性头端获取和移除外壳手术部分处的缝针。

（七）医用拖鞋清洗机：用于清洗拖鞋等非医疗器械。

（八）超微粒子淋浴装置：由舱体、主机、管道等组成。用于帮助无法自理的人员沐浴，扩张毛细血管、促进新陈代谢。

（九）干式水力按摩舱：由舱体、主机等组成。利用水波振动的方式，用于人体按摩。

（十）艾蒸灸慰仪：由风扇、蒸汽发生室、药物蒸发室、输送管道和喷头组成。用于蒸发出艾绒的有效成分。

（十一）一次性无菌电缆：与电极导管连接使用。由电缆线和鳄鱼夹组成。用于通过安全适配器连接到起搏系统分析仪。

（十二）磁共振线圈：由接头、电缆和线圈主体组成，线圈主体包括调谐/解调电路、接收/发射环路和前置放大器等。通过线圈插头插到指定的磁共振系统上，将感兴趣的患者部位置于合适的线圈中。用于发射和接收射频信号，以供磁共振系统成像。

（十三）数据传输接口设备：由RS-232连接器、以太网连接器、串行端口、状态指示灯、电源连接器和电源开关等组成。用于将麻醉机、输液泵等医用设备采集的数据传输给指定的监护仪。

（十四）移动台车：与呼吸机配套使用。带有充电电池。用于承载呼吸机主机及固定所有相关附件，提供可移动脚轮，以便于呼吸机及其附件使用时的固定和必要时的整体移动，并可通过电缆连接于充电回路进行充电，为呼吸机提供临时电力支持。

（十五）手术灯配用摄像系统：由摄像头、连接线和控制器等组成。通过摄像头对手术过程进行摄像。安装在手术灯头使用。

（十六）心房内心电图专用接头：用于将心房内心电图专用接头上所带的电缆接头与心电监护仪和体表电极及引线电缆相连接，并通过开关完成体表心电图和心房内心电图信号的切换。

（十七）核心模块：与指定的全自动生化分析仪和免疫分析仪配合使用。主要由架子取样单元、架子转盘、传送带、供水系统和供电系统等组成。用于把体外诊断样本（如血清、血浆和尿液等）通过样本架传送到生化分析仪或免疫分析仪，检测完成后再将样品推回到模块中，并为和生化分析仪/免疫分析仪连接后的整个系统供水和供电。

（十八）伽马定位系统：与其配套的伽马相机配套使用。由准直系统和定位系统组成。主要为伽玛相机提供支撑和定位作用。该产品是伽玛相机的无源附件，不能独立实现定位功能。

（十九）手术用摄像装置：由摄像头、控制单元、遥控器、摄像头连接电缆组成。配合手术显微镜使用，安装在手术显微镜的分光器上。用于手术过程的观察和记录。

（二十）内窥镜用贮水瓶：与指定的带有送水功能的内窥镜（自身含泵）组合使用。由瓶体、连接器、连接器支架、瓶体保护器、清洗适配器、连接插头和管道组成。用于内腔冲洗时送水过程的贮水。

（二十一）脑电导联线：与脑电电极连接使用。用于将电极和设备连接，传导信号。该产品不含脑电电极。

（二十二）银汞分离器：牙科治疗机的一个组成部分。通过和治疗机连接，收集治疗中排除的废水，利用离心原理将汞粒子分离。用于从牙科治疗废水中分离汞粒子。

（二十三）助充器：由储药器座、发光二极管、按钮、电池等组成。通过推拉储药器的推拉杆，将胰岛素药瓶中的胰岛素助充至指定的胰岛素泵用储药器中，发光二极管的作用是作为指示灯提示助充器的工作状态。产品仅和储药器及胰岛素的安培瓶外壁接触，不会直接接触药液。

五、视具体情况而定的产品（1个）

统一数据集成系统：与医院的现有信息系统协同工作，复制并存储这些系统产生的数据。若数据包含心电图、医学影像等医学信息，则按照Ⅱ类医疗器械管理，分类编码6870。否则，不作为医疗器械管理。

国家食品药品监督管理总局办公厅
2013年7月8日

食品药品监管总局办公厅关于自体富血小板凝胶制备用套装等23个产品分类界定的通知

食药监办械管〔2013〕69号

各省、自治区、直辖市食品药品监督管理局：

为适应医疗器械监督管理工作的需要，国家食品药品监督管理总局组织有关单位和专家对自体富血小板凝胶制备用套装等23个产品的管理类别进行了界定。现通知如下：

一、作为Ⅲ类医疗器械管理的产品（4个）：

（一）自体富血小板凝胶制备用套装：由注射器式离心管（包括注射器式离心管外套、注射器式离心管拉杆、活塞、离心管帽）、双管针、喷头、注射枪柄、枪底座、离心管保护套组成。是制备富血小板凝胶、并将其喷涂于患处的工具。分类编码：6866。

（二）防鼻窦阻塞微流间隔器系统：由微流间隔器和展开引导装置组成。一次性使用无菌产品。主要用于鼻窦手术后，展开引导装置将微流间隔器送至额窦内的理想位置展开固定，起到维持通往额窦的开口并防止鼻窦再次阻塞的作用。分类编码：6877。

（三）复合前列腺特异性抗原预处理剂：由游离前列腺特异性抗原的单克隆抗体以及含牛血清白蛋白、防腐剂的缓冲液组成。用于封闭游离前列腺特异性抗原，使其在测定复合前列腺特异性抗原时不起反应。分类编码：6840。

（四）免疫血液检测中性试剂卡：由6个反应柱组成。柱内装有玻璃珠和缓冲试剂。为血型分析检测不规则抗体提供反应环境。分类编码：6840。

二、作为Ⅱ类医疗器械管理的产品（3个）：

（一）笔式注射器（不带药筒和注射针头）：由笔式注射器主体、活塞、注射按钮、剂量显示窗、剂量调节旋钮、剂量校正按钮、药筒仓、笔式注射器帽组成；不包含药筒和注射针头。笔式注射器与注射针头及筒装药物配合使用，完成药物的皮下注射过程。笔式注射器所有部件不与注射部位直接接触。分类编码：6815。

（二）隆胸手术用漏斗：是漏斗形隆胸手术辅助器械，一次性使用无菌产品。由弹性尼龙材料制成，内表面涂有由聚氨酯和聚乙烯吡咯烷酮共混物构成的亲水涂层。在外科隆胸手术时，将植入物置于本器械含有亲水性润滑涂层的内表面，通过挤压，使植入物轻易通过漏斗的小开口，可在隆胸手术时缩小患者的伤口。分类编码：6866。

（三）预装式虹膜扩张器：由虹膜扩张器、导入器两部分构成。虹膜扩张器由含染料酞菁蓝的聚丙烯材料制成，所含酞菁蓝不作为手术中的染料。为一次性无菌产品。适用于眼科手术需穿过瞳孔的病人，手术时通过导入器将虹膜扩张器导入人眼前房，使虹膜边缘进入虹膜扩张器4个角的凹口内，从而对虹膜起扩张和支撑的作用，便于手术的进行。手术结束后，将虹膜扩张器取出。分类编码：6804。

三、作为Ⅰ类医疗器械管理的产品（8个）：

（一）烧结膏：由氧化铝、石英、羟乙基纤维素、聚乙二醇蒸馏水组成。用于在烧制过程中稳定直接置于结晶盘上或结晶针上的计算机辅助切削瓷块修复体，也可用于在烧制过程中保护置于金属针上的陶瓷修复体。分类编码：6863。

（二）阳极缓冲液(槽)、阴极缓冲液(槽)：由电极（阳极或阴极）缓冲液预装于固定容器中。用于核酸或蛋白电泳分析仪。分类编码：6840。

（三）甲酰胺进样溶剂：由高度去离子甲酰胺和稳定剂组成。用于基因分析仪的进样。分类编码：6840。

（四）质谱样品处理基质溶液：由α-氰基-4-羟基肉桂酸（CHCA）以及乙醇、乙腈、纯水组成。使用时将该基质溶液加入到涂有临床样本的样品板上,将样品带入分析部位。分类编码：6840。

（五）增强液：由TritonX-100（聚乙二醇辛基苯基醚）、乙酸和螯合剂组成的即用型溶液，用于解离增强时间分辨荧光免疫分析中的铕离子（Eu3+）或钐离子（Sm3+）。经解离洗脱后的铕离子或钐离子与增强液中的螯合物形成胶态分子团，分子团在激发光的激发下发出强荧光，信号放大，利于定量检测。用于时间分辨荧光免疫分析封闭系统。分类编码：6840。

（六）诱导剂：由TritonX-100（聚乙二醇辛基苯基醚）、甘氨酸、盐酸和螯合剂组成的即用型溶液，用于解离增强时间分辨荧光免疫分析中的铕离子（Eu3+），经解离洗脱后的铕离子与增强液中的螯合物形成胶态分子团，分子团在激发光的激发下发出强荧光，信号放大，利于定量检测。用于时间分辨荧光免疫分析封闭系统。分类编码：6840。

（七）蓝化剂：由三羟甲基氨基甲烷盐酸盐、三羟甲基氨基甲烷、固绿组成。用于病理组织样本的染色。分类编码：6840。

（八）触发液：由0.9%的氯化钠溶液组成。与血小板功能分析仪配套试剂配套使用，用于检测前润湿生化活性膜。分类编码6840。

四、不作为医疗器械管理的产品（8个）：

（一）酸洗液：由硫酸、氢氟酸和蒸馏水组成。用于软化压铸瓷块铸造的修复体表面形成的反应层。

（二）依克多因雾化溶液：由一种环状氨基酸（2-甲基-1，4，5，6-四氢嘧啶-4-羧酸）、水和海盐组成。用于治疗或辅助性治疗和缓解由过敏性或慢性支气管炎或过敏性和慢性支气管哮喘引起的上、下呼吸道症状。

（三）无菌透明质酸硫酸软骨素灌注液：由透明质酸、硫酸软骨素、氯化钙、水组成的一次性使用无菌溶液。注入膀胱后，可修复膀胱上皮氨基葡萄糖保护层，用于膀胱上皮氨基葡萄糖保护层缺乏的临时替代。

（四）液态敷料:由二甲基硅油、己二酸二异辛酯、PPG-15硬酯醇醚、二丙基二醇、椰子油、棕榈酸异丙酯、矿物油、乙烯丙烯酸共聚物、丙烯酸酯三聚物、石蜡、硫酸镁、对羟基苯甲酸酯、对羟基苯甲酸丙酯和水组成。外敷于完整皮肤，用于隔离、保护因大小便失禁而处于浸渍危险的皮肤，也可用于滋润和保护严重干燥皮肤。

（五）康复凝胶：由凝胶和消毒剂组成。其中，凝胶由亲水性高分子材料、水及植物精油等组成，消毒剂由聚维酮碘或葡萄糖酸氯己定或醋酸氯己定组成。使用时将产品适量涂抹于所需部位，用于对皮肤表面的清理、杀菌消毒。

（六）一次性使用医用脱毛喷剂：由卡波姆、巯基乙酸钙组成。用于术前备皮。其原理为巯基乙酸钙通过其活泼的H还原作用，使毛发中二巯键R-S-S-R断裂成R-S-H，胱氨酸还原成半胱氨酸，使毛发机械强度降低，被折断除去，达到去除体毛的目的。

（七）天然湿敷剂：由原花青素（OPC）、改性壳聚糖（活性多糖）组成。主要利用OPC降低脱脂转化酶（LPA）刺激下的RAW264.7细胞引起的NF-kB与脱氧核糖核酸（DNA）的结合活性升高这一原理，用于治疗各种皮炎、湿疹、特应性皮炎、促进创面愈合。

（八）调节清洗液：水预装于即用型的袋子中，用于AppliedBiosystems3500Dx系列基因分析仪胶泵的启动和清洗。属于仪器管路清洗液。

国家食品药品监督管理总局办公厅

2013年9月27日

食品药品监管总局办公厅关于血细胞分离机用耗材等11个产品分类界定的通知

食药监办械管〔2013〕68号

各省、自治区、直辖市食品药品监督管理局：

为适应医疗器械监督管理工作的需要，国家食品药品监督管理总局组织有关单位和专家对血细胞分离机用耗材等11个产品的管理类别进行了界定。现通知如下：

一、作为Ⅲ类医疗器械管理的产品（1个）

血细胞分离机用耗材：由离心杯、管路、副产物收集袋组成。该产品是一次性使用无菌产品，和血细胞分离机配合使用，是血细胞分离机的专属耗材。用于分离脐带血、骨髓和外周血干细胞。分类编码：6845。

二、作为Ⅱ类医疗器械管理的产品（5个）

（一）神经病变诊断仪：由主机、锂电池、生物传感器和USB线缆组成。通过测定神经肌肉信号，用于诊断和评估全身性神经病变。分类编码：6821。

（二）正压呼气治疗系统：由正压呼气治疗装置、可拆卸咬嘴或面罩组成。用于为患有囊性纤维化、带有分泌问题的肺疾病和肺不张的患者提供正压呼气治疗。分类编码：6826。

（三）振动正压通气治疗系统：由振动正压通气装置、可拆卸咬嘴、小容量药物雾化器、折叠式储液管、氧气管组成。用于为患有囊性纤维化、慢性阻塞性肺病、哮喘和带有分泌问题的肺疾病以及肺不张患者提供正压通气治疗。分类编码：6826。

（四）呼吸机插管套囊压力调节装置：由活动横重锤、活动臂、固定施压锤、恒稳压储气囊组成。用于自动调节呼吸机气管插管、气管切开套管或类似器械上附带的套囊内部气压。在患者体外与气管插管配套使用。分类编码：6866。

（五）电动拔罐器：由真空源、导管、玻璃罐、电源和三通阀组成。采用真空负压原理，使玻璃罐吸附在肌肉上或者在肌肉上有节奏地收缩拉伸从而达到拔罐治疗的作用。分类编码：6827。

三、不作为医疗器械管理的产品（5个）

（一）医学影像报告浏览软件：采用web2.0标准集成技术，根据所集成的各种数据来源分别访问相关数据。预期用于浏览医学影像与医学报告的参考视图，不用于影像的诊断性阅读。

（二）抽血监控和混合仪：由测力称重传感器、混合装置、微控制器和关联电子线路、液晶数字显示屏和控制键组成。具有对血液进行称重、使血液和抗凝剂进行均匀混合两项功能。

（三）除皱系统：由使用手柄、导热胶、底座组成。用于去除眼睛周围皱纹。不用于医疗美容。

（四）焕彩美容仪：由压电超声换能器、集成声波模块、锂离子充电电池、通用AC充电器、充电底座组成。设备将平均值3W（最大不超过3.5W）的低功率超声波，作用于皮肤区域（眼眶以下的面部及脸颊皮肤、颏和颈部区域）,用于个人美容护理，提升、收紧脸部及颈部肌肤，改善及均匀肤色，延缓皱纹产生。

（五）患者自控输注电缆：由患者手柄、给药按钮、电缆、输液泵接口组成。与指定型号的输液泵配合，代替输液泵上的给药按钮，由患者通过按给药按钮来自行控制输注入体内的药液容量。

国家食品药品监督管理总局

2013年9月27日

国家食品药品监督管理局办公室关于征求创新医疗器械特别审批程序和简化医疗器械重新注册申报资料规定意见的通知

食药监办械函[2013]98号

各省、自治区、直辖市食品药品监督管理局（药品监督管理局），中国医疗器械行业协会，有关单位：

为鼓励医疗器械的研究与创新，推进医疗器械注册审评审批机制改革，提高医疗器械注册审评审批效率，促进自主创新医疗器械产业发展，我局组织起草了《创新医疗器械特别审批程序（试行）》（征求意见稿）和《关于简化医疗器械重新注册申报资料的规定（试行）》（征求意见稿）（附件）。现向社会公开征求意见，请于2013年3月31日前通过以下途径和方式反馈意见：

电子邮件：ylqxzc@sina.cn。发送邮件时，请务必在邮件主题处注明“医疗器械相关文件的反馈意见”。

信函：北京市西城区宣武门西大街26号院2号楼 国家食品药品监督管理局医疗器械监管司

邮编：100053

附件1

创新医疗器械特别审批程序（试行）

第一条 为鼓励医疗器械的研究与创新，促进自主创新医疗器械产业发展，根据《医疗器械监督管理条例》、《医疗器械注册管理办法》等法规和规章，制定本程序。

第二条 食品药品监督管理部门对同时符合下列情形的医疗器械按本程序实施审评审批：

（一）申请人具有产品核心技术的自主知识产权，权益状况明确。申请人具有自主知识产权是指，申请人经过其主导的技术创新活动，在我国依法拥有发明专利的所有权，或依法通过受让取得在我国发明专利的所有权或使用权。

（二）产品主要工作原理/作用机理为国内首创，产品性能或安全性与同类产品比较有根本性改进，技术上处于国际领先水平，并且具有显著的临床应用价值。

（三）申请人已完成产品的前期研究并具有基本定型产品，研究过程真实和受控，研究数据完整和可溯源。

（四）申请人为中国境内的企业法人，产品在中国境内生产，并具有医疗器械生产企业许可证。

第三条 各级食品药品监督管理部门及相关技术机构，根据各自职责和本程序规定，按照早期介入、专人负责、科学审批的原则，在标准不降低、程序不减少的前提下，对创新医疗器械予以优先办理，并加强与申请人的沟通交流。

第四条 申请人申请创新医疗器械特别审批，应当填写《创新医疗器械特别审批申请表》（见附件1），并提交支持拟申请产品符合本程序**第二条**要求的资料。资料应当包括：

（一）申请人企业法人资格证明文件。

（二）医疗器械生产企业许可证。

（三）产品知识产权情况及证明文件。

（四）产品研发过程及结果的综述。

（五）产品技术文件，至少应包括：

1. 产品的预期用途；

2. 产品工作原理/作用机理；

3. 产品主要技术指标及确定依据，主要原材料、关键元器件的指标要求，主要生产工艺过程及流程图，主要技术指标的检验方法。

（六）产品创新的证明性文件，至少应包括：

1. 国家级信息或专利检索机构出具的查新报告；

2. 核心刊物公开发表的能够充分说明产品临床应用价值的学术论文、专著及文件综述；

3. 与产品主要技术相关的发明专利说明书；

4. 国内外已上市同类产品应用情况的分析；

5. 产品的创新内容及在临床应用的显著价值。

（七）产品安全风险管理报告。

（八）产品使用说明书。

（九）其他证明产品符合本规定**第二条**的资料。

第五条 申请人应当向其所在地的省级食品药品监督管理部门提出创新医疗器械特别审批申请，省级食品药品监督管理部门对申报项目是否符合本程序**第二条**要求进行初审。经初审不符合**第二条**要求的，省级食品药品监督管理部门应当及时通知申请人；申报资料符合**第二条**要求的，省级食品药品监督管理部门将申报资料和初审意见一并报送国家食品药品监督管理局行政受理服务中心。

第六条 国家食品药品监督管理局行政受理服务中心应当建立特别审批医疗器械申请数据库，对申请特别审批的产品进行统一管理，给予产品特别审批申请受理编号，受理编号编排方式为:械特××××1-×××2，其中××××1为申请的年份；×××2为产品流水号。

第七条 国家食品药品监督管理局设立创新医疗器械审查办公室（以下简称办公室），并建立创新医疗器械审查专家库，对创新医疗器械特别审批申请进行审查。

第八条 国家食品药品监督管理局受理创新医疗器械特别审批申请后，由办公室进行审查并出具审查意见。办公室审查后认为需要进一步审查的，从创新医疗器械审查专家库中遴选专家组成专家委员会进行复审并出具审查意见。

第九条 在办公室或专家委员会出具审查意见后，应当将审查结果在国家食品药品监督管理局网站予以公示，公示时间应当不少于10个工作日。对于公示有异议的，应当对相关意见研究后作出最终审查决定。

第十条 国家食品药品监督管理局应当将审查结果书面通知申请人，同时抄送申请人所在地省级食品药品监督管理部门。（格式见附件2）

第十一条 国家食品药品监督管理局在审查创新医疗器械特别审批申请时一并对医疗器械管理类别进

行界定。如产品被界定为第二类或第一类医疗器械，国家食品药品监督管理局应当将有关情况通知相应的省级食品药品监督管理部门。相应的省级或设区市级食品药品监督管理部门可参照本程序进行后续工作和审评审批。

第十二条 对于经国家食品药品监督管理局审查同意按本程序审批的医疗器械（以下简称创新医疗器械），申请人所在地食品药品监督管理部门应当指定专人，应申请人的要求及时沟通、提供指导。在接到申请人质量管理体系检查（考核）申请后，应当予以优先办理。

第十三条 对于创新医疗器械，医疗器械检测机构在进行注册检测时，应当及时对生产企业提交的注册产品标准进行预评价，对存在问题的，应当及时向生产企业提出修改建议。

第十四条 医疗器械检测机构应当在接受样品后优先进行医疗器械注册检测，并出具检测报告。经过医疗器械检测机构预评价的注册产品标准和《注册产品标准预评价记录表》应当加盖检测机构印章，随检测报告一同出具。

第十五条 创新医疗器械的临床试验应当按照《医疗器械临床试验规定》等要求进行，食品药品监督管理部门应当根据临床试验的进程进行监督检查，必要时应当组织进行抽查或有因核查。

第十六条 创新医疗器械临床研究工作需重大变更的创新医疗器械，如临床试验方案修订，使用方法、规格型号、预期用途、适用范围或人群的调整等，申请人应当评估变更对医疗器械安全性、有效性和质量可控性的影响。产品主要工作原理或作用机理发生变化的创新医疗器械，应当按照本审批程序重新申请。

第十七条 对于创新医疗器械，在产品注册申请受理前以及技术审评过程中，国家食品药品监督管理局医疗器械技术审评中心应指定专人，应申请人的要求及时沟通、提供指导，共同讨论相关技术问题。

第十八条 对创新医疗器械，申请人可填写创新医疗器械沟通交流申请表（见附件3），就下列问题向国家食品药品监督管理局医疗器械技术审评中心提出沟通交流申请：

（一）重大技术问题；

（二）重大安全性问题；

（三）临床试验方案；

（四）阶段性临床试验结果的总结与评价；

（五）其他需要沟通交流的重要问题。

第十九条 国家食品药品监督管理局医疗器械技术审评中心应当对申请人提交的沟通交流申请及相关资料及时进行审核，并将审核结果通知申请人（见附件4）。国家食品药品监督管理局医疗器械技术审评中心同意进行沟通交流的，应当明确告知申请人拟讨论的问题，与申请人商定沟通交流的形式、时间、地点、参加人员等，安排与申请人沟通交流。沟通交流应形成记录，记录需经双方签字确认，供该产品的后续研究及审评工作使用。

第二十条 国家食品药品监督管理局受理创新医疗器械注册申请后，应当将该注册申请项目标记为“创新医疗器械”，并及时进行注册申报资料流转。

第二十一条 已受理注册申报的创新医疗器械，国家食品药品监督管理局医疗器械技术审评中心应当优先进行技术审评；技术审评结束后，国家食品药品监督管理局优先进行行政审批。

第二十二条 属于下列情形之一的，国家食品药品监督管理局可终止本程序并告知申请人：

（一）申请人主动要求终止的；

（二）申请人未按规定的时间及要求履行相应义务的；

（三）经专家会议讨论确定不宜再按照本程序管理的；

（四）申请人提供伪造和虚假内容的。

第二十三条 国家食品药品监督管理局在实施本程序过程中，应加强与国务院各有关部门的沟通和交流，及时了解创新医疗器械的研发进展。

第二十四条 突发公共卫生事件应急所需医疗器械，按照《医疗器械应急审批程序》办理。

第二十五条 医疗器械注册管理要求和规定，本程序未涉及的，按照《医疗器械注册管理办法》等相关规定执行。

第二十六条 本程序自发布之日起施行。

食品药品监管总局关于进一步加强医疗器械不良事件监测体系建设的指导意见

食药监械监〔2013〕205号

各省、自治区、直辖市食品药品监督管理局，新疆生产建设兵团食品药品监督管理局：

为进一步加强医疗器械不良事件监测工作，完善不良事件监测体系，建立健全各级监测体系工作机制，全面推动监测制度建设，切实提高监测、评价和风险预警能力，有效保障公众用械安全，根据《医疗器械监督管理条例》、《国家药品安全“十二五”规划》和《医疗器械不良事件监测和再评价管理办法（试行）》（以下称《办法》），现就进一步加强医疗器械不良事件监测体系建设，提出以下指导意见：

一、指导思想

深入贯彻落实科学发展观，大力践行科学监管理念，以食品药品监管体制改革为契机，以保障人民群众用械安全有效为目的，完善医疗器械不良事件监测机制，加强基层医疗器械不良事件监测，健全重点监测与日常监测相结合的监测机制，强化医疗器械不良事件评价与预警，全面提升监测与评价能力。

二、总体目标

力争通过3年左右时间，建立健全各级医疗器械不良事件监测技术机构和监测网络，完善监测机制，落实监测责任，健全监测制度，规范监测工作，进一步扩大监测覆盖面，探索哨点监测模式、逐步建立监测哨点，使风险预警能力明显提升，形成比较完善的全国医疗器械不良事件监测体系。

三、职责分工

各级食品药品监管部门（以下称监管部门）、医疗器械不良事件监测技术机构（以下称监测机构），应按照《办法》、《医疗器械不良事件监测工作指南（试行）》（以下称《指南》）的规定和要求建立健全各项工作制度，严格履行工作职责。

国家医疗器械不良事件监测机构：负责全国医疗器械不良事件监测信息的收集、评价、反馈和上报，对地方各级医疗器械不良事件监测机构进行技术指导；组织开展严重医疗器械不良事件的调查和评价，协助有关部门开展医疗器械群体不良事件的调查；组织开展医疗器械不良事件监测的宣传和培训工作；不断完善国家医疗器械不良事件监测数据库和信息网络。

省（区、市）医疗器械不良事件监测机构：负责本行政区域内医疗器械不良事件信息的收集、评价、反馈和上报，组织开展严重医疗器械不良事件的调查和评价；协助有关部门开展医疗器械群体不良事件的调查；开展医疗器械不良事件监测的宣传和培训。

设区的市级以及县级医疗器械不良事件监测机构：承担本行政区域内医疗器械不良事件报告和监测技术工作，负责医疗器械不良事件信息的收集、调查、核实、评价、反馈和上报；协助有关部门开展医疗器械群体不良事件的调查；开展医疗器械不良事件监测的宣传等工作。

医疗器械生产企业应确实履行医疗器械产品安全第一责任人职责，履行报告义务，主动发现、收集、调查、分析所生产医疗器械发生的所有可疑不良事件，控制医疗器械安全风险。

医疗器械经营企业、使用单位及相关人员应按照《办法》、《指南》要求落实各项监测、上报责任，积极配合生产企业和监管部门、监测机构开展相关工作。

四、工作重点

（一）建立健全机构

各级监管部门要建立健全医疗器械不良事件监测技术机构，具备条件的应成立或以加挂牌子方式成立监测机构；一般应至少在相关机构设置独立的医疗器械不良事件监测部门。

（二）完善三个机制

加强组织领导，重点完善以下三个工作机制：

1.协调机制。建立各级监管部门与同级卫生计生行政部门之间的协调机制，推动医疗机构主动开展医疗器械不良事件监测工作，使医疗机构相关人员强化监测意识，增强报告主动性。

2.保障机制。各级监管部门应在同级地方人民政府的领导下，积极争取编办、发展改革委、财政等部门的支持，切实保障监测工作所需的人员、经费、装备等，加强对不良事件监测工作的领导，做到有计划、有目标、有督查、有考核、有奖惩。

3.沟通机制。强化各级监测机构之间的纵向指导及横向交流，建立与同级医疗器械审评、检查、检测等技术部门的协作机制。

（三）健全三项制度

严格按照《办法》的要求，在日常监测与评价工作的基础上，健全以下三项制度：

1.监测网络管理制度。以第三类医疗器械生产企业、经营企业及二级以上医疗机构为核心，逐步健全全国医疗器械不良事件监测网络。建立医疗器械不良事件监测哨点管理制度，选择有条件有能力的单位建立监测哨点，推进哨点监测模式。对哨点和第三类医疗器械生产企业实行“零报告”制度，落实第一、二类医疗器械生产企业年度报告制度。

2.风险预警制度。各级监测机构要建立医疗器械不良事件评价、预警制度，强化数据挖掘、信号检出、风险评估能力，特别是提高对突发、群发事件的预警和评价能力，切实做到安全风险“早发现、早报告、早评价、早控制”。

3.信息管理制度。各级监管部门要按照相关法规要求，制定医疗器械不良事件信息发布、反馈与管理制度，加强信息管理和信息交流，严格信息发布。

（四）实现三个覆盖

加强监测网络建设，对没有履行报告义务的单位应加强监督检查，重点要实现三个覆盖：

1.第三类医疗器械生产企业全覆盖。

2.第三类医疗器械经营企业基本覆盖。

3.二级以上医疗机构基本覆盖。

五、建设要求

（一）监测机构：各级监管部门应综合考虑本地区人口数量、经济社会发展水平和医疗器械不良事件报告数、医疗器械企业数等因素，按照各地编办的要求，合理制订本级医疗器械不良事件监测机构设置标准和要求，建立健全医疗器械不良事件监测机构。

（二）监测队伍：选拔业务素质强、专业水平高的人员充实到监测岗位，以具有生物医学工程、医学等相关专业背景人员为主构建、充实监测技术骨干团队。加强业务培训，提高监测工作能力和水平。建立各级医疗器械不良事件监测专家库，充分发挥专家在医疗器械不良事件监测与评价中的决策咨询和技术指导作用。

（三）监测装备：医疗器械不良事件监测机构应有固定的工作场所，配备必要的办公设备，如可上网的电脑、电话、传真机、打印机、录音笔等；配备符合现场调查、应急处置需要的交通、通讯、记录工具和设备。

（四）信息化建设：信息化建设是医疗器械不良事件监测体系基础设施建设的重要组成部分。地方各级监测机构应按照国家医疗器械不良事件监测机构的统一规划、部署和要求，统筹规划、分步实施，做好行政区域内信息化工作的组织、协调和落实，加强网络系统的日常应用、维护和管理，保障网络系统安全、有效运转。

六、实施步骤（2013年—2015年）

（一）建设与完善阶段（2013年－2014年）

1.各级监管部门要与同级卫生计生行政部门建立工作协调机制，制定相关工作制度。同时，要建立和完善各级监测机构与各相关技术支撑机构之间的工作协作机制。

2.各级监管部门应明确承担医疗器械不良事件监测的机构或部门，配备专职医疗器械不良事件监测人员。监测人员应具有生物医学工程、医学等相关专业背景。同时，要加强对监测人员的培训，尤其要提高省级监测机构人员开展评价的能力。

3.各级监测机构应按照《办法》和《指南》的要求，规范日常监测工作，积极探索监测工作方法和模式，完善各项监测工作制度。要通过日常监测和再评价发现产品风险信号，以重点监测为抓手，评价和控制产品风险，建立重点监测与日常监测相结合的监测工作机制。

4.第三类医疗器械生产企业、二级以上医疗机构和高风险类医疗器械经营企业应使用全国医疗器械不良事件监测平台（www.adr.gov.cn），及时上报可疑医疗器械不良事件。

（二）深化与提高阶段（2015年）

1.建成全国县级行政区域全覆盖的医疗器械不良事件监测网络。

2.形成医疗器械不良事件日常监测和重点监测互为补充的监测工作模式，根据日常监测情况每年确定医疗器械品种开展重点监测。

七、保障措施

（一）组织保障。各级监管部门要统一思想，提高认识，加强对监测体系建设的组织领导，落实责任，明确任务，制定加快推进监测体系建设的具体实施方案。各级监测机构要在监管部门的统一领导下，做好各项任务的落实工作。

（二）机制保障。各级监管部门和监测机构要加强协调配合，拓展工作思路，改进工作方法，创新工作模式，建立与监测体系建设相适应的工作机制与奖惩机制。对于不按照要求开展医疗器械不良事件监测工作的单位，要加大督促检查力度，必要时给予通报、曝光等处理。

（三）经费保障。各级监管部门应积极争取各级编办、发展改革委、财政等部门的支持，充分利用现有资源，加大对医疗器械不良事件监测体系建设的投入，保障开展医疗器械不良事件监测工作所必需的装备和经费。

国家食品药品监督管理总局
2013年10月8日

食品药品监管总局关于印发医疗器械质量监督抽查检验管理规定的通知

食药监械监〔2013〕212号

各省、自治区、直辖市食品药品监督管理局，新疆生产建设兵团食品药品监督管理局：

为加强医疗器械产品质量监督管理，规范医疗器械质量监督抽查检验工作，国家食品药品监督管理总局组织修订了《医疗器械质量监督抽查检验管理规定》，现印发给你们，请遵照执行。

2006年9月7日原国家食品药品监督管理局发布的《国家医疗器械质量监督抽验管理规定（试行）》同时废止。

国家食品药品监督管理总局

2013年10月11日

医疗器械质量监督抽查检验管理规定

第一章　总　则

第一条　为加强医疗器械产品质量监督管理，规范医疗器械产品质量监督抽查检验工作，根据《医疗器械监督管理条例》（以下称《条例》）及相关规章，制定本规定。

第二条　本规定所称医疗器械质量监督抽查检验（以下称监督抽验）是指由食品药品监督管理部门依法定程序抽取、确认样品，并指定具有资质的医疗器械检验机构进行标准符合性检验，根据抽验结果进行公告和监督管理的活动。

第三条　本规定适用于中华人民共和国境内的食品药品监督管理部门、医疗器械检验机构以及医疗器械生产、经营企业和使用单位。

第四条　国家食品药品监督管理总局负责全国监督抽验工作的管理。地方各级食品药品监督管理部门负责组织实施行政区域内的监督抽验工作。

国家食品药品监督管理总局负责制定国家年度监督抽验工作方案，并对抽样单位和检验机构的工作进行协调、指导、督查和质量考核。

地方各级食品药品监督管理部门应当加强对行政区域内生产、经营、使用医疗器械产品的监督抽验，并依据国家食品药品监督管理总局的工作部署，结合本地区实际制定本行政区域年度监督抽验工作方案。

第五条　监督抽验的样品获得分为样品购买、样品返还和无偿提供三种方式。

第二章　方　案

第六条　各级食品药品监督管理部门应当根据医疗器械监管的需要，制定年度监督抽验工作方案，提供必要的经费支持和保障。

监督抽验工作方案应当包括抽验的范围、方式、数量、检验项目和判定原则、工作要求和完成时限（含复验完成时限）等。

第七条 监督抽验品种遴选的基本原则：

（一）对人体有潜在危险，对其安全性、有效性必须严格控制的医疗器械；

（二）使用量大、使用范围广，可能造成大面积危害的医疗器械；〖JP〗

（三）出现过质量问题的医疗器械；

（四）投诉举报较集中的医疗器械；

（五）通过医疗器械风险监测发现存在产品质量风险，需要开展监督抽验的医疗器械；

（六）在既往监督抽验中被判不符合标准规定的医疗器械；

（七）其他需要重点监控的医疗器械。

第三章 抽 样

第八条 食品药品监督管理部门开展医疗器械抽样时，应当由2名以上（含2名）执法人员实施。在抽样过程中，应当依法对被抽样单位开展监督检查，核查其生产、经营资质和产品来源。

第九条 抽样人员在执行抽样任务时，应当主动出示行政执法证件和抽样文件。

第十条 被抽样单位应当配合抽样工作，并提供以下资料：

（一）被抽样单位为医疗器械生产企业的，应当提供医疗器械生产许可证、被抽取医疗器械的产品注册证、产品注册标准等相关资料的复印件；

（二）被抽样单位为医疗器械经营企业的，应当提供医疗器械经营许可证、被抽取医疗器械的产品注册证、合格证明等相关资料的复印件；

（三）被抽样单位为医疗器械使用单位的，应当提供执业许可证，被抽取医疗器械的产品注册证、合格证明等相关资料的复印件；以上资料提供复印件的，由被抽样单位有关人员签字并标明与原件相符，加盖被抽样单位印章。

第十一条 抽样应当在被抽样单位存放医疗器械的现场进行，有关单位应当配合完成样品确认。抽取的样品应当根据产品的贮存与运输条件及时寄、送承检机构并做交接记录。

第十二条 抽样人员应当用医疗器械抽样封签签封所抽样品，填写医疗器械抽样记录及凭证，并经被抽样单位主管人员认可后签字，加盖被抽样单位印章。

第十三条 生产企业因故不能提供样品的，应当说明原因并提供有关证明材料、填写未能提供被抽样品的证明；抽样人员应当检查生产现场，查阅有关生产、销售记录后，可追踪到经营企业或使用单位对产品进行抽样。

第十四条 被抽样单位无正当理由不得拒绝抽样。需要被抽样单位协助寄送样品的，被抽样单位应当协助。

第十五条 抽样中发现被抽样单位有违反《条例》等有关规定或发现假冒产品的，应当依法处理。

第四章 检 验

第十六条 承检机构应当具有相应的医疗器械检验检测资质，并在授检范围内按照产品生产时有效的产品注册标准依法开展相关检验工作。

在医疗器械经营企业、使用单位所抽的样品，其产品注册标准由相应的审批部门提供复印件并加盖单位印章。

承检机构对不宜移动的医疗器械可开展现场检验，被抽样单位应当配合。

第十七条 承检机构接收样品时，应当检查并记录样品的封签、包装有无破损，样品外观等状态有无异常情况；核对样品与医疗器械抽样记录及凭证上的记录是否相符等。

如样品与医疗器械抽样记录及凭证上的记录不相符的，承检机构应当与抽样单位核实，由抽样单位进行纠正。对不符合检验有关规定的不得开展检验工作，并将结果上报组织监督抽验的部门或单位。

所抽样品不属于监督抽验工作方案中规定的抽样范围或不符合监督抽验要求等情况的，承检机构应当在收到样品5个工作日内与抽样单位联系并安排样品退回。抽样单位应当按照监督抽验工作方案抽取补足样品并及时寄、送承检机构。

第十八条 承检机构应当按照检验检测要求制定相关管理和质量控制制度，严格按照相关制度及检验质量规范要求开展检验工作，保证检验工作公正、规范，如实填写原始记录。

第十九条 承检机构应当及时出具科学有效的检验报告，报告应当内容完整、数据准确、结论明确。原始记录及检验报告保存期不得少于5年。

第二十条 国家食品药品监督管理总局组织的监督抽验中，承检机构在完成检验工作后，应当按照监督抽验工作方案的要求，将医疗器械质量监督抽查检验结果通知书和检验报告寄送抽样单位及标示生产企业所在地的省级食品药品监督管理部门；抽样单位及标示生产企业所在地的省级食品药品监督管理部门应当在收到后的5个工作日内送达被抽样单位或标示生产企业。

省级及省级以下食品药品监督管理部门组织的监督抽验中，检验报告及相关文件的送达应当按照各省监督抽验有关规定执行。

第二十一条 承检机构应当及时按监督抽验工作方案要求将检验任务的完成情况及相关资料报组织监督抽验的部门或单位。

第二十二条 对于监督抽验结果为不符合标准规定的样品，应当在监督抽验结果发布后继续保留3个月。监督抽验工作方案中规定返还的样品应当及时返还。因正常检验造成破坏或损耗的样品应当在返还同时说明情况。

第五章 复 验

第二十三条 被抽样单位或标示生产企业（以下称申请人）对检验结果有异议的，可以自收到检验报告之日起7个工作日内向具有相应资质的医疗器械检验机构提出复验申请，检验机构无正当理由不得推诿。逾期视为申请人认可该检验结果，检验机构将不再受理复验申请。

第二十四条 申请人应当向复验机构提交复验申请表及需要说明的其他资料。监督抽验工作方案中规定不得复验的检验项目，复验申请不予受理。复验费用由申请人承担。

第二十五条 复验机构接受复验申请后，应当通知原承检机构，原承检机构应当及时将样品及产品注册标准寄、送复验机构。复验应当按照监督抽验工作方案进行，复验机构出具的复验结论为最终检验结论。

国家食品药品监督管理总局组织的监督抽验中，复验结束后，复验机构应当在2个工作日内将复验报告分别寄送申请人、原承检机构、抽样单位和标示生产企业所在地的省级食品药品监督管理部门。

省级及省级以下食品药品监督管理部门组织的监督抽验中，复验报告及相关文件的送达应当按照各省监督抽验有关规定执行。

第六章　结果处理

第二十六条　各地食品药品监督管理部门收到检验报告后，应当及时对不符合标准规定产品的相关生产、经营企业、使用单位开展监督检查，采取控制措施，对违法行为依法查处。

第二十七条　国家食品药品监督管理总局、省级食品药品监督管理部门应当及时发布医疗器械质量公告。医疗器械质量公告在发布前，组织监督抽验的部门应当对公告内容进行核实。

第二十八条　公告不当的，应当在原公告范围内予以更正。

第七章　监督管理

第二十九条　抽样人员在监督抽验中向被抽样单位索取超过检验需要的样品或收取检验费用的，由其所在部门或上级主管部门责令退还；情节严重的，应当给予行政处分。

第三十条　承检机构伪造检验结果或者出具虚假证明的，按照《条例》处理；违反纪律泄露和对外公布检验结果的，对有关责任人员给予行政处分。

第三十一条　抽样、检验和相关工作人员应当对被抽样单位提供的有关资料保密，不得擅自泄露和对外公布检验结果。

第八章　附　则

第三十二条　本规定由国家食品药品监督管理总局负责解释。

第三十三条　本规定自发布之日起施行。

抄送：中国食品药品检定研究院，解放军总后勤部卫生部药品监督管理局。

国家食品药品监督管理总局关于医疗器械重新注册有关事项的通告

为进一步推进医疗器械注册审评审批机制改革，促进医疗器械产业发展，在确保上市产品安全、有效的前提下，我局组织对重新注册申报资料要求等问题进行了研究，现就有关事项通告如下：

一、关于到期重新注册申报资料要求

对于产品、产品标准和说明书均没有变化的重新注册项目，生产企业应当提交没有变化且产品符合现行强制性国家标准和/或行业标准的声明，不再提交注册产品标准、注册检测报告和说明书，经批准予以重新注册的，仍执行原注册产品标准和说明书。

二、关于变更重新注册申报资料要求

（一）“生产地址”变化的重新注册

对仅发生生产地址变化的重新注册项目，境内生产企业应当提交仅发生生产地址变化的声明、变化地址后的质量管理体系检查（考核）报告、变更后的生产企业许可证和新地址生产产品的全性能自检报告或委托检测报告；境外生产企业应当提交仅发生生产地址变化的声明、相应的证明性文件和新生产地址生产产品的全性能自检报告或委托检测报告；不再提交注册产品标准、注册检测报告和说明书，经批准予以重新注册的，仍执行原注册产品标准和说明书。

（二）“产品适用范围”变化的重新注册

对仅发生产品适用范围变化的重新注册项目，生产企业应当提交仅发生产品适用范围变化的声明，提交产品适用范围变化的临床试验资料或其他支持资料、与产品适用范围变化相关的安全风险分析报告，以及说明书变化的对照表，不再提交注册产品标准、注册检测报告和完整的说明书文本。经批准予以重新注册的，执行原注册产品标准，企业应当根据经审查备案的说明书变化对照表编写新的说明书。

（三）“型号、规格”、“产品标准”、“产品性能结构及组成”变化的重新注册

对于“型号、规格”、“产品标准”、“产品性能结构及组成”变化的重新注册申报项目，生产企业不再提交完整的注册产品标准、注册检测报告和说明书，应提交以下文件：

1.相应变化的对照表及其说明；

2.注册产品标准修改单；

3.说明书变化的对照表；

4.与产品变化相关的安全风险分析报告；

5.针对变化部分相关的技术指标及安全指标，提交注册检测报告。

经批准予以重新注册的，执行原注册产品标准及经复核的标准修改单；企业应当根据经审查备案的说明书变化对照表编写新的说明书。

对于已注册的医疗器械，如有涉及该医疗器械的强制性国家标准或者行业标准发布实施，生产企业应在注册证书有效期届满前6个月申请重新注册；生产企业应当自新标准开始实施之日起按照新标准组织生产。由于安全性原因，对医疗器械提出重新注册要求的，食品药品监管总局将在标准实施通知中作出相应的规定。

三、关于重新注册质量跟踪报告内容

申请重新注册时，质量跟踪报告中应包括医疗器械不良事件汇总分析评价报告，报告应对医疗器械上市后发生的可疑不良事件进行分析评价，阐明不良事件发生的原因并对其安全性、有效性的影响予以说明。

四、关于重新注册审评审批流程

对仅发生“生产地址”变化的重新注册申报项目，食品药品监管总局行政受理服务中心受理后直接转医疗器械注册管理司进行行政审批。

对于境内第一类、第二类医疗器械仅发生“生产地址”变化的重新注册申请，地方食品药品监督管理部门可以参照本规定简化审评审批流程。

五、其他相关规定

（一）同时发生多项变化的，申请人应提交每项变化对应的资料。

（二）申请人可按照上述简化资料要求提供申报资料，也可选择提交完整的重新注册申报资料。

（三）以下情形不适用于重新注册，应按照首次注册申报：

1．产品基本原理发生变化；

2．产品适用范围、结构、设计、性能、功能、材料等方面发生重大变化，需要对产品安全有效性进行全面评价时。

（四）重新注册获得批准的，申请人应当根据注册证书载明内容自行修改说明书的相关内容，不需单独申报医疗器械说明书变更备案。

（五）医疗器械管理类别调整后相关注册工作执行《关于医疗器械管理类别调整后注册相关工作要求的通知》（国食药监械〔2012〕70号）的规定。其中管理类别由高类别调整为低类别的，重新注册时适用于本规定；管理类别由低类别调整为高类别的，重新注册时不适用于本规定。

（六）本规定不适用于体外诊断试剂注册。

（七）本规定未涉及的其他医疗器械注册申报资料，仍按〖JP〗照《医疗器械注册管理办法》等规定执行。

（八）本通告自2014年1月1日起实施。

附件：医疗器械重新注册申报资料要求表

国家食品药品监督管理总局

2013年12月9日

医疗器械重新注册申报资料要求表

申报资料 \ 重新注册类型	产品、产品标准、说明书均无变化的到期重新注册	型号规格变化	生产地址变化	产品标准变化	产品性能结构及组成变化	产品适用范围变化
1.申请表	V	V	V	V	V	V
2.生产企业资格证明	V	V	V	V	V	V
3.原医疗器械注册证书	V	V	V	V	V	V
4. 注册检测报告	×	×	×	×	×	×
4’新地址生产产品的全性能自检报告或委托检测报告	×	×	V	×	×	×
4’针对变化部分的技术指标及安全指标的注册检测报告	×	V	×	V	V	×
5.产品标准及说明	×	×	×	×	×	×
5’注册产品标准修改单	×	V	×	V	V	×
6.说明书	×	×	×	×	×	×
6’说明书变化的对照表	×	V	×	V	V	V
7.质量跟踪报告（应包括医疗器械不良事件汇总分析评价报告）	V	V	V	V	V	V
8．境内生产企业提交变化后地址的质量管理体系检查（考核）报告，境外生产企业提交相应的证明性文件。	V	V	V	V	V	V
9.与产品变化相关的安全风险分析报告	×	V	×	V	V	V
10.适用范围变化的临床试验资料或其他支持资料	×	×	×	×	×	V
11.相应变化的对照表及其说明	×	V	×	V	V	×

申报资料 \ 重新注册类型	产品、产品标准、说明书均无变化的到期重新注册	型号规格变化	生产地址变化	产品标准变化	产品性能结构及组成变化	产品适用范围变化
12.申请人关于变更（或没有变化）情况的声明	√	√	√	√	√	√
13.境外政府主管部门批准上市证明文件						
14.产品质量保证书						
15.在中国指定代理人、代理注册的相关文件	√	√	√	√	√	√
16.在中国指定售后服务机构的相关文件						
17.所提交资料真实性的自我保证声明	√	√	√	√	√	√

说明：

1. 根据《关于医疗器械重新注册有关事项的通知》申报注册时，按照本表提交注册申报资料。

2. 表中"√"项为应提交的资料；"╳"项为无需提交的资料。

3．第一类医疗器械注册不需提供表中"4'针对变化部分的技术指标及安全指标的注册检测报告"和"8. 境内生产企业提交变化后地址的质量管理体系检查（考核）报告，境外生产企业提交相应的证明性文件。"

4. 表中13～16项仅适用于境外医疗器械注册。

安徽省食品药品监督管理局关于印发《安徽省医疗器械生产企业质量信用分类管理办法(2013年修订)》的通知

皖食药监械〔2013〕48号

各市、县食品药品监督管理局：

《安徽省医疗器械生产企业质量信用分类管理办法(2013年修订)》于2013年3月27日经安徽省食品药品监督管理局局长办公会议审议通过，现予发布。

附件：安徽省医疗器械生产企业质量信用分类管理办法(2013年修订)

安徽省食品药品监督管理局

2013年4月10日

安徽省医疗器械生产企业质量信用分类管理办法(2013年修订)

第一章 总则

第一条 为强化医疗器械生产企业诚实守信，营造公平竞争、规范有序的市场秩序，实施分类监管，提高监管效能，推动我省医疗器械产业健康发展，保障医疗器械产品安全，根据国家食品药品监督管理局制定的《药品安全信用分类管理暂行规定》和医疗器械有关法规、规章、规范性文件，制定本办法。

第二条 本省内已取得合法资质的医疗器械生产企业和县级以上食品药品监督管理部门应遵守本办法。

第三条 安徽省食品药品监督管理局（以下简称省局）负责全省医疗器械生产企业质量信用分类管理工作的指导和信用等级的核定，并制定相应的激励或惩戒措施，督促和检查市、县食品药品监督管理部门的质量信用档案的建立。

设区的市级食品药品监督管理局（以下简称市局）负责本辖区内医疗器械生产企业的质量信用管理工作和质量信用档案的建立，并指导所辖县级食品药品监督管理局质量信用管理工作的开展和质量信用档案的建立，组织对医疗器械生产企业的质量信用等级的评定和汇总上报工作，实施相应的激励和惩戒措施。

县级食品药品监督管理局（以下简称县局），负责本辖区内医疗器械生产企业的质量信用管理工作和质量信用档案的建立，参与医疗器械生产企业质量信用等级的评定。

第二章 质量信用档案信息的建立与汇总

第四条 企业质量信用档案信息包括：企业登记注册信息、日常监管信息、质量反馈信息。

（一）企业登记注册信息包括：企业名称、注册地址、生产地址、法定代表人（企业负责人）、企业类型、生产范围、生产品种、企业有关证照编号、证照有效起止时间、变更、换证信息等。

（二）日常监管信息是指食品药品监管部门在日常监管和专项整治工作中的监督检查记录以及企业违反医疗器械相关法规、规章和规范性文件的不良行为记录等。

（三）质量反馈信息是指食品药品监管部门对企业产品质量有关等相关信息。如行政处罚通知书、监督抽样记录、质量公告、企业整改报告等。

第五条 市、县局对辖区内的生产企业查实有本办法**第十条**、**第十一条**情形或发现有其它违反医疗器械法规行为的，均应及时填写《安徽省医疗器械生产企业不良行为记录表》（附表1），同时收集和保存相关有效证据。涉及跨地区的生产企业应及时将有关信息告知生产企业所在市局。

第六条 市局于每年2月15日前，填写《安徽省医疗器械生产企业质量信用情况汇总表》（附表2），上报省局医疗器械监管处。

第三章 质量信用等级标准与等级评定

第七条 企业质量信用等级分为A、B、C三个等级。

第八条 质量信用等级评定原则 。

以企业履行“第一责任人”的情况，违法行为情节的轻重、主观过错的大小和日常监管中的不良行为记录等作为信用等级评定的主要标准。

第九条 A级质量信用等级 同时符合下列要求，可评为A级质量信用等级：

（一）医疗器械生产企业在本年度内连续正常生产；

（二）日常监管无不良行为记录；

（三）企业管理者代表较好地履行职责，质量管理体系能够有效运行；

（四）连续两年上市产品监督抽样结论符合标准；

（五）企业能够积极配合执法机关监督检查；

（六）无违反医疗器械监督管理有关法律、法规、规章以及其他规定的行为。

第十条 B级质量信用等级

有下列情形之一的，评定为B级质量信用等级：

（一）因违法、违规行为受到警告的；

（二）责令整改而未整改到位的；

（三）与产品质量相关的有资质要求人员发生变动时未及时进行培训上岗的；

（四）未按标准进行检验或者产品出厂没有合格证的；

（五）生产、检验设备缺乏或不能正常运转的；

（六）连续停产一年以上未经重新验证或未提前书面告知省局而组织生产的；

（七）生产销售的产品出现不良事件，未及时向监管部门报告的；

（八）通过质量体系考核后，不按质量体系要求组织生产或降低质量管理要求，致使质量体系不能有效运行的；

（九）违反医疗器械广告管理规定受到工商行政管理部门依法处理的；

（十）违反医疗器械说明书、标签和包装标识管理要求的。

第十一条 C级质量信用等级

有本办法**第十条**两种以上情形（包括同一违法违规行为两次以上）或以下情形之一的，评为C级质量信用等级：

（一）被处以罚款、没收违法所得的；

（二）被撤销医疗器械广告批准文号的；

（三）提供行政许可虚假申请材料，或者以欺骗、贿赂等不正当手段骗取《医疗器械生产企业许可证》、《医疗器械注册证》的；

（四）被依法撤销《医疗器械注册证》或责令停产停业、暂扣《医疗器械生产企业许可证》、《医疗器械注册证》的；

（五）生产企业拒绝、逃避、阻挠执法人员进行监督检查，或者拒不配合执法人员依法进行案件调查的；

（六）编造生产记录、销售记录和生产批号的；

（七）对召回的医疗器械没有采取补救、销毁等措施，并将医疗器械召回和处理情况向所在地设区的市级食品药品监督管理部门报告的；

（八）其它违反医疗器械监督管理有关法律、法规、规章已造成严重后果行为的。

第十二条 质量信用等级的评定程序

（一）市局于每年2月15日前根据对辖区内医疗器械生产企业上一年度的日常监管、不良行为记录、质量管理等情况组织评估进行综合评估，评定医疗器械生产企业的质量信用等级，并填写《安徽省医疗器械质量信用等级审核表》（附表3）上报省局核定。评估组可由各市局、县局监管人员及有关人员组成。

（二）省局根据市局的评估结果，结合对医疗器械生产企业的日常监管等情况，组织相关机构或有关人员最终核定医疗器械生产企业的年度质量信用等级。

对生产企业质量信用等级的评定每年一次，并实行动态管理，已评为A级的企业，如出现B级或C级情况的，立即降为相应的级别；已评为B级或C级的企业，经整改后符合高一级别要求的，可在下一年度调升一个级别，如B（或C）级的企业可以调升A（或B）级的企业。

第四章 激励与惩戒

第十四条 为树立医疗器械生产企业的自律意识和诚信意识，对核定为A级质量信用等级的企业，采取一定的激励措施；对核定为B级、C级质量信用等级的企业，采取防范、提示、加大日常监管和专项检查等措施，加强监督。

第十五条 对A级质量信用等级企业在省局网站进行公告；对B、C级质量信用等级企业实行通报。公告和通报由省局实施。

第十六条 对核定为A级质量信用等级的企业，监管部门应当：

（一）除专项检查和举报核查外，减少日常监督检查频次；

（二）在法律、法规的范围内，开辟绿色通道，优先办理。

（三）加大推荐对A级企业媒体宣传。

第十七条 被核定为B级质量信用等级的企业，采取以下措施：

（一）针对不良行为加强整改，在组织复查的同时，对其进行跟踪检查；

（二）列入年度产品的监督抽样计划。

第十八条 被核定为C级质量信用等级的企业，除采取**第十七条**措施外，还要加强日常监督检查力度，增加产品的监督抽样频次，必要时对其实施飞行检查。

第十九条 企业在一年内有两项或二次以上不良行为的，市局、县局要向企业发出《安徽省医疗器械生产企业不良行为告诫书》（附表4）。企业要加强自查和整改，避免不良行为的再次发生。

第五章 监督与责任

第二十条 质量信用等级的评定，要客观、公平、公正，医疗器械生产企业的信用档案信息要真实、准确、完整。如出现徇私舞弊，弄虚作假，造成不良影响或损失的，省局将追究相关责任人和其主管人员的责任。

第二十一条 医疗器械生产企业对其质量信用等级的评定结果持异议的，可向所在地设区的市局或省局提出申诉，情况属实的，应及时更正或撤销。

第六章 附则

第二十二条 本办法由安徽省食品药品监督管理局负责解释。

第二十三条 本办法自发文之日起实施，原《安徽省医疗器械生产企业质量信用分类管理办法（暂行）》（皖食药监械〔2007〕2号）同时废止。

附表1：

安徽省医疗器械生产企业不良行为记录

编号：

<table>
<tr><td>受检单位</td><td colspan="3"></td></tr>
<tr><td>生产地址</td><td></td><td>联系电话：</td><td></td></tr>
<tr><td>监督检查
记录编号</td><td></td><td>检查时间</td><td>年 月 日 时</td></tr>
<tr><td>检查人员</td><td colspan="3"></td></tr>
<tr><td>不良行为
内　　容</td><td colspan="3"></td></tr>
<tr><td>违反条款</td><td colspan="3"></td></tr>
<tr><td>处理意见</td><td colspan="3"></td></tr>
<tr><td>受检单位
意　　见</td><td colspan="3">法定代表人或负责人签字（盖章）________　　年 月 日</td></tr>
<tr><td>检查人员
签　　字</td><td colspan="3">年 月 日</td></tr>
<tr><td>备　　注</td><td colspan="3"></td></tr>
</table>

注：1、该表1式3份，市县局、省局各存档1份；

2、“不良行为内容”栏要记录企业违法、违规的行为；

3、若发现企业有违法、违规行为未进行记录的，应补办该记录。

4、“违反条款”栏主要对应本办法的条款进行记录。

5、若企业拒绝签字（盖章），检查组人员应在“备注”栏中写明情况原因。

6、“处理意见”栏主要是药监部门对企业不良行为提出相关处理意见。如限期整改、行政处罚、告诫、移交等。

附表2:

安徽省医疗器械生产企业质量信用情况汇总表

填报单位（盖章）：______________　　年　月　日

序号	企业名称	监督检查次数	不良行为记录时间	不良行为记录编号	不良行为告诫次数	上年度信用等级	本年度信用等级	备注

注：1、该表1式3份，由市局填写。省局、市县局各存档1份；

2、该表于每年2月15日前上报省局，并附日常监督检查记录和不良行为记录复印件；

3、“企业名称”栏要求填写各市局辖区内的所有医疗器械生产企业；

4、“监督检查次数”主要是全年对企业的日常监督检查次数，包括专项检查次数。

北京市食品药品监督管理局关于开展医疗器械第三方物流试点工作的通知

京药监市〔2013〕44号

各区县食品药品监督管理局：

医疗器械第三方物流，是指建立在医疗器械供应链架构下，服务内容比较完整的专业平台。其运营模式以计算机网络技术为依托，以完善的医疗器械储运保障体系为核心，为医疗器械生产、经营企业和医疗单位用械，提供廉价、快捷、规范的新型医疗器械物流综合服务平台。三方物流模式的出现为进一步提升高风险医疗器械流通环节追溯能力和监管效能提供了很好的手段。

为提升医疗器械产品质量事件应急处置能力，探索解决庞大监管对象数量和有限监管资源间矛盾的有效途径，按照国家食品药品监督管理总局医疗器械第三方物流监管相关文件要求，我局经研究决定在全市开展医疗器械第三方物流试点工作（以下简称“试点”）。

为做好此次试点工作，现将有关事项通知如下：

一、试点产品范围分类

按照分类试点、逐步推进的原则，结合我市医疗器械流通行业监管实际情况，对以下类别高风险医疗器械产品的物流管理开展试点：

（一）骨科、齿科植入类产品；

（二）心脏（内、外科）植介入类产品；

（三）血液处理及人工器官类产品；

（四）一次性使用无菌耗材类产品；

（五）体外诊断试剂类产品。

二、试点企业申报程序及试点数量

试点由企业自愿申报，按企业注册地食品药品监管局接收材料进行初审，市食品药品监管局组织评估确认的程序进行。试点选择物流保障和信息化管理等综合能力较强的企业进行，每类产品试点企业原则上不超过3家。

三、申报基本要求

（一）试点企业应为注册在本市行政区域内的法人企业，并取得《医疗器械经营企业许可证》，企业负责人和质量管理负责人具有3年以上从业经历，《医疗器械经营企业许可证》经营范围应包含企业申请的试点产品范围；

（二）试点企业注册资金应在2000万元人民币以上；

（三）试点企业的医疗器械产品库房应位于北京市行政区域内，交通条件便利，并配备符合产品存储要求的储运设施、设备，具有与委托方实施电子数据交换和实现产品追溯管理的计算机系统和接受监督管理部门远程监管的条件。

（四）试点企业仓库应具备如下基本条件：

1、申请骨科、齿科植入类产品、心脏（内、外科）植介入类、体外诊断试剂类产品的试点企业，每类试点企业的库房建筑面积不低于1500平方米。申请体外诊断试剂类产品的试点企业，冷库容积不小于500立方米。

2、申请血液处理及人工器官类产品、一次性使用无菌耗材类产品的试点企业，库房建筑面积不低于3000平方米。

3、申请多个产品范围的试点企业，库房应符合所申请各类试点产品范围对试点企业库房的全部要求。

（五）试点企业应配备与经营规模相适应的物流和计算机专业技术人员，物流相关专业毕业的本科及本科以上学历人员或获得物流师（国家职业资格二级）的人员不得少于1人，计算机相关专业毕业的本科及本科以上学历人员或获得计算机网络管理员资格证书不得少于1人。

（六）试点企业从事医疗器械第三方物流管理的人员、设施设备、信息化管理系统、库房等应相对独立。

四、申请时间及申请材料要求

符合上述要求的我市医疗器械经营企业可于2013年9月30日前向企业注册所在地食品药品监管局提出申请，经区县食品药品监管局对企业申请材料进行初审后，于2013年10月20日前将符合试点企业申报要求的企业申报资料报市食品药品监管局。市食品药品监管局组织进行综合评估后，择优确定试点企业（具体申请材料目录见附件1）。

五、监管要求

取得医疗器械第三方物流试点资质的企业可以接受其他医疗器械生产、经营企业委托为其提供医疗器械产品的仓储和配送服务。

接受本市医疗器械经营企业委托的，委托方企业应在和试点企业签订医疗器械储运服务委托合同后，向委托方注册地所在食品药品监管局办理库房地址变更手续（行政许可申报资料中可不提交仓库地址房屋产权和使用权证明，但应提交委托合同），经批准后委托方企业方可按照试点企业确认的试点产品范围，由试点企业为其进行医疗器械第三方物流储运服务。委托方企业注册地食品药品监管局在委托企业库房变更核准后，应同时将批准结果函告市食品药品监管局和试点企业注册地食品药品监管局。委托方委托储运的医疗器械产品可不设库房。接受外省市医疗器械经营企业委托的，应按照有关医疗器械经营企业异地设库的规定办理。

试点企业在接受委托后，应在业务正式开展前将有关拟开展的业务情况报市食品药品监管局和被委托方所在地食品药品监管局备案。

试点企业所在地食品药品监管局应按照医疗器械监管法规、《北京市医疗器械经营企业检查验收标准》及试点工作要求，对试点企业进行监督检查，发现问题应及时处理并上报。

北京市食品药品监督管理局（代）
2013年9月18日

附件1

北京市医疗器械第三方物流试点企业申请材料目录

（一）《医疗器械第三方物流试点企业申请表》（附件2）；

（二）企业情况简介、《医疗器械经营企业许可证》正、副本复印件、企业负责人从业证明；

（三）企业物流管理相关人员情况（包括质量管理、验收、养护人员目录、职称或学历）；

（四）库房产权证明（或使用权证明）、租赁合复印件同及库房平面图（注明库房面积、货位数、功能分区及常温、阴凉、冷库面积/容积）；

（五）医疗器械第三方物流实施情况说明，内容应至少包括：（1）物流仓储设施、设备目录；（2）计算机信息化管理情况；（3）运输设备自有或租赁情况；（4）医疗器械物流质量管理文件目录，包含制度、程序、记录等；（5）第三方物流运营流程和技术方案。

（六）申报材料真实性自我保证声明；

（七）技术审查需要提供的其他相关文件。

（八）凡申请企业申报材料时，申请人不是法定代表人的，企业应当提交《授权委托书》。

市医疗器械第三方物流试点企业申请表

申请单位：　　　　　（盖章）　申请日期：　年　月　日

企业名称				《医疗器械经营企业许可证》号			
注册地址				所属分局			
营业执照注册号		登记时间	年　月　日	有效期	年　月　日		
医疗器械经营企业开办时间	年　月　日	注册资金（万元）		上年医疗器械营业收入（万元）			
法定代表人		企业负责人					
质量管理负责人		质量管理负责人学历/职称					
自有/租用仓库地址	1、	2、	3、				
仓库总面积（平方米）		冷库容积（立方米）		自有/租用运输车数量		其中冷藏车数量	
第三方医疗器械物流业务覆盖区域	跨省（　）	本市内范围（　）					

《医疗器械经营企业许可证》经营范围			
申请开展第三方医疗器械物流试点产品范围	骨科、齿科植入类产品（　　）　心脏（内、外科）植介入类产品（　　） 血液处理及人工器官类产品（　　）　一次性无菌耗材类产品（　　） 体外诊断试剂类产品（　　）		
物流人员人数		计算机管理人员人数	
企业联系人		联系电话	

填报人（签字）：　　　　　　　　日期：　年　月　日

福建省食品药品监督管理局关于印发《医疗器械经营企业法人资格认可审查规定》的通知

闽食药监械〔2013〕143号

各设区市食品药品监督管理局：

2009年11月，省局根据《行政许可法》、《公司法》、《医疗器械监督管理条例》(国务院令第276号)和原国家食品药品监督管理局《医疗器械经营企业许可证管理办法》（局令第15号）的规定，制定并下发了《医疗器械经营企业资格认可暂行规定》（闽食药监械〔2009〕365号）。为进一步提升我省医疗器械经营企业管理水平，解决执行中存在的问题，省局对该规定进行了修订，现将新修订的《医疗器械经营企业法人资格认可审查规定》印发给你们，请遵照施行。

已取得《医疗器械经营企业许可证》和新申办已受理的法人企业按原规定执行。换证企业、已取证企业申请许可事项及法定代表人变更的按新规定执行。

福建省食品药品监督管理局

2013年7月3日

医疗器械经营企业法人资格认可审查规定

第一章　总　则

第一条　为了加强医疗器械经营企业法人监督管理，保障医疗器械质量安全，根据《行政许可法》、《医疗器械监督管理条例》、《医疗器械经营企业许可证管理办法》、《福建省药品和医疗器械流通监督管理办法》等法律法规规章，结合本省实际，制定本规定。

第二条 本省行政区域内医疗器械经营企业法人的开办及监督管理适用本规定。

第三条 县以上食品药品监督管理部门负责本行政区域内医疗器械经营企业法人的监督管理工作。

第四条 医疗器械经营企业法人应当保障其采购、销售、储存、运输的医疗器械产品的质量和安全。

第二章　《医疗器械经营企业许可证》审批

第五条 公民、法人或其他组织可申请开办医疗器械经营企业法人。

设区市食品药品监督管理部门或者接受委托的县（市、区）食品药品监督管理部门根据有关规定对企业申请资料进行审查，材料审查合格的，依据《医疗器械经营企业法人审查评分标准》(见附件)对申办企业进行现场核查。

第六条　医疗器械经营企业法人申请《医疗器械经营企业许可证》，应向设区市食品药品监督管理部门或者接受委托的县（市、区）食品药品监督管理部门提交申请。材料应包括以下内容：

（一）《医疗器械经营企业许可证申请表》；

（二）《工商营业执照》副本、《药品经营许可证》副本（药品经营企业）或工商部门开具的企业名称预核准证明文件复印件；

（三）拟办企业组织机构与概况；

（四）法定代表人、企业负责人、质量管理人身份证、学历或职称证件复印件、履历表；

（五）拟办企业注册地址、仓库地址的地理位置图、整层平面分布图、企业平面图（注明各功能区及面积）、租赁协议、房屋使用证明复印件；

（六）企业产品质量管理制度及办公、储存设施、设备目录；

（七）所提交材料真实性的自我保证声明。

第七条 医疗器械经营企业法人各岗位的人员应具备以下资质：

（一）企业法定代表人和企业负责人应熟悉医疗器械监督管理的法规、规章和所经营医疗器械的相关知识。

（二）企业应配备专职质量管理人，不得由企业法定代表人、企业负责人兼任，保证在职在岗，不得兼职。

经营需要安装、调试、维修、咨询、培训等提供售后服务技术支持的医疗器械企业，应配备专职的售后服务人员。售后服务人员应熟悉医疗器械售后服务相关知识，在上岗前应接受相关的售后服务培训，经厂家培训合格后方可上岗。

质量管理人、售后服务人员应熟悉国家及地方有关医疗器械监督管理的法规、规章、产品技术标准及相关医疗器械质量管理制度。

医疗器械经营企业法人经营第二类医疗器械质量管理人应具有医疗器械或相关专业国家认可的大专以上学历或初级以上职称；经营第三类医疗器械质量管理人应具有医疗器械或相关专业国家认可的本科以上学历或中级以上职称。

（三）质量管理人和售后服务人员应经二级以上医疗机构体检合格。

（四）企业负责人、质量管理人应通过网上《医疗器械在线考试》进行“医疗器械法规和管理制度”考试，达到合格水平。

第八条 从事医疗器械验配工作的人员应按照国家对技术岗位职业技能的要求，取得人力资源和社会保障部门颁发的相关产品验配职业技能鉴定资质后，方可上岗。

第九条 从事质量管理、验收、保管、销售等直接接触一次性使用无菌医疗器械、植入材料，人工器官、介入器材类医疗器械和体外诊断试剂产品工作的人员，应每年进行一次健康检查并建立档案。患有传染病者，不得从事直接接触一次性使用无菌医疗器械、植入材料，人工器官、介入器材类医疗器械和体外诊断试剂产品的工作。

第十条 医疗器械经营企业法人注册地址和仓库地址应设置在与经营规模相适应的、相对独立的场所，必须提供房屋使用证明。居民住宅、军事管理区不得作为企业注册地址和仓库地址，注册地址不得设在工业厂房内。

第十一条 医疗器械经营企业法人注册地址和仓库地址需满足下列条件：

（一）医疗器械经营企业法人经营第二类、第三类医疗器械8个类代码以下（含8个，手术器械合为一个类代码）的经营地址实际使用面积不得少于100平方米；经营第二类、第三类医疗器械8个类代码以上的经营地址实际使用面积应大于200平方米。经营地址须设质管室、售后服务室。

综合性贸易公司的经营地址实际使用面积应另加50平方米用做其他产品办公区域。

（二）医疗器械经营企业法人经营第二类、第三类医疗器械8个类代码以下（含8个），其仓库地址实际使用面积不少于60平方米；经营第二类、第三类医疗器械8个类代码以上，其仓库地址实际使用面积不少于80平方米。上述企业均可以委托具备保障医疗器械质量安全条件的企业储存、运输产品（具体要求另行制定）。

专项经营6828、6830、6832、6833、6870类代码医疗器械产品的，仓库面积不做要求。

医疗器械经营企业法人如因实际需要可以在满足前款要求的基础上申请在另处增设仓库地址（增设仓库面积不少于200平方米），也可以委托具备保障医疗器械质量安全条件的企业储存、运输产品。

第十二条 经营有冷藏要求类别的医疗器械产品的医疗器械经营企业法人，应配备与经营品种相适应的冷藏设施。

第十三条 医疗器械经营企业法人办公场所、仓库应相对集中划一、统一整齐。

第十四条 在同一注册地址或仓库地址不得申办两个及以上医疗器械经营企业法人。

第十五条 医疗器械经营企业法人因经营需要可以申请省外增设仓库地址。

第十六条 医疗器械经营企业法人应按申请的经营类别配置相应的经营及办公条件和仓储设施设备。

（一）办公场所周围环境应整洁、卫生、无污染源。办公场所内部屋顶、墙壁应平整，无碎屑剥落，地面光洁。办公区场所不得设生活区，不得配备厨具等生活用品。

（二）办公场所外应张挂企业招牌，招牌应采用经久耐用、不易变形、不易剥落的材料制作。《医疗器械经营企业许可证》（正本）、《企业法人营业执照》等证照应悬挂在经营场所醒目位置。

（三）办公场所内各功能区如总经理室、副总经理室、行政部、质管部、售后服务部、财务部、业务部等应显著标识。应配置与其经营规模相适应的必要的办公桌椅、资料档案柜等等。

（四）应具备与经营规模和经营范围相适应的储存条件，包括具有符合医疗器械产品特性要求的温湿度控制、通风、出入库通道等储存设施设备。

第十七条 医疗器械经营企业法人应当建立健全医疗器械产品质量管理制度，并保持质量管理制度有效运行。要通过计算机软件管理，建立计算机工作平台，每个环节都通过计算机控制完成，做到票、账、货相符，并留接口可与监管部门联网，符合国家发展规划的政策要求。

第十八条 经营需要安装、调试、维修、咨询、培训等提供售后服务技术支持的医疗器械企业，应在与供应商签订购销合同中明确产品安装、调试、维修、咨询、培训等售后服务的责任或者约定由第三方提供技术支持。经营企业如自行为客户提供安装、维修、培训、售后服务的，应取得生产企业的委托，并具有专业资质的人员及测试设备，应当具备与其经营的医疗器械产品相适应的技术培训和售后服务的能力，确保产品质量安全有效、使用情况稳定。

第十九条 验配类医疗器械经营企业法人应当严格遵照医疗器械产品使用说明书、技术操作规范（或指南）的要求，建立相应的验配管理规程，由具备职业资格的技术人员按照要求开展检查和验配，建立医疗器械验配档案，保存检查及验配记录和复查记录，以保证产品的可追溯性。

第三章 《医疗器械经营企业许可证》管理

第二十条 《医疗器械经营企业许可证》项目的变更分为许可事项变更和登记事项变更。

许可事项变更包括质量管理人员、注册地址、经营范围、仓库地址（包括增减仓库）的变更。

登记事项变更是指上述事项以外其他事项的变更。

第二十一条 申请换发《医疗器械经营企业许可证》，应向设区市食品药品监督管理部门或者接受委托的县（市、区）食品药品监督管理部门提交申请。材料应包括以下内容：

（一）《医疗器械经营企业许可证申请表》；

（二）《工商营业执照》副本、《药品经营许可证》副本（药品经营企业）复印件；

（三）变更事项有关资料及自查报告；

（四）所提交材料真实性的自我保证声明。

变更《医疗器械经营企业许可证》许可、登记事项的，医疗器械经营企业应当填写《医疗器械经营企业许可证》变更申请书，并提交加盖本企业印章的《营业执照》和《医疗器械经营企业许可证》复印件。

变更质量管理人员的，应当同时提交新任质量管理人员的身份证、学历证书或者职称证书复印件；变更企业注册地址的，应当同时提交变更后地址的产权证明和租赁协议复印件、地理位置图、平面图及存储条件说明；变更经营范围的，应当同时提交拟经营产品注册证的复印件及相应存储条件的说明；变更仓库地址的，应当同时提交变更后仓库地址的产权证明和租赁协议复印件、地理位置图、平面图及存储条件说明。

第二十二条 医疗器械经营企业法人申请变更许可证事项的，应向设区市食品药品监督管理部门或者接受委托的县（市、区）食品药品监督管理部门提出申请。设区市食品药品监督管理部门或者接受委托的县（市、区）食品药品监督管理部门负责受理和审核医疗器械经营企业变更的申请，并在《医疗器械经营企业许可证》副本上记录变更的内容和时间，变更后的《医疗器械经营企业许可证》有效期不变。不准变更的，应当书面告知申请人并说明理由，同时告知申请人享有依法申请行政复议或者提起行政诉讼的权利。

第二十三条 医疗器械经营企业法人遗失《医疗器械经营企业许可证》的，应当立即向所在地食品药品监督管理部门报告，并在发证部门指定的媒体上登载遗失声明。原发证部门应当在企业登载遗失声明之日起满1个月后，按照原核准事项补发《医疗器械经营企业许可证》。补发的《医疗器械经营企业许可证》与原证有效期相同。

第二十四条 《医疗器械经营企业许可证》有效期为五年。有效期届满，需要继续经营医疗器械产品的医疗器械经营企业法人应当在有效期届满前六个月，提出换发《医疗器械经营企业许可证》申请。

第二十五条 申请人隐瞒有关情况或者提供虚假材料的，食品药品监督管理局不予受理或者不予核发《医疗器械经营企业许可证》，申请人在1年内不得再次申请《医疗器械经营企业许可证》。

第二十六条 申请人以欺骗、贿赂等不正当手段取得《医疗器械经营企业许可证》的，由原发证机关予以撤销，申请人3年内不得再次申请《医疗器械经营企业许可证》。

第二十七条 有下列情形之一的，由原发证部门及时提请工商部门予以注销营业执照，待企业因停业、年检未通过等原因被工商部门吊销或注销营业执照后，及时注销其《医疗器械经营企业许可证》：

（一）对于擅自改变注册地址或仓库地址，监管部门通过各种方式又联系不上的；

（二）领取《医疗器械经营企业许可证》后，满6个月尚未开展经营活动或者停止经营活动满1年的。

第二十八条 有下列情形之一的，由原发证机关直接予以注销其《医疗器械经营企业许可证》并书面告知企业：

（一）《医疗器械经营企业许可证》有效期届满未申请或者未获准换证的；

（二）医疗器械经营企业终止经营或者依法关闭的；

（三）《医疗器械经营企业许可证》被依法撤销、撤回、吊销、收回或者宣布无效的；

（四）不可抗力导致医疗器械经营企业无法正常经营的；

（五）企业自行申请注销《医疗器械经营企业许可证》；

（六）法律、法规规定应当注销《医疗器械经营企业许可证》的其他情形。

第二十九条 食品药品监督管理部门注销《医疗器械经营企业许可证》的，应当自注销之日起5个工作日内通知工商行政管理部门，并向社会公布。

第三十条 《医疗器械经营企业许可证》是企业从事医疗器械经营活动的法定证件，任何单位和个人不得伪造、涂改、转让、出租、出借。

第三十一条 医疗器械经营企业法人分立、合并或者跨原管辖地迁移，应当重新申请《医疗器械经营企业许可证》。

第四章 附 则

第三十二条 本规定所称医疗器械经营企业法人是指拟申请或已有工商行政管理部门核发《企业法人营业执照》的企业；除此之外的经营企业为非法人企业。

第三十三条 本规定所称的综合性贸易公司，是指工商行政管理部门核准除医疗器械外尚有经营其他类别产品的经营企业（药品、眼镜经营企业除外）。

第三十四条 本规定所称的相关专业，是指机械、电子、临床医学、药学、光学、化学、生物工程、医学工程、医学检验、医学影像、护理学、计算机等专业系列。

第三十五条 本规定所称的经营地址和仓库地址使用证明，是指能够证明企业对其经营地址和仓库地址享有使用权的下列文件：

（一）经营地址和仓库地址为自有产权的，已取得《房屋所有权证》的，应提交由产权所有单位盖章或产权所有人签字的《房屋所有权证》复印件；

（二）经营地址和仓库地址为租赁房屋的应提交租赁协议复印件及出租人的《房屋所有权证》复印件；

（三）以上尚未取得《房屋所有权证》，不能提供产权证复印件的，应提交其它房屋产权证明复印件，包括房地产管理部门的证明或者竣工验收证明、购房发票和经房产管理部门备案的购房合同复印件及房屋销售许可证复印件。

第三十六条 本规定印发之日起实施，省局《关于印发新修订〈福建省医疗器械经营企业资格认可暂行规定〉的通知》（闽食药监械〔2009〕365号）同时废止。

附件:医疗器械经营企业法人审查评分标准

医疗器械经营企业法人审查评分标准

福建省食品药品监督管理局 制

二〇一三年七月

医疗器械经营企业法人审查评分说明

一、本办法根据《医疗器械经营企业许可证管理办法》（国家食品药品监督管理局15号令）制定，适用于二、三类医疗器械经营企业法人新开办、换证及日常监督检查（省外企业设立的分支机构应参照本细则）。

二、本办法分三部分，总分为600分，第一部分人员与机构150分，第二部分场地及环境150分，第三部分管理制度及其他300分。新开办企业审查可豁免3.4–3.12项，换证及日常监督检查为全部项目。

三、达到下列要求为审查合格：

（一）各部分得分率均要达到80%。

（二）其中带*号为否决项，必须符合要求，否则认定为不合格。

四、评分通则：

评分不能量化的项目，按评分通则评分，总得分为每条规定满分乘以得分系数，评分系数分别为1.0、0.8、0.5、0，系数含义为：

1.0：全面达到要求；　　　0.8：基本符合，尚需改进；

0.5：工作有开展，但仍有差距；　0：不具备验收条件。

五、办法中有扣分的条款，最多扣完该条款的基本分，不得出现负数。审查评分时应记录扣分原

六、缺项处理:凡不须审查的项目为缺项，缺项不得分,计算得分率时应相应扣除,但须写明原因。

序号	审 查 内 容	标准分	评分	审 查 评 分 方 法	审查情况
1.1	企业法定代表人和负责人应熟悉医疗器械监督管理的法规、规章和所经营医疗器械的相关知识。	40		可通过答卷或现场问答等方式考查，按通则评分。	
*1.2	企业负责人、质量管理人应通过网上《医疗器械在线考试》进行“医疗器械法规和管理制度”考试并合格。			查在线考试成绩。	
1.3	经营需要安装、调试、维修、咨询、培训等提供售后服务技术支持的企业，应配备专职的售后服务人员。售后服务人员应熟悉医疗器械售后服务相关知识，在上岗前应接受相关的售后服务培训，经厂家培训合格后方可上岗。	30		查企业组织结构图，职责分工文件、任命书、人员花名册，厂家培训证书。	

序号	审 查 内 容	标准分	评分	审 查 评 分 方 法	审查情况
*1.4	经营第二类医疗器械企业质量管理人应具有医疗器械相关专业大专以上学历或初级以上职称；经营第三类医疗器械企业质量管理人应具有医疗器械相关专业本科以上学历或中级以上职称。			查企业组织结构图，职责分工文件、任命书、人员花名册，查学历或职称证书原件。	
1.5	质量管理人和售后服务人员应经二级以上医疗机构体检合格。	30		查企业组织机构图，职责分工文件、任命书、人员花名册，体检报告。	
1.6	从事医疗器械验配工作的人员应按照国家对技术岗位职业技能的要求，取得人力资源和社会保障部门颁发相关产品验配职业技能鉴定资质后方可上岗。	30		查企业花名册、职业技能证书。	
1.7	从事质量管理、验收、保管、销售等直接接触一次性使用无菌医疗器械、植入（介入）医疗器械、体外诊断试剂产品工作的人员，应每年进行一次健康检查并建立档案。凡有传染病的人员不得从事相应岗位工作。	20		查健康证明、档案。发现1个扣10分，发现2个此项全扣。	
*1.8	企业的质量管理人员必须在职在岗，不得兼职，也不得由法定代表人、企业负责人或其他人员兼任。			查企业组织结构图，职责分工文件、任命书、人员花名册。	
2.1	企业应具有与其经营规模和经营范围相适应的、相对独立的经营场所。应配备必要的办公设施、设备，符合整洁、明亮、卫生、消防等要求。	40		查看现场，按通则评分。	
*2.2	经营场所不得设在居民小区、住宅、工业厂房、军事管理区内，企业必须提供合法房屋使用证明。经营场所应设置产品质管室、售后服务室。			查现场及房屋使用证明。	
*2.3	经营第二类、第三类医疗器械8个类代码以下（含8个，手术器械合为一个类代码）的经营场所面积不得少于100平方米（指实际使用面积，下同）；经营第二类、第三类医疗器械8个类代码以上的经营场所面积应大于200平方米。综合性贸易公司的经营场所面积应另加50平方米用做其他产品办公区域。			查看现场及房屋使用证明。	

序号	审 查 内 容	标准分	评分	审 查 评 分 方 法	审查情况
*2.4	经营第二类、第三类医疗器械8个类代码以下（含8个），其仓库面积不少于60平方米；经营第二类、第三类医疗器械8个类代码以上，其仓库面积不少于80平方米。专项经营6828、6830、6832、6833、6870类代码医疗器械产品的，仓库面积不做要求。上述企业均可以委托具备保障医疗器械质量安全条件的企业储存、运输产品（具体要求另行制定）。			查看现场及房屋使用证明或委托协议证明。	
*2.5	企业的仓库地址不得设在居民小区、居民住宅以及其他不适合设置仓库的场所，必须提供合法房屋使用证明。			查现场及房屋使用证明。	
2.6	办公场所和仓库应相对集中划一、统一整体。	20		查现场及房屋使用证明。	
2.7	仓库应通风干燥，环境整洁，周围无粉尘、有害气体及污水等严重污染源。	30		查现场，按通则评分。	
2.8	仓库应划分相应的功能区并设明显标志，具有符合医疗器械特性要求的储存设施、设备。	30		查现场，按通则评分。	
2.9	仓库内应有温湿度调节设备，适当材料做成的底垫，避光设施，防虫、防鼠设施，安全消防设施。库房内墙壁表面光洁，地面平整，门窗结构严密。	30		查现场，按通则评分。	
3.1	企业应收集、保存相关医疗器械监督管理的法规、规章及专项规定的文件。	30		查看企业收集的资料，按通则评分。	
3.2	企业应根据国家及地方的有关规定，建立健全必备的管理制度，并严格执行。如企业各级质量责任制、首营品种和企业审核制度、产品的质量检查验收制度、效期产品管理制度、不合格产品管理制度、出库复核制度、仓储保管制度、售后服务制度	30		查制度，看内容是否完整。①缺一项制度扣10分。②内容不完整，按每一项制度扣5分。	
3.3	企业应配备与其经营规模相适应的计算机设备和管理软件，能实现产品购、销、存数据记录，做到票、账、货相符。	30		查企业是否配备计算机，并有相关软件。	
*3.4	医疗器械应按规定验收入库，并记录。验收记录应包括日期、品名、规格型号、生产单位、注册证号、验收情况、验收人等。			查验收记录及商品入库单。	

序号	审 查 内 容	标准分	评分	审 查 评 分 方 法	审查情况
3.5	销售医疗器械应开具销售凭证，保存真实完整的销售记录。销售记录应包括销售日期、对象、数量、品名、生产单位、型号规格、生产批号等，满足可追溯的要求。	30		查产品销售凭证和记录。	
3.6	医疗器械采购验收、销售记录应当保存至超过产品有效期或者使用期1年，但不得少于2年；一次性使用无菌医疗器械的采购验收、销售记录，应当保存至超过产品有效期2年；植入性医疗器械的采购验收、销售记录应当永久保存。	20		查购销记录档案，按通则评分。	
3.7	采购医疗器械，应当索取、留存销售凭证以及国家规定的相关资料，应当保存至超过医疗器械有效期或者使用期1年，但不得少于2年。	30		查看经营产品销售凭证及相关资料，按通则评分。	
3.8	仓库内有效期的医疗器械应按品种、规格堆垛，出库应遵循“先进先出”的原则。	10		查看现场和商品出库单，按通则评分。	
3.9	按照产品标准和说明书的要求储存、运输医疗器械，并建立医疗器械养护记录。	20		查看现场和养护记录，按通则评分。	

甘肃省关于报送乙类大型医用设备集中采购相关材料的通知

甘卫便函（2013）183号

各市州卫生局，省卫生厅预算管理各医院，各有关医疗单位:

为加强甘肃省乙类大型医用设备管理，规范乙类大型医用设备的采购行为，2013年5月，原省卫生厅下发了《甘肃省卫生厅关于开展乙类大型医用设备集中采购工作的通知》（甘卫规财函〔2013〕243号），要求从2013年开始，全省乙类大型医用设备由省卫生厅组织实施政府集中采购。各级政府、国有企业（含国有控股企业）举办的非营利性医疗机构配置的列入大型医用设备乙类管理品目的医用设备，均须参加集中采购，对不参加集中采购的医疗机构，取消相应大型医用设备配置许可。

按照集中采购工作安排，省卫生计生委定于近期开展乙类大型医用设备集中采购工作，现将有关事宜通知如下：

一、2013年获得乙类大型医用设备配置许可、资金筹集到位的单位按要求递交材料参加集中采购；过往获得乙类大型医用设备配置许可、尚未采购的亦要求必须参加集中采购。

二、获得原省卫生厅或省卫生计生委乙类大型医用设备配置许可的医疗机构向省卫生计生委出具乙类大型医用设备集中采购委托书（见附件1），并上报乙类大型医用设备集中采购基本信息表（见附件2），省卫生计生委代表医疗机构作为采购主体申报政府采购计划，组织专家编制采购文件并组织实施政府采购工作。

三、医疗机构落实采购资金并向省卫生计生委出具落实采购资金承诺书（承诺书格式见附件3）。政府办市、县级医疗机构由本级卫生、财政部门签字盖章确认后报省卫生计生委；原省卫生厅预算管理各医院直接报省卫生计生委；各国有企业（含国有控股企业）所属医疗机构由其财务管理部门签字盖章确认后报省卫生计生委。

四、为便于联系，请各医疗机构确定乙类大型医用设备集中采购主管领导及具体联系人，并将基本信息（见附件4）报省卫生计生委。

五、请各市州卫生局通知本辖区各县市区卫生局及有关医院，并收集汇总本辖区各级医院的上述申报材料，安排专人于2014年1月10日前统一报送省卫生计生委规财处。

本文件不另发纸质版，请各市州卫生局及有关单位从省卫生计生委网站自行下载电子版并抓紧办理。

联系人：陈发青　　　　电话：0931—4818221

附件下载网址：http://www.gsws.gov.cn/html/2/9/40874.htm

甘肃省卫生和计划生育委员会

2013年12月27日

自治区卫生厅关于印发《自治区卫生厅政府采购管理办法》的通知

桂卫规财〔2013〕318号

厅机关各处（室、局）：

为进一步做好厅机关的政府采购工作，规范政府采购行为，节约财政支出，提高财政资金使用效益，加强廉政建设，促进卫生事业健康发展，现将《自治区卫生厅政府采购管理办法》印发给你们，请遵照执行。

广西壮族自治区卫生厅

2013年10月10日

自治区卫生厅政府采购管理办法

为进一步做好厅机关的政府采购工作，规范政府采购行为，节约财政支出，提高财政资金使用效益，加强廉政建设，促进卫生事业健康发展，根据《中华人民共和国政府采购法》和自治区政府关于政府采购工作的有关政策规定，参照卫生部《关于印发卫生部政府采购工作实施细则的通知》（卫规财发[2007]302号）办法，制定本办法。

一、采购原则

本办法所称政府采购，是指我厅各处室使用财政性资金采购广西壮族自治区人民政府制定的集中采购目录以内的采购行为。

政府采购应当遵循公开透明、公平竞争、公正和诚信的原则。

政府采购应当严格按照批准的预算以及项目管理规定执行。政府采购需采购的货物除在中国境内无法获取或无法以合理的商业条件获得的外,应当采购本国货物。

二、采购预算和计划管理

在编制年度部门预算时，各处室应将政府采购项目以及资金预算进行单列，部门预算经自治区人大批准并由财政厅批复后按规定程序实施政府采购。

属于中央预算内专项资金（国债）以及中央补助广西专项资金等设备投资计划，按卫生厅、财政厅、发展和改革委制定的专项资金项目实施方案的要求并按规定程序实施政府采购工作。

三、采购方式

（一）根据《中华人民共和国政府采购法》的规定，政府采购采用以下方式：

1.公开招标；

2.邀请招标；

3.竞争性谈判；

4.单一来源采购；

5.询价；

6.政府采购监督管理部门认定的其他采购方式。

（二）重大疫情、公共卫生突发事件情况下实施的紧急采购。

四、组织管理

成立卫生厅政府采购工作领导小组（以下称“领导小组”见附件1），由厅分管领导任组长，各相关处室主要负责人为成员,领导小组职责是：审定中央专项资金采购计划，确定委托招标采购代理机构，协调解决政府采购工作中的重大问题，对政府采购进行监督。

领导小组下设办公室，办公室设在药物政策与基本药物制度处（以下称:药政处），负责综合协调政府采购有关事项，及时把政府采购工作中的重大事项提交领导小组研究确定。

五、部门职责

药政处

负责厅内政府采购相关事宜。指导自治区药品与医疗器械集中采购服务中心（以下称:药械采购中心）组织专家编制货物技术参数，组织相关处室对货物技术参数、采购文件进行审核确认。综合处理与自治区财政厅有关处室对接政府采购工作事宜,承担领导小组交办的其他相关工作。

规划财务处（以下称:规财处）

负责对项目执行处室申请货物采购资金预算进行审核，负责向自治区财政厅报送采购计划表，负责审核项目执行处室货物款项支付申请，办理款项支付手续。负责政府采购资金的财务管理和监督。协助项目执行处室下发有关固定资产管理的通知。负责专家评审补助等政府采购工作经费预算的编制。

项目执行处室

负责确定货物采购品目、采购数量、参考价格、分配去向，编写货物采购请示报告。负责派人参加货物技术参数编制及评标工作，编写中标结果确认请示报告。负责与中标供应商签订采购合同。负责指导货物接收单位对货物进行验收，收取供货商提供的货物发票并编写货物款项支付申请。完成政府采购后，编写项目实施情况总结报告，并及时结算项目资金,对节约的资金提出使用方案,确保项目资金及时有效使用。

药械采购中心

受卫生厅委托,负责组织专家编制货物技术参数，负责受理投标人对货物技术参数提出的质疑。

厅机关服务中心

负责厅机关办公设备、耗材、纸张采购。各处室应根据采购预算，编写货物采购请示报告，经规财处审核、厅领导审批后送厅机关服务中心，由厅机关服务中心统一编制政府采购计划表，经财政厅审批后实施政府采购（包括合同、协议的签订）。采购工作完成后，各处室按规定办理领用手续。

驻卫生厅监察室（以下称:监察室）

负责对厅机关政府采购工作的监督，负责受理群众举报，查处违规违纪行为。领导小组办公室和项目执行处室应在招标前将相关采购资料报送监察室，监察室视情况确定是否派人到现场进行监督;招标结束后项目执行处室应将中标情况和执行采购合同报监察室,接受监督。

六、组织实施

（一）制定项目采购请示报告

各项目执行处室根据项目工作需要，确定采购品目、采购数量、采购预算、分配去向、预算参考价格等货物采购编写请示报告，经执行处室分管厅领导审批同意后，由规财处对其采购预算进行审核，审核后交由药政处转药械采购中心按以下步骤开展工作：

1.收集资料.将项目执行处室提供的采购品目、采购数量、采购预算等信息在广西卫生信息网和广西药械集中采购网公示（公示时间为7个工作日），收集相关产品资料。

2.编写参数。组织专家、项目执行处室及相关部门召开货物技术参数编制评审会，完成货物技术参数编写。货物技术参数原则上应涵盖三个以上（含三个）知名品牌（或型号）。不同的项目原则上由执行处室不同工作人员参与技术参数编制。

3.公示参数。货物技术参数编写完成后，在广西卫生信息网和广西药械集中采购网公示（公示时间为7个工作日）。对供应商提出合理意见和建议，组织专家进行修订。

4.报送计划。以上步骤完成后，将货物技术参数送药政处，药政处将货物技术参数及确定招标代理机构等形成报告,经项目执行处室、纪检监察室会签后，报领导小组组长和分管规财厅领导审批后,由规财处向自治区财政厅报送政府采购计划。

（二）确定采购文件

自治区财政厅同意政府采购计划后，由药政处联系招标代理机构制作采购文件。药政处组织相关处室、招标代理机构对采购文件进行讨论和确认，报领导小组组长审核签字，交招标代理机构报自治区财政厅审核同意并发布招标公告。

（三）开标与评标

由招标代理机构按照国家有关法律、法规规定和程序组织开标、评标工作。

项目执行处室派员参加评标时，原则上参加技术参数编制人员不参加评标，领导小组办公室必要时派人参加。

（四）确认招标结果

招标代理机构把中标结果确认函送达项目执行处室,项目执行处室应在2个工作日内编写招标结果确认请示报告(包括招标总预算，总节余以及各分标货物品目预算、中标金额、中标单价、节余情况、废标情况等)，经监察室和药政处会签后呈领导小组组长审核签字。由项目执行处室通知招标代理机构按规定发布中标公告以及向中标供应商发出中标通知书,同时,将领导小组组长审核签字招标结果确认的请示报告复印给规财处和药政处,以便了解采购资金使用情况。

（五）合同签订与执行

招标代理机构根据招标文件要求制订政府采购合同，合同的条款及内容要与招标文件相符。

项目执行处室按照招标文件和中标供应商投标文件的约定，在中标通知书发布后三十日内与中标供应商签订采购合同。项目执行处室审核合同，行文经药政处、监察室会签，由领导小组组长审批签字后盖卫生厅合同专用章后生效。采购合同一式陆份，供应商执三份（其中交自治区财政厅政府采购监督管理处及招标代理机构各一份）、药政处、项目执行处室、规财处各执一份。

政府采购合同履行期间，项目执行处室需要追加与采购合同相同的货物，在不改变采购合同其他条款的前提下，由项目执行处室与供应商协商签订补充合同，所有补充合同的采购金额不得超过原合同采购金额的百分之十,补充合同签订程序同上。

项目执行处室负责合同的执行工作，包括货物的发放、验收、使用培训、收取供货发票、办理货物款项的支付申请以及设备质量信息反馈等工作。

合同执行完毕，由项目执行处室编写项目实施情况总结报告，报领导小组办公室和监察室备案。

七、监督管理

各项目执行处室应在部门预算“二上”完成后即着手进行政府采购项目请示报告编制工作，于次年六月完成政府采购所有程序，因特殊情况可延迟到九月份完成，九月份无法完成的即调整用于其他项目支出，以确保资金使用效益。

政府采购必须按照政府采购法律、法规、规章的规定，依法开展政府采购活动，接受政府采购监督管理部门监督和接受纪检监察机关监督以及审计部门的审计。如有违反规定的，按照《中华人民共和国政府采购法》以及财政部有关政府采购处罚规定执行。

八、其他

本办法自发布之日起执行，本厅过去的规定与本规定不符的，以本规定为准。国家和自治区有新规定的，按照新规定执行。

附件1

自治区卫生厅政府采购工作领导小组

组长：尤剑鹏 自治区卫生厅副厅长

成员：卢德成 自治区卫生厅药政处副处长

龙莉莉 自治区卫生厅规财处处长

石中根 自治区卫生厅纪检监察室主任

罗杰峰 自治区卫生厅医政处副处长（负责全面工作）

于家新 自治区卫生厅基卫处处长

陈荔丽 自治区卫生厅妇幼处处长

陈发钦 自治区卫生厅疾控处处长

黎火佳 自治区卫生厅监督处处长

葛宪民 自治区卫生厅艾处宣处长

陈 赤 自治区卫生厅艾督处处长

郑承杰 自治区卫生厅爱卫办副主任

刘 莉 自治区卫生厅政法处处长

庞 军 自治区中医药管理局副局长

领导小组在药政处下设办公室,主任由卢德成兼任,职责是：综合协调政府采购有关事项，及时把政府采购工作中的重大事项提交领导小组研究确定。

海南省卫生厅关于印发《海南省医疗卫生单位政府采购工作实施细则》的通知

各市、县、自治县卫生局，厅直属各单位，厅机关各处室：

为进一步做好我省医疗卫生单位政府采购工作，规范医疗卫生单位政府采购行为，降低采购价格，节约财政支出，提高采购质量，强化资金使用效益，促进廉政建设，推动医疗卫生事业健康发展。我厅根据国家和省政府有关政府采购工作规定，制订了《海南省医疗卫生单位政府采购工作实施细则》，现印发给你们，请遵照执行。在执行中发现的问题，请及时反馈给我厅。

海南省卫生厅

2013年12月11日

海南省医疗卫生单位政府采购工作实施细则

为进一步做好我省医疗卫生单位政府采购工作，规范政府采购行为，降低采购价格，节约财政支出，提高采购质量，加强和改进公立医疗机构管理，强化资金使用效益，促进廉政建设，推动医疗卫生事业健康发展。根据《中华人民共和国政府采购法》、卫生部《关于印发卫生部政府采购工作实施细则（试行）的通知》（卫规财发〔2007〕302号）、卫生部办公厅《关于印发一类大型医用设备集中采购工作指导意见的通知》（卫办规财发〔2013〕7号）和海南省政府、省财政厅关于政府采购工作的有关政策规定，特制定本实施细则。

一、政府采购基本原则

本实施细则所称政府采购，是指我省卫生系统政府采购的各级医疗卫生单位、卫生厅机关各业务处室等项目实施单位（以下简称“项目单位”）使用所有资金，采购海南省人民政府制定的集中采购目录以内的或者采购限额标准以上的货物、工程和服务类（特别是医疗卫生器械装备）的行为。政府采购坚持以下原则：

坚持配置功能适用、技术适宜、节能环保装备原则。要注重常规医学装备配备，以满足基本医疗卫生服务需求为导向，优先配置功能适用、技术适宜、节能环保装备，推行资源共享。

坚持实事求是，量力而行，有计划配置原则。项目单位应当根据本单位功能、规模和事业发展规划，科学制订医学装备发展规划和年度预算，有计划有重点逐步实施。按照工作急需程度排序，避免盲目配置。

坚持公开透明、公平竞争、公正诚信原则。政府采购应当严格按照公开透明、平等竞争、客观公正要求进行运作，加强医学装备采购管理，杜绝暗箱操作。

坚持优先采购国产货物原则。政府采购应当严格按照批准的预算以及项目管理规定执行。鼓励优先采购国产货物，国内无此货物，或者国产货物的性能、质量、技术指标等确实无法满足需要的，可以经有关程序报批后采购进口货物。

坚持廉洁自律原则。实施政府采购，要以廉洁自律作为前提。严格执行有关法律法规，严防违法违规行为发生。

二、政府采购预算管理

在编制年度部门预算时，各项目单位应将政府采购项目以及资金预算（含地债资金）进行单列。

部门预算经人大批准并由财政部门批复下达后60个工作日内，项目单位应当根据财政预算安排需要实施政府采购项目，并制定当年政府采购计划方案，报同级卫生行政主管部门备案。采购计划方案主要包括：采购项目、预算资金、实施主体、采购单位、使用单位、计划时间等，附表细列。然后按规定程序实施政府采购。

属于中央预算内专项资金（含国债资金）以及中央补助海南专项资金等设备投资计划，由于资金下达时间的不确定性，暂不要求制定当年政府采购计划方案。项目单位按卫生、财政部门、发改委同意的专项资金项目实施方案的要求，并按规定程序实施政府采购。

三、政府采购方式

（一）按照《中华人民共和国政府采购法》的规定，医疗卫生单位政府采购采用以下方式：

1、公开招标；

2、邀请招标；

3、竞争性谈判；

4、单一来源采购；

5、询价；

6、政府采购监督管理部门认定的其他采购方式。

（二）国家规定必须实行集中采购的医学装备，应当实行集中采购。未实行集中采购的医学装备，应当首选公开招标方式进行采购。不具备公开招标条件的，可以按照国家有关规定选择上述其他方式进行采购。因突发公共事件等应急情况需要紧急采购的，应当按照主管部门制定的应急采购预案执行，没有预案规定应急采购的，项目单位可采用临时应急办法进行采购。

四、政府采购组织管理及职责

各级卫生行政部门成立政府采购工作领导小组（以下简称“领导小组”），由单位领导任组长，各相关处（科、室）主要负责人为成员。政府采购工作领导小组下设办公室，办公室设在计划财务部门或负责采购的部门。

领导小组及办公室主要职责是：审定专项资金采购计划并备案，确定委托招标采购代理机构，协调解决政府采购工作中的重大问题，综合协调政府采购有关事项，对政府采购进行监督。领导小组成员单位职责是：

（一）计划财务部门或负责采购的部门

1、负责协调编制采购项目部门预算，下达采购项目预算；

2、负责处室申请货物采购预算资金的审核，向财政部门报送采购计划；

3、负责协调和指导项目单位组织专家编制货物技术参数，协调货物技术参数确认（包括完成货物采购技术参数公示）；负责受理投标人对货物技术参数提出的质疑，协调完成采购系列文件；

4、负责审核项目执行处（科、室）货物款项支付申请，办理款项支付手续。负责政府采购资金的财务管理和监督；

5、协助项目执行处（科、室）下发有关固定资产管理的通知；

6、综合协调财政部门和政府采购工作领导小组办公室的相关事项。

（二）项目单位

1、根据财政预算安排需要实施政府采购的项目，制定当年政府采购计划方案；

2、负责确定货物采购品目、采购数量、参考价格、分配去向，编写货物采购请示报告；

3、负责组织有关专业人员编制货物技术参数、组织专家对货物技术参数审定、确认；

4、负责采购文件制定，招标评标和中标结果确认；

5、负责与中标供应商签订采购合同，对货物进行验收与发放，收取供货商提供的货物发票并完成货物款项支付申请手续；

6、负责政府采购工作领导小组办公室交办的其它事项。

（三）纪检监察组

负责对项目单位政府采购工作的监督。项目单位履行政府采购的相关部门，应及时将采购相关资料报送纪检组，纪检监察组收到资料后，应及时回复是否派人到现场进行监督或提出现场监督意见建议。负责受理群众举报，查处违规违纪行为。

五、政府采购事务管理

（一）项目单位采购货物、工程和服务类达到限额标准的均应当实行政府采购。

（二）建立医学装备采购论证、技术评估制度。论证内容应当包括配置必要性、可行性、社会和经济效益、预期使用情况、人员资质等。

（三）项目单位纪检、监察、审计等部门加强对采购过程的监督。

（四）采购进口医学装备的，应当按照《政府采购进口产品管理办法》相关规定获得采购进口产品核准。进口医学装备属于国家规定的机电产品范围的，应当按照《进口机电产品管理办法》相关规定执行。

（五）采购医学装备属于辐射源产品管理目录的，应当取得辐射安全许可证；属于计量产品管理目录的，应当取得计量合格证明；属于大型医用设备管理品目的，应当先取得配置许可。

（六）项目单位应当加强一次性使用无菌器械采购记录管理。采购记录内容应当包括企业名称、产品名称、原产地、规格型号、产品数量、生产批号、灭菌批号、产品有效期、采购日期等，确保可追溯每批产品的进货来源。

（七）项目单位应当加强医学装备采购合同规范管理，保证采购装备的质量，严格防范各类风险，确保资金安全。同时应当加强供应商资质管理，建立供应商评价和淘汰制度。

六、政府采购项目实施

（一）制定项目采购计划方案

各项目单位根据项目工作需要，确定采购品目、采购数量、采购单位、采购预算、分配去向、时间安排、预算参考价格等货物采购制定项目采购计划方案。经业务处室审核、计划财务部门或负责采购的部门对其采购预算进行审定，并经分管领导审批同意。

为了加快项目执行进度，各项目单位应在部门预算“二上”完成后即可着手进行政府采购项目计划方案编制工作，并于次年六月完成政府采购所有程序。因特殊情况可延迟到九月份完成，九月份无法完成的即可考虑调整用于其他项目支出，以确保资金使用效益。

（二）编制完成货物技术参数

1、将项目单位提供的采购品目、采购数量、采购计划时间等信息在海南省卫生厅网站，或海南省卫生厅信息中心网，或适当场所适当方式进行公示。公示时间为7个工作日。

2、项目单位组织专业人员及相关部门编制完成货物技术参数，并召开货物技术参数编制评审会，完成货物技术参数编写。货物技术参数原则上应涵盖三个以上（含三个）知名品牌（或型号）。

3、货物技术参数编写完成后，除了需要保密者外，应当在海南省卫生厅网站，或者海南省卫生厅信息中心网，或者适当场所适当方式进行公示。公示时间为7个工作日。同时，对合理的意见和建议组织专家进行修订。

4、计划财务部门或负责采购的部门将货物技术参数及确定招标代理机构等形成报告,经项目单位、纪检监察部门会签后，报政府采购工作领导小组组长或分管领导审批后,向财政部门报送政府采购计划。

（三）制定采购文件

财政部门同意政府采购计划后，由计划财务部门或负责采购的部门联系委托招标代理机构制作采购文件；组织相关项目单位对采购文件进行讨论和确认，报政府采购工作领导小组组长或分管领导审核签字后，交招标代理机构报财政部门审核同意及备案后发布招标公告。

（四）开标与评标

由确认的招标代理机构按照国家有关法律、法规规定和程序组织开标、评标工作。

开标时，根据政府招标采购相关法律法规规定，招标事宜以《政府采购项目开、评标备案表》作为档案资料由项目单位确认后交招标中心备案。招标代理机构将该表送项目单位确认，“项目单位”一栏由项目单位审核，经相应分管领导签批后盖章。

开评标时，参加评标人员为：计划财务部门或负责采购的部门、项目单位、纪检组。项目单位派员参加评标时，不得指定固定人员参加评标，参加技术参数编制人员不得参加评标。

（五）招标结果确认

项目执行处（科、室）将评标结果送计划财务部门或负责采购的部门，由计划财务部门或负责采购的部门组织项目单位、纪检监察组审议会签，呈政府采购工作领导小组组长或分管领导审批，然后由计划财务部门或负责采购的部门通知招标代理机构按规定发布中标公告，以及向中标供应商发出中标通知书。

（六）合同签订与执行

招标代理机构根据招标文件要求制订政府采购合同，合同的条款及内容要与招标文件相符。

项目单位按照招标文件和中标供应商投标文件的约定，在中标通知书发布后二十个工作日内与中标供应商签订采购合同。项目单位审核合同，经计划财务部门或负责采购部门、纪检监察组会签，由政府采购工作领导小组组长或分管领导审批签字、盖章后生效。采购合同一式陆份，供应商执三份（其中交财政部门及招标代理机构各一份）、计划财务部门或负责采购的部门、项目单位各执一份。

政府采购合同履行中，项目单位需要追加与采购合同相同的货物，在不改变采购合同其他条款的前提下，由项目单位与供应商协商签订补充合同。但所有补充合同的采购金额不得超过原合同采购金额的百分之十。补充合同签订程序同上。

项目单位负责合同的执行工作，包括货物的发放、验收、使用培训、收取供货发票、办理货物款项的支付申请以及设备质量信息反馈等工作。计划财务部门或负责采购的部门办理款项支付手续，并配合纪检监察组负责政府采购资金的财务管理和监督。

（七）验收管理

1、医学装备验收是医学装备投入使用之前的关键环节，项目单位应当严格执行验收程序，确保验收质量。医学装备到货后，应当及时完成安装和验收。

2、医学装备验收包括到货验收和性能验收。

到货验收主要内容包括：（1）查验外包装、合同号、箱件数、收货单位名称、品名、货号、批次及相关资料；（2）开箱查验医学装备品名、规格、数量、外观、技术资料、出厂日期、出厂编号等。

性能验收主要内容包括：（1）验证医学装备功能；（2）验证医学装备技术参数和性能指标。

3、医学装备验收工作一般由医学装备管理科室组织使用科室和供应商共同完成。技术复杂的医学装备验收，可请具备相应技术能力的第三方机构共同参加。

4、医学装备验收前，验收工作人员应当详细阅读医学装备采购合同和相关技术资料，熟悉了解医学装备各项技术参数、性能和安装条件。

5、对安装机房有特殊要求的医学装备，应当按照安装图纸要求做好机房布局改造、室内装修、水、电、气和防护等准备。

6、医学装备验收过程应当做好现场记录，留存必要影像资料。

7、属于国家规定商检范围的进口医学装备，到货后应当及时向所在地商检部门申请检验。检验结果作为验收工作内容和依据。进口医学装备验收应当在索赔期限前15天完成。

8、对医学装备验收中发现的问题，按照采购合同规定属于供应商责任的，项目单位应当及时办理换货、退货、索赔等事宜。

9、医学装备验收结束，应当填写详细验收报告，由各方验收人员签字确认，并按照规定及时办理贷款支付和固定资产入账手续。

七、政府采购监督与处罚

政府采购必须按照政府采购法律、法规、规章的规定，依法开展政府采购活动，接受和配合政府采购监督管理部门监督管理、纪检监察机关监督、审计部门的审计。如有违反规定的，按照《中华人民共和国政府采购法》以及财政部、财政厅有关政府采购处罚规定以及有关法律法规处理。

八、附则

本实施细则自2014年 1月1日起执行。省卫生厅以往有关政府采购规定与本规定不符的，以本规定为准。国家和海南省有新规定的，按照新规定执行。

本实施细则由省卫生厅负责解释。

河北省卫生厅办公室关于印发2013年全省卫生信息化工作要点的通知

冀卫办规财〔2013〕5号

各设区市卫生局，华北石油管理局卫生处，中国石油天然气管道局卫生处，省直各医疗卫生单位：

现将《2013年全省卫生信息化工作要点》印发给你们，请结合本地本单位实际，认真贯彻执行。

河北省卫生厅办公室

2013年3月12日

2013年全省卫生信息化工作要点

2013年卫生信息化工作要以科学发展观为指导，深入贯彻落实党的十八大精神，围绕全省卫生事业改革发展大局，以信息共享、互联互通、服务应用、安全规范为关键，加快发展建设步伐，着力提高卫生信息化整体工作水平。

一、完善建设规划，加快推进“3521”工程。制定下发全省卫生信息化三年建设规划（2013—2015）。统筹推进省、市、县三级卫生信息平台建设。完成省级综合卫生信息平台建设及数据中心的改造升级，实现与省直医疗卫生机构和已建市级平台及鹿泉、丰宁、康保等县级平台的对接，促进省市县三级卫生数据分析、挖掘、展示和应用，为管理决策提供依据。推动155个县级综合信息平台（数据中心）和设区市区域卫生信息平台建设，强化信息平台与新农合、妇幼卫生、社区卫生、医疗服务、卫生监督等业务系统的整合应用，提高信息共享利用水平。

二、坚持试点先行，稳步推进居民健康卡发行应用。制定我省居民健康卡发行应用实施意见，健全组织管理机构，搭建居民健康卡服务应用及运行管理软硬件环境，以新农合参合农民、新生儿(儿童)、职业病高危人群、无偿献血者4类重点人群和大型医疗机构应用为重点，推进石家庄市居民健康卡试点应用，年底前实现免费为市民发放100万张居民健康卡的目标。完善新农合平台建设，实现省级系统纵向与国家、市、县级新农合系统对接，横向与省政府大医保系统对接。积极推动居民健康卡在新农合、医疗机构、公共卫生、金融等领域的有效应用，确保发得好、用得上、用得住，为在全省稳步发行推广和有效应用奠定良好基础。

三、加强医疗协同，着力推进医疗机构信息化建设。积极推进以电子病历为核心、以居民健康卡为介质和纽带的医院信息化，促进医院原有信息系统改造升级与流程优化，逐步建立起医院内部各系统之间，医院与医院之间，医院与相关部门之间，不同地区不同机构之间，统一高效、互联互通、整合共享的医疗信息协同服务体系，方便百姓就医，提升医疗卫生服务的可及性。巩固远程医疗会诊试点建设成果，加快全省远程医疗会诊系统建设，建立健全管理和运营机制，逐步实现全省远程会诊、远程监护、双向转诊以及远程预约、远程诊断、远程教育、视频会议和远程数字资源共享。

四、加快推进基层医疗卫生管理信息系统建设。按照国家发改委、卫生部《关于印发基层医疗卫生管理信息系统建设方案的通知》要求，科学编制建设方案，积极争取省内配套资金，构建以省为单位，涵盖基本药物供应使用、居民健康管理、基本医疗服务、绩效考核等功能的基层医疗卫生信息系统，夯实基层医疗卫生信息化基础，提高基层医疗卫生机构管理能力和规范化服务水平。

五、统筹推进基本药物集中采购使用系统和医疗卫生机构药品（疫苗）电子监管系统等项目建设。完成基本药物集中采购使用系统招标采购，实现全省基本药物采购、配送、使用、结算、监管信息化，确保药品集中采购及全程监管公开透明、安全可靠、科学高效。严格药品（疫苗）集中采购、核注、核销及使用管理，强化药品（疫苗）生产、流通、使用全程信息化监管，在全省各级各类医疗卫生机构（不含卫生监督机构）配备药品（疫苗）电子监管系统客户端软件及相关设备，确保药品（疫苗）使用安全。建设全省传染病疫情及突发公共卫生事件监测与预警系统，满足传染病与突发公共卫生事件防控与处置工作需要。建立中医药预算执行动态监管平台和卫生规划财务信息交流平台，建立网络直报系统，提高综合管理能力和工作绩效水平。

六、加强标准规范和网络安全体系建设。认真贯彻执行卫生信息化各项标准和规范，建立完善我省卫生信息标准和规范体系。继续大力推广数字证书、电子认证服务以及时间戳在医疗卫生领域的应用，解决医疗卫生服务过程中的身份认证、授权管理、责任认定等安全问题。全面提高信息系统安全防护能力，逐步完善全省卫生信息系统安全监控体系和服务保障体系。加强厅备份机房软硬件环境建设，确保网络信息安全。完成省、市两级卫生行政管理部门、省直医疗卫生机构、全省三级以上医疗机构信息系统安全等级保护测评，联合公安部门对全省医疗卫生机构信息安全等级保护工作进行监督检查。加强居民电子健康档案、电子病历信息安全体系建设，防止居民个人信息泄露。

七、严格信息化建设项目监管。加强信息化建设项目管理，严格项目立项、方案设计、招标采购、实施验收等各环节监管，实行项目建设监理制，强化对项目建设全过程的督导检查。妥善处理顶层设计与底层实现、项目实施与基础建设、技术发展与需求导向间的关系，严格遵循统筹规划、互联互通、资源共享、务求实效和保障安全的信息化建设原则，提升投资绩效，确保建好一个、管好一个、用好一个，提升卫生信息化助推全省医改工作的水平。

八、加强卫生信息化机构与队伍建设。持续加强各级卫生行政部门和医疗卫生单位信息化机构与专业技术人才队伍建设，重点加强基层卫生信息化机构建设，满足快速发展的卫生信息化事业需求。定期组织学习培训，加大卫生信息化人才培养力度，提高统筹谋划信息化建设、组织实施信息化项目、学习应用信息化新技术的能力。进一步完善人才引进、培养、使用及激励机制，强化专门技术人才培养，打造一支集医学、信息学和管理学于一体，业务精湛、稳定高效、保障有力的高素质、实用型、复合型卫生信息化人才队伍，为卫生信息化事业发展提供技术支撑和人才保证。

关于印发《河南省医疗器械生产经营企业日常监督管理规定》的通知

各省辖市、省直管试点县（市）食品药品监督管理局：

现将《河南省医疗器械生产经营企业日常监督管理规定》印发你们，请遵照执行。

河南省食品药品监督管理局

2013年6月13日

河南省医疗器械生产经营企业日常监督管理规定

第一条 为加强对医疗器械生产经营企业的监督管理，规范全省各级医疗器械监督管理部门日常监督管理行为，保障医疗器械安全有效，根据《医疗器械生产日常监督管理办法》（国家食品药品监督管理局令第12号）和《医疗器械经营企业许可证管理办法》（国家食品药品监督管理局令第15号），结合我省实际，制定本规定。

第二条 本规定所称的日常监督管理是指全省各级食品药品监督管理部门依据有关法律、法规、规章、规范性文件及标准，对河南省内已取得《医疗器械生产（经营）企业许可证》的企业或已按照规定告知登记的医疗器械生产企业实施日常监督检查的过程。

日常监督检查活动包括质量体系检查、专项检查、突击性检查、跟踪检查、产品质量摸底性抽查和其它日常现场检查。

第三条 对医疗器械生产经营企业日常监督管理按照属地监管原则，实行分级管理。

河南省食品药品监督管理局（以下简称省局）负责制定和组织实施全省医疗器械生产经营企业年度监督检查计划、医疗器械生产质量管理规范年度监督检查计划，部署全省范围内的监督检查工作；制定、发布和调整河南省重点监管医疗器械产品目录；对各省辖市食品药品监督管理局（以下简称省辖市局）、省直管试点县（市）食品药品监督管理局（以下简称试点县局）的日常监督管理工作进行监督、指导和培训；负责指导开展医疗器械安全分析工作，组织对各省辖市局、试点县局提交的医疗器械质量安全分析报告以及医疗器械检验分析报告进行评估；对高风险生产企业组织进行专项检查，必要时，可直接对生产经营企业进行突击性检查。

省辖市局、试点县局依据有关规定，结合实际，负责制定和组织实施本辖区年度医疗器械日常监督管理工作计划，明确重点监控企业、重点品种，实行“两图一书四定”，即建立监管分布图、区域责任人员图，签订责任书和定人员、定任务、定责任、定区域；负责建立健全本辖区企业监督管理档案；组织辖区内生产企业签订质量承诺责任书；督促辖区内医疗器械生产企业建立并实施医疗器械质量安全分析报告制度；负责本辖区内医疗器械信用等级的确定和管理工作；配合和完成上级食品药品监督管理部门交办的其他工作；对本辖区上年度确定为守信等级的重点监控生产经营企业和非重点监控生产企业，每年进行一次全面检查，检查覆盖率要达到100%；对上年度确定为警示等级的生产经营企业，每半年实施一次现场检查，检查覆盖率要达到100%；对上年度确定为失信、严重失信等级的生产经营企业，每季度实施一次现场检查，检查覆盖率要达到100%；对医疗器械生产经营企业实施突击性检查，每年检查覆盖率，生产企业要达到20%，经营企业要达到10%，重点监管生产经营企业要达到100%。

各县（市）、区食品药品监督管理局（以下简称县局））负责本辖区的医疗器械生产经营企业日常监督检查和管理工作；负责对本辖区医疗器械生产、经营企业的基本情况调查，建立健全监管档案；配合和完成上级食品药品监督管理部门交办的医疗器械监管工作；对本辖区内医疗器械生产经营企业实施突击性检查，每年检查覆盖率要达到100%。

上级食品药品监督管理部门对下级食品药品监督管理部门的日常监督管理工作负有监督、指导和培训的责任。

第四条 按照“突出重点，兼顾一般”的原则，根据医疗器械产品的风险程度和监管工作实际，将医疗器械产品分为重点监管产品和一般监管产品。重点监管产品目录由省局确定和调整。

省局根据医疗器械监管实际，每年定期发布《河南省重点监管医疗器械产品目录》。

第五条 省局根据监管实际，可适时组织对全省医疗器械生产经营企业进行质量体系检查、产品质量摸底性抽查；对于首次获准注册的第二类、第三类医疗器械的生产企业，省局应当在其正式生产后6个月内组织进行医疗器械生产质量管理规范复查。

省辖市局、试点县局可不定时对医疗器械生产经营企业，特别是区域内企业较集中、产品辐射全国的医疗器械生产经营企业组织不预先告知的突击性检查；接受省局委托，进行医疗器械生产质量管理规范现场检查、复查；将检查中发现医疗器械经营企业存在的违法违规问题记录在许可证副本上；对监管工作成绩突出的单位予以表扬，对监管不力或有违法违规行为的单位予以批评或依法追究当事人责任。

第六条 市、县两级食品药品监督管理部门要对本辖区内的医疗器械生产企业建立监督管理档案，内容应包括：

（一）企业基本概况：企业名称、生产企业许可证、医疗器械注册证、法定代表人、企业负责人、质量负责人、注册地址、生产地址（含委托生产地址和跨省设立生产场地）、生产范围、邮编、联系电话等；

（二）变更事项：《医疗器械生产企业许可证》、《医疗器械注册证》许可事项及登记事项变更情况记录；

（三）质量体系考核报告或认证证书及跟踪检查记录；

（四）监督检/抽查记录及跟踪检查记录；

（五）质量投诉、举报核查和处理记录；

（六）重大产品质量事故、不良事件的调查、处理报告；

（七）现场监督检查情况记录、整改情况报告；医疗器械生产质量管理规范现场检查、复查情况记录、整改情况报告；

（八）信用管理记录；

（九）表彰记录、处罚记录、不良行为记录；

（十）与生产企业签订的质量承诺书；

（十一）生产企业提交的年度医疗器械质量管理自查报告；

（十二）生产重点监管品种的医疗器械生产企业的关键原材料的采购及供方的合法资质文件；

（十三）食品药品监督管理部门依法实施检查的其他记录。

第七条 市、县两级食品药品监督管理部门要对本辖区内的医疗器械经营企业按“一企一档”要求建立监督管理档案，内容应包括：

（一）医疗器械经营企业基本档案(包括河南省医疗器械经营企业基本情况登记表<附企业申请开办的原始材料、企业变更、换发许可证申请表格及涉及变更事项的证照(书)复印件和信用等级档案>)。经营第三类医疗器械产品目录中应注明授权企业的名称和联系方式；

（二）企业名称、企业法定代表人或者负责人及质量管理人员变动情况；

（三）企业注册地址及仓库地址变动情况；

（四）营业场所、存储条件及主要储存设施、设备变动情况；

（五）经营范围等重要事项的执行和变动情况；

（六）企业产品质量管理制度的执行情况；

（七）日常监督检查、专项检查、突击性检查、跟踪检查记录、企业提交的整改报告(原件)及相关记录；

(八)《医疗器械经营企业许可证》和《营业执照》副本复印件；

(九)其他检查的有关记录。

第八条 市、县两级食品药品监督管理部门应制定年度医疗器械日常监督检查工作计划（或方案），并于每年2月底前报上一级食品药品监督管理部门备案。

第九条 省辖市局、试点县局应依据下述规定情形确定本辖区内的重点监管生产经营企业，并随年度医疗器械日常监督检查工作计划一并报省局备案。

（一）列入省重点监管医疗器械产品目录的企业；

（二）上年度省以上质量抽验中产品质量不合格或发生产品质量重大事故的企业；

（三）第三类医疗器械生产经营企业。

（四）上年度被评定为失信、严重失信等级的企业；

（五）因生产（经营）条件、质量管理体系、生产工艺等发生变化有可能造成产品质量隐患的企业；

（六）涉嫌违法违规的企业。

第十条 全省各级食品药品监督管理部门应建立企业信用管理记录，开展对企业的信用评定分级，实行分级监管。对在评定周期内暂停生产国内销售的医疗器械，且未发生违法违规行为的企业，不需评定停产年度的质量信用等级。

企业两年内未受过行政处罚且符合下列条件之一的，可豁免当年日常监督检查或减少日常监督检查频次，并写明理由，存入企业日常监督管理档案。

（一）当年通过或周期复查通过医疗器械生产质量管理体系考核的；

（二）省以上食品药品监督管理部门产品质量监督抽验或摸底性抽查连续二次抽检合格的；

（三）上年度监督检查无限期改正内容、且无不良行为记录的；

（四）企业信用评定级别为最高的。

各省辖市局、试点县局应建立辖区内上年度严重失信等级医疗器械生产经营企业公示制度，将上年度被评定为严重失信等级企业统一进行公示，同时将企业不良行为记录归入其信用档案，作为今后增加监督检查频次、暂缓行政审批、评判企业诚信度以及实施其它行政处罚的依据。

第十一条 对企业发生以下事件的，县局应在获悉后的10个工作日内进行监督检查：

1.连续停止医疗器械生产一年以上恢复生产的，应对企业的生产条件和质量体系保持情况进行现场检查；

2.受委托生产的医疗器械投产前，应对企业的生产和质量管理情况进行审核；

3.发生可疑医疗器械不良事件或因产品质量引起医疗事故、顾客投诉，危害后果轻微的，应调查企业相关产品的批生产记录，确认企业是否按照规定履行了质量控制的义务，对存在安全隐患的相关产品抽样送医疗器械检测机构检验，并对检查、抽样检测的结果按照法规、规章的规定处理；

4.发生举报或违法违规行为的，应调查举报或违法违规行为的事实，按照法规、规章的规定处理；

5.省辖市局督办、转办的事项。

县局应将上述检查的有关情况报告省辖市局。

第十二条 对企业发生以下事件的，省辖市局、试点县局应在获悉后的10个工作日内进行监督检查：

1.产品监督抽验或摸底抽查不合格的，应调查不合格的事实与原因，责令企业改正,并按照法规、规章的规定处理；

2.省局督办、转办或其他设区的省辖市食品药品监督管理部门要求协查的事项。

省辖市局、试点县局应将调查和处理情况报告省局。

第十三条 省局根据上一年度的日常监督管理情况，在具有以下情形之一的企业中确定对象，组织实施突击检查：

1.生产经营重点监管产品的；

2.发生违法违规行为或监督抽验不合格的；

3.企业质量信用等级评定为失信等级或严重失信等级的；

4.发生可疑医疗器械不良事件或因产品质量引起医疗事故的；

5.省局认为需要实施突击检查的。

第十四条 省辖市局、试点县局在列入省重点监管产品的医疗器械生产企业发生变化时，应填写《医疗器械生产企业情况登记表》（附件4），并在表格右上角注明“重点监管产品生产企业变更专用”字样，随年度医疗器械日常监督检查工作计划报省局医疗器械处备案。

第十五条 监督检查人员应当熟悉国家有关法律、法规、规章和规定，具有相关专业知识，遵守廉政纪律，认真履行检查职责，公正文明执法，自觉接受监督，并对知悉的企业技术秘密和业务秘密保密。

第十六条 实施现场监督检查时，检查人员不得少于2人，并应按下列程序进行：

（一）出示《行政执法证》；

（二）告知受检企业检查目的、检查依据、检查内容、检查程序以及廉政承诺、保守商业秘密的承诺；

（三）进行现场检查，如实记录,必要时抽样或取证；

（四）汇总检查情况，做出明确的检查结论，并填写《中华人民共和国药品监督行政执法文书现场检查笔录》；

（五）除需抽样检验及做后续调查外，应当场宣布检查结果，并对检查中发现的问题提出处理意见，检查结果经核对无误后，监督检查人员、受检企业法定代表人或负责人在《中华人民共和国药品监督行政执法文书现场检查笔录》上签字并各存一份；受检企业人员拒绝签字的，由2名检查人员签字并注明情况。

（六）现场检查中发现有违法违规行为的，应依法采取措施制止行为继续发生,并填写《河南省医疗器械生产经营企业现场监督检查移交单》（附件5），及时移交相关单位进行处理。

第十七条 食品药品监督管理部门应对责令企业限期改正事项的整改情况进行跟踪检查。

跟踪检查应在责令限期改正期满之日的三个月内完成，并且责令限期改正期满的时间与作出决定的时间属于同一年度的，跟踪检查还应在当年完成。

跟踪检查可与其他形式的监督检查一并进行。

跟踪检查应记录上一次监督检查发现企业存在问题的整改情况。

第十八条 医疗器械生产经营企业应当按照有关规定开展医疗器械不良事件监测和上市产品再评价工作，并建立相关档案。

医疗器械生产企业应当建立年度产品质量管理自查报告制度，每年度对医疗器械产品质量情况进行全面自查总结，并于当年11月底前向所在地省辖市食品药品监管部门提交年度医疗器械产品质量管理自查报告。

第三类医疗器械生产企业应当建立并实施产品上市后的跟踪制度，确保产品的可追溯性。

医疗器械生产企业生产的医疗器械或经营企业经营的医疗器械发生重大质量事故的，应当立即报告所在地省辖市食品药品监督管理部门，所在地省辖市食品药品监督管理部门要及时上报省食品药品监督管理部门。

第十九条 试点县局、县局对以下企业进行相应处理，逐级上报企业名单，可以不再作为监督检查和摸底抽查的对象：

1.停止生产医疗器械的，记录企业开始停产的时间，并书面告知企业在恢复医疗器械的生产时应主动报告县级食品药品监督管理部门；

2.因监管政策调整，生产的产品已不作为医疗器械管理的，书面告知企业今后需要生产其他医疗器械前应办理产品注册手续；

3.取得《医疗器械生产企业许可证》后放弃产品注册的，书面告知企业不得生产医疗器械产品。

对上述企业，试点县局、县局应继续监控企业动态，发现有违法违规行为的，应按照法规、规章的规定及时进行处理。

第二十条 省辖市局、试点县局应将本辖区内的生产经营企业日常监督检查情况及时分析汇总（报送要求见附件6），并填写《医疗器械生产经营企业日常监督检查汇总表》（附件7），分别于每年6月5日和12月5日前报送省食品药品监督管理部门。

第二十一条 省辖市局、试点县局每年应将本辖区内的生产企业基本情况进行汇总，并填写《医疗器械生产企业汇总表》（附件8）、《医疗器械生产企业情况登记表》（附件4）、《医疗器械产品注册情况汇总表》（附件9），随年度医疗器械监督管理工作总结于12月20日前报送省食品药品监督管理部门。

第二十二条 省局应建立医疗器械经营企业市场退出机制，对擅自退掉经营及仓储场所、日常监管无法取得联系、故意逃避监管、长期停止经营活动、提供虚假情况骗取许可证的企业，依据有关规定和法定程序，注销其经营许可证，抄送同级工商行政管理部门备案，并向社会公布。

第二十三条 本规定由河南省食品药品监督管理局负责解释。

第二十四条 本规定自发布之日起施行。原《河南省医疗器械生产经营企业日常管理规定》（豫食药监械〔2008〕68号）同时废止。

关于加强一次性使用无菌和骨科植入物医疗器械生产企业监督检查的通知

各市、州、直管市、神农架林区食品药品监督管理局：

根据近期国家食品药品监督管理总局办公厅《关于加强一次性使用无菌和骨科植入物医疗器械生产企业监督检查的通知》（食药监办械监〔2013〕67号）（以下简称《通知》）要求，省局制定了《湖北省一次性使用无菌和骨科植入物医疗器械生产企业监督检查工作方案》，现下发给你们，请结合本地实际，周密部署，严格实施，确保检查工作实效。

湖北省食品药品监督管理局办公室

2013年10月24日

湖北省一次性使用无菌和骨科植入物医疗器械生产企业监督检查工作方案

根据国家食品药品监督管理总局办公厅《关于加强一次性使用无菌和骨科植入物医疗器械生产企业监督检查的通知》（食药监办械监〔2013〕67号）（以下简称《通知》）的要求，结合我省实际，特制订本方案。

一、工作目标

紧紧围绕深入推进《规范》贯彻实施，确保医疗器械生产企业按照《规范》要求建立产品质量管理体系，消除医疗器械生产中的安全隐患，杜绝医疗器械质量事故的发生，保障人民群众用械安全、有效。

二、检查范围

省内所有一次性使用无菌和骨科植入物医疗器械生产企业（参照国家局《通知》附件中指定的16个品种）。

三、检查内容及要求

重点检查以下七个方面：一是采购环节是否符合要求。当采购产品有法律、行政法规和国家强制性标准要求时，企业采购产品的要求不得低于法规和标准要求，并应有相应的检验或验证记录。二是洁净室（区）的控制是否符合要求。三是灭菌过程控制（包括灭菌确认或委托灭菌合同）是否符合要求。产品的无菌性能和环氧乙烷残留量应满足标准要求，并有相应的检验或验证记录。四是产品可追溯性是否符合要求。五是检验室和检验人员是否符合要求。六是制水要求。七是出厂检验执行产品标准的要求。

本年度每家企业重点环节的监督检查次数不少于4次（其中，突击性检查次数不少于1次）。对监督检查中发现问题的企业要进行跟踪检查，督促整改；跟踪检查要采取突击性检查的方式进行。跟踪检查企业家次不得少于本辖区无菌和植入物医疗器械生产企业数的20%。

四、检查依据

《医疗器械监督管理条例》、《医疗器械生产监督管理办法》、《医疗器械说明书、标签和包装标识管理规定》、《医疗器械生产企业质量体系考核办法》、《医疗器械生产质量管理规范（试行）》、《医疗器械生产质量管理规范无菌医疗器械实施细则（试行）》、《医疗器械生产质量管理规范植入性医疗器械实施细则（试行）》等。

五、工作安排

（一）企业自查和市局检查阶段（11月中上旬）

各市局应将国家局和省局相关文件精神及时传达给相关企业，使其充分认识到一次性使用无菌和骨科植入类医疗器械产品安全风险高，产品质量直接关系到人民群众的健康和安全。企业要按照《医疗器械生产质量管理规范无菌医疗器械实施细则和检查评定标准（试行）》或《医疗器械生产质量管理规范植入性医疗器械实施细则和检查评定标准（试行）》进行一次全面的质量管理体系自查，对发现的问题及时进行整改。

各市局在企业自查的基础上成立检查组，对辖区内生产企业进行监督检查，及时排查问题和隐患。对检查过程中发现的问题，督促企业立即整改，同时认真填写检查记录表。

（二）省局监督检查阶段（11月下旬）

省局将抽调人员，组织对各市所有一次性使用无菌和骨科植入物医疗器械生产企业进行监督检查。具体检查时间和人员另行通知。

（三）国家总局监督检查阶段

适时做好迎接国家总局检查的有关准备工作。

六、工作要求

（一）加强领导，落实责任。各市州局要把一次性使用无菌和骨科植入物医疗器械监督检查工作，作为一项重要任务，列入重要议事日程，切实加强对检查工作的组织领导，精心组织，周密安排，特别是要强化责任，把具体检查任务落实到人到岗，确保检查工作取得实效。

（二）结合实际，整体推进。各市州局要根据本辖区企业和产品分布的实际情况，认真分析研究可能存在的问题，制定切实可行的工作方案，确保按项目要求完成监督检查任务。

（三）对检查中发现的问题，应责令企业限期整改。能及时整改到位的立即整改，短期不能整改到位的，企业应做出整改承诺，并保证在规定的时限内完成整改。对检查中发现的违法违规行为，应依法严肃查处。

湖南省食品药品监督管理局关于印发《湖南省医疗器械生产企业管理者代表管理办法》和《湖南省医疗器械注册申报人员管理办法》的通知》

湘食药监械[2012]11号

各市州食品药品监督管理局、省药品审评认证与不良反应监测中心、省药品安全信息中心、省医疗器械与药用包装材料（容器）检测所：

为规范医疗器械生产企业管理者代表的管理和医疗器械产品注册行为，现将《湖南省医疗器械生产企业管理者代表管理办法》和《湖南省医疗器械注册专员管理办法》印发给你们，请认真贯彻遵照执行。

附件：1、《湖南省医疗器械生产企业管理者代表管理办法》

2、《湖南省医疗器械注册专员管理办法》

湖南省医疗器械生产企业管理者代表管理办法

第一条 为加强医疗器械生产企业质量管理体系监督，明确企业管理者代表在质量管理工作中的责权，根据《医疗器械生产企业质量体系考核办法》（第22号令）及《关于印发医疗器械生产质量管理规范（试行）的通知》（国食药监械〔2009〕833号），制定本办法。

第二条 医疗器械企业管理者代表是指具有医疗器械相应专业技术资格和工作经验，经企业法定代表人授权，全面负责医疗器械生产质量的高级管理人员。

第三条 本办法适用于本省行政区域内的医疗器械生产企业质量体系考核、诚信体系评估及日常监督管理。

第四条 湖南省食品药品监督管理局负责全省医疗器械生产企业实施本办法的监督管理，各市州食品药品监督管理局负责本行政区域内企业实施本办法的监督管理。

第五条 医疗器械生产企业管理者代表应当具备以下条件：

（一）遵纪守法、坚持原则、实事求是，无违纪、违法等不良记录；

（二）熟悉、掌握并正确执行国家相关法律、法规，正确理解和掌握实施医疗器械生产的有关规定；

（三）具备良好的组织、沟通和协调能力；

（四）熟悉医疗器械生产质量管理工作，具有指导或监督企业各部门按规定实施医疗器械质量体系的专业技能和解决实际问题的能力；

（五）经过省级以上食品药品监督管理部门组织的有关培训，具有内审员证书。

（六）第二类医疗器械生产企业管理者代表应具有相关专业大学专科以上学历或初级以上技术职称，并具有3年以上生产质量、研发、技术管理实践经验；第三类医疗器械生产企业管理者代表应具有生产产品相关专业大学本科以上学历或中级以上技术职称，并具有3年以上生产质量、研发、技术管理实践经验；管理者代表应是相当于副总经理以上高级管理人员。

第六条 企业的法定代表人应根据**第五条**规定的条件，任命管理者代表，并与管理者代表签订医疗器械企业管理者代表授权书。

授权书格式文本（附件1）由省食品药品监督管理局统一制定。

第七条 企业应当在法定代表人和管理者代表双方签订授权书之日起15个工作日内，到所在地市州食品药品监督管理局进行登记。

第八条 登记材料应包括管理者代表登记表及简历、授权书副本、学历证明、工作经历证明、管理者代表个人信息表等。

登记表格式文本（附件2）由省食品药品监督管理局统一制定。

第九条 企业变更管理者代表，应书面说明变更的原因，并于变更之日起15个工作日内，按本办法**第八条**中的规定办理登记手续。

企业变更法定代表人后，法定代表人应与管理者代表重新签订授权书，向所在地市州食品药品监督管理局申请登记。

第十条 管理者代表应当贯彻执行医疗器械质量管理法律法规，组织建立、实施和保持本企业医疗器械生产质量管理体系，履行下列职责：

1．质量管理体系文件的批准；

2．风险管理报告的批准；

3．过程确认方案和过程确认报告的批准；

4．工艺验证、关键工序和特殊过程参数的批准；

5．原材料、半成品及成品质量控制标准的批准；

6．每批次原材料及成品放行的批准；

7．不合格品处理的批准。

8．关键原材料供应商的选取；

9．关键生产和检测设备的选取；

10．生产、质量、采购、设备和工程等部门的关键岗位人员的选用；

11、生产记录存档的审核批准；

12．其他对产品质量有关键影响的活动。

第十一条 管理者代表在成品放行前，应确保产品符合以下要求：

（一）该产品已取得医疗器械注册证书，并与《医疗器械生产企业许可证》生产范围相一致；

（二）生产和质量控制文件齐全；

（三）生产条件受控，按各类有关（包括设备和工艺等）验证和确认参数组织生产，生产记录完整；

（四）所有必要的检验和试验均已完成，记录真实完整，成品检验合格。

第十二条 管理者代表在医疗器械生产质量管理过程中，承担下列工作：

（一）联络各级食品药品监督管理部门组织的各类现场检查；

（二）每年1月和7月，向所在地市州食品药品监督管理局上报企业的医疗器械质量管理体系运行情况，1月份同时上报产品年度质量回顾分析情况；

（三）督促企业有关部门履行产品质量跟踪和召回处理、医疗器械不良事件的监测、诚信体系建设等职责；

（四）其他应与所在地市食品药品监督管理局进行沟通和协调的情形。

第十三条 管理者代表应加强知识更新，按要求参加参加省、市州食品药品监督管理部门组织的业务培训，不断提高法律法规和业务知识水平。培训记录录入《湖南省医疗器械生产企业管理者代表登记表》。

第十四条 企业应为管理者代表履行职责提供必要的条件，同时确保管理者代表在履行职责时不受到干扰。

第十五条 市州食品药品监督管理局负责监督检查管理者代表在岗在职、履行职责及行使职权情况。对于出现2次以上因质量管理违规被立案查处的生产企业，应当变更管理者代表。

第十六条 管理者代表因玩忽职守、失职渎职等原因，造成以下情形之一，且情节严重使企业受到行政处罚的，省食品药品监督管理局可以将企业管理者代表纳入医疗器械安全“黑名单”，并将其有关信息通过网站公布，接受社会监督。

（一）企业质量管理体系存在严重缺陷的；

（二）发生严重医疗器械质量事故的；

（三）在医疗器械质量体系实施工作中弄虚作假的；

（四）其他违反医疗器械管理法律法规的。

第十七条 本办法由湖南省食品药品监督管理局负责解释，自公布之日起实施。

附件1：

医疗器械企业管理者代表授权书

（以下简称授权人）现代表　　　　　公司委任　　　为企业管理者代表（以下简称管理者代表），任期自　　年　月　　日至　　年　月　　日止。授权人根据《湖南省医疗器械生产企业管理者代表管理办法》制定本授权书。

第一条 管理者代表应树立医疗器械质量意识和责任意识，以实事求是、坚持原则的态度，在履行相关职责时把公众利益放在首位，以保证本企业生产的医疗器械的安全、有效为最高准则。

第二条 管理者代表应贯彻执行医疗器械质量管理的法律法规，组织建立、实施和保持本企业医疗器械生产质量管理体系，具体包括：

1．质量管理体系文件的批准；

2．风险管理报告的批准；

3．过程确认方案和过程确认报告的批准；

4．工艺验证、关键工序和特殊过程参数的批准；

5．原材料、半成品及成品质量控制标准的批准；

6．每批次原材料及成品放行的批准；

7．不合格品处理的批准。

8．关键原材料供应商的选取；

9．关键生产和检测设备的选取；

10．生产、质量、采购、设备和工程等部门的关键岗位人员的选用；

11、生产记录存档的审核批准；

12．其他对产品质量有关键影响的活动。

第三条 成品放行前，管理者代表应确保产品符合以下要求：

1．该产品已取得医疗器械注册证书，并与《医疗器械生产企业许可证》生产范围相一致；

2．生产和质量控制文件齐全；

3．生产条件受控，按有关各类（包括设备和工艺等）验证和确认参数组织生产，生产记录完整；

4．所有必要的检验和试验均已完成，记录真实完整，成品检验合格。

第四条 管理者代表应对授权人负责，严格执行本授权书的授权事项，根据本授权书确定的职责和权限开展各项工作，对超出授权权限的，无权自行办理，需上报授权人审批决定。

第五条 因工作需要，管理者代表可以将质量管理职责转授给相关专业人员，但管理者代表须对接受其转授权的人员的相应医疗器械质量管理行为承担责任。应当以书面文件形式明确转授权双方的职责，必须保留转授权文件。

第六条 授权人应为管理者代表履行职责提供必要的条件，同时确保管理者代表在履行职责时不受到企业内部因素的干扰。

第七条 本授权书自授权人、管理者代表签署之日起生效。

第八条 本授权书一式　　份，授权人执有　　份备查，管理者代表执有　　份备查。

公司：　　　（公章）

法定代表人（授权人）：（签名）

年　　月　　日

管理者代表：（签名）

年　　月　　日

湖南省医疗器械生产企业管理者代表登记表

企业名称			
注册地址			
生产地址			
邮政编码		电话	
法定代表人		管理者代表	
生产范围			
市州食品药品 监督管理局 登记意见	年 月 日		
登记编号	湘( )械管代( )号		

管理者代表个人信息登记表					
姓名		性别		出生年月	
毕业院校				所学专业	
学历		职称		从业年限	
办公电话		移动电话			
通信地址		电子邮件			
管理者代表个人信息登记(续)					

<table>
<tr><td>工作
经历</td><td colspan="2"></td></tr>
<tr><td colspan="3">管理者代表后续教育培训登记</td></tr>
<tr><td>培训
时间</td><td>培训内容</td><td>培训机构</td></tr>
<tr><td></td><td></td><td></td></tr>
<tr><td colspan="3">注：管理者代表后续教育培训登记由培训机构或者市州食品药品监督管理局在每次培训后填制。</td></tr>
</table>

湖南省医疗器械注册申报人员管理办法

第一条 为规范医疗器械产品注册行为，提高医疗器械注册申请质量和审批效率，保证医疗器械产品上市质量，根据《医疗器械注册管理办法》有关规定，结合本省实际，制定本办法。

第二条 本办法所称医疗器械注册申报人员是指经医疗器械生产企业法定代表人授权从事医疗器械注册工作的人员（以下简称注册申报人员）。

第三条 本办法适用于本省第二类、第三类医疗器械生产企业的标准制订、注册检测、临床实验和注册申请。本省第一类医疗器械注册申报人员的管理参照本办法执行。

第四条 医疗器械生产企业可根据业务需要，至少配备1名以上注册申报人员。

第五条 注册申报人员应相对固定，且不能由生产管理部门人员兼任。

第六条 注册申报人员应具备以下条件：

(一) 诚实守信、遵纪守法；

(二) 熟悉医疗器械相关法律法规；熟悉申报产品的技术、性能、标准；掌握医疗器械产品注册的流程及申报资料的编写方法；

(三) 具备良好的组织、沟通和协调能力，具备能够指导或监督企业相关部门按规定实施医疗器械注册的专业技能和解决实际问题的能力；

(四) 具有医疗器械相关专业大专以上学历，并具有2年以上（含2年）医疗器械注册相关工作（如医疗器械注册申报、研制、质量管理、生产等）经验。

第七条 医疗器械注册申报人员实行登记制度，符合条件的，由省食品药品监督管理局予以登记并核发医疗器械注册申报人员登记证书。

注册申报人员登记时应提交以下材料：

(一)《湖南省医疗器械注册申报人员登记表》（一式两份）；

(二) 医疗器械生产企业法定代表人授权书；

(三) 学历学位证书、技术职称资格证书、身份证、劳动合同复印件；

(四) 从事医疗器械注册相关工作经历及证明性材料；

(五) 近一年内接受省食品药品监督管理局组织的医疗器械注册申报人员培训情况及证明性材料。

第八条 医疗器械生产企业变更注册申报人员的，应书面告知取消原注册申报人员的登记，并按本办法**第七条**规定到省食品药品监督管理局办理注册申报人员变更登记。

第九条 医疗器械注册申报人员的权利和义务：

（一）遵守国家有关法律法规和职业道德规范，有权拒绝办理申报资料不真实及其他违反国家法律法规的注册事项；

（二）规范本企业医疗器械注册申请工作，跟踪医疗器械注册申报流程；

（三）了解国家食品药品监督管理局和湖南省食品药品监督管理局网站发布的有关信息，及时掌握医疗器械注册相关政策和有关医疗器械品种的国家标准、行业标准；

（四）接受医疗器械法规及业务培训，不断提高医疗器械注册业务水平；

（五）参与企业下列医疗器械注册相关工作：

1．医疗器械注册申报资料的编制、修改、补充；

2. 医疗器械注册样品的试制；

3．医疗器械产品标准的审核；

4. 医疗器械型式检测的跟踪；

5、临床试验方案的起草，临床试验的跟踪；

6、申报资料的真实性自查。

第十条 注册申报人员所在医疗器械生产企业的权利与义务：

(一)加强对注册申报人员的管理，保持人员相对固定；

(二)对本单位注册申报人员的注册行为承担法律责任；

(三)为注册申报人员参加有关医疗器械注册法律法规、专业技术和业务培训提供必要条件。

(四)可申请注销本单位注册申报人员的登记凭证。

第十一条 省食品药品监督管理局负责对全省注册申报人员进行监督管理和培训，建立注册申报人员管理档案，并及时将注册申报人员有关信息通报省医疗器械检测机构和技术审评机构。

第十二条 已登记的注册申报人员有下列情形之一的，由省食品药品监督管理局收回其登记证书：

(一) 不再从事医疗器械注册相关工作的；

(二) 不按要求参加由省食品药品监督管理局组织的注册申报人员培训的；

(三) 在办理医疗器械注册申请事项中提供虚假材料的。

第十三条 本办法由湖南省食品药品监督管理局负责解释，自公布之日起实施。

湖南省医疗器械注册申报人员登记表

<table>
<tr><td>企业名称</td><td colspan="3"></td></tr>
<tr><td>注册地址</td><td colspan="3"></td></tr>
<tr><td>生产地址</td><td colspan="3"></td></tr>
<tr><td>邮政编码</td><td></td><td>电话</td><td></td></tr>
<tr><td>法定代表人</td><td></td><td>注册申报人员</td><td></td></tr>
<tr><td>生产范围</td><td colspan="3"></td></tr>
<tr><td>省食品药品监督管理局登记意见</td><td colspan="3">年　月　日</td></tr>
<tr><td>登记编号</td><td colspan="3">湘械注册（　）号</td></tr>
</table>

医疗器械注册申报人员个人信息登记					
姓名		性别		出生年月	
毕业院校				所学专业	
学历		职称		从业年限	
办公电话			移动电话		
通信地址			电子邮件		

医疗器械注册申报人员个人信息登记(续)	
工作 经历	

医疗器械注册申报人员后续教育培训登记		
培训 时间	培训内容	培训机构
注：医疗器械注册申报人员后续教育培训登记由培训机构或者省食品药品监督管理局在每次培训后填制。		

关于认真做好医疗器械产品分类界定有关工作的通知

苏食药监械〔2013〕150号

各市食品药品监管局，昆山、泰兴、沭阳县（市）食品药品监管局：

为落实国家局办公室《关于进一步做好医疗器械产品分类界定工作的通知》（食药监办械〔2013〕36号）要求，扎实做好医疗器械产品分类界定工作，提高分类界定工作的质量和效率，省局制定了《江苏省医疗器械产品分类界定工作流程》（见附件）。现就有关事项通知如下：

一、医疗器械产品分类界定工作流程调整后，省局将通过医疗器械分类界定信息系统开展分类界定的申请、审查、答复等相关工作，不再直接受理分类界定的书面申请。

二、各市局，昆山、泰兴、沭阳县（市）局负责受理本辖区内企业第一类医疗器械的分类界定书面申请，参考《江苏省医疗器械产品分类界定工作流程》进行类别判定，并将结果告知申请企业；同时加强对辖区内企业分类界定工作的指导。

三、药械组合产品的属性界定不适于本通知范围的，应按照国家食品药品监管局《关于药械组合产品注册有关事宜的通告》（2009年第16号）规定的程序进行。

附件：江苏省医疗器械产品分类界定工作流程

江苏省食品药品监管局

2013年6月19日

江苏省医疗器械产品分类界定工作流程

拟确定生产产品的管理类别可参考以下方法和途径进行分类界定。

一、查看目录确认

（一）登陆江苏省食品药品监管局网站——网上办事——医疗器械类——医疗器械分类界定汇总表，查看医疗器械分类界定意见；

（二）依据《医疗器械分类规则》，参考医疗器械分类界定意见，企业可根据拟生产产品特性，综合分析后自行判断确认。

（三）医疗器械分类界定汇总表栏目内容及使用说明

1、医疗器械分类界定汇总表系收集国家食品药品监管局历年下发的医疗器械分类目录和有关医疗器械分类界定文件汇编而成，供参考。如有遗漏、差错，以国家总局网站发布的信息及原文为准。

2、医疗器械分类界定汇总表中同一产品的属性、管理类别或分类编码不一致的，按后发文的意见实施。

3、已注册产品因产品管理类别发生变更的，按国家食品药品监管局《关于医疗器械管理类别调整后注册相关工作要求的通知》（国食药监械（2012）70号），在规定时限内申请办理重新注册。

4、“增补目录栏内容”为国家食品药品监管局医疗器械分类界定文件摘录汇编。

5、“2002版栏内容”为2002年发布的《医疗器械分类目录》（其中《6823医用超声仪器及有关设备》、《6830 医用X射线设备》、《6831医用X射线附属设备及部件》、《6834医用射线防护用品、装置》四个子目录废止）。

6、“2012版栏内容”为 2012年国家局修订发布的《6823医用超声仪器及有关设备》、《6830 医用X射线设备》、《6831医用X射线附属设备及部件》、《6834医用射线防护用品、装置》四个子目录。

7、“非医械目录栏内容”为国家食品药品监管局医疗器械分类界定文件摘录汇编。

二、分类界定申请

根据上述方法尚不能明确拟生产产品管理类别的，企业可通过医疗器械分类界定信息系统进行网上申请。

（一）申请程序

申请企业通过中国食品药品检定研究院网站（http://www.nicpbp.org.cn/biaogzx）进入“医疗器械标准管理研究所医疗器械分类界定信息系统”页面，点击进入“医疗器械分类界定信息系统”，填写医疗器械产品分类界定登记表，上传有关申请材料，在线打印医疗器械产品分类界定登记表，连同其它申请材料（应与网上上传的资料完全相同）一式两份加盖企业骑缝章，报送至省食品药品监管局医疗器械监管处，地址：南京市鼓楼街5号华阳大厦629室，邮编：210008，联系电话：025-83273709。

（二）申请材料

1、医疗器械产品分类界定登记表

表格填写完整，文字表述清晰。相关栏目可参考《医疗器械分类规则》第八条。

2、产品照片和/或产品结构图

产品照片或产品结构图应能清晰反映产品的实际状态。

3、产品标准和编制说明（如有）

为更好地了解产品，有助于分类界定，应尽可能提供。

4、其它与产品分类界定有关的材料

有助于分类界定的其它佐证材料。

（三）申请状态和结果查询

登陆“医疗器械分类界定信息系统”，点击“查询”界面下的“当前状态”，即可查询申请状态和结果。省局或国家总局审查明确产品类别后，直接在分类信息系统告知申请企业分类界定结果，不再出具纸质文件。

江西省食品药品监督管理局关于印发江西省《医疗器械经营企业许可证管理办法》实施细则的通知

赣食药监械〔2013〕5号

各设区市食品药品监督管理局，省局机关各处室、直属单位：

为切实加强医疗器械经营许可的监督管理，进一步提高我省医疗器械经营企业管理水平，根据《医疗器械监督管理条例》、《医疗器械经营企业许可证管理办法》和国务院关于第六批取消和调整行政审批项目的决定(国发〔2012〕52号)等有关规定，我局组织对江西省《医疗器械经营企业许可证管理办法》实施细则（试行）（赣食药监械〔2007〕5号）进行了修订，现将新修订的江西省《医疗器械经营企业许可证管理办法》实施细则印发给你们，自发文之日起正式实施，请你们认真贯彻执行。

江西省食品药品监督管理局

2013年3月26日

江西省《医疗器械经营企业许可证管理办法》实施细则

第一章　总　则

第一条　为加强医疗器械经营许可的监督管理，根据《医疗器械监督管理条例》、《医疗器械经营企业许可证管理办法》和国务院关于第六批取消和调整行政审批项目的决定 (国发〔2012〕52号)等有关规定，结合我省实际，制定本细则。

第二条　江西省行政区域内《医疗器械经营企业许可证》的核发、换发、变更和监督管理适用本细则。国家另有医疗器械经营企业许可管理规定的，从其规定。

第三条　经营第二类、第三类医疗器械应当持有《医疗器械经营企业许可证》，国家食品药品监督管理局公布的不需申请《医疗器械经营企业许可证》的医疗器械产品除外。

第四条　江西省食品药品监督管理局负责指导和监督全省《医疗器械经营企业许可证》的核发、换发、变更和监督管理工作，有权撤销或纠正设区市食品药品监督管理局（含樟树市食品药品监督管理局，下同）做出的错误或不当决定。

设区市食品药品监督管理局负责本辖区内《医疗器械经营企业许可证》的核发、换发、变更审批和监督管理工作。县级食品药品监督管理局负责本辖区内医疗器械经营企业的日常监督管理工作。

第五条　探索建立医疗器械第三方现代物流企业储存配送制度。具体办法由江西省食品药品监督管理局另行制定。

第二章　机构与人员

第六条 企业应设置与经营规模和经营范围相适应的质量管理、验收、仓储、购销、售后服务、计算机管理等岗位并明确职责，同时应根据经营范围、类别配备相适应的专业技术人员。

第七条 企业负责人应具有中专或高中以上学历，熟悉所经营的医疗器械产品和医疗器械监督管理的法规、规章以及食品药品监督管理部门对医疗器械监督管理的有关规定。

第八条 企业应配备与经营规模和经营范围相适应的具有相应学历或技术职称的专职质量管理人员，包括质量负责人和质量检验（验证）人员，质量管理人员不得由企业法定代表人、企业负责人、业务人员兼任，必须在职在岗，不得兼职，且身体健康，与企业签订合法有效的劳动合同。

第九条 企业质量负责人应具有医疗器械经营管理法规、规章和专业技术知识，具备履行经营质量管理实际工作能力，并在经营过程中对医疗器械的质量管理具有裁决权。负责质量检验（验证）的技术人员应熟悉所经营的医疗器械产品质量标准，具有对所经营的医疗器械进行检验（验证）的能力。质量管理人员上岗前应经过专业培训，并经设区市食品药品监督管理局考核合格后方可上岗。

第十条 企业应定期对职工进行医疗器械法规、规章和产品质量标准、质量管理知识、企业制度、职业道德的培训和考核，建立培训和考核记录。从事质量管理、经营、维修、计量和仓储等工作人员，应经过相关专业技术培训合格后方可上岗。

第十一条 企业应具备与经营规模和经营产品相适应的售后服务能力，售后服务人员经培训合格后方可上岗，或者约定由第三方提供技术支持。

第十二条 企业应每年组织对直接接触医疗器械产品的人员进行健康检查，持健康证明上岗，并建立档案。患有传染病、皮肤病的人员不得从事直接接触医疗器械的工作。

第三章　场地与设备

第十三条 企业应具有与经营规模和经营范围相适应的办公经营场所，配备固定电话、计算机、打印机、传真机、档案柜等必备办公设备，悬挂公司招牌。居民住宅用房不能作为经营、仓储和办公场所。企业经营地址应与注册地址一致。

第十四条 企业仓库应相对独立设置，与经营规模、产品范

围相适应，与办公生活区、辅助作业区应有效隔离。库内应地面平整、干燥通风、门窗严密，仓库周边应环境整洁、无污染源。

第十五条 仓库应配备符合经营规模和经营范围要求并运转良好的设施设备，包括：储存设施；避光、通风、防尘、防潮、防虫、防鼠、防污染设备；消防安全设施；温湿度调节和监测设备；符合储存作业要求的照明设备等。经营有特殊储存要求的医疗器械，应配备符合其特殊储存要求的设施设备。

第十六条 库内医疗器械应分区分类管理，按产品类别、批次有序存放，统一实行色标管理：分设待验区和退货区（黄色）、合格品区和发货区（绿色）、不合格品区（红色）。

第十七条 企业应有质量验收场所和相应的检测设备、计量器具，并在有效期内使用。

第十八条 企业应建立满足医疗器械经营管理全过程及质量控制要求的计算机管理信息系统，具备接受食品药品监督管理部门实时监管的技术条件。

第四章　经营管理

第十九条 企业应收集并保存与企业经营有关的法律、法规、规章以及食品药品监督管理部门对医疗器械监督管理的有关规定。

第二十条 企业应制定符合有关法规及企业实际的质量管理制度并有效执行，至少应包括：（1）各部门、各类人员的岗位职责；（2）培训教育考核制度；（3）供应商管理制度；（4）购销管理制度；（5）产品验收、仓储、出库复核管理制度；（6）效期产品管理制度；（7）不合格产品和退货产品管理制度;（8）质量跟踪制度；（9）质量事故和投诉处理管理制度；（10）产品售后服务管理制度；（11）不良事件报告制度;（12）记录及档案、票据及凭证管理制度（13） 文件管理及控制制度；（14）产品召回管理制度；（15）计算机管理制度。

第二十一条 企业应根据自身实际建立真实完整可追溯的质量管理记录，至少应包括：（1）产品质量档案；（2）供应商档案；（3）用户档案；（4）质量验收记录；（5）出入库复核记录；（6）销售记录；（7）不合格产品处理记录；（8）质量事故和投诉处理记录；（9）可疑医疗器械不良事件报告表；（10）产品召回记录。记录的项目填写及保存时间须符合有关法律法规的规定。

验收记录应注明：产品的核准名称、注册证号、型号、规格、生产批次、灭菌批次、包装标签说明书状态、生产厂商、供应商、购货数量、购货日期、有效期等内容，并载明产品质量状况、验收结论、验收人员签名等内容。

出库复核及销售记录应注明：产品的核准名称、注册证号、型号、规格、生产批次、灭菌批次、包装标签说明书状态、生产厂商、采购商、出库(销售)数量、出库(销售)日期、有效期等内容，并载明质量状况、复核结论、复核人员签名、销售人员签名等内容。

销售单据应是电子打印票据，内容包括产品的核准名称、注册证号、型号、规格、生产批次、生产厂商、出库(销售)数量、出库(销售)日期、有效期等内容。

第二十二条 根据《医疗器械分类目录》，按照医疗器械产品风险与属性和监管实际，在经营环节，将医疗器械产品划分为五个类别实施不同要求的管理（见附件2）。

第五章　发证、换证及变更程序

第二十三条 申请经营第二类、第三类医疗器械的企业,应向所在地的设区市食品药品监督管理局提出申请，并提供以下资料：

（一）《医疗器械经营企业许可证》申请表一式两份（见附件1）；

（二）工商行政管理部门核发的《企业名称预先核准通知书》或《营业执照》复印件；

（三）拟办企业法定代表人、企业负责人的身份证、学历证书复印件以及有关人事任命文件；

（四）拟办企业专业技术人员的身份证、个人简历、任职文件、学历证书或职称证书以及考核培训合格证明复印件；

（五）拟办企业的组织机构设置与职能文件，附组织结构图；

（六）拟办企业注册地址和仓库地址的地理位置图、平面图(注明面积)、房屋产权证明或出租方的产权证及租赁协议的复印件；

（七）有投资合作的应提供合资协议复印件；

（八）企业质量管理制度文件目录及储存设施、检验仪器设备目录，拟经营产品储存条件和售后服务能力的说明；

（九）拟办企业人员的健康证明；

（十）所提交申报资料真实性的自我保证声明；

（十一）拟办企业为法人企业分支机构的，还需提供母公司或总公司的《医疗器械经营企业许可证》复印件及由其法定代表人签署的授权委托书。

第二十四条 对于申请人提出的核发《医疗器械经营企业许可证》的申请，设区市食品药品监督管理局应当根据下列情况分别作出处理：

（一）申请事项不属于本部门职权范围的，应当即时作出不予受理的决定，发给《不予受理通知书》，并告知申请人向有关部门申请；

（二）申请材料可以当场更正的，应当允许申请人当场更正；

（三）申请材料不齐全或者不符合法定形式的，应当当场或者在5个工作日内向申请人发出《补正材料通知单》，一次性告知需要补正的全部内容。逾期不告知的，自收到申请材料之日起即为受理；

（四）申请事项属于本部门职权范围，申请材料齐全、符合法定形式，或者申请人按照要求提交全部补正申请材料的，发给《受理通知书》。《受理通知书》应当加盖受理专用章并注明受理日期。

第二十五条 设区市食品药品监督管理局对申请企业进行现场审查时，应选派2～3名经食品药品监督管理部门培训的审查人员参加。

第二十六条 审查人员应按照《江西省核发<医疗器械经营企业许可证>现场检查验收标准》（见附件2）的要求进行现场审查，并如实记录现场审查情况。审查结束后，填写《江西省核发<医疗器械经营企业许可证>现场审查报告》（见附件2-2）和《现场检查验收记录》（见附件2-3），企业法定代表人或负责人、审查人员应在相应栏目中签字或盖章。审查人员在进行现场审查时，须同时对受理的企业申报资料、文件、证明材料的真实性进行核查。

第二十七条 设区市食品药品监督管理局应从受理之日起15个工作日内完成对申报资料和现场的审查。经审查，符合规定的，作出准予发证的决定，5个工作日内发给《医疗器械经营企业许可证》；不符合规定的，作出不予发证的决定并书面说明理由,同时告知申请人享有依法申请行政复议或者提起行政诉讼的权利。

第二十八条 《医疗器械经营企业许可证》项目变更分为许可事项和登记事项变更。

（一）许可事项变更包括质量负责人、注册地址、经营范围、仓库地址（包括增减仓库）的变更。

（二）登记事项变更是指许可事项以外其他事项的变更。

第二十九条 医疗器械经营企业申请变更许可事项的，应当填写《医疗器械经营企业许可证》变更申请表（见附件3），并提交加盖本企业原印章的《营业执照》和《医疗器械经营企业许可证》复印件，报所在地的设区市食品药品监督管理局。

（一）变更质量负责人：企业应当同时提交新任质量负责人的身份证、个人简历、任职文件、健康证明、学历证书或职称证书以及考核合格证明；

（二）变更注册地址：企业应当同时提交变更后地址的产权证明和租赁协议复印件、地理位置图、平面图（注明面积）及储存条件说明；

（三）变更经营范围：企业应当同时提交拟经营产品相应的经营、储存条件、技术人员和售后服务能力的说明；

（四）变更仓库地址：企业应当同时提交变更后仓库地址的产权证明和租赁协议复印件、地理位置图、平面图（注明面积）及储存条件说明。

第三十条 设区市食品药品监督管理局应当在受理医疗器械经营企业许可事项变更申请之日起，10个工作日内完成审查并作出准予或不准予变更的决定；需要现场审查的，设区市食品药品监督管理局应当在受理之日起，15个工作日内完成审查并作出准予或不准予变更的决定。

设区市食品药品监督管理局作出准予变更决定，应当在《医疗器械经营企业许可证》副本上记录变更的内容和时间，变更后的《医疗器械经营企业许可证》有效期不变；不准予变更的，应当书面告知申请人并说明理由，同时告知申请人享有依法申请行政复议或者提起行政诉讼的权利。

第三十一条 医疗器械经营企业变更《医疗器械经营企业许可证》许可事项后，应当依法向工商行政管理部门办理企业登记的有关变更手续。

第三十二条 医疗器械经营企业变更注册地址、仓库地址以及因变更经营范围导致人员、经营面积、仓储面积等准入条件提高的，应进行现场检查验收。

第三十三条 医疗器械经营企业变更《医疗器械经营企业许可证》登记事项的，应当在工商行政管理部门核准变更后30日内填写《医疗器械经营企业许可证》变更申请表，向所在地的设区市食品药品监督管理局申请《医疗器械经营企业许可证》变更登记。设区市食品药品监督管理局应当在收到变更申请之日起7个工作日内为其办理变更手续，并通知申请人。

第三十四条 《医疗器械经营企业许可证》登记事项变更后，设区市食品药品监督管理局应当在副本上记录变更的内容和时间，变更后的《医疗器械经营企业许可证》有效期不变。

第三十五条 医疗器械经营企业遗失《医疗器械经营企业许可证》的，应立即向原发证机关报告，并在所在地的设区市级以上报刊上登载遗失声明，在登载遗失声明之日起满1个月后，向原发证机关提交补发《医疗器械经营企业许可证》申请表（见附件4）及相关材料，经所在地的设区市食品药品监督管理局核实并审批同意后，按照原核准事项打印新的《医疗器械经营企业许可证》正、副本，并在其编号后加注“（补）”字，其它内容不变，原证作废。

第三十六条 《医疗器械经营企业许可证》有效期为5年，有效期届满，需要继续经营医疗器械的，持证企业应当在有效期届满前6个月内30日前，向原发证机关提交换发《医疗器械经营企业许可证》申请表(见附件5）及相关材料。原发证机关按照本细则核发《医疗器械经营企业许可证》的有关规定进行审查，符合条件的，收回原证，换发新证；不符合条件的，可限期3个月进行整改，整改后仍不符合条件的，应当在有效期届满时注销原《医疗器械经营企业许可证》，书面告知申请人并说明理由，同时告知申请人享有依法申请行政复议或者提起行政诉讼的权利。

第三十七条 设区市食品药品监督管理局应当向社会公布已经核发的《医疗器械经营企业许可证》的有关信息，并将企业的换证、变更、补证、注销等内容和时间同时在江西省食品药品监督管理局基础数据库企业信息备注栏内注明。

第六章 监督管理

第三十八条 设区市食品药品监督管理局在受理和审查审批工作中违反本细则以及国家或省有关规定，江西省食品药品监督管理局应责令其改正。

第三十九条 申请人隐瞒有关情况或者提供虚假材料申请《医疗器械经营企业许可证》的，依据国家食品药品监督管理局《医疗器械经营企业许可证管理办法》（局令第15号）**第三十六条**处理；申请人以欺骗、贿赂等不正当手段取得《医疗器械经营企业许可证》的，依据国家食品药品监督管理局《医疗器械经营企业许可证管理办法》（局令第15号）**第三十七条**处理。

第四十条 食品药品监督管理部门应加强对本辖区内医疗器械经营企业的监督检查，监督检查的主要内容包括：

（一）企业名称、企业法定代表人或者负责人及质量管理人员变动情况；

（二）企业注册地址及仓库地址变动情况；

（三）营业场所、储存条件及主要储存设施、设备情况；

（四）经营范围等事项的执行和变动情况；

（五）企业产品质量管理制度的执行情况；

（六）监督抽验质量情况；

（七）其他需要检查的有关事项。

第四十一条 监督检查可以采取书面检查、现场检查或者书面与现场检查相结合的方式。医疗器械经营企业有下列情形之一的，食品药品监督管理部门必须进行现场检查：

（一）上一年度新开办的企业；

（二）上一年度检查中存在问题的企业；

（三）因违反有关法律、法规，受到食品药品监督管理部门行政处罚的企业；

（四）食品药品监督管理部门认为需要进行现场检查的其他企业。

第四十二条 《医疗器械经营企业许可证》换发当年，监督检查和换证审查可一并进行。

第四十三条 食品药品监督管理部门依法对医疗器械经营企业进行监督检查时，应当将监督检查的情况和处理结果记录在案，由监督检查人员和企业负责人签字后归档。

第四十四条 有下列情形之一的，《医疗器械经营企业许可证》由原发证机关予以注销：

（一）《医疗器械经营企业许可证》有效期届满未申请或者未获准换发的；

（二）医疗器械经营企业终止经营或者依法关闭的；

（三）《医疗器械经营企业许可证》被依法撤销、撤回、吊销、收回或者宣布无效的；

（四）不可抗力导致医疗器械经营企业无法正常经营的；

（五）医疗器械经营企业主动申请注销的；

（六）擅自改变经营（仓储）地址，按企业申报资料所提供的信息无法查找或取得联系，食品药品监督管理部门不能依法对其进行监督检查，由原发证机关将拟注销企业名单在发证机关网站上公示60天，公示期满后企业仍未到发证机关办理相关手续的；

（七）法律、法规规定应当注销《医疗器械经营企业许可证》的其他情形。设区市食品药品监督管理局注销《医疗器械经营企业许可证》的，应当自注销之日起5个工作日内通知工商行政管理部门，并向社会公布。

第四十五条 设区市食品药品监督管理局应当按照国家食品药品监督管理局《关于印发药品安全“黑名单”管理规定（试行）的通知》(国食药监办[2012]219号)的要求建立医疗器械安全“黑名单”，将因严重违反医疗器械管理法规、规章受到行政处罚的经营者及其直接负责的主管人员和其他直接责任人员的有关信息，通过政务网站公布，接受社会监督。

第七章　附　则

第四十六条　《医疗器械经营企业许可证》证号编制由“赣”加6位阿拉伯数字组成，前两位数字为设区市（含樟树市）代码（见附件6），后四位为发证机关所发《医疗器械经营企业许可证》的顺序号；到期换证时，沿用原证号。

持有《医疗器械经营企业许可证》的省内法人企业设立的分支机构，经营的医疗器械不得超出其法人的经营范围；该《医疗器械经营企业许可证》编号为法人企业的《医疗器械经营企业许可证》编号后加注带“—”的3位阿拉伯数字的顺序号。

第四十七条　本细则规定的行政许可事项应当统一使用江西省食品药品监督管理局下发的行政许可法律文书。

第四十八条　自本细则公布之日起，新开办企业、换证和变更的申请受理与审批，一律按本细则规定执行。江西省《医疗器械经营企业许可证管理办法》实施细则（试行）（赣食药监械[2007]5号）同时废止。

第四十九条　本细则由江西省食品药品监督管理局负责解释。

附件：1.《医疗器械经营企业许可证》申请表

2.江西省核发《医疗器械经营企业许可证》现场检查验收标准

3.《医疗器械经营企业许可证》变更申请表

4.补发《医疗器械经营企业许可证》申请表

5.换发《医疗器械经营企业许可证》申请表

6.各地市《医疗器械经营企业许可证》编制代码

《医疗器械经营企业许可证》申请表

拟办企业名称：

申　请　人：

填报日期：　　　年　月　日

受理部门：

受理日期：　　　年　月　日

江西省食品药品监督管理局制

填表说明：

1.本表请用A4纸打印填报，填写内容应真实、完整，并对所填内容的真实性负责。

2.企业在报送申请表时，应将有关证明文件随表上报。

3.申请表一式两份，发证机关一份，申报企业自留一份。

4.其它申报资料，应统一使用A4纸，标明目录及页码并整理成册。

5.隶属单位是指行政隶属或企业所属控股集团。

6.企业性质是指国有、集体、股份制、股份有限责任公司、股份合作制、联营企业、私营企业、外资及其它等。

7.经营范围中经营品种的表述应为“申请代码+管理类别+类代号+类代号名称”。如骨板应表述为“A类：Ⅲ-6846植入材料和人工器官；玻璃注射器应表述为“C类：Ⅱ-6815注射穿刺器械”。

8.凡申请材料需提交复印件的，申请人（单位）须在复印件上注明“此复印件与原件相符”字样或者文字说明，注明日期，加盖单位公章。

9.此表相应栏目不够填写时，企业可另加附页。

10.本表不能漏项、缺项，没有相应内容，应填“无”。

企业基本情况

<table>
<tr><td>企业名称</td><td colspan="7"></td></tr>
<tr><td>隶属单位</td><td colspan="5"></td><td>企业性质</td><td></td></tr>
<tr><td rowspan="2">注册地址</td><td colspan="5" rowspan="2"></td><td>邮政编码</td><td></td></tr>
<tr><td>电　话</td><td></td></tr>
<tr><td>仓库地址</td><td colspan="5"></td><td>电　话</td><td></td></tr>
<tr><td rowspan="2">法定代表人</td><td>姓 名</td><td colspan="2">办公电话</td><td colspan="2">移动电话</td><td colspan="2">身份证号码</td></tr>
<tr><td></td><td colspan="2"></td><td colspan="2"></td><td colspan="2"></td></tr>
<tr><td>企业负责人</td><td></td><td colspan="2"></td><td colspan="2"></td><td colspan="2"></td></tr>
<tr><td rowspan="3">质量负责人</td><td>姓 名</td><td>年龄</td><td>性别</td><td>学历</td><td>专业</td><td>职称</td><td>从事医疗器械管理年限</td></tr>
<tr><td></td><td></td><td></td><td></td><td></td><td></td><td></td></tr>
<tr><td>身份证号码</td><td colspan="4"></td><td>联系电话</td><td></td></tr>
<tr><td rowspan="2">质检（验证）人员</td><td></td><td></td><td></td><td></td><td colspan="2"></td><td></td></tr>
<tr><td>身份证号码</td><td colspan="4"></td><td>联系电话</td><td></td></tr>
<tr><td>企业职工总数</td><td></td><td colspan="3">质量管理人员数</td><td></td><td>专业技术人员数</td><td></td></tr>
</table>

<table>
<tr><td rowspan="2">经营场所状况
（m²）</td><td>总面积</td><td>经营面积</td><td>仓储面积</td><td>检验面积</td><td>办公面积</td></tr>
<tr><td></td><td></td><td></td><td></td><td></td></tr>
<tr><td>拟经营范围</td><td colspan="5"></td></tr>
</table>

企业人员花名册

序号	姓　名	性别	年龄	文化程度	所学专业	职称	所在部门	职务

现有国家有关法律、法规规章及技术标准目录

序号	名　称	版本	编号	备注

注：“编号”指本企业文件资料归档编号

附件2

江西省核发《医疗器械经营企业许可证》

现场检查验收标准

一、总则

（一）依据《医疗器械监督管理条例》、《医疗器械经营企业许可证管理办法》等有关规定，结合本省实际，制定本标准。

（二）江西省行政区域内《医疗器械经营企业许可证》的核发、换证、变更和监督管理工作适用于本标准。

（三）根据《医疗器械分类目录》，按照医疗器械产品风险与属性和监管实际，在经营环节，将医疗器械产品划分为五个类别实施不同要求的管理。

A类：Ⅲ-6846植入材料和人工器官、6877介入器材；

B类（除A、C、E类其它三类产品）：Ⅲ-6804眼科手术器械、6821医用电子仪器设备、6822医用光学器具、仪器及内窥镜设备、6823医用超声仪器及有关设备、6824医用激光仪器设备、6825医用高频仪器设备、6826物理治疗及康复设备、6828医用磁共振设备、6830医用X射线设备、6831医用X射线附属设备及部件、6832医用高能射线设备、6833医用核素设备、6840临床检验分析仪器（诊断试剂除外）、6845体外循环及血液处理设备、6854手术室、急救室、诊疗室设备及器具、 6858医用冷疗、低温、冷藏设备及器具、6870 软 件等；

C类：Ⅱ、Ⅲ-6815注射穿刺器械 、6863口腔科材料、6864医用卫生材料及敷料、6865医用缝合材料及粘合剂、6866医用高分子材料及制品；

D类（除C、E类其它二类产品）：Ⅱ类-6801基础外科手术器械 、6803神经外科手术器械、6807胸腔心血管外科手术器械 、6809泌尿肛肠外科手术器械、6810矫形外科（骨科）手术器械 、6820普通诊察器械、6821 医用电子仪器设备、6822医用光学器具、仪器及内窥镜设备、6823医用超声仪器及有关设备、6824医用激光仪器设备、6825医用高频仪器设备、6826物理治疗及康复设备、6827中医器械、6830医用X射线设备、6831医用X射线附属设备及部件、6833医用核素设备、6834医用射线防护用品、装置、6840临床检验分析仪器（诊断试剂除外）、6841医用化验和基础设备器具、6845体外循环及血液处理设备 、6846植入材料和人工器官、 6854手术室、急救室、诊疗室设备及器具、6855口腔科设备及器具、6856病房护理设备及器具、6857消毒和灭菌设备及器具、 6858医用冷疗、低温、冷藏设备及器具、6870 软 件等；

E类：Ⅲ类-6822医用光学器具、仪器及内窥镜设备（软性、硬性角膜接触镜及护理用液）；

Ⅱ类-6846植入材料和人工器官（助听器）。

（四）本标准执行条款“就高不就低”原则，例如：同时经营A、C、D类的，人员须A类要求，仓库须C类要求，如经营总数25个(含)以上类代号，则仓库实际使用面积不少于100平方米。

（五）经营体外诊断试剂及国家食品药品监督管理局另有医疗器械经营企业验收标准规定的，从其规定。

二、现场审查结论评定

本标准分为通用部分和专用部分。通用部分条款共15项，其中，重点项（带*）5项，一般项10项。检查验收时，通用部分和专用部分全部符合的，评定为验收合格；专用部分和重点项全部符合，一般项在2项（含）以下不符合的，判为整改后复核，经整改后符合要求的评定为验收合格。专用部分和重点项有1项（含）以上，或一般项有3项（含）以上不符合的，评定为验收不合格。

三、名词解释

1.医疗器械相关专业：指医疗器械、医学、机械、工程、电子、药学、护理学、生物、化学、检验、物理、计算机、材料、高分子、药械贸易、药械市场营销、药械信息等专业。

2.临床医学专业：内、外、妇、儿科，口腔医学、眼视光学、耳鼻喉学等。

3.专业技术人员：是指医疗器械相关专业中专以上学历或取得相应专业技术职称的人员。

附件2-1

江西省核发《医疗器械经营企业许可证》现场检查验收标准审查表

条款	检查内容与要求	存在问题	审查结论
通用部分			
一、机构与人员	1.1企业应设置与经营规模和经营范围相适应的质量管理、验收、仓储、购销、售后服务、计算机管理等岗位并明确职责，同时应根据经营范围、类别配备相适应的技术人员。		
	1.2企业负责人应具有中专或高中以上学历，熟悉所经营的医疗器械产品和医疗器械监督管理的法规、规章以及食品药品监督管理部门对医疗器械监督管理的有关规定。		
	*1.3企业应配备与经营规模和经营范围相适应的具有相应学历或技术职称的专职质量管理人员，包括质量负责人和质量检验（验证）人员，质量管理人员不得由企业法定代表人、企业负责人、业务人员兼任，必须在职在岗，不得兼职，且身体健康，与企业签订合法有效的劳动合同。		
	*1.4企业质量负责人应具有医疗器械经营管理法规、规章和专业技术知识，具备履行经营质量管理实际工作能力，并在经营过程中对医疗器械的质量管理具有裁决权。负责质量检验（验证）的技术人员应熟悉所经营的医疗器械产品质量标准，具有对所经营的医疗器械进行检验（验证）的能力。质量管理人员上岗前应经过专业培训，并经设区市食品药品监督管理局考核合格后方可上岗。		
	1.5企业应定期对职工进行医疗器械法规、规章和产品质量标准、质量管理知识、企业制度、职业道德的培训和考核，建立培训和考核记录。从事质量管理、经营、维修、计量和仓储等工作人员，应经过相关专业技术培训合格后方可上岗。		
	1.6企业应具备与经营规模和经营产品相适应的售后服务能力，售后服务人员经培训合格后方可上岗，或者约定由第三方提供技术支持。		
	1.7 企业应每年组织对直接接触医疗器械产品的人员进行健康检查，持健康证明上岗，并建立档案。患有传染病、皮肤病的人员不得从事直接接触医疗器械的工作。		

二、场地与设备	*2.1企业应具有与经营规模和经营范围相适应的办公经营场所，配备固定电话、计算机、打印机、传真机、档案柜等必备办公设备，悬挂公司招牌。居民住宅用房不能作为经营、仓储和办公场所。企业经营地址应与注册地址一致。		
	2.2企业仓库应相对独立设置，与经营规模、产品范围相适应，与办公生活区、辅助作业区应有效隔离。库内应地面平整、干燥通风、门窗严密，仓库周边应环境整洁、无污染源。		
	2.3仓库应配备符合经营规模和经营范围要求并运转良好的设施设备，包括：储存设施；避光、通风、防尘、防潮、防虫、防鼠、防污染设备；消防安全设施；温湿度调节和监测设备；符合储存作业要求的照明设备等。经营有特殊储存要求的医疗器械，应配备符合其特殊储存要求的设施设备。		
	2.4企业应有质量验收场所和相应的检测设备、计量器具，并在有效期内使用。		
	*2.5企业应建立满足经营、质控和电子监管要求的计算机管理信息系统，具备以下功能：（1）采购、验收管理功能；（2）储存和养护管理功能；（3）销售管理功能；(4)售后管理功能；（5）电子监管及其它符合追溯要求的功能等；其计算机管理信息系统能够保证数据的原始性、真实性、准确性、安全性和可追溯性，能够向食品药品监督管理部门自动实时上传所经营产品购、销、存等数据信息。		
三、经营管理	3.1企业应收集并保存与企业经营有关的法律、法规、规章以及食品药品监督管理部门对医疗器械监督管理的有关规定。		
	3.2企业应制定符合有关法规及企业实际的质量管理制度并有效执行，至少应包括：（1）各部门、各类人员的岗位职责；（2）培训教育考核制度；（3）供应商管理制度；（4）购销管理制度；（5）产品验收、仓储、出库复核管理制度；（6）效期产品管理制度；（7）不合格产品和退货产品管理制度；(8）质量跟踪制度；（9）质量事故和投诉处理管理制度；（10）产品售后服务管理制度；（11）不良事件报告制度；(12）记录及档案、票据及凭证管理制度（13） 文件管理及控制制度；（14）产品召回管理制度；（15） 计算机管理制度。		

	*3.3 企业应根据自身实际建立真实完整可追溯的质量管理记录，至少应包括：（1）产品质量档案；（2）供应商档案；（3）用户档案；（4）质量验收记录；（5）出入库复核记录；（6）销售记录；（7）不合格产品处理记录；（8）质量事故和投诉处理记录；（9）可疑医疗器械不良事件报告表；（10）产品召回记录。记录的项目填写及保存时间须符合有关法律法规的规定。 验收记录应注明：产品的核准名称、注册证号、型号、规格、生产批次、灭菌批次、包装标签说明书状态、生产厂商、供应商、购货数量、购货日期、有效期等内容，并载明产品质量状况、验收结论、验收人员签名等内容。 出库复核及销售记录应注明：产品的核准名称、注册证号、型号、规格、生产批次、灭菌批次、包装标签说明书状态、生产厂商、采购商、出库(销售)数量、出库(销售)日期、有效期等内容，并载明质量状况、复核结论、复核人员签名、销售人员签名等内容。 销售单据应是电子打印票据，内容包括产品的核准名称、注册证号、型号、规格、生产批次、生产厂商、出库(销售)数量、出库(销售)日期、有效期等内容。		
专用部分			
A类	A.1质量负责人应具有大学本科（含）以上学历和3年以上医疗器械相关专业工作经验或大学专科（含）以上学历和5年以上医疗器械相关专业工作经验或中级以上职称；专业应为临床医学。		
	A.2专业技术人员人数不少于5人。		
	A.3经营场所租赁期限不少于3年；经营场所实际使用面积不少于100平方米，仓库实际使用面积不少于30平方米，房屋层高不低于2.5米。		
B类	B.1质量负责人应具有大学专科（含）以上学历和3年以上医疗器械相关专业工作经验或中级以上职称，专业为生物医学工程、机械、电子、计算机、医学、药学、护理学、物理等。		
	B.2专业技术人员人数不少于4人。		
	B.3经营场所实际使用面积不少于60平方米，仓库实际使用面积不少于30平方米，房屋层高不低于2.5米。		

C类	C.1质量负责人应具有大学专科（含）以上学历和1年以上医疗器械相关专业工作经验或中级以上职称；专业为材料、高分子、医疗器械、临床医学、护理学、生物、药学等。		
	C.2专业技术人员人数不少于3人。		
	C.3经营场所实际使用面积不少于60平方米，仓库实际使用面积不少于60平方米，房屋层高不低于2.5米。		
D类	D.1质量负责人应具有大学专科（含）以上学历和1年以上医疗器械相关专业工作经验或中级以上职称，专业为医疗器械、医学、机械、工程、电子、药学、护理学、生物、化学、检验、物理、计算机、材料、高分子、药械贸易、药械市场营销、药械信息等专业。		
	D.2专业技术人员人数不少于2人。		
	D.3 经营场所实际使用面积不少于60平方米，仓库实际使用面积不少于30平方米，房屋层高不低于2.5米。		
E类	Ⅲ-6822(软性、硬性角膜接触镜及护理用液)：应配备1名初级验光师职称或眼科医生以上的技术人员；应配备相适应的如电脑验光仪、裂隙灯、显微镜、视力表等设备；应设立验光室、配戴台和洗手池等;经营场所实际使用面积不少于60平方米，房屋层高不低于2.5米。		
	Ⅱ-6846（助听器）：应配备1名具有初级听力测试资格的技术人员或医学类大专以上学历人员；应配备纯音听力计、耳光镜、耳光笔等助听器监测维护设备;经营场所实际使用面积不少于30平方米，房屋层高不低于2.5米。		
其他	1、药品零售企业应具有与经营规模相适应的相对独立的营业场所（区域）。 2、实行统一采购配送的法人企业分支机构从事门店经营，专业技术人员人数不少于2人。 3、实行统一采购配送的法人企业分支机构从事门店经营和专营（6823、6828、6830、6831、6832、6833、6870）中大型医疗设备、软件类可以不设仓库。 4、经营25个（含）类代号以上的企业，仓库实际使用积不少于100平方米。 5、仓库设置于经江西省食品药品监督管理局审批许可的省内第三方医疗器械现代物流企业物流仓库内或者委托省内设置仓库的第三方医疗器械现代物流企业配送的企业，不得另行设置仓库。		

审查人员签名：　　　　　　　　审查日期：　　　年　月　日

附件2-2

江西省核发《医疗器械经营企业许可证》现场审查报告

被审查企业：

审查人员：

序号	审查组成员	姓　名	工作单位	职　务
1	组长			
2	组员			
3	组员			

审查结论：

合　格（　）

不合格（　）

不合格内容：

被审查企业意见：

法定代表人/负责人签名：　　　　　　　　年　月　日（公章）

附件2-3

现场检查验收记录

检查组	姓　名	所在单位	检查项目
组　长			
组　员			
组　员			
检查情况			

结　　论：审查合格（　）
　　　　　审查不合格（　）

审查人员签名：　　　　　　　　　年　月　日

附件3

《医疗器械经营企业许可证》变更申请表

<table>
<tr><td colspan="4">申 请 单 位</td><td colspan="2"></td></tr>
<tr><td colspan="4">许可证号</td><td colspan="2"></td></tr>
<tr><td colspan="4">联系人</td><td>联系电话</td><td></td></tr>
<tr><td rowspan="10">变更事项</td><td rowspan="6">许可事项</td><td colspan="2">变更内容</td><td>变更前</td><td>变更后</td></tr>
<tr><td colspan="2">质量负责人</td><td></td><td></td></tr>
<tr><td colspan="2">注册地址</td><td></td><td></td></tr>
<tr><td colspan="2">仓库地址</td><td></td><td></td></tr>
<tr><td rowspan="2">经营范围</td><td colspan="2">原有经营范围</td><td>新增经营范围</td></tr>
<tr><td colspan="2"></td><td></td></tr>
<tr><td rowspan="4">登记事项</td><td colspan="2">法定代表人</td><td></td><td></td></tr>
<tr><td colspan="2">企业负责人</td><td></td><td></td></tr>
<tr><td colspan="2">企业名称</td><td></td><td></td></tr>
<tr><td colspan="2">其　他</td><td></td><td></td></tr>
</table>

附件4

补发《医疗器械经营企业许可证》申请表

<table>
<tr><td>企业名称</td><td colspan="3"></td></tr>
<tr><td rowspan="2">注册地址</td><td rowspan="2"></td><td>邮政编码</td><td></td></tr>
<tr><td>电　　话</td><td></td></tr>
<tr><td rowspan="2">仓库地址</td><td rowspan="2"></td><td>邮政编码</td><td></td></tr>
<tr><td>电　　话</td><td></td></tr>
<tr><td>原许可证编号</td><td></td><td>批准日期</td><td></td></tr>
<tr><td>法定代表人</td><td></td><td>联系电话</td><td></td></tr>
<tr><td>丢失原因、何时在何报纸刊登遗失声明</td><td colspan="3">（单位公章）
法定代表人签字:　　　年　月　日</td></tr>
<tr><td>审批部门意见</td><td colspan="3">经办人签字:
审核人签字:
（盖 章）
审批人签字:　　　年　月　日</td></tr>
<tr><td>补证编号</td><td colspan="3"></td></tr>
<tr><td>备　　注</td><td colspan="3"></td></tr>
</table>

注：1.本表请用A4纸打印填报，与所附资料及刊登遗失的报纸整理成册；

2.补发的《医疗器械经营企业许可证》在编号后加“补”字，其它内容不变。

附件5

换发《医疗器械经营企业许可证》申请表

企业名称（盖章）：

填报日期：　　　　　年　月　日

受理部门：

受理日期：　　　　　年　月　日

江西省食品药品监督管理局制

填 表 说 明

1．本表请用A4纸打印填报，填写内容应真实、完整，并对所填内容的真实性负责。

2．企业在报送申请表时，应将有关证明文件随表上报。

3．申请表一式两份，发证机关一份，申报企业自留一份。

4．其它申报资料，应统一使用A4纸，标明目录及页码并整理成册。

5．隶属单位是指行政隶属或企业所属控股集团。

6．企业性质是指国有、集体、股份制、股份有限责任公司、股份合作制、联营企业、私营企业、外资及其它等。

7．经营范围中经营品种的表述应为“申请代码+管理类别+类代号+类代号名称”。如骨板应表述为“A类：Ⅲ-6846植入材料和人工器官；玻璃注射器应表述为“C类：Ⅱ-6815注射穿刺器械”。

8．凡申请材料需提交复印件的，申请人（单位）须在复印件上注明“此复印件与原件相符”字样或者文字说明，注明日期，加盖单位原印章。

9．此表相应栏目不够填写时，企业可另加附页。

10. 本表不能漏项、缺项，没有相应内容，应填“无”。

企业基本情况

<table>
<tr><td>企业名称</td><td colspan="8"></td></tr>
<tr><td>隶属单位</td><td colspan="5"></td><td colspan="2">企业性质</td><td></td></tr>
<tr><td>许可证号</td><td colspan="5"></td><td colspan="2">邮政编码</td><td></td></tr>
<tr><td>注册地址</td><td colspan="5"></td><td colspan="2">电　话</td><td></td></tr>
<tr><td>仓库地址</td><td colspan="5"></td><td colspan="2">电　话</td><td></td></tr>
<tr><td rowspan="2">法定代表人</td><td>姓 名</td><td colspan="3">身份证号码</td><td>移动电话</td><td colspan="2">办公电话</td><td>常用电话</td></tr>
<tr><td></td><td colspan="3"></td><td></td><td colspan="2"></td><td></td></tr>
<tr><td>企业负责人</td><td></td><td colspan="3"></td><td></td><td colspan="2"></td><td></td></tr>
<tr><td rowspan="3">质量负责人</td><td>姓 名</td><td>年龄</td><td>性别</td><td>学历</td><td>专业</td><td>职称</td><td colspan="2">从事器械管理年限</td></tr>
<tr><td></td><td></td><td></td><td></td><td></td><td></td><td colspan="2"></td></tr>
<tr><td>身份证号码</td><td colspan="4"></td><td>电话</td><td colspan="2"></td></tr>
<tr><td rowspan="2">质检（验证）人员</td><td></td><td></td><td></td><td></td><td></td><td></td><td colspan="2"></td></tr>
<tr><td>身份证号码</td><td colspan="4"></td><td>电话</td><td colspan="2"></td></tr>
<tr><td>职工总数</td><td></td><td colspan="2">质量管理人员数</td><td></td><td colspan="2">专业技术人员数</td><td></td></tr>
<tr><td rowspan="2">经营场所状况（m^2）</td><td>总面积</td><td colspan="2">经营面积</td><td>仓储面积</td><td>检验面积</td><td colspan="2">办公面积</td></tr>
<tr><td></td><td colspan="2"></td><td></td><td></td><td colspan="2"></td></tr>
<tr><td>拟经营范围</td><td colspan="8"></td></tr>
</table>

企业人员花名册

序号	姓名	性别	年龄	文化程度	所学专业	职称	所在部门	职务

企业五年来自查情况表

一、企业法定代表人、企业负责人、质量管理人员及专业技术人员配备、变更情况
二、企业经营范围变更情况

三、企业注册、仓库地址变更情况
四、办公、仓储设施设备配置及计算机信息管理系统运行情况
五、企业年度销售额情况
六、食品药品监管部门对本企业信用等级评定情况
七、企业受到相关监管部门处罚情况

附件6

各地市《医疗器械经营企业许可证》编制代码

地　市	编制代码
南昌市	10
赣州市	11
吉安市	12
宜春市	13
上饶市	14
抚州市	15
九江市	16
鹰潭市	17
新余市	18
萍乡市	19
景德镇市	20
樟树市	21

江西省食品药品监督管理局办公室印发　　2013年3月26日

关于印发《2013年全省卫生规划财务工作要点》的通知

各市卫生局、厅直预算管理单位：

2013年是贯彻落实党的十八大精神的开局之年，也是实施卫生事业发展“十二五”规划承上启下的关键一年，做好全省卫生规划财务工作，对于深化医药卫生体制改革，推动“健康山东行动”具有重要意义。为此,我处研究制定了《2013年全省卫生规划财务工作要点》，现印发给你们，请结合本地、本单位工作实际，抓好贯彻落实。

山东省卫生厅规划财务处

2013年3月18日

2013年全省卫生规划财务工作要点

2013年全省卫生规划财务工作的总体思路是：深入学习贯彻党的十八大、省第十次党代会精神，认真落实全国卫生规划财务工作会议和全省卫生工作会议部署，以邓小平理论、“三个代表”重要思想和科学发展观为指导，以深化医改为中心，以“健康山东”为主线，以提高工作绩效为目标，继续着力做好深化改革、加快发展、强化管理三大方面工作，突出重点，统筹兼顾，精心谋划，狠抓落实，全力推进全省卫生规划财务工作再上新水平，为加快建设卫生强省做出更大贡献。

一、创新体制机制，深化重点领域和关键环节改革

（一）加大协调力度，努力构建可持续发展的经费保障机制。积极协调相关部门，落实好医改各项投入政策，实现“政府卫生投入增长幅度高于经常性财政支出增长幅度，政府卫生投入占经常性财政支出的比重逐步提高”的目标。落实“各级财政部门在向政府汇报预决算草案时要就卫生投入情况进行专门说明”的要求，研究制订有关配套政策，努力构建常态化、科学化、可持续的财政经费保障机制。大力宣传各级政府加大卫生投入取得的进展和成绩，客观分析存在的困难和问题，积极争取有关方面的理解和支持。增强协调的针对性和有效性，努力增加医改投入，保障新农合、基本公共卫生服务、国家基本药物制度、基层医疗卫生机构综合改革、县级公立医院综合改革等医改重点工作深入开展。

（二）完善政策措施，逐步建立科学可行的公立医院补偿机制。以破除“以药补医”为关键环节，以县级医院为重点，继续推动补偿机制改革，积极协调落实价格调整、财政投入、医保支付等改革政策，逐步建立维护公益性、调动积极性、保障可持续的公立医院运行新机制。做好公立医院发展建设规模控制和医药费用控制工作，通过规划指导、资源调整、资金控制等多种措施，合理引导公立医院发展建设。推进公立医院财务精细化管理，加强公立医院成本核算、支付方式改革和财务绩效考核工作。摸清县级公立医院历史债务现状，研究制定化解方案。研究落实提高县级公立医院人员经费支出占业务支出比例的政策措施，明确支出比例、规范支出结构，逐步提高医务人员待遇水平。重点加强对县级公立医院综合改革补偿机制研究，及时总结补偿机制改革好经验、好做法，积极争取部门支持，研究制定规范县级公立医院补偿机制指导意见，逐步建立健全县级公立医院长效补偿机制。

（三）巩固改革成果，不断健全稳定长效的基层医疗卫生机构补偿机制。认真总结基层医疗卫生机构补偿机制等方面综合改革取得的成绩和经验，分析存在的问题，协调落实各项补助和支持政策，继续加强基层服务网络建设，巩固国家基本药物制度，加快建立全科医生制度，健全完善稳定长效的多渠道补偿机制，确保基层医疗卫生机构正常运转。认真细致做好基层债务核实和锁定工作，多渠道筹集并落实化债资金，按时完成债权转移和化解工作，坚决制止发生新债。

（四）强化多措并举，探索建立控制医药费用过快增长的保障机制。继续深入开展“三双行动”，强化控费意识和手段，密切监测医药费用总体水平，严格控制医药费用不合理增长，力争实现门诊和住院次均费用零增长。按照国家要求，启动医院高值医用耗材集中采购工作，进一步降低群众相关疾病医药费用负担。调整大型设备检查价格，切实降低重大疾病治疗成本。将门诊和住院次均费用、总费用增长率、住院床日以及药占比等控制管理目标纳入医疗机构目标管理责任制和绩效考核范围。继续作好医疗服务收（付）费方式改革试点工作，不断扩大按病种收费试点的病种数量和实施范围。继续跟踪评价各地支付方式改革试点工作，重点选择按病种支付、总额预付、按床日支付等试点效果明显的典型地区作经验推广。加强医疗机构内部管理，实行全成本核算制度，严格执行收费标准，结合支付方式改革的推进，认真研究制定有利于医疗机构和医务人员自觉控费的激励措施，逐步形成控制医药费用过快增长的保障机制。

（五）推进价格调整，建立健全新的药品和医疗服务价格形成机制。继续贯彻落实《关于规范医疗服务价格管理及有关问题的通知》精神，指导各地完成《全国医疗服务价格项目规范（2012年版）》的价格理顺和调整工作。会同相关部门进行督导检查，了解各地医疗服务价格项目规范工作进展情况，及时补充完善政策，配合县级公立医院补偿机制改革，作好医疗服务价格调整的指导工作。加强医疗服务成本、价格、医药费用监测工作，为价格调整、理顺医疗服务比价关系，医疗机构成本核算和医疗机构经济运行分析提供依据，逐步探索建立新的药品和医疗服务价格形成机制。继续认真贯彻落实《医疗机构内部价格管理暂行规定》，加强医疗机构内部价格管理，规范医疗机构价格行为，积极促进通过信息化手段加强价格行为监管。

二、优化资源配置，加快卫生事业全面协调可持续发展

（六）切实抓好卫生事业发展“十二五”规划落实，提高规划管理水平。细化工作任务，明确职责分工，切实做好规划指标全程监测分析，积极开展规划实施评估，确保完成规划目标任务。依据《山东省卫生资源配置标准》，指导各地开展区域卫生规划编制工作，不断优化卫生资源布局，提高整体效能，努力构建科学合理的区域卫生发展格局。合理确定公立医院功能、数量和规模，重点加强新区、郊区、卫星城区等区域和儿科、妇产、精神卫生、传染病、老年护理、康复、中医药等领域的医疗服务能力建设。采取有效措施，禁止公立医院举债建设。落实鼓励社会资本办医的政策，新增卫生资源优先考虑社会资本。按照厅里即将出台的“28113”医学高地建设（工程）实施方案有关要求，整合优质卫生资源，有计划、有重点地发展卫生事业，努力实现由卫生大省向卫生强省的跨越。

（七）全面加强医疗卫生服务体系建设，夯实事业发展基础。继续开展中央支持的农村医疗卫生服务、农村急救、全科医生临床培养基地、食品安全风险监测、儿科医疗服务、地市级医院和重大疾病防控等体系建设，以及县医院、乡镇卫生院、社区卫生服务机构和村卫生室标准化建设。规范基本建设程序，抓好工程建设质量，提高建设管理水平，加快推进医疗卫生服务体系建设进度。结合“健康山东行动”，以提高人民群众健康水平为主导，全面加强医疗卫生服务体系建设，不断提升服务能力，为打造一批健康城市、健康县城和健康社区、健康乡村创造条件，构建具有山东特色的医疗卫生服务体系。

（八）参与实施“人才强医”战略，促进人才和科技平台建设。落实医药卫生人才发展规划，积极参与实施“人才强医”战略，充分发挥好资金的导向和引领作用，全面加强高层次人才和卫生科技平台建设。协调有关部门，加大投入力度，把培养高素质卫生人才和基层卫生人员、发展先进医疗科技和适宜卫生技术放在优先发展的位置，保障资金投入，着力提高医疗卫生服务水平。进一步落实对临床重点专科、重点实验室的投入政策，建设扶持一批高质量、高水平的区域医疗中心。

（九）认真落实扶贫开发和对口支援工作任务，积极推动经济欠发达地区卫生事业发展。按照省行业扶贫开发工作要求，对应建未建或未达标的村卫生室进行规划建设，确保实现“村村有卫生室服务”的目标。继续引导支持东西部对口支援工作，整体提升全省医疗服务水平。按照我省和卫生部的统一部署，认真抓好卫生援疆、援藏、援青海工作任务的落实。积极主动与有关方面做好衔接，根据我省卫生系统的特点和优势，探索制订倾斜政策，努力加大支援力度，协调人才双向交流，不断提升对口支援地区的医疗卫生服务能力和群众健康水平。

三、强化监督管理，提高卫生规划财务工作绩效

（十）不断提高预算管理水平。认真研究制定部门预算管理工作计划，加强预算编制前期准备工作，提前做好项目储备，提高预算编制质量和效率。健全和完善部门预算绩效管理工作制度，以预算管理单位财政预算执行、事业单位财会制度实施、基本建设财务管理、国有资产管理和政府采购管理为重点，确保资金使用和资产管理规范、安全、及时、有效。

（十一）继续强化基本建设管理。指导医疗卫生机构开展事业发展规划和总体发展建设规划编制工作，加大建设指导、培训力度。以加强基建程序、规划设计和工程建设质量监管为切入点，不断提升管理水平，进一步规范基本建设行为。健全项目管理制度，推进医疗卫生机构建设项目报批和管理规范化，促进其科学合理发展。加大建设项目督导力度，确保项目高质量按期建成投入使用，发挥建设效益。

（十二）全面规范医学装备管理。进一步加强医用设备管理和设备使用效益的研究。严格执行“十二五”大型医用设备配置规划，继续完善设备配置规划体系，提高管理的前瞻性和时效性。进一步完善甲类大型医用设备配置规划，加强对新型大型医用设备的管理。升级完善大型医用设备管理信息平台，逐步建立大型设备配置使用公示制度和淘汰报废制度。开展《医疗卫生机构医学装备管理办法》实施情况检查，提升医疗卫生机构医学装备规范管理和使用水平。认真研究乙类大型医用设备集中采购工作。

（十三）切实加强卫生项目资金监管。积极配合做好中央补助地方重大公共卫生项目和卫生基础设施建设项目督导检查工作，确保资金使用安全，提高资金使用效率，保证项目实施质量和进度。继续抓好卫生总费用核算、医改投入监测和医改资金监管，制订完善监管制度和监管标准，创新监管方式，提高监管水平。推进建立医改资金使用效果评估机制，优化评估组织，量化评估指标，细化评估方法，切实有效体现医改投入实际效果。

（十四）积极推进内部审计监督工作。抓好财务收支审计、预算执行与决算审计、基本建设全过程审计、经济合同审计和针对单位特点的各项专项审计工作。积极做好领导干部经济责任审计工作，建立防治“小金库”工作常态化的长效机制。指导各地区、各单位加强内部控制建设，充分发挥内部审计的咨询、参谋与监督作用，从事后监督向过程监督前移，积极向管理审计和效益审计转型。健全审计工作报告与通报制度，以常规专项审计为基础，推进内部审计工作全面开展。针对各类审计中发现的突出问题，加强事前、事中审计，举一反三，避免同类问题重复发生。

（十五）扎实做好卫生规划财务队伍建设。积极推进政策调研工作，围绕改革、发展、管理等方面的难点、热点和关键问题，摸清情况，分析成因，提出切实可行的对策建议，为政策协调与制定提供科学依据。按照卫生部规划财务司统一部署，继续实施卫生规划财务人员培训工作“335”工程，强化培训力度，拓展培训内容，建设专业型、研究型、综合型人员队伍，不断增强卫生规划财务人员业务能力，努力提高卫生经济管理水平。

山西省卫生厅关于印发《山西省卫生厅2011-2015年乙类大型医用设备配置管理实施细则》的通知

各市卫生局，厅直各医疗单位：

为进一步加强全省乙类大型医用设备管理，规范申报审批等工作程序，根据卫生部、国家发展和改革委员会、财政部联合下发的《大型医用设备配置与使用管理办法》（卫规财发〔2004〕474号）和卫生部印发的《医疗卫生机构医学装备管理办法》（卫规财发〔2011〕24号）等有关文件精神，结合我省实际，制定了《山西省卫生厅2011–2015年乙类大型医用设备配置管理实施细则》。现印发你们，请遵照执行。

山西省卫生厅

2012年12月7日

山西省卫生厅2011–2015年乙类大型医用设备配置管理实施细则

为进一步加强全省乙类大型医用设备管理，规范申报审批等工作程序，根据卫生部、国家发展和改革委员会、财政部联合下发的《大型医用设备配置与使用管理办法》（卫规财发〔2004〕474号）和卫生部印发的《医疗卫生机构医学装备管理办法》（卫规财发〔2011〕24号）等有关文件精神，结合我省实际，制定2011–2015年乙类大型医用设备配置管理实施细则。

一、适用范围

（一）卫生部指定的X线电子计算机断层扫描装置（CT）、医用磁共振成像设备（MRI）、800毫安以上数字减影血管造影X线机（DSA）、单光子发射型电子计算机断层扫描仪（SPECT）、医用电子直线加速器（LA）等五种乙类大型医用设备。

（二）主要适用于山西省境内除部队医院以外的各级各类公立医疗机构,其他医疗机构参照执行。

二、配置原则

乙类大型医用设备实行全行业和属地化管理，实行统一规划、总量控制、合理配置、分级管理的原则。

省卫生厅根据卫生部下发的乙类大型医用设备配置规划指导意见，结合我省卫生资源配置标准制定《山西省乙类大型医用设备配置规划》，报卫生部审批核准后下达各市卫生行政部门组织实施。

各设区的市级卫生行政部门按照省卫生厅下达的乙类设备配置标准和配置总量，结合当地区域卫生规划，制定乙类大型医用设备配置规划实施方案，并报省卫生厅备案。

三、配置条件

各级医疗机构配置乙类大型医用设备应当符合本区域内卫生规划和医疗机构设置规划，与其功能定位和任务相适应，具备相应技术要求和安装条件，能够满足医疗机构基本配置标准。

（一）医疗机构配置乙类大型医用设备必须符合卫生行政部门批准开设的相应诊疗科目。

（二）使用乙类大型医用设备的医师、操作人员、工程技术人员必须接受相应的岗位培训，取得与使用的乙类大型医用设备相关的资质。

（三）配置乙类大型医用设备，必须具备符合《职业病防治法》等有关法律法规规定的房屋、水电、防护、环保等相应的基础设施条件，并做好职业病危害放射防护预评价和建设项目卫生审查验收工作。

（四）大型医用设备的选型，要注重经济、适用。科学研究型配置应以省级三级甲等综合或专科医院为主。临床研究型配置以设区的市级及以上区域内临床、科研水平达到三级以上的综合或专科医院为主，或相关学科为省级以上重点专业，临床和科研水平达到三级甲等标准要求水平的医疗机构。临床实用型以设区的市级及以下医疗机构和首次配置该类设备的医疗机构为主。

（五）公立医疗机构购置乙类大型医用设备资金应以政府投入为主。严格禁止公立医疗机构利用贷款、融资租赁、集资等形式，负债购置大型医用设备。

四、申报审批流程

（一）医疗机构申请配置或更新乙类大型医用设备，财务关系隶属于省卫生厅的省直医疗机构直接向省卫生厅提出申请，其他各级各类医疗机构按属地化原则向所在地同级卫生行政部门提出申请，并逐级上报。各申请单位应对其申请材料的真实性负责。

（二）设区的市卫生行政部门严格依据乙类大型医用设备配置的基本条件，对本区域内医疗机构申请配置或更新乙类大型医用设备的相关材料进行审核，将符合配置规划和准入条件的医疗机构申报材料，统一上报至省卫生厅。

（三）省卫生厅每年组织三次乙类大型医用设备评审会，组织医院管理、大型医用设备管理和专业技术等方面专家，对设区市卫生局和省级医疗机构申报的乙类大型医用设备的必要性和可行性进行集中评定，根据评定意见和乙类大型医用设备规划要求予以审批。

（四）配置批复有效期为1年，逾期未装备到位的，批复自动失效。医疗机构仍计划配置该品目大型医用设备的，需重新履行报批程序。对基础设施建设周期长、技术复杂的设备，经专家论证同意，可延长1年批复有效期。

五、省级卫生行政部门集中受理审批时间

（一）集中受理截止时间：3月、7月、10月第一周最后一个工作日；

（二）初步审核时间：3月、7月、10月中旬；

（三）专家评审会时间：3月、7月、10月下旬；

（四）批复时间：4月、8月、11月上旬。

（时间如有变动，另行通知）

六、申报材料要求

按照有关规定编制顺序排列依次为：

（一）市级卫生行政部门申请材料

1. 设区的市卫生行政部门拟同意医疗机构新增或更新乙类大型医用设备的请示；

2. 设区的市卫生行政部门乙类大型医用设备配置计划和评审意见汇总表。

（二）县级卫生行政部门向设区的市卫生行政部门申请本辖区内医疗机构新增或更新乙类大型医用设备的请示。

（三）各级医疗机构申请材料

1.新增配置

（1）医疗机构向同级卫生行政部门申请配置乙类大型医用设备的请示。主要内容包括：申请机构基本情况；拟申请配置设备的名称、规格和主要配件；相关辅助配套设备名称、数量和使用人员取得岗位培训合格证书。

（2）医疗机构配置大型医用设备申请报告。主要内容包括：申请机构基本情况；申请机构近三年运营情况；申请配置设备所使用专业近三年运营情况；新增设备类型、价格和经费来源；上岗人员相应的岗位资质证书；可行性论证报告、需求分析等。

（3）医疗机构执业许可证正本和副本（注册科目及变更注册部分）复印件（医疗机构诊疗科目代码应明确到二级科目）。

（4）卫生部颁发的大型医用设备上岗人员技术合格证复印件，磁共振设备人员上岗合格证可替代CT人员上岗证。上岗证注册地点与申请医疗机构应相符，如聘用其他医疗机构具有相应资质的技术人员，必须将其注册执业地点变更为本单位（或省厅批准的多点执业证件）。

（5）医疗机构近三年度的会计报表（主要包括：资产负债表和收入费用总表）。

（6）资金来源证明（如购置资金来源为财政拨款，需提供政府部门资金批复文件）。

2.更新配置

（1） 医疗机构配置乙类大型医用设备更新申请报告（见附件3），主要内容包括：申请机构基本情况；申请机构近三年运营情况；申请配置设备所使用专业近三年运营情况；更新设备类型、价格和经费来源；上岗人员相应的岗位资质情况；可行性论证报告、需求分析；按国有资产管理相关规定对旧设备提出处理意见等。

（2）医疗机构执业许可证正本和副本（注册科目及变更注册部分）复印件（医疗机构诊疗科目代码应明确到二级科目）。

（3）卫生部颁发的大型医用设备上岗人员技术合格证复印件，（磁共振设备人员上岗合格证可替代CT人员上岗证）。上岗证注册地点与申请医疗机构应相符，如聘用其他医疗机构具有相应资质的技术人员，必须将其注册执业地点变更为本单位。

（4）医疗机构近三年度的会计报表（主要包括资产负债表和收入费用总表）。

（5）资金来源证明（如购置资金来源为财政拨款，需提供政府部门资金批复文件）。

（6）原设备的乙类大型医用设备配置许可证正本复印件。

（7） 原设备运行情况报告及相关处理意见。

七、采购与使用

（一）医疗机构获得省卫生厅同意配置或更新的批复后，方可购置乙类大型医用设备。

（二）购置的乙类大型医用设备必须具有国家颁发的《医疗器械注册证》，进口产品应具有机电产品进口许可证。

（三）乙类大型医用设备必须按照政府采购法及有关规定的采购方式进行采购。

（四）严禁医疗机构购置进口二手乙类大型医用设备和国家已公布的淘汰机型。购置（接受捐赠）其他医疗机构更新替换下来的乙类大型医用设备，必须按本办法规定的程序办理配置审批。

八、配置证申领

乙类大型医用设备到货验收合格并投入使用后，医疗机构应向省卫生厅申请领取《大型医用设备配置许可证》。申请时需提供如下材料：

（一）山西省卫生厅关于乙类大型医用设备配置的批复

（二）乙类大型医用设备采购合同和中标通知书原件及复印件；

（三）乙类大型医用设备购置发票复印件；

（四）乙类大型医用设备验收报告原件及复印件；

（五）乙类大型医用设备及操控台设备装机完成图像资料2张；

（六）申请更新设备的《大型医用设备配置许可证（乙类）》原件。

九、监督与管理

各级卫生行政部门对所属医疗机构配置与使用大型医用设备负有管理和指导责任。对违反相关规定，擅自购置、使用不合格和淘汰机型、聘用不具备资质人员操作和使用乙类大型医用设备的医疗机构，卫生行政部门应按管理权限依法查处，并追究其单位和相关人员的责任。

抄送：山西省人民政府法制办公室

山西省卫生厅　2012年12月7日印发

关于印发《四川省医疗机构高值医用耗材集中挂网阳光采购实施方案（试行）》的通知

各市州药品集中采购领导小组办公室，国家卫生计生委驻川医疗机构及省直医疗机构，医用耗材生产经营企业：

为进一步规范高值医用耗材集中采购工作，依据《国务院关于印发“十二五”期间深化医药卫生体制改革规划暨实施方案》（国发〔2012〕11号）文件要求，研究制定了《四川省医疗机构高值医用耗材集中挂网阳光采购实施方案（试行）》（见附件）。现予以公告，请遵照执行。

附件：四川省医疗机构高值医用耗材集中挂网阳光采购实施方案（试行）

四川省药械集中采购工作联席会议办公室

2013年12月11日

四川省医疗机构高值医用耗材集中挂网阳光采购实施方案（试行）

为进一步规范高值医用耗材集中采购工作，依据《国务院关于印发“十二五”期间深化医药卫生体制改革规划暨实施方案》（国发〔2012〕11号）文件要求，制定本实施方案。

一、总则

（一）总体目标

实行政府搭建非营利性药械集中采购与监管平台，分批次、分类别将全省医疗机构采购使用的高值医用耗材纳入集中挂网阳光采购，促进高值医用耗材采购交易公开透明，为高值医用耗材集中招标采购工作奠定基础。

（二）原则和步骤

按照“分步实施，先阳光，后招标”的工作思路，严格遵循公开公正、公平竞争、诚实守信、全程监管的原则。首先全面推进高值医用耗材集中上网采购，待高值医用耗材集中挂网阳光采购一段时期，形成丰富的采购数据，根据《关于印发高值医用耗材集中采购工作规范（试行）的通知》（卫规财发〔2012〕86号）要求，按照省药械集中采购工作联席会议的安排部署，适时启动高值医用耗材的招标采购工作。

（三）组织机构

1.领导机构

四川省药械集中采购工作联席会议（以下简称“联席会议”）负责制订全省集中挂网阳光采购及监

管工作政策，研究集中挂网阳光采购及监管工作的重大问题，协调并督促各部门依法依规履行管理和监督职责。

2.管理机构

四川省药械集中采购工作联席会议办公室（以下简称“联席会议办公室”）负责拟订集中挂网阳光采购实施方案、研究确定采购批次和类别，开展集中挂网阳光采购的组织管理、监督检查。

联系电话：028-86135820

3.工作机构

四川省基本药物集中采购服务中心（以下简称“采购服务中心”）接受联席会议办公室的领导，负责集中挂网阳光采购工作的具体实施。

机构地点：成都市青羊区上汪家拐街39号一楼大厅

联系电话：028-86139750　86136201

4.监督机构

四川省监察厅派驻卫生厅监察室负责对参与集中挂网阳光采购工作的部门及其人员的履职情况进行监督。

（四）适用范围

参加全省高值医用耗材集中挂网阳光采购工作的医疗机构、医用耗材生产经营企业、采购服务中心等各方当事人，适用本方案。

（五）公告方式

高值医用耗材集中挂网阳光采购工作所有公告、通知、信息均通过四川药械采购与监管平台（以下简称“药械平台”www.scbid.gov.cn/）发布。

二、集中挂网阳光采购

（一）采购范围

1.集中挂网阳光采购范围包括《关于印发高值医用耗材集中采购工作规范（试行）的通知》（卫规财发〔2012〕86号）规定的相关类别产品，由联席会议办公室确定批次和类别，具体安排另行公告。

2.我省前期已挂网限价的11大类高值医用耗材，在2014年2月1日以后凡按照本实施方案纳入集中挂网阳光采购，自正式挂网之日起即取消限价挂网。暂未纳入集中挂网阳光采购的耗材大类继续按原限价方式挂网采购。

3.有下列情形之一的，可不实行网上采购：

（1）因战争、自然灾害等，需进行紧急采购的；

（2）发生重大疫情、重大事故等，需进行紧急采购的；

（3）卫生部和省级卫生行政部门认定的其他情形。

（二）采购主体

所有县级及县级以上人民政府、国有企业（含国有控股企业）举办的有资质的非营利性医疗机构（包括中央在川医疗机构）必须通过药械平台上网阳光采购高值医用耗材。鼓励其他具有资质的医疗机构自愿参与高值医用耗材集中挂网阳光采购。

（三）采购周期

集中挂网阳光采购暂不定采购周期。

（四）挂网流程

集中挂网阳光采购实行企业自主申报，经采购服务中心进行资质审核合格的，报联席会议办公室审批后，在药械平台予以挂网。具体流程如下：

1.报名条件

（1）生产企业

①实行医用耗材生产企业直接申报。医用耗材生产企业设立的仅销售本公司产品的商业公司、境外产品生产企业授权的国内总代理可视同生产企业；

②能够按照要求，按时提供真实、有效、合法的委托书、产品和企业资质证明文件、相关承诺书等资料；

③2011年以来，在生产和经营活动中没有不良记录；

④联席会议办公室规定的其它条件。

（2）配送企业

①能够按照要求，按时提供真实、有效、合法的委托书、企业资质证明文件、相关承诺书等资料；

②2011年以来，在经营活动中没有不良记录；

③联席会议办公室规定的其它条件。

2.报名及信息维护

（1）申报企业在规定的时间携带相关申报材料到采购服务中心报名，领取用户名和密码，每个企业只能申请唯一登录账号和密码，截止时间以公告为准。

（2）申报企业应及时登陆药械平台“医用耗材资信数据库系统”，修改初始密码，并按照规定维护企业信息和产品信息（含企业自报价）。未按要求进行信息维护或维护信息与纸质材料不一致者，不能进入到下一环节。因未修改密码、密码丢失造成产品信息泄露或信息无法维护，由此产生的后果由申报企业自行负责。

（3）特别提示：此次领取的企业账号在我省后续集中采购工作中具有通用性，企业应对已申请到的用户名、密码自行妥善管理、保存，并对相关网络信息维护的真实性、安全性和合法性负责。

3.递交申报材料

申报企业必须在规定时间递交纸质申报材料，在截止时间以后采购服务中心不再受理申报材料。

（1）生产企业申报材料组成

企业材料：

①营业执照（正、副本复印件）；

②医疗器械生产许可证（境外生产企业代理提供医疗器械经营许可证）（正、副本复印件）；

③境外生产企业的委托授权书（仅境外生产企业代理提供，复印件）；

④申报企业对经办人的授权委托书（原件）和身份证（复印件），以及为经办人办理社会保险相关证明（复印件）；

⑤承诺书，内容包括企业在本次集中挂网采购活动前3年内无违法违规证明承诺以及对集中挂网采购产品的质量、售后服务、配送、货源保障的承诺（原件）；

⑥其他相关文件材料。

产品材料：

①医疗器械注册证、制造认可表或注册登记表和附页(凡注册证到期提供注册受理通知书不予认可，若在有效时限内的延期注册通知书可予以认可)（复印件）；

②医疗器械质量管理体系认证证书（复印件）；

③申报产品实物（含条码外包装，实物提供有困难的可以提交样品或模型，但必须保证和实物产品外观完全一致，并出具企业保证承诺）及影像资料（网上填报时须上传产品图片并扫描条码，提交物品在审核之后将予以退还，退还时不保证完整性）；

④其他相关文件材料。

（2）配送企业申报材料组成

①营业执照（正、副本复印件）；

②医疗器械经营许可证（若为生产企业直接配送则提供医疗器械生产许可证）（正、副本复印件）；

③申报企业对经办人的授权委托书（原件）和身份证（复印件），以及为经办人办理社会保险相关证明（复印件）；

④配送承诺书；

⑤其他相关文件材料。

特别说明：按照《关于调整医用耗材配送企业备案制度有关事宜的通知》（川药采联办〔2011〕40号）已经在药械平台备案登记的企业不再重新递交申报材料，直接获取配送资格。

（3）格式要求

①递交材料应统一使用A4纸张；

②递交材料应清晰完整，并逐页加盖企业鲜章；

③递交的所有文件均使用中文，外文材料需提供相应的中文翻译件并提供公证处出具 “中、外文内容一致” 证明的公证书（公证提供有困难的可以只提交翻译件，但必须保证中外文内容完全一致，若不一致所导致的一切责任及后果均由企业承担全责，并出具企业保证承诺）；

④所有申报材料复印件均需提供相应原件进行扫描（原件提供有困难的可以只提交复印件扫描，但必须保证和原件内容完全一致，并出具企业保证承诺）；

⑤递交材料必须按照要求顺序装订，材料不符合要求的，采购服务中心可以拒绝接收。

4.材料审核和公示

（1）采购服务中心配合、协助省工商行政管理局、省食品药品质量监督管理局对递交的营业执照、医疗器械生产（经营）许可证、质量管理体系认证证书、医疗器械注册证、制造认可表或注册登记表和附页材料进行审核。

（2）审核人员对递交材料中不明确的内容，可以要求申报企业在规定时间内做出澄清，申报企业应予以配合；审核人员也可以要求申报企业对相关材料进行修改和补充，逾期未按要求补充修改的，不能进入到下一环节。

（3）审核结果将在药械平台进行公示。在公示期间采购服务中心接受企业质疑、申诉和举报，并及时进行处理。按照“谁主张、谁举证”的原则，企业应提供真实、合法、有效的证据材料。

（4）通过审核的申报企业，应在规定时间内登录药械平台确认审核信息，逾期未确认的，视为自动放弃。企业信息和产品信息一旦确认不得再进行修改。

5.挂网目录编制与公布

申报产品在审核完毕后，将组织评审专家组编制挂网采购目录（征求意见稿），并通过药械平台公开征求意见。收集、整理、归类各方意见以后，再经评审专家组审议、修改挂网采购目录，在报经联席会议办公室审批通过后形成最终的采购目录正式公布。

6.挂网结果公布

公示结束后挂网采购品种报联席会议办公室审核，审核通过后予以公布挂网。

（五）评审专家的组成

1. 在四川省监察厅派驻卫生厅监察室的监督下，采购服务中心负责从"四川省药械集中采购工作专家库"中按专业类别随机抽取临床医学、耗材采购和管理专家，组成评审专家组，负责目录编制、申诉处理等相关工作。

2. 评审专家的抽取及通知在评审活动开始前24小时内完成，专家名单实行保密制，任何人不得泄露；抽取参加评审的专家人数应保证为7名及7名以上单数；与采购工作存在利害关系的专家不得参与评审工作,已进入的应主动申请回避。

3.专家的监督管理具体参照《四川省卫生厅咨询评审专家管理暂行办法》（川卫办发〔2013〕303号）执行。

（六）采购和配送

1.采购

（1）挂网结果公布后，公立医疗机构必须登陆药械平台自行选择具备挂网资格的产品，产品的成交价格由医疗机构和生产企业议价决定。鼓励民营医疗机构上网采购。

（2）医疗机构采购医用耗材品牌、品种、数量、价格应通过医疗机构的采购委员会（或药事委员会）讨论。耗材供应企业必须向医疗机构提供真实、有效的其他省市区中标价。

（3）医疗机构采购价格不得高于本机构前期采购价及其他省市区中标价。鼓励医疗机构联合与生产企业直接进行谈判，积极探索推进带量采购、量价挂钩。

（4）成交价格确定后，由医疗机构下达订单并在网上填写真实有效的交易信息。在医疗服务项目中需另行收费的医用耗材产品，应按照价格主管部门规定的价格政策销售。因国家和地方政策性价格调整，应按照政策规定调整成交价格。

（5）医疗机构应在规定时限内与挂网企业签订购销合同或购销协议，明确产品、规格、价格、回款时间、履约方式、违约责任等内容。

（6）医疗机构对配送的医用耗材产品应严格按照有关规定进行验收、入库，并在交收之日起15日内通过药械平台进行收货确认。

（7）医疗机构在验收合格后，需根据实际情况在网上进行售后服务评分、配送服务评分和产品质量评分。这三项综合评分将作为今后集中采购工作中《医用耗材综合评价指标体系》主观评分依据。

2.配送

（1）鼓励有条件的生产企业直接配送，也可以委托医用耗材经营企业配送。委托配送的，生产企业应在医疗机构选定范围内确认委托关系。

（2）负责配送的企业应当具备在药械平台上进行销售的条件，并能按照购销合同规定，按时、按质、按量向医疗机构提供挂网品种，承担配送任务。

（3）配送企业应在4个工作小时内响应医疗机构订单，并从订单下达之时起，急救品种4小时内送达，一般品种24小时内送达，最迟不超过48小时，节假日照常配送。

三、采购交易信息公布

集中挂网阳光采购运行一段时间以后，将根据联席会议办公室的安排，按季度向社会公布医疗机构上网阳光采购高值医用耗材的采购类别、数量、价格等主要信息。

四、监督管理

（一）监督管理职责

集中挂网阳光采购全过程由联席会议办公室进行监督管理，联席会议相关成员单位对集中挂网阳光采购执行情况进行现场检查。根据联席会议的决定，相关督查信息将适时于网上公布，主要内容包括：

1.有关法律法规和规章的执行情况；

2.挂网阳光采购组织实施情况；

3.挂网阳光采购信息公开情况；

4.挂网阳光采购制度建设情况；

5.询问和申诉处理情况；

6.挂网阳光采购不良记录管理机制建立健全情况；

7.工作机构履职情况监管;

8.其他需要监督管理的情况。

（二）医疗机构

1.医疗机构不得有下列行为：

（1）不参加集中挂网阳光采购，或以其他任何方式规避集中挂网阳光采购活动的；

（2）在药械平台上隐瞒采购信息或提供虚假采购信息的；

（3）未严格执行价格主管部门规定的价格政策的；

（4）不按照规定同医用耗材生产经营企业签订购销合同或购销协议的；

（5）不按照购销合同或购销协议采购挂网医用耗材，擅自采购挂网品种外高值医用耗材替代挂网品种，不按时结算货款或其他不履行合同义务行为的；

（6）高值医用耗材购销合同签订后，再同企业订立背离合同实质性内容的其他协议，牟取不正当利益的；

（7）对购进的医用耗材产品未严格按照验收制度审核产品资质、票据和质量合格证明等材料，并因此造成医疗纠纷或事故的；

（8）未按照规定向卫生行政部门报送履约情况报表的；

（9）收受医用耗材生产经营企业钱物或其他利益的；

（10）不配合集中采购工作机构开展工作的；

（11）联席会议办公室规定的其他情形。

2.实行医疗机构不良记录动态管理制度。参与集中挂网阳光采购的医疗机构及其工作人员有上述行为之一的，均列入“医疗机构不良记录名单”并在网上公示，由相关部门视情节给予书面警告、见面约谈、通报批评、限期整改等处理；情节严重的，追究当事人及其主管领导的责任；涉嫌犯罪的，移送司法机关处理。

（三）医用耗材生产企业

1.生产企业不得有下列行为：

（1）在医用耗材购销活动中存在商业贿赂行为的；

（2）提供虚假、无效证明文件，或以其他方式弄虚作假，骗取挂网的；

（3）串通操纵成交价格、不提供或不如实提供产品价格信息、对上网产品擅自涨价或变相涨价的；

（4）违反现行医疗器械价格管理规定的；

（5）因质量问题被投诉且经药监部门查证属实的；

（6）恶意申投诉，扰乱挂网阳光采购正常秩序的；

（7）联席会议办公室规定的其他情形。

2.实行生产企业不良记录动态管理制度，医用耗材生产企业有上述行为之一的，列入不良记录并网上公示。

（1）出现上述（1）中所列行为，并经执纪执法机关、司法机关认定的，按《卫生部关于建立医药购销领域商业贿赂不良记录的规定》（卫政法发〔2007〕28号）有关规定，取消该企业所有产品的上网资格，自取消之日起两年内不接受其任何产品上网申请，全省上网医疗机构两年内不得以任何形式采购其产品，原签订的购销合同终止。

（2）出现上述（2）中所列行为，取消该企业所有产品的上网资格，自取消之日起五年内不接受违规产品的上网申请，自取消之日起一年内不接受该企业其他产品的上网申请；全省上网医疗机构五年内不得以任何形式采购违规产品，在一年内不得以任何形式采购其他产品，原签订的购销合同终止。

（3）出现上述（3）（4）所列行为，由相关主管部门责令其改正，如果不能提供价格变动相关证据或拒不纠正，则取消违规产品上网资格，自取消之日起一年内不接受该产品的上网申请，全省上网医疗机构一年内不得以任何形式采购该产品，原签订的购销合同终止。

（4）出现上述（5）所列行为，发生1次，则取消该企业该产品上网资格，自取消之日起一年内不接受该产品的上网申请，全省上网医疗机构一年内不得以任何形式采购该产品；发生2次及以上则取消该企业所有产品的上网资格，自取消之日起一年内不接受该企业所有产品的上网申请，全省上网医疗机构一年内不得以任何形式采购其产品，原签订的购销合同终止。

（5）出现上述（6）所列行为，发生1次给予暂停该企业所有产品3个月上网销售；发生2次及以上则取消该企业所有产品上网资格，自取消之日起一年内不接受该企业所有产品的上网申请，全省上网医疗机构一年内不得以任何形式采购其产品，原签订的购销合同终止。

3.凡医用耗材产品在临床使用过程中引起医疗纠纷或医疗事故，不管是否属于产品本身的质量问题，生产企业都应主动配合医疗机构进行调查、取证、妥善解决；如果经权威部门鉴定确属于产品问题，由药监部门进行查处，生产企业应承担相应法律责任及经济赔偿。

4. 母公司被列入不良记录的生产企业，其不具备独立企业法人资格的子公司，与母公司共同承担相应的责任；具有独立企业法人资格的子公司被列入不良记录的生产企业，母公司不承担相应的责任。

（四）医用耗材经营（配送）企业

1.经营（配送）企业不得有下列行为：

（1）在医用耗材购销活动中存在商业贿赂行为的；

（2）提供虚假、无效证明文件，或以其他方式弄虚作假，骗取挂网的；

（3）无正当理由不配送或不按时配送上网品种，影响医疗机构临床诊治的；

（4）经医疗机构验收确认，配送的医用耗材规格、包装等信息与挂网产品品种规格、包装等信息不一致并不同意更换的；

（5）联席会议办公室规定的其他情形。

2.实行经营（配送）企业不良记录动态管理制度。医用耗材经营（配送）企业有上述行为之一的，列入不良记录并网上公示。

（1）出现上述（1）（2）所列行为，取消该企业配送资格，自取消之日起两年内不接受其配送申请。

（2）出现上述（3）（4）所列行为，发生1次给予暂停该企业所有产品3个月配送；发生2次及以上则取消该企业配送资格，自取消之日起一年内不接受其配送申请。

3.因经营（配送）企业发生违规行为造成临床医疗纠纷或医疗事故的，生产企业需负连带责任。

（五）集中采购工作机构

1. 采购服务中心不得有下列行为：

（1）违反时限要求和信息发布等有关规定实施集中挂网阳光采购的；

（2）在文件材料审核等方面疏于监管或设置歧视性条件的；

（3）违反有关信息维护和安全保障规定，或者谎报、瞒报、擅自更改医用耗材挂网采购数据信息的；

（4）对医疗机构和医用耗材生产经营企业的违约情况调查处理不及时的；

（5）接受可能有碍公正的参观、考察、学术研讨交流等，索取或收受钱物，谋取单位或个人不正当利益的；

（6）联席会议办公室规定的其他情形。

2.采购服务中心及工作人员有上述行为之一的，除追究当事人的责任外，视其情节追究主管领导的责任；涉嫌犯罪的，移送司法机关处理。

五、附则

本方案未尽事宜，将适时发布补充、更正公告和相关文件规定；本方案根据相关法律法规以及省药械集中采购工作联席会议指导意见进行修订完善。

本方案由四川省药械集中采购工作联席会议办公室负责解释。

四川省药械集中采购工作联席会议办公室

2013年12月11日印

天津市食品药品监督管理局关于部分医疗器械变更审批和质量管理体系检查职责调整有关事项的通知

津食药监械〔2013〕385号

各有关医疗器械生产企业：

按照《国家食品药品监督管理总局关于部分医疗器械变更审批和质量管理体系检查职责调整有关事宜的通知》（食药监械管〔2013〕28号）的规定，部分原先由国家食品药品监督管理总局承担的有关职责调整至省级食品药品监督管理部门。现就有关工作事项通知如下：

一、职责调整范围

（一）自2013年10月1日起，原先由国家食品药品监督管理总局开展的本市下述第三类医疗器械注册证书变更审批事项调整至我局实施：

1.生产企业实体不变，企业名称改变；

2.生产企业注册地址改变；

3.生产地址的文字性改变。

《医疗器械注册管理办法》第三十八条中“生产企业实体不变，企业名称改变”系指生产企业因收购、重组、股份转让等原因需改变企业名称，但产品生产地址、标准、生产工艺、工序等没有发生改变的情形。

（二）自2013年10月1日起，将原先由国家食品药品监督管理总局开展的本市下述第三类体外诊断试剂登记事项变更审批调整至我局实施：

1.变更生产企业名称；

2.变更生产企业注册地址。

对我市第三类体外诊断试剂生产地址文字性变更的审批，参照变更生产企业注册地址方式，一并调整至我局实施。

（三）自2013年7月1日起，将原先由国家食品药品监督管理局药品认证管理中心组织开展的本市下述医疗器械和第三类体外诊断试剂质量管理体系检查（考核）工作调整至我局实施：

1.部分医疗器械：心脏起搏器、人工心脏瓣膜、血管内支架及导管、一次性使用塑料血袋、动物源医疗器械和同种异体医疗器械。

2.部分第三类体外诊断试剂：与致病性病原体抗原、抗体以及核酸等检测相关的试剂；与血型、组织配型相关的试剂；与变态反应（过敏原）相关的试剂。

二、医疗器械注册变更审批职责调整的有关工作要求

（一）自2013年10月1日起，本市医疗器械生产企业申请上述有关事项变更的，应向我局递交申请。

第三类医疗器械注册证书有关变更申请，生产企业应依据第16号令附件10和市食品药品监督管理局有关医疗器械注册证书变更规定递交申请材料。其中，生产企业名称变更应提交原注册批准时的产品标准复印件和标准修改单各2份。

第三类体外诊断试剂有关登记事项变更和生产地址的文字性变更申请，生产企业应依据国食药监械〔2007〕229号文件附件2和我局有关体外诊断试剂登记事项变更规定递交有关材料。生产地址的文字性变更参照附件2中变更生产企业注册地址的要求提交申请材料。

同时，生产企业还须提交申请材料真实性自我保证声明，保证有关申请材料与原注册申请和审查批准的材料相同。必要时，我局将对申报材料的真实性进行核查。

对于以上变更申请，经审查符合规定予以变更的，我局将发给变更后的医疗器械注册证书或《医疗器械变更申请批件（体外诊断试剂）》；经审查不符合规定的，我局将作出不予变更的书面决定，并说明理由，同时告知申请人享有依法申请行政复议或提起行政诉讼的权利。

（二）2013年9月30日前，国家食品药品监督管理总局已受理的有关医疗器械注册证书变更、体外诊断试剂登记事项变更申请，继续按程序审查审批。

三、医疗器械质量管理体系检查职责调整的有关工作要求

自2013年7月1日起，本市医疗器械生产企业申请上述部分医疗器械和第三类体外诊断试剂质量管理体系检查（考核）的，应向我局递交申请。

特此通知。

2013年12月4日

浙江省卫生厅关于印发浙江省卫生系统药品和医用耗材阳光采购实施方案的通知

浙卫发［2013］161号

各市、县（市、区）卫生局，省级医疗卫生单位：

现将《浙江省卫生系统药品和医用耗材阳光采购实施方案》印发给你们，请认真贯彻执行。

浙江省卫生厅

2013年6月20日

浙江省卫生系统药品和医用耗材阳光采购实施方案

为进一步加强医疗卫生机构药品和医用耗材的采购管理，规范采购程序，让权力在阳光下运作，在确保质量安全有效的前提下，有效降低药品和医用耗材采购价格，减轻患者医药负担，更好地维护患者就医的合法权益，按照省委、省政府和省纪委推进“阳光工程”系列建设活动的统一部署，决定在全省卫生系统实施以“保障质量、改善服务、公开透明、提高效能”为主题的“阳光采购工程”。

一、工作目标

通过实施“阳光采购工程”，进一步完善以省为单位的集中采购工作机制，进一步提高各级各类医疗卫生机构药品和医用耗材采购的透明度，进一步提升患者和社会对医疗卫生服务的满意度，有效预防和遏制医药购销领域商业贿赂行为。

二、实施内容

（一）进一步完善药械集中采购工作机制

继续巩固并完善药械集中采购集体议事、集体决策的工作机制，贯彻落实国家药械集中采购重大政策意见和措施。药械集中采购的重大政策、重要规范和标准，全省药械集中采购目录，药械集中采购中的重大问题必须由浙江省药品集中采购工作领导小组（浙江省医用耗材集中采购工作领导小组）研究决定并予以公布。严格执行药械集中采购工作规范，采购实施方案、集中采购文件应公开征求社会意见，中标（入围）结果必须先公示后执行。招标公告、企业投标资料审核结果、企业经济技术标评审结果、中标结果等信息及时向社会公布，接受集中采购参与各方的监督。省纠风办、驻厅纪检监察部门派员全程参与招标采购整个工作流程。

（二）进一步完善药械集中招标采购机制

进一步完善招采合一、量价挂钩、双信封制、集中支付、全程监控等制度，实行“质量优先、价格合理、性价比适宜”的药品综合评价方法。全品种药品的集中采购工作，要以采购量前200位药品和专利原研药、新进医保品种、抗肿瘤药等为重点，实施带量采购、“阶梯报价”，分类制定采购控制价，以有效降低药品采购价格。医用耗材集中采购继续坚持“要什么，采什么”、合理标的价、淘汰制等成功做法，进一步扩大采购范围，切实有效地降低群众医疗负担。

（三）进一步完善药械备案采购管理机制

明确备案采购必须遵循临床必需、无可替代的审批原则和谁申请、谁使用、谁管理，核准结果向社会公开等原则。未经核准，医疗机构不得擅自采购。明确备案采购的管理权限、适用情况、工作程序、管理监督等要求，防止出现变相的目录外采购。

（四）扩大药品、医用耗材具体采购信息公示内容

1.省级卫生行政管理部门公示的内容

以省为单位药品、医用耗材集中采购中标产品价格，全省采购金额排名前200位的药品、前10位的医用耗材产品信息以及以此相关联的排名前10位医疗机构名单和采购金额。备案采购的药品、医用耗材的产品资料、医疗机构名称、申请人姓名、备案采购理由等信息。

2.市、县（市、区）卫生行政管理部门公示的内容

自主开展的医用耗材集中采购中标产品有关信息。所辖的二级及以上医疗机构基本药物目录品种的采购金额比例。

3. 各级医疗机构公示的内容

本单位药品和医用耗材的确标结果，包括药品名称、规格、价格、生产企业名称以及中标的同通用名、同规格的不同企业最低价产品信息。本单位备案采购的产品资料、申请科室、申请人姓名、申请理由等信息。本单位提出的引进新药、新医用耗材产品申请情况，包括产品资料、申请科室、申请人姓名、申请理由等信息。各地各单位在完成规定公布的内容外，可以根据实际情况增加相关项目。

三、工作措施

（一）完善集中采购程序

1. 各级卫生行政管理部门进一步加强药品和医用耗材采购管理，建立和完善各项制度，提高全省卫生系统药品和医用耗材采购的透明度。对药品和已实施全省集中采购的医用耗材，公立医疗机构必须通过省药械采购平台进行网上采购，采购品种必须从省中标目录（含参照中标目录管理的重点监控目录，下同）中选择，严禁在中标目录以外采购，严禁网下采购。

2. 各级卫生行政部门和医疗机构应制订出台《阳光采购确标实施方案》，严格按照要求开展药品、医用耗材确标工作，并将确标结果予以公开。

3. 医疗机构应规范备案采购，从严控制备案采购药品和医用耗材的品种和数量。

4. 严格执行药品和医用耗材集中采购中标采购价格，严格执行规定的销售价格。

（二）增加采购公示途径

1. 各级卫生行政部门和各级各类医院要进一步完善政府信息公开和院务公开制度，及时通过门户网站，并依托微博、报纸等多种媒介，向社会公示，接受群众和社会的监督。省卫生厅在浙江卫生网、浙江省药械采购平台、《生活与健康》报等载体上公示省级医院“阳光用药”相关信息。

2. 医院要利用电子显示屏、公示专栏等载体，公示所有药品、医用耗材价格信息，方便患者查询，要为门急诊和住院病人提供详细的费用清单，及时解答患者对价格的疑虑。

（三）健全多方参与的监管机制

各级卫生行政部门应当会同同级纠风部门对本辖区医疗机构行使监督检查职能，并建立和畅通投诉举报渠道，统一受理投诉举报，接受媒体、群众对“阳光采购”的监督，同时严肃查处药品采购和使用中的违规违纪行为。

四、实施要求

（一）提高认识，加强领导。实施“阳光采购工程”是深化医药卫生体制改革，推进公立医院改革工作，落实医改重点任务的重要举措和有效载体，是切实维护广大人民群众健康权益的一项重大制度创新。各级卫生行政部门和各级各类医院要高度重视，统一思想，明确目标，加强组织领导。要狠抓各项工作内容和措施的落实，切实加强医院药品采购、使用等方面的管理，不断改进整体医疗服务质量和效率，改善群众看病就医感受。

（二）结合实际，突出重点。各地、各医院要按照“阳光采购工程”的总体要求，紧紧围绕以病人为中心，制定本地、本医院的实施细则和具体措施，明确工作目标，突出工作重点，扎实贯彻落实。同时，要把该项工作与完善医院内部管理和建立监管长效机制紧密结合起来，使之相互配合、相互促进。

（三）加强督导，确保实效。各级卫生行政部门要加强督导检查，客观全面地评价医院工作。通过实施“阳光采购工程”，引导医院切实加强内涵建设，改进内部管理，提高运行效率，增强自我发展、持续发展的能力，有效解决群众看病就医问题。

重庆市食品药品监督管理局关于实施部分三类医疗器械变更事项审批的通知

各区县(自治县)食药监分局，两江新区食药监分局、万盛经开区食药监分局，各相关医疗器械生产企业：

按照《国家食品药品监督管理总局关于部分医疗器械变更审批和质量管理体系检查职责调整有关事宜的通知》（食药监械管〔2013〕28号）要求，我局将承担部分三类医疗器械变更审批和质量管理体系检查职责。为使该项工作有序开展，现将有关事项通知如下：

一、审批事项

（一）三类医疗器械注册证书变更审批事项：1.生产企业实体不变，企业名称改变（系指生产企业因收购、重组、股份转让等原因需改变企业名称，但产品生产地址、标准、生产工艺、工序等没有发生改变的情形）；2.生产企业注册地址改变；3.生产地址的文字性改变。

（二）三类体外诊断试剂登记事项变更审批事项：1.变更生产企业名称；2.变更生产企业注册地址；3.生产地址的文字性改变。

（三）部分第三类体外诊断试剂质量管理体系考核：包括与致病性病原体抗原、抗体以及核酸等检测相关的试剂；与血型、组织配型相关的试剂；与变态反应（过敏原）相关的试剂。

（四）部分三类医疗器械质量管理规范检查：包括心脏起搏器、人工心脏瓣膜、血管内支架及导管、一次性使用塑料血袋、动物源医疗器械和同种异体医疗器械。部分三类医疗器械质量管理规范检查程序由局药品技术评审认证中心另行制定。

二、工作职责

各区县分局要及时将相关要求告知辖区内三类医疗器械生产企业。局受理中心要完善受理程序，严格受理标准，做好相关资料存档工作。存档资料应长期或永久保管，期限不得低于16年。市药品技术评审认证中心按照要求配合市局医疗器械处完成医疗器械生产质量管理规范检查等工作。

三、工作程序

（一）生产企业提出申请需提交的技术文件

1.申请事项：三类医疗器械注册证书生产企业实体不变，企业名称改变。需提交的技术文件：（1）《重庆市医疗器械产品注册证变更/补办申请表》；（2）产品注册证原件及复印件、注册登记表原件及复印件；（3）新的生产企业许可证；（4）新的营业执照；（5）原注册批准时的产品标准复印件和《医疗器械注册产品标准更改单》；（6）相应要素未发生改变的声明（生产企业应提交生产地址、生产条件、产品标准等相应要素未发生改变的声明）；（7）生产企业关于变更的情况说明以及相关证明材料；（8）《申报单位保证书》。

2. 申请事项：三类医疗器械注册证书生产企业注册地址改变。需提交的技术文件：（1）《重庆市医疗器械产品注册证变更/补办申请表》；（2）产品注册证原件及复印件、注册登记表原件及复印件；（3）新的生产企业许可证；（4）新的营业执照；（5）生产企业关于变更的情况说明以及相关证明材料；（6）《申报单位保证书》。

3. 申请事项：三类医疗器械注册证书生产地址的文字性改变。需提交的技术文件：（1）《重庆市医疗器械产品注册证变更/补办申请表》；（2）产品注册证原件及复印件、注册登记表原件及复印件；（3）新的生产企业许可证；（4）生产企业关于变更的情况说明以及相关证明材料；（5）《申报单位保证书》。

4. 申请事项：三类体外诊断试剂注册证书变更生产企业名称。需提交的技术文件：（1）《体外诊断试剂变更（补办）申请表》；（2）原《医疗器械注册证》以及《体外诊断试剂变更申请批件》(如有)复印件；（3）生产企业许可证副本及营业执照副本的复印件；（4）变更前、后的产品标准及《医疗器械注册产品标准更改单》；（5）变更前、后的产品说明书；（6）变更前、后的包装、标签样稿；（7）相应要素未发生改变的声明（生产企业应提交生产地址、生产条件、产品标准等相应要素未发生改变的声明）；（8）申请人关于变更的情况说明；（9）《申报单位保证书》。

5. 申请事项：三类体外诊断试剂注册证书变更生产企业注册地址。需提交的技术文件：（1）《体外诊断试剂变更（补办）申请表》；（2）原《医疗器械注册证》以及《体外诊断试剂变更申请批件》(如有)复印件；（3）生产企业许可证副本及营业执照副本的复印件；（4）变更前、后的产品说明书；（5）变更前、后的包装、标签样稿；（6）申请人关于变更的情况说明；（7）《申报单位保证书》。

6.申请事项：三类体外诊断试剂注册证书生产地址的文字性改变。需提交的技术文件：（1）《体外诊断试剂变更（补办）申请表》；（2）原《医疗器械注册证》以及《体外诊断试剂变更申请批件》(如有)复印件；（3）生产企业许可证副本及营业执照副本的复印件；（4）变更前、后的产品说明书；（5）变更前、后的包装、标签样稿；（6）申请人关于变更的情况说明；（7）《申报单位保证书》。

7.申请事项：部分第三类体外诊断试剂质量管理体系考核。需提交的技术文件：（1）《体外诊断试剂生产企业质量管理体系考核申请书》及电子文档；（2）生产企业总平面布置图、工艺流程图，并标明主要控制点；（3）综述资料；（4）主要生产工艺及反应体系的研究资料；（5）产品说明书；（6）拟订产品标准及编制说明；（7）《申报单位保证书》

8.申请事项：部分三类医疗器械质量管理规范检查。需提交的技术文件：（1）《医疗器械生产质量管理规范检查申请表》，同时附申请表电子文本；（2）《医疗器械生产企业许可证》副本和营业执照副本复印件；（3）生产企业组织机构图；（4）生产企业负责人、生产、技术和质量管理部门负责人简历，学历和职称证书复印件；（5）申请检查产品的医疗器械注册证书复印件（如有）、拟注册产品标准；（6）生产企业总平面布置图、工艺流程图、生产区域分布图；（7）主要生产设备和检验设备目录；（8）生产无菌医疗器械的，应当提供由有资质的检测机构出具的一年内的生产环境检测报告；（9）《申报单位保证书》。

（二）申请

生产企业提出变更申请，应符合以下要求：1、申报资料应分别按上述要求准备并按顺序装订成册，材料一式二份；提供原件的，再提供复印件。2、申报资料每项文件的首页右侧贴上提示标签，标签上标示顺序号。3、由企业编写的文件按A4规格纸张打印，政府或其他机构提供的文件按原件尺寸提供。4、申报资料中打印或文字填写务必清楚、整洁，避免错别字；同一项目的填写应当一致，不得前后矛盾。5、凡为复印件的申报资料应清晰，与原件完全一致，并加盖企业鲜章或由法人代表签名。6、申报资料中涉及外文资料（生产企业名称、地址除外）的均应译为规范的中文，并将译文附在相应的外文资料之后。7、生产企业应在说明书中对申报的所有规格型号提供5寸以上（含5寸）的彩色照片或图片，照片或图片应清晰反应产品的全貌。8、每份申报资料封面应加盖企业鲜章或由法人代表签名。

（三）受理

受理地点：重庆市食品药品监督管理局行政审批受理中心（电话：68810536）。受理时间：每周一至周五上午9：00—11：30，下午14：00—16：30（逢周五下午不对外办公）

市局行政审批受理中心和市局医疗器械处负责申请受理，应遵守以下工作规范：1、受理中心签收人员按所需材料目录清点申报资料，申报资料齐全的，出具接受材料凭证；对申请资料不齐全的，当场告知申请人补齐资料。2、医疗器械处审核人员按照标准查验申请材料。3、对申请材料齐全、符合形式审查要求的，由受理中心工作人员填写《受理通知书》，并将《受理通知书》交与申请人作为受理凭证。4、对申请人提交的申请材料不齐全或者不符合形式审查要求的，由医疗器械处注明已具备和需要补正的内容。在接收资料5个工作日内通过受理中心出具《补正材料通知书》，告知申请人补正有关材料。5、对申请事项不属于本部门职权范围或该申请事项不需行政许可，不予受理，由受理中心填写《不予受理通知书》。

（四）审核与发证

1.初审

岗位责任人：医疗器械处审核人员。岗位职责及权限：（1）材料审核：按审核标准对申请材料进行审核确定申报注册产品的安全性、有效性得到保证和控制。（2）必要时，可对申报材料真实性进行核查。（3）需要咨询专家或举行听证的，应书面告知申请人（不算在审批时限内）。（4）审核意见：申请材料符合标准的，提出准予许可的审核意见，与申请材料一并转复审人员；对不符合审核标准的，提出不予许可的意见及理由，与申请材料一并转复审人员。

2.复审

岗位责任人：处室负责人。岗位职责及权限：（1）按照对审核人员移交的申请材料进行复审。（2）复审人员提出复审意见，提交处务会审议：通过审议的，将申请材料一并转审定人员；未通过审议的，应与审核人员交换意见后，提出复审意见及理由，与申请材料一并转审定人员。

3.审定

岗位责任人：市局分管领导。岗位职责及权限：（1）按照审定标准进行审定。（2）同意复审人员意见的，签署审定意见，与申请材料一并转医疗器械处审核人员。（3）不同意复审人员意见的，与复审人员交换意见后，提出审定意见及理由，与申请材料一并转医疗器械处审核人员。

4.行政许可决定

岗位责任人：市局医疗器械处审核人员。岗位职责及权限：（1）归纳审批材料。（2）检查审批材料如：受理、审核、复审、审定人员在许可文书上的签字是否齐全；全部申请材料符合规定要求。（3）将审批材料及许可决定移送受理中心工作人员。

5.发证

岗位责任人：市局受理中心人员。岗位职责及权限：（1）根据许可决定制作审批决定文书、证件或不予许可决定书。（《不予行政许可决定书》中须说明理由，同时告知申请人依法享有申请行政复议或者提起行政诉讼的权利以及投诉渠道）。（2）通知申请人携带《受理通知书》领取审批决定文书、证件或不予许可决定书。（3）装订成册，立卷归档。（4）将审批结果在《重庆市食品药品监督管理局公众网》（http://www.cqda.gov.cn）对外公告。

四、其它

（一）收费标准：不收费。

（二）审批时限：受理时限：5个工作日。审批时限：三类医疗器械和三类体外诊断试剂变更20个工作日（需要举行听证或咨询专家的不算在审批时限内）。三类体外诊断试剂质量管理体系考核50个工作日。三类医疗器械质量管理规范检查50个工作日。送达时限10个工作日。

五、工作要求

（一）生产企业应提交申请材料真实性自我保证声明，确保申请资料的真实有效。申请变更事项的须保证有关申请材料与原注册申请和审查批准的材料相同。

（二）受理人员应严格受理标准，完善受理程序，确保受理质量。

（三）审核人员应规范审查要求，加强与总局和市局各部门的沟通，保证审批工作的落实到位。

六、咨询投诉

（一）咨询：医疗器械监管处（电话：023-68812339）。

（二）投诉：重庆市食品药品监督管理局监察室（电话：68810662）；重庆市食品药品监督管理局政策法规处（电话：68713734）。

七、该项工作自2013年10月1日起实施。

重庆市食品药品监督管理局

2013年9月10日

二、行业标准

关于印发全国医疗器械检测机构基本仪器装备标准(2011~2015年)的通知

国食药监械[2012]63号

各省、自治区、直辖市食品药品监督管理局(药品监督管理局):

为加强医疗器械检测机构检验能力建设,规范医疗器械检测机构仪器装备,提高医疗器械监管水平,国家局组织制定了《全国医疗器械检测机构基本仪器装备标准(2011~2015年)》,现印发给你们,并将有关事项通知如下:

一、本标准是在《全国医疗器械检测机构基本仪器装备标准(试行)》(2005~2010年)基础上,以医疗器械国家标准、行业标准的检验为装备依据,参考了部分国际标准,并考虑其前瞻性,以保障"十二五"期间医疗器械监管工作发展的需要,是开展医疗器械注册检验、监督抽验、应急保障和安全性评价等工作所需装备。

二、各省、自治区、直辖市食品药品监管部门应结合《国家药品安全"十二五"规划》、本辖区专项规划和医疗器械监管工作的实际情况,统筹安排、突出重点、加快配备,以适应医疗器械监管工作的需要。医疗器械检测机构根据所承担的检验任务、现有检验仪器装备能力和检验技术发展方向,依据本标准选择配备相关的检验仪器装备。

国家食品药品监督管理局

二〇一二年二月二十四日

全国医疗器械检测机构基本仪器装备标准（2011—2015年）

一、通用检验实验室

1. 物理检验实验室

序号	设备名称	仪器设备技术参数	数量(台/套)
1	渗透压仪	测量范围:(mOsm/kg)0~3000; 精度 <500时:2mOsm/kg;>500时:0.5%	1
2	表面粗糙度样块	Ra: 0.05~6.3μm	1
3	扭转试验机	量程:36000圈,精度:0.5%	1
4	声级计	量程:25~140dB,精度:0.5dB	1
5	比重计(重表)	精度:±0.1	1
6	比重计(轻表)	精度:±0.1	1
7	表面粗糙度仪	精度:±0.01μm	1
8	布氏硬度计	量程:钢球≤450HBS,硬质合金球≤650HBW	1
9	洛氏硬度计	量程:20~88HRA,20~100HRB,20~70HRC,精度:±2%	1
10	邵氏硬度计	量程:0~100HD	1
11	维氏硬度计	量程:1~50kg,精度:±3%	1
12	显微硬度计	量程:0.1~5kg,精度:±3%	1
13	超声波清洗器	容量:4L或52L等	2
14	尘埃粒子计数器	0.3~50μm,精度:±6%	2
15	风量仪	量程:200~5000m³/h,精度:±5%FS	2
16	微压差计	量程:0~±10kPa,精度:±0.2%的读值±10kPa	2
17	澄明度测定仪	照度:500~4000lx	2
18	摆锤式冲击试验机	能量:50J,精度:±1%	1
19	电子万能材料试验机	量程:5~5000N,精度:0.5%	2
		量程:1T、10T、30T,精度:0.5%	3
20	体视显微镜	5~200倍	1
21	全功能金相分析仪	400倍,200倍,100倍	1
22	半自动切片机	切片厚度:0~600μm	1
23	金相样品镶嵌机	可同时镶嵌12个样品	1
24	风量罩		1
25	水压给压仪	测量范围≥30MPa	1
26	集尿袋贮水器		1

续表

27	数显万能角度尺	0~360°	1
28	数显深度尺	读数精度:0.01 mm	1
29	数字厚度测量仪	读数精度:0.001mm;	1
30	轮廓投影仪	量程:100×50mm,精度:1μm	1
31	电动振筛机	1400转/分,100目,200目,325目,400目等	1

2. 化学检验实验室

序号	设备名称	仪器设备技术参数	数量(台/套)
1	纯水装置	出水电阻率:18.2兆欧/厘米,每小时制纯水>60L	1
2	磁力搅拌器	双向,加热	2
3	涡旋搅拌器		2
4	电冰箱		4
5	电导率仪	0.00~199.9ms/cm	1
6	电动振筛机	1400转/分,100目,200目,325目,400目等	1
7	电热恒温水浴锅	精度:±1℃	5
8	超级恒温水浴	精度:±0.1℃	2
9	折射率仪	准确度±0.0002	1
10	分析天平	量程:0~10kg,精度:0.1kg	1
		量程:0.1mg~450g, 精度:0.1mg	2
		量程:0.1mg~210g, 精度:0.1mg/0.01mg	1
11	旋转蒸发器		1
12	高效液相色谱仪	量程:190~260nm,400~760nm,精度:±1nm	1
13	气相色谱仪(顶空进样器)	量程:99mm,稳定性:0.02%	1
14	傅利叶红外光谱仪(配红外显微镜)	红外光谱仪:7800~350cm^{-1},精度:0.008cm^{-1} 红外显微镜: 7800~600cm^{-1} , 精度:10μm	1
15	原子吸收分光光度计	量程:186~860mm,精度:0.2nm	1
16	数字式自动旋光仪	量程:±45°,精度:0.001°(最小读数单位)	1
17	紫外可见分光光度计	量程:190~1100nm,精度:±0.3nm	2
18	精密酸度计	量程:0~14pH,精度:0.01pH	2
19	老化试验箱	室温~200℃	1
20	高温箱式电阻炉	量程:~1300℃,精度:±1. 5℃	2
21	恒温恒湿试验箱	室温~80℃,±0.3℃;30~98%(RH),±2%	2
22	电热鼓风干燥箱	温度波动≤±0.1℃,±0.5℃,室温~300℃,显示精度0.1℃	4
23	通风柜		4

续表

24	微粒分析仪	2~50μm,5ml,100ml,500 ml,精度:±3%	2
25	旋转粘度计	量程:1-106Vmpa·s,精度:±5%	1
26	冰柜	-20℃	1
27	冷藏箱	范围:1℃~8℃ 精度:±1℃	2
28	蠕动泵	量程:0.03~30ml/min, 六通道	2
29	单通道数字火焰光度计	精度:2%	1
30	恒温水浴振荡器	量程:5℃~90℃ 精度:±0.1℃	2
31	电位滴定仪	电位:0.1mV,pH值:0.001,温度:0.1℃	1
32	真空干燥箱		1

3. 生物学评价检验实验室

序号	仪器设备名称	仪器设备技术参数	数量(台/套)
1	CO_2培养箱	温度:室温5~60℃,CO_2控制范围0.0~20.0%	2
2	超低温冰箱	-80℃	1
3	低温冰箱	-40℃	2
4	电冰箱	-20℃	4
5	均浆仪		1
6	控温多用高速组织捣碎机		1
7	细胞组织破碎仪	输出功率:500W/20KHZ,定时:1秒至10小时。温度探针:1-100℃	1
8	恒温摇床	速度可调,精度:±1℃ 空气浴、水浴	2
9	低温高速离心机	-20~40℃,300~23300 RPM	2
10	钢瓶	纯氮、普氮、二氧化碳、氧气、氩气	各1个
11	液氮容器	15L、30L、45L	选配2个
12	倒置显微镜	显微镜总倍率:10X、20X、4~18X、4~18X;物镜倍率:1X、2X、0.4~1. 8X(变倍物镜),0.4~1. 8X(变倍物镜);工作距离:105mm、100mm、100mm	2
13	细胞计数仪		1
14	超净试验台	净化等级:100级	5
15	生物安全柜	级别:Ⅱ级A2;过滤效率:99.999%	3
16	生化培养箱	4~50℃	4
17	全自动酶标仪	读数范围:0.000~4.000A,线性范围:0.000~2.400A,重复性CV≤0.7%,稳定性:工作1小时后,漂移量≤±0.007A。具有荧光、化学发光功能	1

续表

18	自动洗板机	残留体积:每孔残留体积≤3ul,分配重复性:对于标准96孔板,在300ul注射量时,CV值≤6%,分配准确度:平均体积±3%	1
19	微量振荡器		2
20	全自动菌落计数仪		1
21	细菌鉴定系统	可鉴定常见的肠道菌、非肠道革兰氏阴性菌、革兰氏阳性球菌、厌氧菌、李斯特菌、弯曲菌、酵母菌及棒状杆菌在内的530多种细菌的鉴定工作;鉴定结果符合率:革兰氏阴性菌卡>96%,革兰氏阳性菌>96%,酵母菌卡>98%; 特异性:>98%,敏感度:3/64 ml/g	1
22	双重纯水蒸馏器		1
23	高压蒸汽灭菌器		4
24	实验动物房及设施	符合国家有关要求	1
25	智能型动物房监控主机		1
26	小鼠IVC	洁净度:100级	2
27	大鼠IVC	每套20笼,洁净度:100级	4
28	地鼠IVC	洁净度:100级	2
29	屏障实验台BE IVC	洁净度:100级	2
30	豚鼠笼架(含笼)		4
31	犬笼架(含笼)		2
32	多功能兔固定架		30
33	恒温鼠兔手术台		1
34	恒温犬、猪手术台		1
35	动物用呼吸麻醉机	大动物(犬、猴、猪等)	1
36	无菌实验室	符合国家有关要求	2
37	电子天平	千分之一	2
38		万分之一	1
39	鼓风干燥箱	室温:300℃	3
40	恒温水浴	精度:±1℃	4
41	恒温水浴	精度:±0.1℃	2
42	热原仪	37~41℃,±0.01℃	1
43	细菌内毒素定量测定仪	32孔动态试管仪;恒温37±0.2℃;32个封装光路;30钟内吸光度漂移小于±3mabs	1
44	旋涡混合器	定时、任意调速、最高转速2800rpm	2
45	可调式移液器	0.1~2μl、0.5~10μl、10~100μl、100~1000μl	各2个

续表

46	电动移液器	8. 12头	各2个
47	生物组织脱水机	单缸容积:1000ml ;单缸处理时间:分别独立可调;温度预置范围:0~99℃;换缸停留滤液次数:15次内可调;搅拌速度:可调	1
48	石蜡包埋机	熔蜡缸温度预置范围:0~99℃ 控温精度:±2℃;保温缸温度预置范围:0~99℃ 控温精度:±2℃;工作台控温范围:0~99℃ 控温精度:±2℃;镊子座控温范围:0~99℃ 控温精度:±2℃	1
49	全自动组织切片机	切片模式,手动模式:连续,摇摆式;电动模式:单一、连续、步进;厚度:1~100μm,带体视镜	1
50	冷冻切片机		1
51	生物组织摊烤片机	摊片温度设置:0~99℃;烤片温度设置:0~99℃;烘片温度设置:0~99℃	1
52	生物组织染色片机	液缸数量至少14个;处理时间:可在0分1秒~59分59秒内任意设定;搅拌次数可调	1
53	包埋盒打印机	打印速度每分钟15个以上	1
54	载玻片打印机	打印速度每分钟10张以上	1
55	全自动封片机	封片速度每分钟5张	1
56	全自动智能数字式荧光显微镜	正置全电动、智能显微镜,观察模式:明场/相差/荧光,软件带病理图像分析系统	1
57	共聚焦倒置显微镜	内置激光光源波长分别为405, 473, 559 及635 nm	1
58	普通离心机		2
59	全自动生化分析仪	速度:≥200个测试/小;分析项目:≥35项;.波长范围:340~620nm;采用光栅技术,8~12个固定波长;吸光度:0~3.0ABS5;分析方法:≥8种;开放通用试剂;样品:样品量2~50μl;加样精度0.1μl;最小反应量≤250μl;样品位≥60个,试剂位≥30个;样品及试剂位具冷藏功能;反应时间选择:≥4种;反应温度37±0.1℃;全电脑控制	1
60	血小板聚集凝血因子分析仪	四通道一致性:≤5%;温度控制:37±1. 5℃;重复性误差:血小板聚集≤15%,凝血≤5%	1
61	全自动血细胞分析仪	3分类,线性范围: WBC:0~250×10^9/L,RBC:0~8×10^{12}/L,HGB:0~240g/L,PLT:0~2000×10^9/L	1
62	全自动血细胞分析仪	5分类,并至少具有16种动物血测试模式;分析速度≥90个标本/小时;线性范围: WBC:0~250×10^9/L,RBC:0~8×10^{12}/L,HGB:0~240g/L,PLT:0~2000×10^9/L;分析参数>25项	1
63	电解质分析仪	分辩率:0.1mmol/L,精度:≥3%	1
64	尿液分析仪	至少测定13项指标	1

续表

65	氨基酸分析仪		1
66	DNA序列分析仪		1
67	血糖分析仪	测试范围:1. 1~33. 3mmol/L	1
68	PCR扩增仪		1
69	蛋白电泳仪		1
70	血小板分析仪		1
71	冻结干燥器		1
72	药物溶出度仪	浆杆摆动幅度不超过±0.5mm;转篮摆动幅度≤ ±1mm;转杆与溶出杯的同轴度小于2mm;转速:25~250转/分;转速分辨率:1转/分;控速精度:偏差不超过4%;温度:室温-45℃;温度分辨率:0.1℃;控温精度:偏差不超过±0.3℃;工作噪声:小于60dB	1
73	pH、电导率、离子浓度综合测试仪	pH测量范围:pH -2. 000~19.999,电导率0.01μS/cm~1000mS/cm;	1
74	超纯水机	水质指标电阻率18.2兆欧,总有机碳<5ppb,配可定时、定量取水的采水臂;满足色谱、澄明度等实验用水	1
75	微波炉		1
76	紫外分光光度计	波长范围:190-900nm;分辨率:0.15nm;波长准确度:±0.3nm;波长重复性:±0.1nm;吸收度准确度:±0.002Abs(0-0.5Abs),±0.004Abs(0.5-1Abs)±0.2%T	1
77	体视显微镜		1
78	裂隙灯显微镜	裂隙宽度:0~9mm连续可调;裂隙高度:1~8mm连续可调;裂隙角度:0~180°任意旋转;裂隙倾斜角:0~23°;裂隙灯整体水平旋转角:左、右可旋转30°	1
79	多道生理记录仪	至少8道	1
80	皮肤光毒性实验仪		1
81	流式细胞仪		1
82	化学发光标记免疫分析仪	6进样式,试纸条开放	1
83	滚压式血泵	50~600mL/min、1~300mL/min,4滚轮,可同时使用2套管路	4
84	微生物鉴定用红外光谱仪	光谱分辨率:优于0.16cm^{-1},灵敏度:优于45000:1 (峰-峰值,4cm^{-1} 分辨率,1分钟扫描,DTGS检测器),配全自动细菌分析附件	1
85	P2实验室	符合国家有关要求	1

续表

86	细胞实验室	符合国家有关要求	1
87	遗传毒性实验室	符合国家有关要求	1
88	浮游菌检测仪		1

4. 电气安全检验实验室

序号	仪器设备名称	仪器设备技术参数	数量(台/套)
1	变压器变频变压测试仪	45~600Hz 0~1200V 0~999s	1
2	变压器负载台(过载、短路)	电源三相输入;输出单相/三路、三相/三路;输出电流4~50A,时间1s~99h任意选择	2
3	在线绕组温升测试系统		1
4	标准试验指、试验针、无关节试验指、试验钩、试验棒、圆棒	圆棒直径12mm,一端为平面,一端为半球面	2
5	冲击试验器	0.5±0.05J	2
6	辐射剂量率仪	0~1000 μSV /h 响应时间 5~7s	1
7	电流表	0.075~30A(真有效值)	2
8	电压表	0~600V 0.5级	2
9	电源线防护套弯曲试验装置		1
10	电源线拉力扭转试验装置		1
11	刚度测试装置	45N	1
12	高压探头	1000:1	1
13	存储示波器	0~100MHz	3
14	存储示波器	0~500MHz	2
15	接地电阻测试仪	空载电压≤6V,0.001Ω~0.600Ω±5%	3
16	剩余电压测量仪	0~242V	2
17	电容测量仪	0.01pF~9999uF	1
18	除颤效应测试仪	DC2~5kV	1
19	数显推拉力计	0~1000N±0.1N	3
20	防滴装置、防溅装置、防浸装置		1
21	耐压试验仪	AC电压范围:0~5kV;DC电压范围:0~5kV;容量:500VA	3
22	扭矩仪	0~500cNm 0.5级	1
23	钳形电流表	0~600A ±2%(交流响应为真有效值)	3
24	球压试验装置	(20±0.2)N	1
25	加热箱(或老化试验箱)	125±2℃	1

续表

26	数字功率计	4kVA	2
27	数字温度巡回检测仪	0~300℃±0.3%	2
28	水压试验机	0~5MPa 1.5级	1
29	台式压力蒸汽灭菌器	135℃	1
30	网电源频率变换器	0~63A,45~65Hz,0~400V	1
31	温度测试角		1
32	设备稳定实验装置	0^0~15^0可调	1
33	医用漏电流测试仪	0~10mA ±5%(符合GB9707.1)	3
34	医用设备提手加载装置	0~150kg	1
35	硬木(50mm厚)、坡板	密度>700kg/m^3	各1块
36	泄漏电流测量仪	0~10mA±5%(符合GB4793.1)	1
37	漏电起痕测试仪	0~600V	1
38	水平-垂直燃烧试验机		1
39	试验钢球		2
40	维卡软化试验箱		1
41	红外黑体炉		1
42	三相数字功率计	50kVA,±0.5%	1
43	脉冲发生器	1.2/50μs脉冲(GB/T16927)	1
44	绝缘电阻测试仪	电压范围DC:-25~-1000V; 测量范围:0.01~5000MΩ	1
45	直流电子负载	连续功率:600W,峰值功率:1800W,电流:20A阻抗:0.3Ω到无穷大最大,输入电压240V恒流、恒阻厂家授权	1
46	爬电距离量规		1
47	测工机	测功机及其测试系统由测功机、控制器和输入电参数仪组成,它可以任意改变被测电机的负载,直接测量出电机空载、负载及堵转状态下电机的输入电压、电流、功率及输出转矩、转速、输出功率及效率	3

5. 电磁兼容检验实验室

序号	仪器设备名称	仪器设备技术参数	数量(台/套)
1	带X射线屏蔽的电波暗室(含控制屏蔽室和功放室)	10m或3m	1

续表

2	屏蔽室	40m²	1~2
3	EFT电快速瞬变/脉冲群测试系统	0.25~4kV	1
4	ESD静电放电测试系统	8kV	1
5	EMI测试系统(辐射及传导)	9kHz~18GHz	1
6	电压跌落测试系统	300V/16A(单相)或3*400V/32A(三相)	1
7	计算机网络系统		1
8	EMS测试系统(辐射)	18V/m,26MH~6GHz	1
9	浪涌测试系统	0.25~6kV	1
10	射频传导抗干扰度测试系统	18V/rms	1
11	无线电防护测试系统		1
12	谐波闪烁测试仪		1
13	喀呖声分析仪		1
14	三环天线		1
15	磁场换电路变压器		1
16	Flicker阻抗		1
17	变频交流电源	12kVA 电压精度>0.5%	1
18	骚扰功率测试系统		1
19	工频磁场测试系统		1
20	插入损耗测试系统		1

6. 环境试验检验实验室

序号	仪器设备名称	仪器设备技术参数	数量(台/套)
1	恒温恒湿箱(包括冷却系统)	温度:-50~80℃ 湿度:0~99%RH 或根据专业检验范围选配其容积。	3
2	扫频振动试验台	根据专业检验范围选配	1
3	冲击碰撞试验台	根据专业检验范围选配	1
4	模拟运输试验台	最大试验负载100kg、400kg、1000kg;空载位移幅值25mm; 最大加速度幅值250m/s²;设时范围1~356400s	2
5	实验室供电系统	120kVA	1
6	低气压箱	压力范围>(常压~50kPa)	1

二、专业检验实验室

1. 有源植入医疗器械检验实验室

序号	仪器设备名称	仪器设备技术参数	数量(台/套)
1	频率计	1~120MHz	1
2	任意波信号发生器	10~50MHz	1
3	示波器	通道数2．带宽 0~100MHz、取样率1. 0GS/s	1
4	双脉冲信号发生器	0.1~1MHz	1

2. 麻醉和呼吸医疗器械检验实验室

序号	仪器设备名称	仪器设备技术参数	数量(台/套)
1	测氧仪	量程:0~100%; 基本误差:±0.5%(0~30%),±2%(30%~100%)	1
2	呼吸麻醉分析仪	CO_2:0~10%(可扩展10~20%),精度:0.2%~0.4%;O_2:0~100%,精度:≤2%	1
3	环规、塞规	塞规:Φ3. 880(0.75)~Φ4. 315(7.25) 环规:Φ3. 925(1. 70)~Φ4. 375(7.50) 锥度:1:40	1
4	呼吸麻醉测试连接装置	含各种规格接头、管路	1
5	扭矩仪	范围:0~7Ncm;精度:0.005Ncm	1
6	无油空气压缩机	排气压力:0.3Mpa,流量:80L/min	1
7	蒸发器浓度测试仪	0.2~5Vol%可调	1
8	标准流量计、流量表	电子/机械	1
9	标准压力计、压力表	电子/机械:电子式12. 5kPa、0.4Mpa、0~40kPa、0.16MPa	1
10	气源及设备	气源压力:0.2~0.6MPa(2~6bar或29~87psi)	1
11	流量记录仪		1
12	呼吸机质量检测系统	满足ISO 10651-2 高频喷射气量:0~3000mL;通气量:0~60L/min(耐压0.4MPa);呼气量:0~2000mL;潮气量:0~6kPa;频率,吸呼比:0~150bpm,1:99~99:1	1
13	麻醉蒸发器测试仪	测量流量范围(浓度>5%时)≤ 0.2 ~15L/min	1
14	呼吸阻力测试仪		1
15	氧分压测试装置		1
16	模拟肺及附件	0mL/ kPa, 200mL/ kPa, 500mL/ kPa	1
17	呼吸机功率加载器	按辅助网电源插座标记5到10倍	1
18	地氟醚浓度检测仪	万分之一	1

续表

19	锁接可靠性试验仪器,力矩仪等	22mm锁接接头 0~100N,0~10N•m	1
20	表面温度点燃试验装置		1
21	火花点燃试验装置		1
22	气体干燥实验装置		1
23	含水气体实验装置		1
24	电子皂沫流量计	0~15L/min	1
25	多点数据采集仪	-100~600℃	1
26	峰值压力表	量程:0~1. 5kPa,分辨率:1Pa,精度:5Pa	1
27	泄漏测试仪	泄漏量:0~25mL/min,0~50mL/min,0~200mL/min	1
28	激光折射仪	分辨率1/10000	1

3. 牙科医疗器械检验实验室

序号	仪器设备名称	仪器设备技术参数	数量(台/套)
1	XYT记录仪	X-T,X-Y两用; 信号记录比率:0.5mv/cm~10v/cm; T轴速度范围:0.1mm/min~500mm/min; 记录纸:普通打印纸。	4
2	表面粗糙度比较样块	Ra:0.025~6.3μm	1
3	材料疲劳试验机	最大载荷:50kN; 载荷频率:最大500Hz;工作距离:±25㎜	1
4	齿科藻酸盐印模材料压应变仪	精度:0.01㎜;负荷:0.6N±0.1N	2
5	除湿机	除湿能力:10L/24h	4
6	辐射计	量程:10^{-1}~199.9×10μW/cm^2; 精确度:±5% ±1字	1
7	复制再现性直纹试验装置	最小直纹宽度:20±4μm	2
8	牙科高频离心铸造机	电源功率:6.5kVA;震荡频率:1. 6±0.2MHz;铸造半径:210㎜; 转数:500R.P.M以上	1
9	高速激光扫描测微仪	测量范围:0.2~0.4mm;测量精度:最大±0.001mm ; 光源最大输出:0.8mW.	1
10	万能工具显微镜	XY测量范围:50X50mm;测量精度:0.001mm	1
11	胶片光密度计	被测密度范围:D=0.00~5.00; 读数稳定性:±0.02;采样时间:0.8s	1
12	恒温操作箱	温度:5~50℃;湿度:10~90%	2
13	恒温冷热水槽	温度范围:-15~80℃;控温精度:±0.1℃; 循环液量:20L/min;水槽容积:20L	2
14	激光位移测量仪	测量精度:0.001mm	1

续表

15	加湿器	电机功率:65 W; 加湿能力:3kg/h	4
16	电化学测定系统	频响范围:10Hz~1MHz; 恒电位仪槽压:±20V; 极化电位:±20V; 极化电流:±200mA; 电流分辨率:<120fA	1
17	冷热循环试验机	温度范围:4~80℃; 交换速度:≤3s/次	1
18	螺纹加工机床	最大加工直径:20mm	1
19	磨耗试验机	磨耗负荷:172N;摩擦次数>3000次	1
20	热膨胀仪	温度范围:室温~1000℃;升温速率:1℃/min~5℃/min;热电偶输出信号范围:0~50mV,对应温度范围:0℃~1200℃;位移传感器输出信号范围:>100mv,对应位移范围:≦1. 25mm	1
21	热重/差热综合热分析仪	温度范围:室温~1500℃; TG测量范围:200mg;灵敏度:0.2g; DAT测量范围:±1000V; 灵敏度:0.06mV;升温速率:0.01~100℃/min	1
22	色彩检测仪	色相:5级,浓度:12级,明度:5级	1
23	色稳定仪	色温范围:5000~7000K	1
24	数字显微镜及图像处理系统	最大工件高度:150mm; 手动对焦:(粗10mm/转,微0.25mm/转); 目镜:10×;载物台行程:50×50mm; 台面尺寸:280×280mm;最大工件重量:5kg;快速移动机构:X、Y轴; 零位开关:X、Y、Z轴; 计数器最小读数值: 0.001mm/0.0005mm/0.0001mm可切换; 坐标轴数:3轴; X、Y轴测量精度:(3±0.02L)m, L=测量长度(mm)	1
25	水门汀薄膜加荷仪	载荷:150N±2N;测量精度:0.001mm	2
26	微焦点X射线探伤仪	电压设定范围:40~130 kV; 电流设定范围:0~300μA,(16 W Max.); 周边泄漏:6 mSv/h	1
27	形变恢复器具	测量精度:0.01mm;触头附加力:0.6N±0.1N	2
28	压应变器具	测量精度:0.01mm;载荷:0.6N±0.1N	2
29	牙科X射线机	管电压:100KV; 管电流:40mA	1
30	全自动X光片洗片机		1
31	牙科冲蜡器	加热温度:95℃;定时:15min(max)	1
32	牙科烤瓷炉	可调温度范围:50℃~1205℃;石英炉芯	1
33	牙科技工用手机	转速:1000~50000转/分	1

续表

34	牙科涡轮钻机	转速:430000转/分	1
35	银汞合金蠕变测试仪	轴向压力:（36±0.2）MPa;直径:4mm	2
36	照度计	量程:10^{-1}~199.9×10^{3};精确度:±4%±1字	1
37	针入度计	测量精度:0.01mm;顶杆行程:≥25mm; 压头总质量:（50±1¡ª¡）g	2
38	牙科技工台	通用配置	3
39	三维坐标测量仪	测量范围:X、Y、Z均为200mm;测量精度:0.001mm	1
40	车针钻床	通用配置	1
41	风速仪	量程0~30m/s, 精度0.015/s	1
42	台钻	通用配置	1
43	工作台	通用配置	1
44	工具	通用配置	1
45	技工室设备(台钻、工作台、工具)	通用配置	1
46	脚踏开关寿命试验装置	30次/min	1
47	洁牙机振幅测试工装		1
48	色温计	0.1~99,999Lx,Ev:±2%/1位, 0.01~9,999fcd,xy:±0.002	1
49	数字式测速仪	范围:0~1百万转/分,精度:1转	1
50	数字式扭矩测试仪	0~50N.M,0.01N.M	1
51	数字式震动频率测试仪	0.01mv~10v/pc,(-40~80dB),500MHz 配振动测试探头	1
52	数字万用表	0~1000V,0.01mV,AC:0~1kV/DC:0~1kV,AC:0.4% / DC:0.025%	1
53	数字温度计	-50~260℃,0.02℃	2
54	真空表(数字式)	-100kPa~0~2MPa,±0.1%FS	4
55	转速检验杆		1
56	径向跳动检验杆	符合YY10451标准要求	1
57	转矩检验杆	符合YY10451标准要求	1
58	材料冲击断裂韧性试验机	冲击能量0.5J,2J	
59	万能材料试验机(带三点\四点弯曲装置)	载荷1KN	
60	洛氏硬度计	HRA 20~88,HRB 20~100, HRC 20~80	
61	(显微)维氏硬度计	载荷0.1,0.2,0.3,0.5,1,3,5,10,20Kg	
62	金相显微镜	目镜×10,物镜×10, ×40, ×100,带0.01mm测微尺	

续表

63	折射率计	范围 33~1. 6nD	
64	旋转黏度计	扭矩范围：1~50mNm; 转速范围：0.15~1000rpm;角分辩率5μrad	

4. 机电医疗器械检验实验室

序号	仪器设备名称	仪器设备技术参数	数量(台/套)
1	标准心电模拟器(带胎心率测试)	心率：30~300BPM, ST段分析：- 0.8~+0.8mV, 有创血压：-50~+400mmHg 呼吸率：0~200RPM, 温度：0、24. 37. 40℃	1
2	无创血压分析仪	0 mmHg 到 +400mmHg;<0.8mmHg(0.1kPa)	2
3	超滤率、清除率检测装置		1
4	光电转速表	0~1百万转/分,1转 接触式和非接触式各1台	1
5	滚压式血泵和底座	250rpn/min,精度：1rpn/min	6
6	黑体标准源	-30~150℃,精度：0.2℃	2
7	红外接收光谱仪及紫外接收光谱仪	±0.0002μm	1
8	人工心肺机回流装置(包括水浴箱)		1
9	磁感应强度计	0~199.99/0~1999.9mT,0.01/0.1mT	2
10	人工心肺机水箱	30L,室温:100℃,±1℃	2
11	频率计数器	dc：0至3. 5GHz,12位 / 秒,150ps	1
12	热交换水箱	4~42℃, 0.2℃	4
13	人工肾血泵	15~600mL/min	4
14	蠕动泵	转速:1~120rpm 流速0.5~45ml/min	3
15	数字流量计	$0.1\sim2m^3/h;0.1m^3/h$ $0.06\sim0.6m^3/h;0.02m^3/h$ 1~60L/h;1L/h 1000mL/min;100mL/min	5
16	数字式信号发生器	0~1. 2GHz,0.01Hz 电压输出：50mVpp~10.0Vpp 精度：±(3%+50mV)	2
17	数字温度表	-50~100℃,0.01℃	4
18	透析用水处理装置	水质符合透析用水要求,透析液流速：500 ml/min,温度：35~40℃	2
19	心电放大器	共模抑制比>100dB	2

续表

20	血气分析仪	pH:6.00~8.00; < 0.005(pH6.80~7.60) PCO_2:4~200mmHg; < 1. 0(1. 5~70 mmHg) PO_2:0~800mmHg; < 1. 2(60~140mmHg)300~800mmHg	1
21	血细胞分析仪	WBC:0.0~199.9×10³/μL,C.V.≤1. 5% RBC:0.00~19.9×10⁶/μL,C.V.≤1% HGB:0.0~29.9 g / dL,C.V.≤1% HCT:0.0~99.9 %,C.V.≤1% MCV:0.0~999.9 fL,C.V.≤1. 5% MCH:0.0~999.9 Pg,C.V.≤1. 5% MCHC:0.0~999.9g/dL,C.V.≤1. 5% PLT:0~1999 ×10³/μL,C.V.≤4% (以上为5次测定平均值)	1
23	血液透析机检测仪	2. 00~23. 99mS/cm;0.01mS/cm, 0~100℃;0.01℃±0.1℃ −700~1600mmHg;1mmHg±3mmHg	
24	血液透析装置	血液流速:100,200,300 ml/min, 透析液流速:500 mL/min, 温度:35~40℃, 透析压力:300~600mmHg	1
25	臭氧浓度测试仪	0.05~0.50mg/L(或0~3000ppm),测量波长:605nm	1
		水浓度测量范围 0~20mg/L,准确度:±0.02 mg/L,重复度:±0.01 mg/L	1
26	电流互感器	10~600A	1
27	兆欧表	0~500MΩ	1
28	智能直流低电阻测试仪	2mΩ~2MΩ	1
29	数显水平仪	0~360º	3
30	数字频率计	10Hz~50MHz	1
31	除颤分析仪	除颤效能和除颤防护检测 除颤能量:0.1J~360J;电压:20~6000V;电流:0.4~120A;起搏器测量电流范围:4~250mA;心律失常波形选择	1
32	红外温度计		1
33	定标电压发生器	0.1mV~1V	1
34	高频电刀测试仪	0~2000Ω	1
35	红外气体分析器	0~20%	1
36	精密电阻箱	0~11. 1110MΩ	1
37	精密压力表	0~40MPa	1

续表

38	流量计(精度2.5级)	0.1~1.0L/min 1个	1
		0.16~1.6L/min 1个	1
		1.5~15L/min 1个	1
		25~250L/h 2个	2
		0.2~1L/min 1个	1
		16~160L/min 1个	1
		250~2500L/h 2个	2
39	输液泵质量分析仪	0.1~1000ml/hr	1
40	数字式直流电桥	0~20KΩ	1
41	心电电极性能测试仪	±1200mv(失调、除颤、耐流); ≤100mV 1%±0.5mV、>100mV 10%	1
42	压力传感器	0.3~0.5μV/Pa(校正值)	1
43	宽带示波器	HP54616c带宽500MHZGP-IP卡	1
44	功率/能量计及探头	(0.2~12)μm 0.4mJ~50J 10μW~300W	2
45	功率计	20~130GHz	1
46	心脑电图检定仪		1
47	多参数病人模拟器		1
48	胎儿监护仪模拟器、标准砝码、压力装置,综合灵敏度测试仪	胎心率:30~240次/min,精度:±1次/min 灵敏度:50~150dB; 砝码包括0.1g、0.5g、1g、10g、50g	1
49	巡测仪,数据采集系统	测量直流电压、交流电压、电阻、频率和温度	1
50	婴儿培养箱分析仪		1
51	二氧化碳(CO_2)浓度分析仪	0%~20%	1
52	高频耐压试验仪	500M,5000V	1
53	微波功率计	1000W	1
54	网络分析仪、衰减器		1
55	微波漏能仪		1
56	超声功率计	瓦级、毫瓦级	1
57	直接式射频功率计		1
58	紫外辐照计		1
59	频谱分析仪	0~3GHz	1
60	精密恒温槽	0.05℃、0.1℃	1
61	电磁屏蔽室	屏蔽效能	1
62	消声室,消声箱	声场自由空间、本底噪声	1
63	噪声、振动分析仪	2Hz~20kHz,27~140dB; 1Hz~10kHz, 0.1~1000m/s²	1
64	声级校准器		1

续表

65	听力计检测仪		1
66	传声性能测量系统	信号发生器、信号/测试放大器、传声器	1
67	声输出特性测量系统	膜式水听器：频率范围(±3dB)：0.5~45MHz;针式水听器：频率范围(±6dB)：1~20MHz	1
68	微弱电容测量和数据采集装置	pF、fF	1
69	碎石机测量系统	冲击波强度、定位/探测/控制	1
70	光谱仪	300~2500nm,0.8~3. 0μm	1
71	辐照度计	300~2500nm	1
72	数字RLC测试仪	R、L、C	1
73	电机测试系统	测功	1
74	电子天平	200g/0.01mg	1
75	场强仪		1

5. 医院硬件设备检验实验室

序号	仪器设备名称	仪器设备技术参数	数量（台/套）
1	留点温度计	0~150℃;精度：±1℃	1
2	电子自旋共振光谱仪	不窄于1~10^5Gy	1
3	多参数水质测试仪	要求能测硅、铁、镉、铅和其他重金属、氯化物、磷化物和硬度等参数	1
4	高频振荡仪	不窄于10^2~10^5Gy	1
5	光电反射密度计	波长范围：340~770nm 照度：4~237Sa	1
6	环氧乙烷浓度计	测量范围：0~10mg/m³,精度：读数的10%	1
7	环氧乙烷生物指示物抗力测定器		1
8	环氧乙烷（EO）化学指示物抗力测定器		1
9	蒸汽过氧化氢用化学指示物抗力测定器		1
10	低温蒸汽和甲醛化学指示物抗力测定器		1
11	干热化学指示物抗力测定器		1
12	蒸汽生物指示物抗力测定器		1
13	环氧乙烷灭菌柜	3 m³	1
14	累积式气体流量计	0~50L,精度0.01L	1
15	立式蒸汽压力消毒柜	3 m³	1

续表

16	数字电容表	~200p~20n~20000f ,0.1pf~10mf	1
17	数字式压力指示仪	-100kPa~0~2MPa , ±0.1%FS	1
18	数字万用表	AC:0~1kV/DC:0~1kV , AC:0.4% 0~5000mA~10.000A , DC:0.025%0Ω~500Ω~10kΩ	6
19	数字温度表	-40~260℃ , 0.1℃	3
20	微机控制热变形维卡软化点温度试验机	环境温度~300℃,±0.5℃% ; 四头	1
21	微生物滤器	要求对大于0.3μm微粒的过滤率应不小于99.5%	1
22	无线数据采集器(可同时监测温度、环氧乙烷浓度、压力)	0~150℃,精度0.1℃	1
23	物理机械性能测试仪		1
24	蒸汽发生器	2. 0~8公斤力/厘米²压力蒸汽	1
25	恒温水槽	-40℃~200℃	1
26	粉尘捕集器		1
27	声级计	0~130dB,0.1dB	1
28	生化培养箱	0~100℃,0.1℃	1
29	净化工作台	≤3. 5颗/升,0.5μm,双面操作	1
30	变压器变频变压测试仪	45~600Hz 0~1200V	1
31	臭氧浓度计	0.05~0.50mg/L;测量波长:650nm	1
32	有线数据采集器	1~200℃,±0. 01℃	1
33	数显游标卡尺	精度:0. 01㎜	2
34	便携式漏电流测试仪	0~250V(AC、可调)、0. 01~20mA(AC/DC)、1~999. 9s±3%,外部至少有10个应用部分接线端	1
35	示波器	可测量单脉冲的幅值有效值	1
36	便携式心电测试设备	符合YY1079-2008	1

6. 体外诊断医疗器械检验实验室

序号	仪器设备名称	仪器设备技术参数	数量(台/套)
1	冷库		1
2	酶标仪	0~2. 00吸光度单位;CV<0.5%(401~750nm;340~400nm ;1~1. 5吸光度单位);CV<1. 0%(340~400nm;1. 5~2吸光度单位), 具有荧光、化学发光功能	1

续表

3	全自动生化分析仪	速度:≥200个测试/小;分析项目:≥35项;.波长范围:340~620nm;采用光栅技术,8~12个固定波长;吸光度:0~3.0ABS5;分析方法:≥8种;开放通用试剂;样品:样品量2~50μl;加样精度:0.1μl;最小反应量≤250μl;样品位≥60个,试剂位≥30个;样品及试剂位具冷藏功能;反应时间选择:≥4种;反应温度37±0.1℃;全电脑控制	1
4	生化培养箱	150L;10~50℃;±0.5℃	1
5	生物安全柜	级别:Ⅱ级A2;过滤效率:99.999%	1
6	自动酶标洗板机	残留体积:每孔残留体积≤3ul,分配重复性:对于标准96孔板,在300ul注射量时,CV值≤6%,分配准确度:平均体积±3%	1
7	全自动血细胞分析仪	3分类,线性范围: WBC:0~250×10^9/L,RBC:0~8×10^{12}/L HGB:0~240g/L,PLT:0~2000×10^9/L	2
8	全自动血细胞分析仪	5分类,并至少具有16种动物血测试模式;分析速度≥90个标本/小时;线性范围: WBC:0~250×10^9/L,RBC:0~8×10^{12}/L HGB:0~240g/L,PLT:0~2000×10^9/L;分析参数>25项	1
9	单通道血细胞分析标准器	精度:WBC≤1.5%,准确度:±3%	1
10	血糖测试仪	测试范围:1. 1~33. 3mmol/L	1
11	干化学血红蛋白分析仪	45g/L~200g/L的范围内,线性相关系数r值应≥0.99	1
12	电解质分析仪	精度:3%	1
13	血小板聚集凝血因子分析仪	四通道一致性:≤5%;温度控制37±1. 5℃;重复性误差:血小板聚集≤15%,凝血≤5%	1
14	干化学尿液分析仪	至少测定13项指标	1
15	实时荧光定量PCR仪	温控范围:25~95℃,控温精确性:±0.3℃; 具有五色或以上激发滤光片,可同时检测五色或以上荧光;激发光源工作寿命≥500小时,并配有光源使用时间监测系统; 检测器采用CCD一次同时成像系统;大多数荧光染料均为开放通用	1
16	全自动冰点渗透压计	测量范围:0~3000(mosm/kg)	1
17	pH、电导率、离子浓度综合测试仪	pH测量范围:~2. 000至19.999,电导率0.01μS/cm至1000mS/cm	1
18	液体密度计	测量范围:0~3g/cm³;测量准确率:1*10^{-4} g/cm³;温度范围:0~91℃;分辨率:0.01°C;内置恒温控制,自动温度补偿	1
19	水分测定仪	测量10μg-500mg水;±0.3%	1
20	血液混匀器		1

续表

21	紫外分光光度计	波长范围:190~900nm;分辨率:0.15nm;波长准确度:±0.3nm;波长重复性:±0.1nm;吸收度准确度:±0.002Abs(0-0.5Abs),±0.004Abs(0.5~1Abs)±0.2%T	1
22	紫外分光光度计	波长范围:190~900nm;波长间隔:0.1nm;波长准确度:±0.03nm(狭缝为0.2nm);漂移值:<0.0004Abs/每小时基线平滑<0.001Abs;吸收度值准确性:0.002Abs;(00.5Abs) 0.004Abs;(0.5-1. 0Abs)读数准确度<0.001	1
23	全自动定氮仪	检测范围:0.1-200mg氮; 回收率:≥99.5%(1~200mgN);精度:≤1%RSD	1
24	高效液相色谱仪	检测器,波长范围:190~600nm;波长精度:±1nm;噪音(AU):±0.75×10-5(254nm);漂移:<1×10-3AU/hr	1
25	毛细管电泳系统	电压范围:0-500mV;电流:0-100mA	1
26	等电聚焦电泳系统		1
27	ICP-MS	具备多级杆组成的碰撞/反应池技术,灵敏度:低质量数:CO(59)≥70Mcps/ppm或Li(7):≥30Mcps/ppm;中质量数:IN(115)≥100Mcps/ppm或Y(89):≥80Mcps/ppm;高质量数:U≥100Mcps/ppm或T1(205):≥40Mcps/ppm;仪器信噪比:＞200,000,000(＞200M)信噪比=灵敏度、随机背景,1PPmIN溶液计算);仪器检出限:低质量数元素:CO(59)＜10ppt或≤1. 5ppt,中质量数元素:IN(115)＜1ppt,重质量数元素:BI(209)＜1ppt.质谱校正稳定性＜0.05amu＜一天,0.1amu＜一个月。同位素比精度＜0.2%107Ag/109Ag	1
28	LC-MS	配置要求:二元梯度高压泵、自动进样器、柱温箱(应为同一序列配置并与质谱为同一厂家);质谱主机,带ESI离子源和APCI离子源,真空泵、机械泵等;耐压1100bar(相当于16200psi)以上的质谱分析柱100mm亚微米C18柱2根)、液质联用专用氮气发生器	1
29	低温高速离心机	-20~40℃,300~23300 RPM	1
30	智能生物图像导航仪	具有正置倒置电动显微镜功能,观察模式:明场/相差/荧光	1
31	低温冰箱	-40℃	1
32	电冰箱		4
33	试剂冷藏箱		5
34	积分球分光光度计	波长范围350~1100nm,波长间隔最短(5nm),测试孔径大小可选(19mm、9mm和4mm等)	1
35	标准色度仪	光谱相应:420~710nm	1
36	全自动化学发光免疫仪	测试速度≥180个/小时,可定标修正曲线	1
37	超纯水机	水质指标电阻率18.2兆欧,总有机碳<5ppb,配可定时、定量取水的采水臂;满足色谱、澄明度等实验用水	1

7. 无源植入医疗器械检测实验室

序号	设备名称	仪器设备技术参数	数量(台/套)
1	XYT记录仪	精度1%	1
2	电泳仪	输出电压:400V,输出电流:1000mA 输出电压:±2. 5%;输出电流:±2. 5%	1
3	电转移仪	电极面积:122cm ×12cm,162cm ×20cm	1
4	凝胶图像分析系统	敏感性:10^{-5}lux,分辨率437664pixels	1
5	PCR仪	声温速度4℃/秒,冷却速度3℃/秒,15秒内温度均一性±0.5℃,温控精度±0.1℃	1
6	高速低温冷冻离心机	4℃,转速≥2万转/分	1
7	RNA、DNA定量仪		1
8	流式细胞仪		1
9	氨基酸分析仪	净分析时间30分钟,保留时间重现性CV0.3%(Arg),峰面积重现性CV1. 0%(Gly-His),检出限3pmol	1
10	DNA合成仪		1
11	X射线机及防护设备	≥150KV	1
12	X射线衍射仪及毛细管附件	2θ联动,2θ:-6º~163º精度:±0.01% 高功率平行束X射线多毛细管装置,多毛细管系统及X-Y台调整机构,LFF型X射线管的点焦点法兰盘,接受索拉狭缝,安全机构及荧光板,平板单色器,X射线管	1
13	X射线荧光分析仪	13AI~92V(μEDX-1200) 12Na~92V(μEDX-1300) 13AI~92V(μEDX-1400)	1
14	表面探伤试验设备	黑光灯≥800μW/cm²	1
15	差示扫描量热仪	温度准确度:±0.05°C 温度精度:±0.008℃	1
16	氧氮氢元素测定仪	量程:ON 0~2. 0%、OH 0~1000ppm,精度:1%	1
17	全谱直读型ICP光谱仪(自动进样器)	精度:0.03	1
18	电化学测量系统	量程:-20~20V,精度:0.4%	2
19	碳硫分析仪	C,S=4ppm	1
20	俄歇能谱仪	离子溅射速度20埃/分,精度0.001%	1
21	三维坐标仪	精度:1. 8+L/300μm	1
22	扫描电子显微镜(带能谱)及图像分析系统	放大倍数:20倍~50万倍,分辨率:2nm	1
23	微波消解系统	中压、高压、超高压多种工作状态,十六个样品同时处理	1

续表

24	制样设备(车床、磨床等)		5
25	表面粗糙度仪	准确度:≤3%,分辨率:0.6nm	1
26	髋关节专用全电拉动态试验机	符合ISO 7206-4. ISO 7206-6. ISO 7206-8的规定,带有可控制温度的水浴,温度范围:37℃±2℃	5
27	膝关节专用全电拉动态试验机	符合ISO14879. ISO 21536的规定,力值精度:±1%	5
28	脊柱类专用全电拉动态试验机	符合ASTM F1717. ASTM F2077的规定,带有可控制温度的水浴,温度范围: (37±2)℃	5
29	创伤类专用全电拉动态试验机	符合ASTM F382. ASTM F1264的规定,力值精度:±1%	5
30	髋关节专用模拟器	多工作台设计,符合ISO 14242的规定,采用闭环控制,加载曲线可通过编程设定,带有可控制温度的水浴温度范围为(37±2)℃。	2
31	膝关节专用模拟器	多工作台设计,符合ISO 14243的规定,采用闭环控制,加载曲线可通过编程设定,带有可控制温度的水浴温度范围: (37±2)℃。	2
32	人工椎间盘专用模拟器	多工作台设计,采用闭环控制,加载曲线可通过编程设定,带有可控制温度的水浴温度范围: (37±2)℃	2
33	涂层磨损试验机	符合ASTM F1978的要求,可精确地分析材料的破损点或显示出不可接受的磨耗。而且通过选择多种不同的摩擦转轮和配件,可以模拟真实的损耗条件	2
34	支架药物涂层牢固度试验机	测试支架直径范围:≤15mm 测试最大支架长度:20cm 最大测试频率:150Hz 测试温度范围: ≤45℃ 测试温度精度:+/- 0.3℃ 粒径范围:4~100μm 粒子数量:≤1000 压力:0~6psi	1
35	支架径向支撑力检测系统	冠脉及外周量程:1~14mm	1
		大动脉量程:3~50mm	1
36	药物溶出在线分析系统	量程:190~1100nm,精度:±1nm(同时处理6个样品)	1
37	球囊疲劳耐压测试仪	量程:1000psi	1
38	冠脉及大动脉支架疲劳试验机	测试支架直径范围:16~50mm 测试支架型状:直型或分叉型状 测试最大支架长度:25cm 最大测试频率:100Hz 测试温度范围:28~ 40℃ 测试温度精度:+/- 0.3℃ 最大单次马达驱动液体输送体积:150ml 马达最大功率:0.5hp	3
39	导管和支架输送系统检测装置	量程:3F~15	1

续表

40	几何量测量系统	分辨率: 0.1μm 精度:XY:E2 =(1. 8+4L/1000)μm Z:E1=(2. 5+5L/1000)μm	1
41	电感耦合等离子质谱仪	质谱范围:1~270amu四极杆:分辨率:0.3~3. 0amu	1
42	热重分析仪	天平精度:优于0.02% 天平量程:1300mg	1
43	有限元分析工作站	正版ansys或abaqus有限元分析软件	1
44	凝胶色谱仪	柱温箱控温范围:室温下10~90℃ 控温精度:±0.15℃ 四元梯度泵流速范围:0.001~10.0ml/min, 0.001mL/min 流速精密度:<0.07%RSD	1
45	种植体及附件小载荷疲劳试验机	最大动态峰值载荷:≥±3kN 动态位移量程:≥±12. 5mm 峰值扭矩:≥±50Nm	1
46	陶瓷材料专用硬度计	分辨率:0.02um,集成数字式深度和载荷测量系统。	1
47	植入纺织材料专用试验机	最大测量力:200N 横梁最大移动速度:500±50mm/min	1
48	螺钉旋入试验机	额定轴向试验力5kN,扭矩20Nm	1
49	自动粘度仪	温度范围:0~80℃ 测量范围:特性粘度 0.1~4. 0dl/g	1
50	支架与球囊分离力测试仪	a.夹具符合ASTM F2394测试标准 b.装置符合ASTM F2394 (model 1)和ASTM F2394 (model 2) c.装置可在37℃、盐浴环境使用	1

8. 眼科和光学医疗器械检测实验室

序号	仪器设备名称	仪器设备技术参数	数量(台/套)
1	单色光谱发生器	190~2500nm,精度:0.1nm	1
2	红外水分测量仪	0.1mg	1
3	光学气垫隔振平台	2m	5
4	光学自动焦距仪	500mm、1500mm	1
5	表面扫描电子显微镜	放大倍数:500X	1
6	半导体激光电特性能测试装置	电压、电流、输出功率	1
7	激光波面干涉仪	口径:200mm	1
8	应力仪	应力测定范围:560nm(一级干涉色)以下 样品最大高度(按需)	1
9	测量用望远镜	f=250mm	4

续表

10	长波段同步光谱辐射系统	1. 0~15μm		1
11	大数值孔径体视显微镜	放大倍率:14-180X,视场直径:1. 4-17.9mm		1
12	点扩散函数测量仪	点距:0.5μm		1
13	静态湿润角测试仪	精度:0.2º		1
14	动态湿润角测试仪	精度:0.2º		1
15	短波段可见同步光谱辐射系统	190~1100nm,精度:0.1nm		1
16	红外光同步光谱辐射系统	范围:1. 0~2. 5μm, 分辨率: 3. 0~4. 0nm		1
17	接触镜非接触式水中厚度测量仪	精度:0.001mm		1
18	接触镜低测力厚度测量仪	精度:0.001mm		1
19	光学分辨率标准器	精度:1μm		1
20	标准曲率标准器	R=6mm,8mm,10mm,精度:2μm		1
21	复曲率标准器	R=7.8mm,8mm,8.2mm,精度:2μm		1
22	标准像差系数标准器	精度:2μm		1
23	标准角膜厚度标准器	精度:5μm		1
24	眼底断层标准器	精度:5μm		1
25	高光强亮度计	范围:0.001~299900cd/m² 精度:3%		2
26	普通亮度计	范围:0.001~29900cd/m² 精度:3%		2
27	高精度激光标准器(包含连续波、脉冲波和紫外、可见、近红外、红外四个波段)	190~2500nm;精度:0.1nm		1
28	照度计(高精度、普通)	f1≤ 1%		1
29	光学测角仪	360º,精度1”		1
30	光学反射式曲率测量仪	0.1mm		1
31	万能工具显微镜	0.001mm		1
32	光学经纬仪	精度1”		1
33	光学数值孔径测量仪	0.01		1
34	光学同轴度测量仪	0.01mm		1
35	光学自准直仪	精度1”		1
36	恒温高光强透过率测量系统	0~100%,精度:1%		1
37	可见光光学传递函数(MTF)检测仪	精度:1%(轴上) 测量线对:0-1000lp/mm		1
38	红外光学传递函数(MTF)检测仪	精度:1%(轴上) 测量线对:0-1000lp/mm		1
39	红外光谱响应特性测量仪	0.78~15μm		1

续表

40	激光波长计	190~2500nm,精度:0.1nm	3
41	激光多普勒特性测量装置	波源频率、波长、速度	1
42	激光分类测试装置	包括激光辐照度/辐亮度测试	1
43	激光功率计	0.19~15μm, 范围:微瓦级,毫瓦级,瓦级,百瓦级,精度:3%	3
44	激光光束诊断相机(紫外可见、近红外红外波段)	0.19~15μm, 范围:微焦级,毫焦级,焦级,精度:3%	3
45	激光光束质量分析仪	0.19~15μm,精度:3%	1
46	激光能量计	μJ/mJ/J	3
47	激光纵模分析系统	频率、线宽、间隔	1
48	极谱法透氧测试仪	±20%	2
49	库仑法透氧测试仪	±20%	1
50	气相法透氧测试仪	±10%	1
51	几何座标定位系统	0.001mm	1
52	调焦式焦度计	顶焦度:-25.00~+25.00D 柱 镜:-10.00~+10.00D 轴 度:0~180 棱 镜:-10.00~+10.00△	1
53	哈特曼法焦度计	顶焦度:-25.00~+25.00D 柱 镜:-10.00~+10.00D 轴 度:0~180 棱 镜:-10.00~+10.00△	1
54	镜片机械强度测试装置	范围:0~10N,精度:±1%	1
55	镜片架机械性能测试装置	范围:0~200N,精度:±1%	2
56	镜片架疲劳测试仪	范围:0~50周/min	5
57	镜片水浴恒温装置	0.1℃	2
58	框架镜焦度地形图仪	顶焦度:-20.00~+20.00D 柱 镜:-10.00~+10.00D 轴 度:0~180º 棱 镜:-10.00△~+10.00△	1
59	接触镜焦度地形图仪	顶焦度:-25.00~+25.00D 柱 镜:-10.00~+10.00D 轴 度:0~180 棱 镜:-10.00~+10.00△	1
60	接触镜水中曲率/直径测量仪	0.01mm	3
61	脉冲激光时域参数测量系统(根据波段和工作方式组合)	s、ms、μs、ns 180~12μn	1

续表

62	内窥镜光学综合测试仪	上下:±90°,左右:±70°,精度:1°	1
63	球径仪	0.01%	1
64	锐截止等响应系数修正辐射计	微瓦级,毫瓦级,瓦级,百瓦级。精度:3%	2
65	三座标量测仪	测量范围:500mm,精度:0.001mm	1
66	扫描激光分析测试系统	测量范围:50mm,精度:0.001mm	1
67	微负载弹性模量测量仪	0.1mN	1
68	人工晶体襻微力测量装置	0.01mN	1
69	人工晶体专用自动焦距仪	200mm, 3%	1
70	人工晶体襻疲劳测试装置	位移7mm,>250000次计数	2
71	卧式光学投影仪	测量范围:250mm,精度:0.001mm	1
72	光学影像量测系统	测量范围:250mm,精度:0.002mm	1
73	接触镜专用光学折射仪	显示:0.0001范围:1. 3200~1. 6800	2
74	自相关仪	fs	1
75	微小光束测量装置	μm	1
76	LED光电特性测量仪	I-V特性、C-V特性、最大允许功耗PF m、响应时间、发光法向光强及其角分布Iθ、发光峰值波长及其光谱分布、光通量、发光效率和视觉灵敏度、发光亮度	1
77	LED辐射安全分析仪	波长、辐照度	1
78	强光源设备测量系统	光学暗室、光学平台、光具座 各类光学参数测试仪	1
79	光具座	含可变光阑、透镜、反射镜、衰减器、滤波片、导轨、机械手、机械臂等	1
80	模拟眼	包括角膜、晶状体、玻璃体、视网膜四部分	1
81	模拟角膜	范围:0~990μm,精度:5μm	1
82	测微仪	投影测微仪	1
83	激光光纤特性测试系统	芯径、传输效率、力学性能	1
84	电磁屏蔽箱		1
85	台面操作暗室		1
86	显微成像系统		1

9. 可重复使用医疗器械检验实验室

序号	仪器设备名称	仪器设备技术参数	数量(台/套)
1	标准砝码	0~50N	若干
2	听诊器测量用声频放大器	1Hz~200MHz	1
3	听诊器测量用信号发生器	0.1~16MHz	1

续表

4	缝合针弹性测量专用工具	0~25mm,精度:±0.01mm	1
5	缝合针韧性测量专用工具	0~25mm,精度:±0.01mm	1
6	缝合针三角刃口锋利度测定仪	0~30.0N, 精度:±0.01N,测试速度:≤0.098N/s	1
7	缝合针针尖锋利度测定仪	0~10N, 精度:±0.01N	1
8	密合性测试仪	400kPa,50s不漏气	1
9	偏光应力仪		1
10	推拉力计	量程:0~20N,0~100N,0~200N(对应不同量程各一台)	1
11	血压表交变压力试验机	30±5次/min,交变幅度:2. 7~37kPa	1
12	血压计标准器	0~50kPa	1
13	医用镊变形量量程仪	0~25mm, 精度:±0.01mm	1
14	医用镊牢固度试验器	0~300mm	1
15	医用钳头端摆动量测定仪	0~10mm, 精度:±0.01mm	1
16	医用注射管(针)刚性测试仪		1
17	医用注射管(针)韧性测试仪		1
18	医用注射针尖穿刺力测试仪	0~4N	1
19	游标量角器	0~360°	1
20	注射针连接牢固度测试装置		1
21	注射针器密合性分离力检测仪		1
22	手术刀片刃口锋利度测试仪	0~1200mN,精度:10mN	1
23	手术刀片弹性检测装置	精度:0.1mm	1
24	塑柄手术刀片装配牢固性检测装置		1
25	材料试验机及其附件		1
26	水分测定仪及配套附件	精度:0.001%	1
27	密度测量仪	精度:10~4g/cm³	1
28	精密测量投影仪	精度:0.001mm	1
29	洛氏多功能硬度计		1
30	布氏多功能硬度计		
31	维氏多功能硬度计		
32	CAD万能工具显微镜	分度值:0.0005mm	1
33	表面轮廓仪	0.10%	1
34	耐腐蚀试验恒温箱	±1℃	1
35	拔牙钳强度检测装置	精度:1N	1
36	喉镜连接件标准检测接头		1

续表

37	吻合器肠腔压力检测装置	示值误差:±0.001kPa	1
38	吻合器环切刀片锋利度检测装置	示值误差:0.01N	1
39	内镜取样钳模拟钳道装置		1
40	表面粗糙度比较样块	0.012~6.3μm	1

10. 计划生育检验实验室

序号	仪器设备名称	仪器设备技术参数	数量(台/套)
1	避孕套爆破仪	测量压力:0~5kPa,允许误差:±0.05kPa,流量测量范围:21~30dm/min,精度:≤1. 5%;体积测量精度:≤3. 0%	1
2	避孕套电子漏水测试仪	注液精度:±5ml;电压参数:(10±0.1)V,电阻参数:(10±0.5)Ω	1
3	避孕套漏水检测仪	注液量:300ml,注液精度:±10ml;自动循环注水装置	1
4	避孕套长度尺	0~220mm 精度:0.2mm	1
5	静电衰减测量仪	精度 :0.001s	1
6	热老化试验箱	温度范围:R.T.+20~300℃;转盘转速:5/min;换气量:300次/小时	1

11. 一次性使用医疗器械检验实验室

序号	仪器设备名称	仪器设备技术参数	数量(台/套)
1	冷冻式干燥机	额定处理量(M³/min):1. 2;工作压力(Mpa):0.2~1. 0;压力露点(℃):2~10	1
2	6:100锥头综合测试仪	符合GB/T 1962. 1的要求	2
3	6:100锁紧接头测试仪	符合GB/T 1962. 2的要求	2
4	注射器滑动性能测试仪	试验拉力和试验推力力值范围0~35N,力值误差优于满度值±1%;拉力试验结束至推力试验开始的等候时间30±1s;拉力试验和推力试验的速率100±5mm/min	2
5	注射针牢固度测试仪	试验力范围15~69N,误差不超过1. 0%;试验力保持时间数字显示,定时时间0~15s实时显示,可任意设定	2

续表

6	注射针管(针)刚性试验仪	挠度测量仪器的位移量程0~2mm,精度±0.01mm;仪器固定加载力可变加载力5.5~65N,精度±0.1N;搁针架跨距范围5~50mm,精度±0.1mm;加载速率1mm/min;搁针架跨距对加力杆刀口的对称性为±2mm	2
7	注射针管(针)韧性试验仪	测试针管规格0.3~3.4mm;摇臂摆动角度双向15°、20°、25°,误差±1.5°;附件量规8~31.5±0.1mm;摇臂工作半径8~40mm;摇臂摆动速率0.5周次/秒±5%;定次20周次;连续1~99周次	2
8	注射针针尖穿刺力试验仪	刺穿力力值范围0~10N,力值误差优于满度值的0.5%;直线驱动速度100mm/min,平均速度误差5%	2
9	注射器密合性正压测试仪	轴向压力:200kPa±5%,300kPa±5%;记时30s±2%、60s±2%	2
10	注射器密合性负压测试仪	负压:88kPa±5%;侧向力:0.25N±5%、1N±5%、2N±5%、3N±5%;记时:30s±2%、60s±2%	2
11	输液器泄露正压测试仪	正压输出范围:120~160kPa(可调)	2
12	输液器泄露负压测试仪	负压输出范围:-10~-30kPa(可调)	2
13	流量测试仪	10~200kPa,可任意设定压力输出值,误差≤读数的±2. 5%	2
14	密封性测试仪	20~200kPa,可任意设定压力输出值,误差≤读数的±2.5%	2
15	一次性使用无菌阴道扩张器挠度和强度测试仪	强度测量范围:5~50N,分辨率0.01N,误差不大于±0.1N,挠度测量范围:0~50mm,分辨率0.01mm,误差≤±0.1mm	1
16	断裂力和连接牢固度测试仪	加值显示范围:5~70N,分辨率0.01N,误差不大于读数的±2%,可任意设定;试验速度: 500mm/min,50mm/min,5mm/min,误差不大于±5%	1
17	手术刀片刃口锋利度测试仪	力值测量范围:0~15N,分辨率0.001N,误差≤0.01N;试验速度:600±60mm/min	1
18	手术刀片弹性测试仪	下行测量距离:0~50mm,分辨率:0.01mm,变形量误差≤±0.04mm	1
19	显微投影测量仪		1
20	缝合线线径仪		1
21	万能材料试验机	传感器100N、200N、500N、5000N各一个,引伸计、气动夹具各一套	1
22	低温离心机	-20~40℃,转速:100~6000	1
23	自动高压喷淋冷却灭菌器		1
24	白度仪		1

续表

25	紫外分析仪		1
26	手术衣落絮试验仪	符合YY/T 0506.4的要求	1
27	手术衣微生物阻隔性试验仪	符合YY/T 0506的要求	1
28	细菌和噬菌体过滤设备		1
29	空气浮游菌采集器	流速:100L/分钟,取样流速:100L/分钟,误差范围:± 2. 5%,标准预设体积:50,100,250,500,1000升	1
30	净化工作台	净化等级:100级1	1
31	荧光度检测仪	光效:可达60000LUX	1
32	渗水测试仪	0~600mm/min±5%	1
33	医用口罩阻燃测试仪	12±2s;温度为(800±50)℃	1
34	沾水度测量仪	25~30s/250ml	1
35	静电测试仪	0.001~2μc±2×10^{-6}c	1
36	口罩密封度测定仪		1
37	口罩合成血液穿透试验仪	10.7±1kPa	1
38	医用防护服合成血液穿透试验仪	压力:1. 75kPa±0.0001kPa,3. 5kPa±0.002kPa,7kPa±0.0035kPa,14kPa±0.007kPa, 20kPa±0.01kPa	1
39	自动滤料测试仪	含标准滤膜、口罩泄露测试附件包	1
40	织物静水压试验仪	测压力范围0~200kPal,精确度:0.5%,升压速率:1. 00kpa/min和6.0kpa/min可选	1
41	气溶胶发生器/度计	气溶胶浓度:10~100μg/L,检测浓度:0.0001~100μg/L	1
42	织物胀破强度仪		1
43	纺织品气流阻力测试仪	空气流量调节范围:10~100 L/min(~6000 L/h);气流阻力测定范围:0~1kPa	1
44	医用外科口罩阻菌性测试仪		1
45	荧光度测定仪		1
46	微压仪		1
47	初粘性测试仪	符合中国药典或相关标准要求	1
48	持粘性测试仪	符合中国药典或相关标准要求	1
49	蠕动泵		1
50	激光微粒分析仪	测试范围:2~150um,进样体积:0.~999.9ml,计数范围:0~9999999粒,检测微粒浓度:0~5000个/ml,相对标准偏差:RSD≤2%,准确度:规定值±10%,通道分辨率:≥90%	1

续表

51	尘埃粒子计数器	粒径通道:0.3. 0.5. 1.0、3.0、5.0、10.0(um)	1
52	折光仪		1
53	超纯水机	水质指标电阻率18.2兆欧,总有机碳<5ppb,配可定时、定量取水的采水臂;满足色谱、澄明度等实验用水	1
54	马弗炉		2
55	电子天平	0.1mg和0.01mg各1台	2
56	原子吸收分光光度计(带石墨炉)	波长:190~870nm;波长准确度:0.1nm;灵敏度:火焰分析(Cu 2ppm)>0.32A;石墨炉分析(Mn 1ppb 20μl):>0.20	1
57	原子荧光分光光度计	检出限:砷、硒、铅、锡、碲、铋、锑<0.01μg/L;汞、镉≤0.001μg/L;锌≤1.0μg/L;锗≤0.05μg/L;精密度:≤1.0%;线性范围:大于三个数量级	1
58	紫外分光光度计	波长范围:190~900nm;分辨率:0.15nm;波长准确度:±0.3nm;波长重复性:±0.1nm;吸收度准确度:±0.002Abs(0-0.5Abs),±0.004Abs(0.5-1Abs)±0.2%T	1
59	气相色谱仪(带顶空进样器)	柱温箱:室温以上4℃~450℃;进样系统:带电子气路控制的分流/不分流进样单元1个;检测器氢火焰离子化检测器(FID)1台;电子捕获检测器(ECD)1台;顶空进样器	1
60	ICP-MS	具备多级杆组成的碰撞/反应池技术,灵敏度:低质量数:CO(59)≥70Mcps/ppm或Li(7):≥30Mcps/ppm;中质量数:IN(115)≥100Mcps/ppm或Y(89):≥80Mcps/ppm;高质量数:U≥100Mcps/ppm或T1(205):≥40Mcps/ppm;仪器信噪比:>200,000,000(>200M)信噪比=灵敏度、随机背景,1PPmIN溶液计算);仪器检出限:低质量数元素:CO(59)<10ppt或≤1.5ppt,中质量数元素:IN(115)<1ppt,重质量数元素:BI(209)<1ppt.质谱校正稳定性<0.05amu<一天,0.1amu<一个月。同位素比精度<0.2% 107Ag/109Ag	1
61	傅立叶红外光谱仪	显微镜光谱范围:MCT检测器:≥7800~600cm;DTGS检测器:≥7600~450cm;灵敏度:信噪比优于6000:1;红外光源:高能量长寿红外光源,配显微镜采样附件	1
62	GC-MS	MRM灵敏度(MS/MS灵敏度) EI MRM 灵敏度: 100fg OFN ,s/n> 500:1(m/z 272 ion at m/z241 autotune); MS灵敏度: 全扫描:EI 源 1pg OFN S/N ,s/n>300:1(扫描范围50~300u);	1

续表

	GC-MS	SIM方式 EI 源 25fg OFN S/N ,s/n>20:1; 最大扫描速率: ≥6200 amu/s; 离子源材料:整体非镀层惰性离子源; 离子源温度:150 ~350℃; 质量分析器: 控温四极杆,温度:106 ~200℃连续可调; 多反应监测采集速度(MRM): >500 MRM/秒	1
63	水法真空箱	-105 ~0Pa	1
64	手套测漏仪	1000mL	1

12. 残障人康复辅具检验实验室

序号	仪器设备名称	仪器设备技术参数	数量(台/套)
1	静态测试平台	2*2m ,0~30°可调,精度0.2°	1
2	动态测试平台	4*10m ,0~15°可调,精度0.2°	1
3	跌落测试机	要求能提起的质量:≥150kg;要求提起的高度:≥50mm;连续工作重复次数:≥7000次;要求有跌落计数器	1
4	耐疲劳性试验装置	两直径为250±25mm的双辊,线速度为1. 0m/s,有运转计数装置	1
5	轮椅制动器疲劳测试仪	制动-松开的频率可调,范围:≤0.5Hz; 操作力可调,范围:10~200N;连续工作重复次数:>60000次	1
6	摆锤冲击测试仪	摆锤角度0~90°可调	1
7	座椅冲击试验机	25kg,落球,高度可调	
8	助听器测试仪		1
9	阻燃性试验装置	测试框架:背部450*300mm,座部:450*150mm, 火源:香烟、火柴	1
10	静音屏蔽室(箱)		1
11	测试用假人	100kg、75kg、50kg、25kg	各1
12	框式助行架加载装置	载荷要求可调,载荷范围:>1800N,载荷允差±2%; 加载速率:>800N/s;循环加载频率:≤1Hz;循环次数:>200000次	1
13	模型臂	腕关节点距手柄接触基准点的距离:6cm~8cm; 模型臂腕关节处角度调节:横向0~40°(调节后能固定,且在承受大于1200N的负载力之后角度不变)	1
14	手动轮椅车静态强度试验装置	载荷范围:0~2000N,载荷允差±2%;要求能手动或自动控制加载时间,范围:0~999s	1

续表

15	腋拐、肘拐加载装置	腋拐长度:1.0~1.8m;肘拐长度(加装模型臂):0.8~1.5m。加载装置要求能循环加载。载荷要求可调,载荷范围:0~1600N,载荷允差±2%; 加载速率:>250N/s;循环加载频率要求可调,频率范围:0.2~5Hz;计数器计数范围:>1000000次	1
16	步入温控箱	温度:-40°~+60°	1
17	雨淋试验机	IP 3/4	1
18	越障测试台	阶梯高度:20~200mm,	1
19	越沟宽度测试台	沟宽分别为100mm、150mm,沟深100mm	1
20	最小回转半径测试台	≤0.8m	1
21	耗电量测试仪	1. 5级以上的功率表	1
22	电动轮椅车控制器疲劳试验机	0~100,000次	1
23	下肢假肢结构强度试验机	加载力:0~5000N ,频率:0~4Hz	4
24	上肢假肢结构强度试验机	加载力:30~100N	3
25	假脚结构强度试验机	加载力:0~5000N ,频率:0~4Hz	2
26	矫形器强度试验机	加载力:0~3000N ,频率:0~3Hz	1
27	关节角度测量仪	0~180°	1
28	康复床强度试验装置	静载荷:180kg 冲击体:25kg ;加载力:0~1200N ,频率:0~1Hz	1
29	综合动态疲劳试验机	频率:0~3Hz ,加载力:0~1000N	1
30	声级计	精度:±3dB	1
31	轮椅车测试道		1
32	测速仪	测量轮椅车速度:0~20km/h,精度:±0.5km/h	1
33	电池性能自动检测装置	0~60Ah	1

13. 诊断和治疗用辐射医疗器械检验实验室

序号	仪器设备名称	仪器设备技术参数	数量(台/套)
1	毫米级小功率计	频率范围:0.05~12. 4GHz; 功率范围:10μW~300mW;10%	1
2	微波漏能测试仪	频率:0.915~12. 4GHz; 密度范围:10μW/cm²~100mW/cm²±2. 5dB	1
3	红外辐照计	0~21. 59mw/cm²	1
4	圆环测试卡	铝板直径:300mm、260mm、200mm、130mm; 厚度:5mm	1
5	对比灵敏度测试卡	可测对比灵敏度:1. 50%~7.00%	1

续表

6	分辨率测试卡	0.25~7.0Lp/mm	1
7	图像亮度鉴别等级测试卡		2
8	光野照射野准确度测试卡		2
9	CT剂量曲线测试系统		1
10	CT模体（剂量模体、性能模体）	高分≥0.4mm、低分≥2. 5mm（性能模体）：直径32cm、16cm(剂量模体)	2
11	PET体模	符合GB/T18988.1标准的要求	2
12	SPECT体模	符合GB/T18988.2标准的要求	2
13	伽玛照相机体模	符合GB/T18989标准的要求	2
14	乳腺机模体		1
15	数字减影血管造影（DSA）模体	符合GB/T 19042. 3- 2005标准的要求	1
16	狭缝式实时测焦点仪	最小焦点：0.01mm	1
17	X射线多功能测试仪	20~150kV;0.1ms~9999s; 0.1 uGy~2000Gy、11uR~200KR; 0.2uGy/s~580mGy/s、23uR/s~66R/s	3
18	X射线单色分析仪	3300~10000A	1
19	X射线荧光亮度计		1
20	数字式毫安秒表	0~1999mAs	3
21	数字式千伏峰值表	0~165kV	3
22	X射线辐射时间表	0.001ms~9999s	3
23	X射线管测试装置		1
24	X射线管固有滤过测试装置		1
25	X射线管焦点测试仪	11组线对模型组成0.6~3. 35 LP/mm; 焦点：0.5~2 mm	1
26	X射线管转速仪	2400~3000转/分 可测5000~20000转/分	1
27	X射线泄漏辐射巡测仪	0~500uR/h、0~5 m R/h、0~50 mR/h、 0~500mR/h、0~5R/h	3
28	变频、变压测试仪	45~600HZ; 0~1200V ;100kVA	1
29	磁场强度测试仪	0.17T~3. 2T	1
30	磁共振模体	磁场均匀性、信噪比、空间分辨率、密度分辨率、几何线性、T1,T2值	1
31	逸散磁场测试仪	19.99mT;199.9mT;1999mT	1
32	SAR测试装置		1
33	磁场时间变化率（dB/dt）测试装置		1
34	大型医用诊断X射线机	40~150kV、50~500mA(摄影)、带透视功能	1

续表

35	低剂量X射线测试仪	0~1000μGy	1
36	辐射剂量仪	剂量:10nGy~200Gy、1.15uR~23000 R 剂量率:100uGy/S~500mGy/S、11.4uR/S~57.0R/S	3
37	高压电缆测试装置	符合GB/T 19042. 3- 2005标准的要求	1
38	高压发生器电介质强度试验装置	180kV	1
39	光野亮度/对比度测试仪	0.5~100000cd/m²	1
40	激光胶片扫描分析仪	光学密度:0~4.0OD;图像深度:12级、8极灰度输出;胶片扫描尺寸:宽度:20~35.6cm;长度:20~129.5cm;空间分辨率:好于1%或2个像素	1
41	漏射线测试系统	能量大于100keV的β射线,能量大于7keV的γ和X射线	1
42	模拟定位机立体定位测试装置		1
43	屏幕亮度计	0.5~100000cd/m²	1
44	小型医用诊断X射线机	50~85kV、0~30mA、带透视功能	1
45	影像增强器测试装置		1
46	MTF分析仪		1
47	隔离调压变压器	418V,100kVA	5
48	X射线防护室以及防护设备		5
49	标准铝片、标准铜片、标准铅片	≥99.99%	各1套
50	供电系统	400kVA	1
51	自动洗片机	片幅:17×17英寸	1
52	活度计	测量范围:>1000MBq; 本底计数:≤0.06MBq; 测量不确定度:6%	1
53	内照射剂量仪	0.05~100μsv/h; 精度:0.1μsv/h;±5%	1
54	三维水箱系统	1)扫描范围:495×495×495mm; 2)胶片扫描范围:495×495mm 光密度范围:0~4 OD; 3)剂量测量范围:0.1PA~1. 0μA;5PC~10μC ; 4)定位精度:±0.5%;分辨率:0.1mm; 5)分辨率:0.1 OD; 6)精度:2%;分辨率:0.1%	1
55	A型/M型超声诊断设备性能试验装置	符合IEC61847标准要求	1

续表

56	标准超声源		1
57	超声换能器、激励/接收单元组	2. 5MHz,3. 5MHz,5.0MHz,7.5MHz,10MHz等各一组	1
58	水听器、放大器组	0.4,0.5,0.6,1. 0mm薄膜、针状水听器等各一组	1
59	测量显微镜及图像测量系统	测量精度优于0.01mm	1
60	超低频信号发生器	频率范围:0.001Hz~10kHz	1
61	多用途超声模块	深度:≥180mm,盲区:0~10mm等	3
62	分辨率测试专用模块	纵向分辨率最小0.5mm,横向分辨率最小1. 0mm	3
63	超声多普勒仿血流模块	流速范围:50~2000mL/min	2
64	灰度模块	相对于背景声学媒质-15dB至+12dB	1
65	近场测试专用模块	盲区:0-10mm,最小横/纵向分辨力:0.5mm	1
66	三维超声模块	容积靶,标称容积	1
67	超声分析仪		1
68	数字频率计	0~100MHz	1
69	超声外科手术设备声功率测量系统		1
70	除颤器防护效应试验装置	放电回路中电感为500μH,电阻为50Ω;测试电压+/-5KV;内置10Hz信号发生器;最大放电频率:2次/分钟	1
71	超声功率测量装置		1
72	高频衰减器	频率范围:0~30MHz,衰减范围:0~130dB	1
73	高强度聚焦超声声场参数测量系统		1
74	瓦级超声功率计	2mW~30W,分辨率:2mW	1
75	毫瓦级超声功率计	0.1~100mW	1
76	换能器温升测量装置	测量精度优于0.1℃	1
77	活塞往复式多普勒试验装置		1
78	频谱分析仪	频率范围:20~40MHz 幅度范围:-137~+30dBm	1
79	超声诊断设备水听器声强测量系统		1
80	胎儿监护仪胎心率测量装置	心率测量范围:50~250次/分	1
81	胎心仪综合灵敏度试验装置	综合灵敏度测量范围:70~120dB	1
82	线靶式多普勒试验装置	流速模拟速度:20~200cm/s	1
83	阻抗分析仪	测量范围:0.0001~1. 2999MΩ	1

续表

84	低能射频防护巡视仪	0~1000μsv/h	1
85	脉冲大功率计	300MHz~3GHz 200kW	2
86	射频漏能测试仪	0.4~40GHz	1
87	通过式功率计	100mW~10kW 450kHz~2. 7GHz	2
88	微波频率计	0.1~26.5GHz	2
89	直读波长表	0.1~40GHz	2
90	超声有害辐射测量装置	<100mW/cm²	2
91	毫米波频率计	0.1~40GHz	1
92	体层摄影试验装置	体层高度规、针孔测试体、体层厚度测试器	1
93	防散射滤线栅物理特性测试装置		1
94	面积乘积剂量仪	重复性:<1%;能量响应:100kV优于8%;剂量面积乘积率:最小0.01μGym²/s、最大3000Gym²/s;线性:优于2%;有效面积 >146mm×146mm	1
95	垂直位置试验器件		1
96	准直试验器件		1
97	灰阶试验器件		1
98	乳腺摄影立体定位装置试验器件		1
99	牙科体模		1
100	数字成像探测或处理部分的牙科体模		1
101	针孔照相机		1
102	量热计		1
103	泄漏辐射测试系统	0.5μSv~10Sv	1
104	手控脉冲发生接收仪	脉冲发生器:上升时间典型值优于2ns;脉冲电压-180V;接受器带宽1kHz~75MHz;电压增益0~39dB可选	1
105	机控脉冲发生接收仪	脉冲发生器:上升时间典型值优于7ns;脉冲电压-300V;接受器带宽1kHz~35MHz;电压增益20,40,60dB可选	1
106	超声材料声衰减声速测试系统	符合GB/T15261要求	1
107	CR-DR模体	对比度范围:12级	1
108	MR伪影模体	尺寸:33cm×33cm×10cm 适合空间线形测量;适合信噪比测量	1
109	IMRT剂量验证模体	头颈模体;胸腔模体;骨盆模体;均匀模体	1
110	声场测试系统	运动最小步进:≤12微米/步;运动精度:<25μm;最大运动速度:≥1200步/秒或13mm/秒	1

YY0006-2013《金属双翼阴道扩张器》等104项医疗器械行业标准

YY0006-2013《金属双翼阴道扩张器》等104项医疗器械行业标准已经审定通过，现予以公布，其标准编号、名称、适用范围如下：

一、强制性行业标准（共31项）

(一)YY0006-2013《金属双翼阴道扩张器》

本标准适用于金属双翼阴道扩张器，该产品供妇产科扩张阴道、检查子宫颈、冲洗阴道和一般手术用。本标准规定了金属双翼阴道扩张器的结构型式、要求、试验方法、检验规则、标志、包装、运输和贮存。本标准不适用于一次性使用的阴道扩张器。

(二)YY0045-2013《普通产床》

本标准适用于普通产床，该产品供一般妇产科手术、检查用。本标准规定了普通产床的型式与基本尺寸、要求、试验方法、检验规则、标志、使用说明书、包装、运输和贮存。

(三)YY0091-2013《子宫颈扩张器》

本标准适用于子宫颈扩张器，该产品供妇产科扩张子宫颈口用。本标准规定了子宫颈扩张器的结构型式与材料、技术要求、试验方法、检验规则、标志、包装、运输和贮存。本标准不适用于一次性子宫颈扩张器。

(四)YY0092-2013《子宫颈活体取样钳》

本标准适用于供咬切宫颈组织作病理切片用的子宫颈活体取样钳。本标准规定了子宫颈活体取样钳的结构型式与材料、要求、试验方法、检验规则、标志、包装、运输和贮存。

(五)YY0109-2013《医用超声雾化器》

本标准适用于利用超声波对液态药物进行雾化的医用超声雾化器，该产品主要供吸入治疗，也可用于环境的空气加湿。本标准规定了医用超声雾化器的技术要求、试验方法、检验规则、标志和使用说明书。

(六)YY0154-2013《压力蒸汽灭菌设备用弹簧全启式安全阀》

本标准适用于整定压力不大于0.4MPa，公称通径大于或等于8mm的压力蒸汽灭菌设备用弹簧全启式安全阀。该安全阀供设计压力不大于0.4MPa，灭菌温度在115℃～150℃范围内的压力蒸汽灭菌设备使用。本标准规定了压力蒸汽灭菌设备用弹簧全启式安全阀的术语和定义、分类和标记、要求、试验方法、检验规则、标志、使用说明书、包装、运输、贮存和供货。

(七)YY0336-2013《一次性使用无菌阴道扩张器》

本标准适用于一次性使用的无菌阴道扩张器，该产品供妇产科检查用。本标准不适用于手术用的阴道扩张器。本标准规定了一次性使用无菌阴道扩张器产品的结构型式与基本尺寸、要求、试验方法、检验规则、标志、包装、使用说明书、运输、贮存和灭菌失效期的要求。

(八)YY0570-2013《医用电气设备第2部分：手术台安全专用要求》

本标准规定了用于常规、外科/医疗过程的患者支撑台即手术台的安全要求。无论这种手术台是否具有电气部件，包括传动装置。传动装置是指在载有或不载有患者的情况下，预期用于移动手术台面的运动装置。手术台面可相对于手术台底座（或基座）运动，也可连同底座一起运动。这种传动装置用于带有可拆卸台面的手术台的台面相对于手术台底部（或基座）的传动。本标准不适用于患者牙科椅、检查椅和沙发、诊断和治疗设备的患者支撑系统、手术台加热毯、患者转移设备、输送台和床、病床、野外手术台。

(九)YY0571-2013《医用电气设备第2部分：医院电动床安全专用要求》

本标准规定了预期用于医疗监护下成年患者的诊断、治疗或监护的医院电动床及附件的安全要求。本标准不适用于患者牙科椅、检查椅和沙发、诊断和治疗设备的患者支撑系统、手术台加热毯、患者转移设备、输送台和床、病床、野外手术台。

(十)YY0600.4-2013《医用呼吸机基本安全和主要性能专用要求第4部分人工复苏器》

本标准规定了适用于所有年龄段的便携式的人工复苏器（通常称为简易呼吸器、简易呼吸球）的专用要求，用于为呼吸不充分人员提供肺通气。对于婴儿、儿童用人工复苏器则根据体重范围和其对应的大致年龄来标识。本标准不适用于电动复苏器、气动复苏器。

(十一)YY0635.1-2013《吸入式麻醉系统第1部分：麻醉呼吸系统》

本标准适用于由制造商提供或组装的，或由用户在制造商的指导下装配的麻醉呼吸系统，也包含对循环吸收组件、排气阀、吸入和呼出阀的要求，及在一些设计中组成吸入式麻醉系统的麻醉呼吸系统部件的要求。

(十二)YY0637-2013《医用电气设备放射治疗计划系统的安全要求》

本标准适用于放射治疗计划系统的设计、制造、安装和使用等方面。

(十三)YY0875-2013《直线型吻合器及组件》

本标准适用于消化道重建、脏器切除手术中缝合组织器官的残端和切口的直线型吻合器及组件。

(十四)YY0876-2013《直线型切割吻合器及组件》

本标准适用于消化道重建、脏器切除手术中吻合、离断和切除组织器官的直线型切割吻合器及组件。

(十五)YY0877-2013《荷包缝合针》

本标准适用于供消化道手术或痔疮手术时作荷包成型用的荷包缝合针。

(十六)YY0881-2013《一次性使用植入式给药装置专用针》

本标准规定了一次性使用植入式给药装置专用针(包括输液针和注射针)的要求，以保证与植入式给药装置和输注装置相适应。本标准为专用针所用材料的性能及其质量规范提供了指南。本标准不涉及专用针防针刺安全要求。本标准的第3章至第8章中8.1和8.3给出了专用针的质量规范。

(十七)YY0885-2013《医用电气设备第2部分：动态心电图系统安全和基本性能专用要求》

本标准规定了适用于由动态记录仪和回放设备组成（两者均可包括分析功能）的动态心电图系统的专用安全要求。能连续分析心电图、提供连续或者部分记录的设备或系统，均适用于本标准的安全要求。无论设备或系统是否具有完整的重新分析功能，记录单元和分析单元是否独立，记录和分析是否能够同时进行，设备后系统采用何种存储媒介，均在本标准的范围内。由GB10793-2000《医用电气设备第2部分：心电图机安全专用要求》和GB9706.25-2005《医用电气设备第2-27部分：心电监护设备安全专用要求》所覆盖的医用电气设备以及不能对心电图进行连续记录和分析的设备不在本标准的范围内。

(十八)YY0893-2013《医用气体混合器独立气体混合器》

本标准规定了预期连接到医用气体供应系统的医用独立气体混合器的要求。

(十九)YY0896-2013《医用电气设备第2部分：肌电及诱发反应设备安全专用要求》

本标准规定了用于侦测和分析与神经和肌肉活动(该神经和肌肉活动可能是自发的，也可能由电或其他刺激激发)相关的生物电势的医用电气设备的安全专用要求;规定了用于侦测和分析诱发刺激(刺激可能是电击、触碰、听觉、视觉、嗅觉等)产生的生物电势的医用电气设备的安全专用要求。

(二十)YY0897-2013《耳鼻喉射频消融设备》

本标准适用于包括相关附件在内，预期利用耳鼻喉射频消融电极将频率为200kHz~5MHz的射频能量传递到耳鼻喉部位的粘膜下靶组织，对其进行消融治疗的耳鼻喉射频消融设备。本标准不适用于高频电灼设备。

(二十一)YY0898-2013《毫米波治疗设备》

本标准适用于利用30GHz~300GHz（波长1mm~10mm）频段的电磁波，通过辐射照射方式，以非热效应治疗疾病的毫米波治疗设备。

(二十二)YY0899-2013《医用微波设备附件的通用要求》

本标准适用于为完成治疗目的，与医用微波设备配合使用的附件，通常包括输出线缆、转接器、辐射器、热凝器、穿刺测温针等。

(二十三)YY0900-2013《减重步行训练台》

本标准适用于由减重吊架和步行训练台组成的医用电力传动康复设备。减重吊架用于辅助患者减轻部分体重的装置，主要由悬吊带和支架组成；步行训练台为患者进行步行训练的辅助装置，通常由电力驱动工作。

(二十四)YY0901-2013《紫外治疗设备》

本标准适用于在医疗实践中利用有效波长在200nm~400nm的紫外线〔通常情况下，紫外线分为以下三个波段：UVA（400nm~320nm）、UVB（320nm~275nm）、UVC（275nm~200nm）〕对人体进行照射治疗的紫外治疗设备。本标准不适用于仅用于照射器械和材料的紫外消毒或杀菌设备、光固化机、紫外激光设备、紫外光敏治疗设备、紫外血液内照射设备。

(二十五)YY0902-2013《接触式远红外理疗设备》

本标准适用于将波长在3μm~25μm的红外光谱区的能量，通过工作面对患者相关病症进行物理治疗的设备。本标准不适用于辐照方式治疗的远红外设备。

(二十六)YY0903-2013《脑电生物反馈仪》

本标准适用于脑电生物反馈仪，该产品为由视听信息刺激和激发患者产生脑波信息，并依据脑波信息产生新的视听信息刺激患者，如此循环，以调节改善患者的大脑机能达到辅助治疗目的的仪器。

(二十七)YY0904-2013《电池供电骨组织手术设备》

本标准适用于由电池供电，提供机械动力实施骨组织手术的医疗器械。本标准不适用于气动装置的骨组织手术设备、网电源供电的骨组织手术设备、牙科的同类设备。

(二十八)YY0970-2013《含动物源材料的一次性使用医疗器械的灭菌液体灭菌剂灭菌的确认与常规控制》

本标准规定了使用液体化学灭菌剂对全部或部分含有动物源性材料的一次性使用医疗器械灭菌的开发、确认、过程控制和监视的要求。本标准不适用于人体来源的材料。本标准不涉及用于控制整个生产阶段的质量保证体系、病毒灭活确认的方法。本标准不包括医疗器械中灭菌剂残留量的水平。

(二十九)YY1023-2013《子宫颈钳》

本标准适用于子宫颈钳，该产品供妇产科手术时牵拉固定子宫颈用。本标准规定了子宫颈钳的结构型式、技术要求、试验方法、检验规则、标志、包装、运输和贮存等要求。

(三十)YY1024-2013《输卵管提取钩》

本标准适用于供妇科施行结扎输卵管手术时作提取输卵管用的输卵管提取钩。本标准规定了输卵管提取钩的结构型式及材料、要求、试验方法、检验规则、标志、包装、运输和贮存。

(三十一)YY1139-2013《心电诊断设备》

本标准适用于以下心电诊断设备：（1）直接记录的心电图机；（2）用在其他医疗设备（如患者监护仪、除颤仪、压力测试设备）中的心电图机，只要这些设备具有心电图诊断功能；（3）心电图机能通过电缆、电话、遥测或存储媒介显示远程的患者信号，只要这些设备具有心电图诊断功能。这些设备遵守整个系统的输出-输入关系的功能方面的性能要求。

二、推荐性行业标准（共73项）

(一)YY/T0073-2013《泪囊牵开器》

本标准适用于泪囊手术时牵开切口软组织暴露泪囊用的泪囊牵开器。本标准规定了泪囊牵开器的型式和材料、要求、试验方法、标志、包装、运输和贮存等要求。

(二)YY/T0077-2013《喉钳通用技术条件》

本标准适用于喉部钳取、咬切组织或异物用的喉钳类产品。

(三)YY/T0093-2013《医用诊断X射线影像增强器》

本标准适用于标称入射视野为15cm（6in）、23cm（9in）、30cm（12in）、33cm（13in）和40cm（16in）的装有图像缩小型X射线影像增强管的增强器，包括单视野及多重视野。该类产品主要用于与医用诊断X射线设备的配套使用，实现图像的转换。本标准规定了医用诊断X射线影像增强器的要求、试验方法、检验规则、标志、使用说明书、包装、运输和贮存。本标准不适用于平板型或其他类型的增强器。

(四)YY/T0094-2013《医用诊断X射线透视荧光屏》

本标准适用于将医用X射线转换成可见光的荧光屏。本标准规定了医用诊断X射线透视荧光屏的术语、要求、试验方法、检验规则、标志、标签、使用说明书、包装、运输和贮存。

(五)YY/T0095-2013《钨酸钙中速医用增感屏》

本标准适用于X射线摄影中使用的增感屏。本标准规定了钨酸钙中速医用增感屏的术语、要求、试验方法、检验规则、标志、标签、使用说明书、包装、运输和贮存。

(六)YY/T0157-2013《压力蒸汽设备用弹簧式放气阀》

本标准适用于设定压力不大于0.4MPa，公称通径大于或等于8mm的压力蒸汽灭菌设备用弹簧式放汽阀，该放汽阀供设计压力不大于0.4MPa，灭菌温度在115℃～150℃范围内的蒸汽灭菌设备使用。本标准规定了压力蒸汽灭菌设备用弹簧式放汽阀的分类和标记、要求、试验方法、检验规则、标志、使用说明书、包装、运输和贮存。

(七)YY/T0158-2013《压力蒸汽灭菌设备用密封垫圈》

本标准适用于设计压力不大于0.4MPa，设计温度在115℃～150℃范围内的压力蒸汽灭菌设备用密封垫圈。本标准规定了压力蒸汽灭菌设备用密封垫圈的分类、要求、试验方法、检验规则、标志、使用说明书、包装、运输和贮存。

(八)YY/T0180-2013《眼睑拉钩》

本标准适用于眼科检查时作拉开眼睑之用的眼睑拉钩。本标准规定了眼睑拉钩的型式和材料、要求、试验方法、标志、包装、运输和贮存等要求。

(九)YY/T0181-2013《输卵管提取板》

本标准适用于供妇产科施行结扎手术时作提取输卵管用的输卵管提取板。本标准规定了输卵管提取板的结构形式与材料、要求、试验方法、检验规则、标志、包装、运输和贮存。

(十)YY/T0182-2013《宫内节育器取出钩》

本标准适用于宫内节育器取出钩，该产品供妇产科取出宫内节育器（环）之用。本标准规定了宫内节育器取出钩的结构型式、要求、试验方法、检验规则、标志、使用说明书、包装、运输和贮存等要求。

(十一)YY/T0183-2013《宫内节育器放置叉》

本标准适用于宫内节育器放置叉，该产品供妇产科放置O形、宫腔形及类似的宫内节育器和校正节育器位置之用。本标准规定了宫内节育器放置叉的结构形式、要求、试验方法、检验规则、标志、使用说明书、包装、运输和贮存。本标准不适用于一次性宫内节育器放置叉。

(十二)YY/T0296-2013《一次性使用注射针识别色标》

本标准规定了公称外径从0.3mm～3.4mm的一次性使用注射针识别用色标，适用于正常壁、薄壁和超薄壁的针以及不透明颜色和半透明颜色。

(十三)YY/T0567.1-2013《医疗保健产品的无菌加工第1部分：通用要求》

本标准规定了关于经过无菌加工的医疗保健产品的制造过程的开发、确认和日常控制的流程、程序和执行步骤的一般要求以及指南。本标准涵盖关于整个无菌加工的总体要求和指南。其他部分则规定了关于过滤、冻干、在线清洗、在线灭菌和隔离系统的各种专用/专门流程和方法的特定要求及准则。

(十四)YY/T0608-2013《医用X射线影像增强器电视系统通用技术条件》

本标准适用于采用医用X射线影像增强器的用于X射线透视的医用X射线影像增强器电视系统。本标准规定了医用X射线影像增强器电视系统有关的术语和定义、要求及试验方法。

(十五)YY/T0865.3-2013《超声水听器第3部分：40MHz以下超声场用水听器的特性》

本标准适用于采用压电敏感元件，设计用于测量超声设备产生的脉冲和连续波超声场的水听器、用于在水中进行测量的水听器、配接或未配接前置放大器的水听器。本标准规定了相关的水听器特性要求。

(十六)YY/T0869-2013《医疗器械不良事件类型和原因的编码结构》

本标准规定了描述医疗器械不良事件的编码结构的要求。本编码预期为医疗器械用户、制造商和管理当局使用。

(十七)YY/T0870.1-2013《医疗器械遗传毒性试验第1部分：细菌回复突变试验》

本标准规定了医疗器械/材料细菌回复突变试验方法。本标准推荐使用平板掺入法。

(十八)YY/T0870.2-2013《医疗器械遗传毒性试验第2部分：体外哺乳动物染色体畸变试验》

本标准规定了医疗器械/材料体外哺乳动物细胞染色体畸变试验方法。

(十九)YY/T0870.3-2013《医疗器械遗传毒性试验第3部分:用小鼠淋巴瘤细胞进行的体外哺乳动物细胞基因突变试验》

本标准规定了使用小鼠淋巴瘤细胞株（L5178YTK+/-3.7.2C）进行医疗器械/材料体外哺乳动物细胞基因突变试验的方法。本标准推荐的试验方法为微孔板法。

(二十)YY/T0871-2013《眼科光学接触镜多患者试戴接触镜的卫生处理》

本标准为接触镜制造商提供了指南，以便制造商撰写相关信息并提供给眼睛护理专业人员对多患者试戴的软性和硬性透气性（RGP）接触镜进行卫生处理。

(二十一)YY/T0872-2013《输尿管支架试验方法》

本标准规定了评价其两端带固定装置的一次性使用输尿管支架特性的仲裁试验方法，这些支架为短期应用于将尿液从肾脏引流至膀胱。这类支架的直径通常为3.7Fr～14.0Fr，长度为8cm～30cm，由硅橡胶、聚氨酯和其他聚合物制成，分非无菌供应医院灭菌后使用，和无菌供应一次性使用两种供应形式。该产品会有长期留置（超过30天）的情况，但并不常见，本标准不适用于长期留置的输尿管支架，也不适用于非输尿管应用（如肾造口术和回肠造口术）的输尿管支架。由于医院的灭菌设备、灭菌过程对支架特性产生的影响存在差异性，所以本标准也不适用于非无菌输尿管支架。

(二十二)YY/T0873.1-2013《牙科旋转器械的数字编码系统第1部分：一般特征》

本标准用于阐明牙科旋转器械及其附件的数字编码系统，并就其解释和用法给予说明。

(二十三)YY/T0874-2013《牙科学旋转器械试验方法》

本标准规定了牙科旋转器械例如车针、切盘、抛光器械、金刚石器械和研磨器械的尺寸特征、颈部强度以及表面粗糙度的测量方法。本标准未包括牙科用旋转器械所使用材料特性的测试方法，本标准不适用于牙根管器械。

(二十四)YY/T0878.1-2013《医疗器械补体激活试验第1部分血清全补体激活》

本标准给出了医疗器械体外全补体激活作用的试验方法，本方法适用于固态样品。本标准中，“血清”和“补体”可通用，意指将血清用作补体来源。本标准中未涉及单一补体成分的功能、修饰或消耗以及来源于血浆的补体。

(二十五)YY/T0879.1-2013《医疗器械致敏反应试验第1部分小鼠局部淋巴结试验(LLNA)放射性同位素掺入法》

本标准给出了医疗器械/材料致敏试验的检测方法。本标准预期为豚鼠致敏试验提供一个替代性方法，尤其适用于只接触完好皮肤的医疗器械/材料。然而，当评定金属材料或用于深部组织或损伤表面医疗器械产品/材料的致敏反应时，仍然推荐使用豚鼠致敏试验。本标准只适用于能浸入皮肤的低分子量化学物，该吸收的化学物或代谢物可结合于大分子物质，如蛋白质以形成免疫原性复合物。

(二十六)YY/T0880-2013《一次性使用乳腺定位丝及其导引针》

本标准规定了一次性使用乳腺定位丝及其导引针的要求。本标准不适用于可自动操作的乳腺定位装置以及可以重新收回和重新定位的乳腺定位丝。

(二十七)YY/T0882-2013《麻醉和呼吸设备与氧气的兼容性》

本标准适用于麻醉和呼吸设备，如医用气体管道系统、减压器、终端、医用供应单元、挠性连接、流量计装置、麻醉工作站和呼吸机。

(二十八)YY/T0883-2013《蒸汽渗透测试用过程挑战装置及指示物系统》

本标准规定了带有真空阶段（预真空）的蒸汽灭菌器进行蒸汽渗透测试用的过程挑战装置及指示物系统的技术要求，并规定了与技术要求相对应的试验方法。本标准所指的蒸汽渗透测试是基于GB8599-2008和YY0646-2008的规定。本标准适用的过程挑战装置及指示物系统包括多孔负载过程挑战装置及指示物系统和空腔负载过程挑战装置及指示物系统。

(二十九)YY/T0884-2013《适用于辐射灭菌的医疗保健产品的材料评价》

本标准提供了评价医疗保健产品（包括包装）的组成材料，包括高分子材料、金属、陶瓷/玻璃及其他材料对辐射灭菌加工的适宜性的程序和信息，为选择和鉴定医疗保健产品和包装的材料提供指南。

(三十)YY/T0886-2013《一次性使用宫内节育器放置器通用要求》

本标准适用于含铜宫内节育器配套使用的放置器。本标准规定了宫内节育器放置器的术语与定义、结构型式、要求、试验方法、检验规则、包装和标志。本标准不适用于校正宫内节育器的位置或其他用途或型式的宫内节育器放置器。

(三十一)YY/T0887-2013《放射性粒籽植入治疗计划系统剂量计算要求和试验方法》

本标准适用于放射性粒籽植入治疗计划系统的剂量计算。本标准规定了放射性粒籽植入治疗计划系统的剂量计算要求和试验方法。

(三十二)YY/T0888-2013《放射治疗设备中X射线图像引导装置的成像剂量》

本标准适用于放射治疗设备中X射线图像引导装置。本标准规定了放射治疗设备中X射线图像引导装置的成像剂量试验方法和对随机文件的要求。

(三十三)YY/T0889-2013《调强放射治疗计划系统性能和试验方法》

本标准适用于具有高能X射束剂量计算功能的调强放射治疗计划系统。该系统用于设计患者的调强放射治疗计划。本标准规定了调强放射治疗计划系统的术语、定义、性能要求和试验方法。如果系统具有调强放射治疗外其他放射治疗技术的计划设计功能，还应符合相应的标准。

(三十四)YY/T0890-2013《放射治疗中电子射野成像装置性能和试验方法》

本标准适用于放射治疗中以医用电子加速器的辐射束作为辐射源的电子射野成像装置。本标准规定了电子射野成像装置的性能要求和试验方法。

(三十五)YY/T0891-2013《血管造影高压注射装置专用技术条件》

本标准适用于血管造影高压注射装置。本标准规定了血管造影高压注射装置术语与定义、组成、要求和试验方法。

(三十六)YY/T0892-2013《医用诊断X射线管组件泄漏辐射测试方法》

本标准适用于非电容放电式高压发生装置中管组件加载状态下泄漏辐射的测试。本标准规定了医用诊断X射线管组件泄漏辐射测试的术语和定义、测试方法。

(三十七)YY/T0894-2013《医用电气设备近距离放射治疗用剂量仪器基于井型电离室的仪器》

本标准规定了井型电离室及配套测量组件的性能和某些结构要求，用于测定一个量，如对给定类型的源进行适当校准后，用于近距离放射治疗光子的辐射场中的空气比释动能率强度或参考空气比释动能率，或者光子和β辐射场中在某一深度处水吸收剂量。

(三十八)YY/T0895-2013《放射治疗计划系统的调试典型外照射治疗技术的测试》

本标准适用于放射治疗计划系统(以下简称RTPS)在投入临床使用前对外照射高能光子束治疗技术的调试测试。本标准规定了RTPS调试中典型的外照射治疗技术的测试方法。

(三十九)YY/T0905.2-2013《牙科学场地设备第2部分：压缩机系统》

本标准适用于牙科空气压缩机系统。本标准给出了用于向牙科治疗机、牙科器械和牙科技工室提供压缩空气源的压缩机单元的性能和试验方法。压缩机单元包括压缩机头、空气储气罐、空气干燥器系统、冷凝水阀门、压力开关、阀门、管道、配件。本标准还给出牙科用空气、配件、管路和阀门等压缩机单元的使用环境规范管理指南。本标准仅适用于压缩空气主管路连接点以前的部分。

(四十)YY/T0906-2013《B型超声诊断设备性能试验方法配接腔内探头》

本标准适用于超声标称频率在1.5MHz ~ 15.0MHz范围内，配接腔内探头的B型超声诊断设备。本标准规定了配接腔内探头B型超声诊断设备的术语和定义、测试条件以及试验方法。

(四十一)YY/T0907-2013《医用无针注射器 - 要求与试验方法》

本标准适用于在临床和相关医疗环境下的患者个人使用的一次或多次使用的无针注射器的安全、性能和试验要求。

(四十二)YY/T0908-2013《一次性使用注射用过滤器》

本标准适用于一次性使用注射用过滤器（以下简称过滤器），过滤器与注射器具配套使用，应用于临床治疗中肌肉注射、静脉注射药物，以及向液体瓶内添加药物等，用于过滤药液中的不溶性微粒。本标准规定了一次性使用注射用过滤器的分类和标记、材料、物理要求、化学要求、生物要求、标志和包装。

(四十三)YY/T0909-2013《一次性使用低阻力注射器》

本标准适用于麻醉穿刺包的器械配套使用或高粘度药物注射的手动注射器。本标准规定了一次性使用低阻力注射器的定义、术语、要求、试验方法、包装、标识。

(四十四)YY/T0910.1-2013《医用电气设备医用影像显示系统第1部分：评价方法》

本标准适用于可以以灰阶值在彩色或灰阶影像显示系统〔如阴极射线管（CRT）显示器、平板显示器、投影系统〕上显示单色影像信息的医用影像显示系统。本标准适用于用于诊断（为做出临床诊断进行的医学影像解释）或观察（出于医学目的观察医学影像而不是提供医学影像解释）目的的医用影像显示系统，因此对影像质量有特殊的要求。本标准描述了用于测试医用影像显示系统的试验方法。本标准的范围单指可以用目视判断或者使用普通试验设备的试验方法。借助这些设备可以进行的更先进的或者更量化的影像显示系统测量方法超出了本标准的范围。头部固定的影像显示系统和用于确定定位的影像显示系统及用于操作这些系统的影像显示系统不包含在本标准范围内。本标准不包括定义验收试验及稳定性试验的要求或者稳定性试验频率的要求。

(四十五)YY/T0969-2013《一次性使用医用口罩》

本标准适用于覆盖使用者的口、鼻及下颌，用于普通医疗环境中佩戴、阻隔口腔和鼻腔呼出或喷出污染物的一次性使用口罩。本标准不适用于医用防护口罩、医用外科口罩。本标准规定了一次性使用医用口罩的技术要求、试验方法、标志、使用说明书、包装、运输和贮存。

(四十六)YY/T1014-2013《牙探针》

本标准规定了牙探针的尺寸、性能要求和试验方法。

(四十七)YY/T1142-2013《医用超声设备与探头频率特性的测试方法》

本标准适用于工作在连续波、准连续波或脉冲波状态的各类医用超声设备与探头。本标准规定了频率范围在0.5MHz～15MHz内的医用超声设备与探头频率特性的测试方法与相关参数的计算方法。

(四十八)YY/T1196-2013《氯测定试剂盒（酶法）》

本标准适用于氯（CL）测定试剂盒（酶法）的质量控制。本标准规定了试剂盒的技术要求，包括方法学原理、要求、试验方法、标签、使用说明、包装、运输和贮存。

(四十九)YY/T1197-2013《丙氨酸氨基转移酶（ALT)测定试剂盒（IFCC法）》

本标准适用于丙氨酸氨基转移酶（ALT）测定试剂盒（IFCC法）的质量控制，该产品用于体外定量测定人体血清或血浆中丙氨酸氨基转移酶的活性。本标准适用于医学实验室进行丙氨酸氨基转移酶（ALT）项目定量检验所使用的体外诊断试剂(盒)。本标准规定了试剂盒的技术要求，包括术语和定义、分类和命名、要求、试验方法、标签、使用说明、包装、运输和贮存。

(五十)YY/T1198-2013《天门冬氨酸氨基转移酶测定试剂盒(IFCC法）》

本标准适用于天门冬氨酸氨基转移酶（AST）测定试剂盒（IFCC法）的质量控制，该产品用于体外定量测定人体血清或血浆中天门冬氨酸氨基转移酶的活性。本标准适用于医学实验室进行天门冬氨酸氨基转移酶（AST）项目定量检验所使用的体外诊断试剂(盒)。本标准规定了试剂盒的技术要求，包括术语和定义、分类和命名、要求、试验方法、标签、使用说明、包装、运输和贮存。

(五十一)YY/T1199-2013《甘油三酯测定试剂盒（酶法）》

本标准适用于甘油三酯(TG)试剂盒（酶法）的质量控制，该产品用于体外定量测定人体血清或血浆中甘油三酯(TG)的活性。本标准适用于医学实验室进行甘油三酯(TG)试剂盒项目定量检验所使用的体外诊断试剂(盒)。本标准规定了试剂盒的技术要求，包括术语和定义、分类和命名、要求、试验方法、标签、使用说明、包装、运输和贮存。

(五十二)YY/T1200-2013《葡萄糖测定试剂盒(酶法）》

本标准适用于葡萄糖试剂盒（酶法），该试剂盒在临床检验中用于定量分析血清、血浆、尿液、脑脊液等体液中的葡萄糖浓度。本标准规定了试剂盒的技术要求，包括术语和定义、分类和命名、要求、试验方法、标签、使用说明、包装、运输和贮存。

(五十三)YY/T1201-2013《尿素测定试剂盒(酶偶联监测法）》

本标准适用于尿素氮（BUN）测定试剂盒（酶偶联监测法）的质量控制。本标准规定了试剂盒的技术要求。

(五十四)YY/T1202-2013《钾测定试剂盒(酶法）》

本标准适用于钾（K）测定试剂盒（酶法）的质量控制，该产品用于体外定量测定人体血清或血浆中钾的活性。本标准适用于医学实验室进行钾项目定量检验所使用的体外诊断试剂(盒)。本标准规定了试剂盒的技术要求，包括术语和定义、分类和命名、要求、试验方法、标签、使用说明、包装、运输和贮存。

(五十五)YY/T1203-2013《钠测定试剂盒(酶法）》

本标准适用于钠（Na）测定试剂盒（酶法）的质量控制。本标准规定了试剂盒的技术要求，包括方法学原理、要求、试验方法、标签、使用说明、包装、运输和贮存。

(五十六)YY/T1204-2013《总胆汁酸测定试剂盒(酶循环法）》

本标准适用于总胆汁酸测定试剂盒（酶循环法）的质量控制，该产品用于体外定量测定人体血清或血浆中总胆汁酸量。本标准适用于医学实验室进行总胆汁酸项目定量检验所使用的体外诊断试剂(盒)。本标准规定了试剂盒的技术要求，包括术语和定义、分类和命名、要求、试验方法、标签、使用说明、包装、运输和贮存。

(五十七)YY/T1205-2013《总胆红素测定试剂盒（钒酸盐氧化法）》

本标准规定了总胆红素试剂盒（钒酸盐氧化法）的技术要求，包括方法学原理、要求、试验方法、标签、使用说明、包装、运输和贮存。本标准适用于总胆红素试剂盒（钒酸盐氧化法）的质量控制。

(五十八)YY/T1206-2013《总胆固醇测定试剂盒（氧化酶法）》

本标准规定了总胆固醇测定试剂盒（氧化酶法）的技术要求，包括术语和定义、分类和命名、要求、试验方法、标签、使用说明、包装、运输和贮存。本标准适用于医学实验室定量检验所使用的单试剂或双试剂的液体型总胆固醇测定试剂盒（氧化酶法）的质量控制，该产品用于体外定量测定人体血清或血浆中总胆固醇的量。

(五十九)YY/T1207-2013《尿酸测定试剂盒(尿酸酶过氧化物酶偶联法)》

本标准规定了尿酸测定试剂盒（尿酸酶过氧化物酶偶联法）的技术要求，包括要求、试验方法、标签、使用说明、包装、运输和贮存。本标准适用于尿酸测定试剂盒（尿酸酶过氧化物酶偶联法）的质量控制，该产品用于体外定量测定人体血清中的尿酸含量。

(六十)YY/T1208-2013《硫代硫酸盐-柠檬酸盐-胆盐-蔗糖（TCBS）琼脂培养基》

本标准规定了TCBS琼脂培养基的质量指标、检验方法、使用说明、标志、标签、包装、运输和贮存。本标准适用于TCBS琼脂培养基，用于弧菌的分离。

(六十一)YY/T1209-2013《BCYE琼脂培养基》

本标准规定了BCYE琼脂培养基的质量指标、检验方法、使用说明、标志、标签、包装、运输和贮存。本标准适用于BCYE琼脂培养基，用于军团菌属细菌的分离培养。

(六十二)YY/T1210-2013《麦康凯山梨醇琼脂培养基》

本标准规定了麦康凯山梨醇琼脂培养基的质量指标、检验方法、使用说明、标志、标签、包装、运输和贮存。本标准适用于麦康凯山梨醇琼脂培养基，用于肠出血性大肠埃希菌（EHEC）O157：H7的分离。

(六十三)YY/T1211-2013《甘露醇高盐琼脂培养基》

本标准规定了甘露醇高盐琼脂培养基的质量指标、检验方法、使用说明、标志、标签、包装、运输和贮存。本标准适用于甘露醇高盐琼脂培养基，主要用于金黄色葡萄球菌的分离。

(六十四)YY/T1212-2013《庆大霉素琼脂基础培养基》

本标准规定了庆大霉素琼脂基础培养基的质量指标、检验方法、使用说明、标志、标签、包装、运输和贮存。本标准适用于庆大霉素琼脂基础培养基，用于霍乱弧菌的分离。

(六十五)YY/T1213-2013《促卵泡生成素定量标记免疫分析试剂盒》

本标准适用于促卵泡生成素定量标记免疫分析试剂盒，包括酶标记、化学发光标记、时间分辨荧光标记等。

(六十六)YY/T1214-2013《人绒毛膜促性腺激素定量标记免疫分析试剂盒》

本标准适用于人绒毛膜促性腺激素定量标记免疫分析试剂盒，包括酶标记、化学发光标记、时间分辨荧光标记等。

(六十七)YY/T1215-2013《丙型肝炎病毒（HCV)抗体检测试剂盒（胶体金法）》

本标准适用于丙型肝炎病毒（HCV）抗体检测试剂盒（胶体金法、胶体硒法、胶乳法等快速检测试纸条试剂盒）。该试剂盒用于定性检测人全血、血清或血浆中的丙型肝炎病毒（HCV）抗体，临床上用于辅助诊断丙型肝炎病毒感染。

(六十八)YY/T1216-2013《甲胎蛋白定量标记免疫分析试剂盒》

本标准适用于进行甲胎蛋白定量测定的标记免疫分析试剂盒，包括以酶标记、化学发光标记、时间分辨荧光标记等标记方法为捕获抗体，以微孔板、管、磁颗粒、微珠和塑料珠等为载体包被抗体，定量测定甲胎蛋白的免疫分析测定试剂盒。

(六十九)YY/T1217-2013《促黄体生成素定量标记免疫分析试剂盒》

本标准适用于促黄体生成素定量标记免疫分析试剂盒，包括酶标记、化学发光标记、时间分辨荧光标记等。

(七十)YY/T1218-2013《促甲状腺素定量标记免疫分析试剂盒》

本标准适用于促甲状腺素定量标记免疫分析试剂盒，包括酶标记、化学发光标记、时间分辨荧光标记等。

(七十一)YY/T1219-2013《胰酪胨大豆肉汤培养基》

本标准规定了胰酪胨大豆肉汤培养基的配方、要求、试验方法、标识、标签、使用说明书、包装、运输和贮存。本标准适用于胰酪胨大豆肉汤培养基，用于普通需氧菌、苛养菌和真菌的培养。

(七十二)YY/T1220-2013《肌酸激酶同工酶(CK-MB)诊断试剂(盒）(胶体金法）》

本标准规定了肌酸激酶同工酶（CK-MB）诊断试剂(盒)（胶体金法）的术语和定义、技术要求、试验方法、检验和判定、标识、标签、使用说明书、包装、运输和贮存。本标准适用于肌酸激酶同工酶（CK-MB）诊断试剂(盒)（胶体金法）。该试剂用于体外定性检测人血清或血浆中肌酸激酶同工酶（CK-MB）的活性。

(七十三)YY/T1221-2013《心肌肌钙蛋白I诊断试剂(盒）(胶体金法）》

本标准规定了心肌肌钙蛋白I（cTnI）诊断试剂（盒）（胶体金法）的术语和定义、技术要求、试验方法、检验和判定、标识、标签、使用说明书、包装、运输和贮存。本标准适用于心肌肌钙蛋白I(cTnI)诊断试剂（盒）（胶体金法）。该试剂用于定性检测人血清或血浆中的cTnI，临床上用于急性心肌梗塞（AMI）和不稳定心绞痛（UA）等病情监测和治疗预后的辅助诊断。

YY0334-2002《硅橡胶外科植入物通用要求》等两项医疗器械行业标准

第1号修改单的公告

YY0334-2002《硅橡胶外科植入物通用要求》和YY0314-2007《一次性使用人体静脉血样采集容器》两项医疗器械行业标准第1号修改单已经审查通过，现予以公布。修改单自公布之日起实施。

特此公告。

附件：1.YY0334-2002《硅橡胶外科植入物通用要求》行业标准第1号修改单

2.YY0314-2007《一次性使用人体静脉血样采集容器》行业标准第1号修改单

国家食品药品监督管理总局

2013年10月8日

附件1

YY0334-2002《硅橡胶外科植入物通用要求》行业标准第1号修改单

5.4.5紫外吸收

当按附录F试验时，在220nm~340nm波长范围吸收值不超过0.4。

条文下增加注释：

注：本条款不适用于配方中含芳香族取代基的硅橡胶外科植入物，比如乳房植入体所用硅橡胶。但建议对该类产品应进行芳香族取代物溶出性能的安全性评价。

附件2

YY0314-2007《一次性使用人体静脉血样采集容器》行业标准第1号修改单

一、9.2条增加条注：

注：在当前技术水平下，真空采血管在使用中容器内部与病人血流之间有直接接触的可能。

二、附录NA（资料性附录）

公式NA.1中的98修改为102。

YY 0017-2008《骨接合植入物金属接骨板》等64项医疗器械行业标准

YY 0017-2008《骨接合植入物 金属接骨板》等64项医疗器械行业标准已经审定通过，现予以发布。其标准编号、名称及实施日期如下：

一、强制性行业标准

1．YY 0017–2008《骨接合植入物 金属接骨板》（代替0017–2002）

2．YY 0018–2008《骨接合植入物 金属接骨螺钉》（代替0018–2002）

3．YY 0068.2–2008《医用内窥镜 硬性内窥镜 第2部分：机械性能及测试方法》（部分代替YY 0068–1992）

4．YY 0068.3–2008《医用内窥镜 硬性内窥镜 第3部分：标签和随附资料》（部分代替YY 0068–1992）

5．YY 0215–2008《医用臭氧消毒柜》（代替YY 0215.2–1995）

6．YY 0290.1–2008《眼科光学 人工晶状体 第1部分：术语》（代替 YY 0290.1–1997）

7．YY 0290.3–2008《眼科光学 人工晶状体 第3部分：机械性能及测试方法》（代替 YY 0290.3–1997）

8．YY 0290.4–2008《眼科光学 人工晶状体 第4部分：标签和资料》（代替 YY 0290.4–1997）

9．YY 0290.5–2008《眼科光学 人工晶状体 第5部分：生物相容性》（代替 YY 0290.5–1997）

10．YY 0290.8–2008《眼科光学 人工晶状体 第8部分：基本要求》（代替 YY 0290.8–1997）

11．YY 0299–2008《医用超声耦合剂》（代替YY 0299–1998）

12．YY 0306–2008《热辐射类治疗设备安全专用要求》（代替YY 0306–1998）

13．YY 0323–2008《红外治疗设备安全专用要求》（代替YY 0323–2000）

14．YY 0324–2008《红外乳腺检查仪》（代替YY 0324–2000）

15．YY 0666–2008《针尖锋利度和强度试验方法》

16．YY 0667–2008《医用电气设备 第2部分:自动循环无创血压监护设备的安全和基本性能专用要求》

17．YY 0668–2008《医用电气设备 第2部分：多参数患者监护设备安全专用要求》

18．YY 0669–2008《医用电气设备 第2部分：婴儿光治疗设备安全专用要求》

19．YY 0670–2008《无创自动测量血压计》

20．YY 0672.1–2008《内镜器械 第1部分：腹腔镜用穿刺器》

21．YY 0673–2008《眼科仪器 验光仪》

22．YY 0674–2008《眼科仪器 验光头》

23．YY 0675–2008《眼科仪器 同视机》

24．YY 0676–2008《眼科仪器 视野计》

25．YY 0677–2008《液氮冷冻外科治疗设备》

26．YY 0678-2008《医用冷冻外科治疗设备性能和安全》

27．YY 0679-2008《医用低温蒸汽甲醛灭菌器》

28．YY 0697-2008《电动牵引床》

29．YY 1028—2008《纤维上消化道内窥镜》（代替YY 91028—1999）

30．YY 1040.2-2008《麻醉和呼吸设备 圆锥接头 第2部分：螺纹承重接头》

以上医疗器械强制性行业标准自2010年6月1日起实施。

二、推荐性行业标准

1．YY/T 0010-2008《口腔X射线机专用技术条件》（代替YY/T 0010-2002）

2．YY/T 0031-2008《输液、输血用硅橡胶管路及弹性件》（代替 YY 0031-1990）

3．YY/T 0106-2008《医用诊断X射线机通用技术条件》（代替YY/T 0106-2004）

4．YY/T 0114-2008《医用输液、输血、注射器具用聚乙烯专用料》（代替YY 0114-1993）

5．YY/T 0171-2008《外科器械 包装、标志和使用说明书》（代替 YY/T 0171-1994）

6．YY/T 0189-2008《鼻镜》（代替 YY/T 0189-1994）

7．YY/T 0190-2008《肛门镜》（代替 YY/T 0190-1994）

8．YY/T 0454-2008《无菌塑柄手术刀》（代替 YY/T 0454-2003）

9．YY/T 0682-2008《外科植入物　外科植入物用最小资料群》

10．YY/T 0683-2008《外科植入物用β-磷酸三钙》

11．YY/T 0684-2008《神经外科植入物　植入式神经刺激器的标识和包装》

12．YY/T 0685-2008《神经外科植入物　自闭合颅内动脉瘤夹》

13．YY/T 0686-2008《医用镊》（代替YY 0004-1990、YY/T 0295.2～0295.5-1997、YY/T 0295.12-1997、YY/T0295.13-1997）

14. YY/T 0687-2008《外科器械　非切割铰接器械　通用技术条件》（代替 YY/T 0453-2003、YY/T 1030-2003、TT/T 91067-1999）

15. YY/T 0688.1-2008《临床实验室检测和体外诊断系统　感染病原体敏感性试验与抗菌剂敏感性试验设备的性能评价 第1部分：抗菌剂对感染性疾病相关的快速生长需氧菌的体外活性检测的参考方法》

16. YY/T 0689-2008《血液和体液防护装备　防护服材料抗血液传播病原体穿透性能测试　Phi—X174噬菌体试验方法》

17．YY/T 0690-2008《临床实验室测试和体外医疗器械　口服抗凝药治疗自测体外监测系统的要求》

18．YY/T 0691-2008《传染性病原体防护装备　医用面罩抗合成血穿透性试验方法（固定体积、水平喷射）》

19．YY/T 0692-2008《生物芯片基本术语》

20．YY/T 0693-2008《血管支架尺寸特性的表征》

21．YY/T 0694-2008《球囊扩张支架弹性回缩的标准测试方法》

22．YY/T 0695-2008《小型植入器械腐蚀敏感性的循环动电位极化标准测试方法》

23．YY/T 0696-2008《神经和肌肉刺激器输出特性的测量》

24．YY/T 0699-2008《液态化学品防护装备 防护服材料抗加压液体穿透性能测试方法》

25．YY/T 0700-2008《血液和体液防护装备 防护服材料抗血液和体液穿透性能测试 合成血试验方

法》

26. YY/T 0701-2008《血细胞分析仪用校准物（品）》

27. YY/T 0702-2008《血细胞分析仪用质控物（品）》

28. YY/T 0703-2008《超声实时脉冲回波系统性能试验方法》

29. YY/T 0704-2008《超声脉冲多普勒诊断系统性能试验方法》

30. YY/T 0705-2008《超声连续波多普勒系统试验方法》

31. YY/T 0706-2008《乳腺X射线机专用技术条件》

32. YY/T 0707-2008《移动式摄影X射线机专用技术条件》

33. YY/T 1119-2008《医用高分子制品术语》（代替 YY/T 1119-1999）

34. YY/T 1135-2008《骨剪》（代替 YY 91135-1999）

以上医疗器械推荐性行业标准自2010年1月1日起实施。

YY 0001－2008《体外引发碎石设备技术要求》等73项医疗器械行业标准

YY 0001—2008《体外引发碎石设备技术要求》等73项医疗器械行业标准已经审定通过，现予以发布。其标准编号、名称及实施日期如下：

一、强制性行业标准

1．YY 0001—2008《体外引发碎石设备技术要求》（代替 YY 0001—1990）

2．YY 0053-2008《心血管植入物和人工器官 血液透析器、血液透析滤过器、血液滤过器和血液浓缩器》（代替 YY 0053-1991）

3．YY 0068.1-2008《医用内窥镜 硬性内窥镜 第1部分：光学性能及测试方法》（部分代替YY 0068-1992）

4．YY 0070-2008《食管窥镜》（代替YY 0070-1992）

5．YY 0071-2008《直肠、乙状结肠窥镜》（代替YY 0071-1992）

6．YY 0267-2008《心血管植入物和人工器官 血液净化装置的体外循环血路》（代替YY 0267-1995）

7．YY 0286.5-2008《专用输液器 第5部分：一次性使用吊瓶式和袋式输液器》

8．YY 0315-2008《钛及钛合金人工牙种植体》（代替YY 0315-1999）

9．YY 0319—2008《医用电气设备 第2部分: 医疗诊断用磁共振设备安全专用要求》（代替 YY 0319-2000）

10．YY 0620-2008《牙科学 铸造金合金》

11．YY 0621-2008《牙科金属 烤瓷修复体系》

12．YY 0622-2008《牙科树脂基窝沟封闭剂》

13．YY 0623-2008《牙科材料可溶出氟的测定方法》

14．YY 0624-2008《牙科学 正畸产品：正畸弹性体附件》

15．YY 0625-2008《牙科学 正畸产品：正畸丝》

16．YY 0626-2008《贵金属含量25%-75%的牙科铸造合金》

17．YY 0627-2008《医用电气设备 第2部分：手术无影灯和诊断用照明灯安全专用要求》（代替YY 0102～0103-1993、YY 0568-2005）

18．YY 0633-2008《眼科仪器 间接检眼镜》

19．YY 0634-2008《眼科仪器 眼底照相机》

20．YY 0635.1-2008《吸入式麻醉系统 第1部分：成人麻醉呼吸系统》

21．YY 0636.1-2008《医用吸引设备 第1部分：电动吸引设备 安全要求》（代替 YY0099～0100-1993）

22．YY 0636.2-2008《医用吸引设备 第2部分：人工驱动吸引设备》（代替YY 0101-1993）

23．YY 0636.3-2008《医用吸引设备 第3部分：以负压或压力源为动力的吸引设备》

24．YY 0637-2008《医用电气设备 放射治疗计划系统的安全要求》

25．YY 0645-2008《连续性血液净化设备》

26．YY 0646-2008《小型蒸汽灭菌器 自动控制型》

27．YY 0647-2008《无源外科植入物　乳房植入物的专用要求》

28．YY 0648-2008《测量、控制和试验室用电气设备的安全要求 第2-101部分：体外诊断（IVD）医用设备的专用要求》

29．YY 0649-2008《高电位治疗设备》

30．YY 0650-2008《妇科射频治疗仪》

31．YY 1070-2008《牙科基托/模型蜡》（代替YY 91070-1999）

32．YY 1079—2008《心电监护仪》（代替 YY 91079—1999）

33．YY 1105—2008《电动洗胃机》（代替 YY 91105—1999）

以上医疗器械强制性行业标准自2009年12月1日起实施。

YY0042-2007《高频喷射呼吸机》等46项医疗器械行业标准

YY0042-2007《高频喷射呼吸机》等46项医疗器械行业标准已经审定通过，现予以发布。其标准编号、名称及实施日期如下：

一、强制性行业标准

1．YY0042-2007《高频喷射呼吸机》（代替YY0042-1991）

2．YY0065-2007《眼科仪器裂隙灯显微镜》（代替YY0065-1992）

3．YY0067-2007《微循环显微镜》（代替YY0067-1992）

4．YY0599-2007《准分子激光角膜屈光治疗机》

5．YY0600.1-2007《医用呼吸机基本安全和主要性能专用要求第1部分：家用呼吸支持设备》

6．YY0600.2-2007《医用呼吸机基本安全和主要性能专用要求第2部分：依赖呼吸机患者使用的家用呼吸机》

7．YY0600.3-2007《医用呼吸机基本安全和主要性能专用要求第3部分：急救和转运用呼吸机》

8．YY0601-2007《麻醉气体监护仪》

9．YY0602-2007《测量、控制和试验室用电气设备的安全使用热空气或惰性气体处理医用材料及供试验室用的干热灭菌器的特殊要求》

10．YY0603-2007《心血管植入物及人工器官心脏手术硬壳贮血器/静脉贮血器系统（带或不带过滤器）和静脉贮血软袋》

11．YY0604-2007《心血管植入物及人工器官血气交换器（氧合器）》（代替GB12261-1990，GB12262-1990）

12．YY0605.9-2007《外科植入物金属材料第9部分：锻造高氮不锈钢》

13．YY0605.12-2007《外科植入物金属材料第12部分：锻造钴-铬-钼合金》

14．YY0607-2007《医用电气设备第二部分：神经和肌肉刺激器安全专用要求》（代替YY0016-1993，YY91093-1999，YY91094-1999）

15．YY1048-2007《人工心肺机体外循环管道》（代替YY91048-1999）

以上医疗器械强制性行业标准自2008年2月1日起实施。

二、推荐性行业标准

1．YY/T0011-2007《X射线摄影暗盒》（代替YY0011-1990）

2．YY/T0061-2007《特定电磁波治疗器》（代替YY0061-1991）

3．YY/T0063-2007《医用电气设备医用诊断X射线管组件焦点特性》（代替YY/T0063-2000）

4．YY/T0129-2007《医用诊断X射线可变限束器通用技术条件》（代替YY/T0129-1993）

5．YY/T0165-2007《热垫式治疗仪》（代替YY0165-1994）

6．YY/T0197.1-2007《医用诊断X射线管XD1-3/100固定阳极X射线管》（代替YY0197.1-1995）

7．YY/T0197.2-2007《医用诊断X射线管XD2-1/85固定阳极X射线管》（代替YY0197.2-1995）

8．YY/T0197.3-2007《医用诊断X射线管XD3-3.5/100固定阳极X射线管》（代替YY0197.3-1995）

9．YY/T0197.4-2007《医用诊断X射线管XD4-2、9/100固定阳极X射线管》（代替YY0197.4-1995）

10．YY/T0197.5-2007《医用诊断X射线管XD51-20、40/100和XD51-20、40/125旋转阳极X射线管》（代替YY0197.5-1995）

11．YY/T0291-2007《医用X射线设备环境要求及试验方法》（代替YY/T0291-1997）

12．YY/T0317-2007《医用治疗X射线机通用技术条件》（代替YY0317-2000）

13．YY/T0605.5-2007《外科植入物金属材料第5部分：锻造钴-铬-钨-镍合金》

14．YY/T0605.6-2007《外科植入物金属材料第6部分：锻造钴-镍-铬-钼合金》

15．YY/T0605.7-2007《外科植入物金属材料第7部分：可锻和冷加工的钴-铬-镍-钼-铁合金》

16．YY/T0605.8-2007《外科植入物金属材料第8部分：锻造钴-镍-铬-钼-钨-铁合金》

17．YY/T0606.3-2007《组织工程医疗产品第3部分：通用分类》

18．YY/T0606.4-2007《组织工程医疗产品第4部分：皮肤替代品（物）的术语和分类》

19．YY/T0606.5-2007《组织工程医疗产品第5部分：基质及支架的性能和测试》

20．YY/T0606.9-2007《组织工程医疗产品第9部分：透明质酸钠》

21．YY/T0606.12-2007《组织工程医疗产品第12部分：细胞、组织、器官的加工处理指南》

22．YY/T0608-2007《医用X射线影像增强器电视系统通用技术条件》

23．YY/T0609-2007《医用诊断X射线管组件通用技术条件》（代替GB11756-1989）

24．YY/T0610-2007《医学影像照片观察装置通用技术条件》

25．YY/T1099-2007《医用X射线设备包装、运输和贮存》（代替YY91099-1999）

26．YY/T1084-2007《医用超声诊断设备声输出功率的测量方法》（代替YY/T91084-1999）

27．YY/T1085-2007《毫瓦级超声源》（代替YY/T91085-1999）

28．YY/T1088-2007《在0.5MHz至15MHz频率范围内采用水听器测量与表征医用超声设备声场特性的导则》（代替YY/T91088-1999）

29．YY/T1089-2007《单元式脉冲回波超声换能器的基本电声特性和测量方法》（代替YY/T91089-1999）

30．YY/T1095-2007《肌电生物反馈仪》（代替YY91095-1999）

31．YY/T1096-2007《温度生物反馈仪》（代替YY91096-1999）

以上医疗器械推荐性行业标准自2008年1月1日起实施。

YY/T 0079-2006《外科植入物 金属夹》等7项医疗器械行业标准

YY/T 0079-2006《外科植入物 金属夹》等7项医疗器械行业标准已经审定通过，现予以发布。具体如下：

1.YY/T 0079-2006《外科植入物 金属夹》（代替YY 0079.1-92）
2.YY/T 0149-2006《不锈钢医用器械 耐腐蚀性能试验方法》（代替YY/T 0149-93）
3.YY/T 0176-2006《医用剪 通用技术条件》（代替YY/T 0176-94）
4.YY/T 0595-2006《医疗器械 质量管理体系 YY/T 0287-2003应用指南》
5.YY/T 0596-2006《医用剪》（代替YY/T 0176.2～0176.8-1997，YY/T 0176.11～0176.12-1997）
6.YY/T 0597-2006《施夹钳》（代替YY 0079.3-92）
7.YY/T 1127-2006《咬骨钳》（代替YY 91127～91131-1999）

以上标准自2007年5月1日起实施。

YY0043－2005《医用缝合针》等18项医疗器械行业标准

YY0043—2005《医用缝合针》等18项医疗器械行业标准已经审定通过，现予以发布。该行业标准的编号、名称及实施日期如下：

一、强制性行业标准

1．YY0043—2005《医用缝合针》　（替代YY0043—1991）

2．YY0075—2005《泪道探针》　（替代YY0075—1992）

3．YY0167—2005《非吸收性外科缝线》　（替代YY0167—1998）

4．YY0174—2005《手术刀片》　（替代YY／T0174—1994，YY0293—1997）

5．YY0175—2005《手术刀柄》　（代替YY／T0175—1994）

6．YY0569—2005《生物安全柜》

7．YY0570—2005《医用电气设备第二部分：手术台安全专用要求》

8．YY0571—2005《医用电气设备第二部分：医院电动床安全专用要求》

9．YY0572—2005《血液透析和相关治疗用水》

10．YY0573．3—2005《一次性使用无菌注射器第3部分：自毁型固定剂量疫苗注射器》

二、推荐性行业标准

1．YY／T0177—2005《组织钳》　（替代YY／T0177—1994）

2．YY／T0173．4—2005《手术器械唇头钩唇头齿锁止牙蛋形指圈》　（替代YY／T0173．4—1994，YY／T0173．5—1994，YY／T0173．6—1994，YY／T0173．8—1994）

3．YY／T0179—2005《丁字式开口器》　（替代YY／T0179—1994）

4．YY／T0249．1—2005《外科器械金属材料第1部分：不锈钢》　（替代YY／T0294．1—1997）

5．YY／T0295．1—2005《医用镊通用技术条件》　（替代YY／T0295．1—1997）

6．YY／T1000．1—2005《医疗器械行业标准的制定第1部分：阶段划分、代码和程序》

7．YY／T1000．2—2005《医疗器械行业标准的制定第2部分：工作指南》

8．YY／T1021—2005《拔牙钳》　（替代YY91021—1999，YY91022—1999）

以上标准自2006年6月1日起实施。

YY0107-2005《眼科A型超声测量仪》等41项医疗器械行业标准

YY0107-2005《眼科A型超声测量仪》等41项医疗器械行业标准已经审定通过，现予以发布。该行业标准的编号、名称及实施日期如下：

一．强制性行业标准

1．YY0107-2005《眼科A型超声测量仪》（代替YY0107-1993）

2．YY0117.1-2005《外科植入物--骨关节假体锻、铸件Ti6Al4V钛合金锻件》（代YY0117.1-1993）

3．YY0117.2-2005《外科植入物--骨关节假体锻、铸件ZTi6Al4V钛合金铸件》（代替YY0117.2-1993）

4．YY0117.3-2005《外科植入物--骨关节假体锻、铸件钴铬钼合金铸件》（代替YY0117.3-1993）

5．YY0118-2005《髋关节假体》（代替YY0118-1993）

6．YY0310-2005《X射线计算机体层摄影设备通用技术条件》（代替YY0310-1998）

7．YY0326.3-2005《一次性使用离心式血浆分离器第3部分：血浆袋》

8．YY0497-2005《一次性使用无菌胰岛素注射器》

9．YY0502-2005《膝关节假体》

10．YY0574.1-2005《麻醉和呼吸护理报警信号第1部分：视觉报警信号》

11．YY0574.2-2005《麻醉和呼吸护理报警信号第2部分：听觉报警信号》

12．YY0574.3-2005《麻醉和呼吸护理报警信号第3部分：报警应用指南》

13．YY0579-2005《角膜曲率计》

14．YY0580-2005《心血管植入物及人工器官—心肺转流系统—动脉管路血液过滤器》

15．YY0581-2005《输液用肝素帽》

16．YY0583-2005《一次性使用胸腔引流装置水封式》

17．YY0584-2005《一次性使用离心杯式血液成分分离器》

18．YY0585.1-2005《压力输液设备用一次性使用液路及附件第1部分：液路》

19．YY0585.2-2005《压力输液设备用一次性使用液路及附件第2部分：附件》

20．YY0585.3-2005《压力输液设备用一次性使用液路及附件第3部分：过滤器》

21．YY0587-2005《一次性使用无菌牙科注射针》

22．YY0591-2005《骨接合植入物金属带锁髓内钉》

23．YY0592-2005《高强度聚焦超声（HIFU）治疗系统》

24．YY0593-2005《超声经颅多普勒血流分析仪》

25．YY1007-2005《立式压力蒸汽灭菌器》（代替YY91007-1999）

26．YY1122-2005《咬骨钳（剪）通用技术条件》（代替YY91122-1999，YY91134-1999）

27．YY1137-2005《骨锯通用技术条件》（代替YY91137-1999）

二．推荐性行业标准

1．YY/T0014-2005《半自动生化分析仪》（代替YY0014-1990）

2．YY/T0111-2005《超声多普勒换能器技术要求和试验方法》（代替YY/T0111-1993）

3．YY/T0163-2005《医用超声测量水听器特性和校准》（代替YY/T0163-1994）

4．YY/T0196-2005《一次性使用心电电极》（代替YY/T0196-94）

5．YY/T0575-2005《硫乙醇酸盐流体培养基》

6．YY/T0576-2005《哥伦比亚血琼脂基础培养基》

7．YY/T0577-2005《营养琼脂培养基》

8．YY/T0578-2005《沙门.志贺菌属琼脂培养基》

9．YY/T0582.1-2005《输液瓶悬挂装置第1部分：一次性使用悬挂装置》

10．YY/T0582.2-2005《输液瓶悬挂装置第2部分：多用悬挂装置》

11．YY/T0586-2005《医用高分子制品X射线不透性试验方法》

12．YY/T0588-2005《流式细胞仪》

13．YY/T0589-2005《电解质分析仪》

14．YY/T0590.1-2005《医用电气设备数字X射线成像装置特性第1部分：量子探测效率的测定》

以上标准自2006年12月1日起实施

三、重要会议及专家视野

2013年全国卫生规划财务工作会议

2013年全国卫生规划财务工作会议于1月17日–18日在上海市召开。会议的主要任务是贯彻党的十八大和中央经济工作会议精神，认真落实2013年全国卫生工作会议总体部署和工作要求，回顾总结并全面部署全国卫生规划财务工作。规划财务司司长李斌同志宣读了陈啸宏副部长的重要讲话，上海市卫生局局长徐建光同志出席会议并致辞。

陈啸宏副部长在讲话中指出，2012年，全国卫生规划财务系统开拓创新、锐意进取，一是通过破除“以药补医”机制，改革医疗服务价格，明确社会资本办医政策，实现了政策方面的3个突破，推进了机制转变。二是通过逐步完善卫生事业发展规划体系，不断加大资金保障力度，稳步推进医疗卫生服务体系和卫生扶贫与对口支援帮扶体系建设，实现了质量方面的4个提升，夯实了工作基础。三是通过完善项目资金监管体系、招标采购制度体系、财务管理体系、大型医用设备配置使用管理体系，实现了体制方面的4个创新，完善了工作体系。四是通过全面开展全国卫生规划财务人员培训，持续推进卫生规划财务信息化建设，不断提升政策研究能力，实现了能力建设方面的3个提高，提高了队伍素质。

陈啸宏副部长结合贯彻落实党的十八大精神，全面阐述了健康不仅对人的全面发展具有基础作用，同时还对经济社会发展具有促进作用；结合当前和今后一段时间经济社会发展形势对卫生规划财务工作提出的新要求，人民群众日益增长的医疗卫生服务需求对卫生规划财务工作提出的新任务，全面建成小康社会、实现人人享有基本医疗卫生服务的目标对卫生规划财务工作提出的新挑战，明确提出了今后一个时期卫生规划财务工作的思路是：以科学发展观为指导，紧紧围绕提高人民健康水平，以落实医改“十二五”规划和卫生事业发展“十二五”规划为抓手，将“人均预期寿命在2010年基础上提高1岁”作为核心工作指标，处理好投入与效益、事业与产业、宏观与微观、局部与整体等“四个方面”关系，着重在资源总量增长、结构调整、薄弱环节、重点工作等“四个方面”下功夫。

陈啸宏副部长强调，2013年是贯彻落实党的十八大任务的开局之年，实施“十二五”规划的关键之年。全国卫生规划财务系统要以深化医改为核心，以落实“十二五”规划发展任务为重点，以提高绩效为目标，一是坚持以改革为中心，加快推进卫生经济领域五项改革、加大医改投入力度、加大资源配置力度，全力做好深化医改各项工作。二是坚持以发展为主题，组织实施卫生事业发展“十二五”规划和医疗卫生服务体系建设，推动经济社会欠发达地区卫生事业发展，夯实卫生事业各项基础。三是坚持以管理为重点，切实加强卫生项目资金监管、经济运行管理、基本建设管理、医学装备管理、集中采购管理，提高卫生规划财务工作绩效。四是坚持以能力建设为基础，深入推进卫生规划财务人员培训工作“335”工程、卫生规划财务信息化建设、“三覆盖一评估”、卫生经济理论和政策研究工作，提高卫生规划财务工作水平。

规划财务司副司长何锦国同志作大会总结讲话。他强调，要认真学习领会陈啸宏副部长重要讲话精神和工作要求，提高“三个认识”，即充分认识医改的核心是卫生经济政策的调整、卫生经济管理是卫生全行业管理的重要内容和手段、卫生经济管理是推动医院规范化、精细化管理的关键；要组织开展预算绩效评价、规划实施评估、公立医院改革、药械招标采购、财务管理科学化精细化单位达标活动试点等“五个试点”；要全力做好落实深化医改工作任务、认真编制区域卫生规划、组织实施体系建设

"1921工程"、强化大型医用设备配置使用管理、认真贯彻落实四个财务会计制度、切实加强项目资金监管、着力提升卫生总费用核算和政府卫生投入监测水平、继续加强卫生经济理论和政策研究工作、深入推进卫生规划财务信息化建设等9项工作。

北京大学中国经济研究中心李玲教授就"政府卫生投入与医药费用控制的关系"作了专题报告，上海、河北、浙江、湖北、青海、陕西、安徽、河南等省市的同志作了大会交流发言。各省（区、市）、新疆生产建设兵团及副省级城市卫生厅（局）主管规划财务工作的负责同志及规划财务处长，卫生部卫生发展研究中心、卫生部项目资金监管服务中心负责同志等约110人参加了会议。

中国PET-MR应用技术座谈会

为了配合卫生部做好甲类大型医学装备PET-MR配置前的准备工作技术，进一步了解目前PET-MR等新型医学装备在国际的发展。中国医学装备协会于2013年2月19日在北京新世纪日航饭店举办了"PET-MR应用技术座谈会"。会议邀请了国内研究PET-MR技术的专家来介绍这项新兴技术；同时也请到北京、上海和广州等地医知名三甲医院的院长出席会议。

会议首先由中国医学装备协会副理事长戴建平以"医学影像发展的机遇与未来"为主题对于PET-MR等新兴医学技术的情况进行了介绍和展望，之后解放军总院的医院的田嘉禾教授对于PET-MR技术在国内临床应用情况进行了介绍，并就该设备在诊疗方面的特点和技术优势进行了分析；会议还邀请了协和医院的金征宇教授和上海的黄钢院长分别以"分子磁共振Biograph mMR的临床应用成果与科研价值"和"分子影像PET-MR将改变医学影像诊断模式"进行了学术报告。

在专家们在介绍了PET-MR技术后各大医院的院长也就该项技术现阶段在医院配置的优缺点进行了讨论。大部分院长对于该项技术都表示了浓厚的兴趣，希望通过引进这样先进的医疗设备来增加医院的诊疗水平，缩短与国际先进医疗水平之间的差距。同时也表示医院在引进PET-MR等先进医疗装备的同时要注重人才的培养，这样才能使得先进的医学装备在诊疗中可以做到物尽其用，从而避免因为知识和人才的匮乏而使得PET-MR这样先进的医疗装备不能充分发挥其诊疗效果的情况。

最后卫生部的主管领导和中国医学装备协会的领导也对会议作了总结。总结首先肯定了PET-MR技术作的先进性，同时也指出作为甲类大型医用设备PET-MR设备具有资金投入量大、运行成本高、诊疗收费价格贵、实用技术复杂和回收成本快的特点，卫生主管部门要做好配置的统筹规划工作，在正式推出专项设备配置管理办法后将在国内部分医院适当配置PET-MR设备，要做到在跟进国际先进的医学技术的同时合理利用资金，最终使这项技术在我国得以推广并且在为患者进行的诊疗中可以起到应有的效果。

第二届医疗器械产业发展与投资CEO峰会

2013年3月16-17日，由上海市浦东新区生物产业行业协会医疗器械专业委员会主办，荣格工业传媒集团承办的第二届医疗器械产业发展与投资CEO峰会将在上海世纪皇冠假日酒店召开。国内外医疗器械领先企业CEO及高层领导，权威医学专家，国内外知名投资机构负责人，行业协会领导及主流媒体记者等200多位嘉宾将出席本次峰会。

中国医疗器械产业发展和投资日益活跃，国家战略性新兴产业政策导向和国内医疗卫生机构装备的更新换代需求，使中国成为了巨大的医疗器械消费市场。未来5年中国医疗器械市场将保持每年约20%左右的增长速度，是世界医疗器械市场增长速度的3倍。到2015年中国医疗器械市场规模将达到4200亿人民币，约占全球市场规模的16%。中国医疗器械产业迎来了重要战略发展机遇。在面临机遇的同时，我国的医疗器械产业也面临着挑战。

此次峰会将聚集国内外医疗器械企业高层、资本投资家、学术研究权威、医学专家、政府政策制定者和医疗监管者六方医疗领域高端人士，共同探讨医疗领域的创新技术、成果转化与融资策略、产业发展、投资策略、收购兼并、IPO上市与资本运作等主题，促进医疗器械产业与投资的合作。

本次峰会将聚集包括西门子医疗、强生医疗、微创医疗、科惠医疗等国内外医疗器械领域领先企业的高管；IDG技术创业投资基金、华平投资、红杉资本中国基金、软银中国、同创伟业、启明创投、君联资本等一流的国际和国内风险投资机构负责人。

承蒙各方对首届会议的认可和支持，峰会保留了之前的医疗器械热门专题，即心脑血管、骨科及口腔科器材、诊断试剂及设备、先进医疗影像设备、生物材料、微创外科技术产业、医疗信息化和智慧医疗七个板块。今年的峰会在此基础上增加了风险投资私募资金并购与项目路演、植入式医疗电子和医疗产业政策与医疗园区建设三个新的专题。同时峰会邀请了来自产业界、投资界和政府的三位权威专家，分别就中国医疗器械产业发展趋势、国际国内医疗健康领域投资现状和趋势、国家医疗产业政策和发展战略做大会报告。

第二十五届国际医疗仪器设备展览会

2013年3月30日，第二十五届国际医疗仪器设备展览会（以下简称为CHINA MED 2013）在北京国家会议中心胜利落幕。CHINA MED由中国人民解放军总后勤部卫生部、中国国际贸易中心股份有限公司、惠通兴业国际展览（北京）有限公司和杜塞尔多夫展览（上海）有限公司共同主办，至今已成功举办二十五届。

这场亚洲领先的医疗器械行业贸易展览会共吸引了来自中国、德国、日本、意大利、美国等22个国家和地区的540家知名企业在32,000平方米的展场上推陈出新，百家争鸣，其中包括规模盛大的德国国家展团，以及北美、欧洲、亚洲品牌区等特色展览专区，国际展商比率占35%。共有来自40余个国家的地区的40,000余人次参观了本届展览会。规模较上届稳中有升。超过50%的观众来自于国内经销商、医院、品牌代理商，此外，医疗器械生产厂家、进出口贸易商、科研单位和相关卫生医疗机构也是观众的主要来源。

三天的展览期间，现场观众始终人流如织，展厅内充满着热烈的交流氛围。首次亮相的军队医疗设备建设专项展示区和同期举办的“军队医药卫生科技成果推广转化展览会”尤其受到欢迎，观众饶有兴趣地在各展位前驻足参观，了解来自军队医药卫生领域的研发成果，积极洽谈合作。许多参展商表示和现有客户及潜在新客户均进行了卓具价值的探讨，他们对于展会观众数量之多与质量之高非常满意，对于展后的持续联络和贸易合作也十分看好。而根据现场调查数据，98%的观众亦对参观CHINA MED 2013感到满意，认为此行达到了既定目标。多数观众表示下届还会继续前来观展。

除了内容丰富的产品与技术展出，高端学术会议也是CHINA MED必不可少的组成部分。20多场针对医学影像、医疗卫生、临床技术及招标采购等课题举办的论坛和研讨会，以权威、专业的水准与内容吸引了共4000余业内同仁共聚一堂，会议几乎场场爆满。与会人士热烈探讨了关于放射肿瘤治疗学、超声医学、现代核医学诊疗技术、生物医学工程、卫生信息化、创作骨科、检验医学、康复理疗等热门领域的现状与发展趋势。高素质的展示内容和逐年提升的会议档次受到业内交相认可与称赞，是CHINA MED成为亚洲医疗仪器行业商贸沟通、及实践交流最佳平台的关键所在。

不断升级的技术革命与持续扩大的医疗需求带动中国医疗仪器与设备产业迅速成长，CHINA MED一直紧随市场潮流，与时俱近，每一年都以全新的面貌和规划为展商搭建展示品牌形象、推广新产品与技术的舞台，引领医疗器械行业发展风向，激发投资与合作的新契机。

展会网址：www.chinamed.net.cn

第69届中国国际医疗器械（春季）博览会

2013年4月17日—20日，亚太地区最大的医疗器械及相关产品、服务展览会——第69届中国国际医疗器械(春季)博览会（CMEF 2013 Spring），在深圳会展中心隆重举行。

本届医博会以“创新科技 智领医疗”为主题，携手来自全球20多个国家/地区的2700多家参展企业，如世界知名企业GE、飞利浦、西门子、新华医疗、东软、中国科学器材、蓝韵、鱼跃、迈瑞、锐珂等众多业内领先企业均悉数参展，它们带来了目前世界医疗科技领域最新技术和创新产品，展会期间有600多项最新医疗技术或产品在会上发布。

展会同期还举办了第六届中国体外诊断产业高峰论坛和2013年第五届中国医学影像学科融合高峰论坛两大高端学术活动，以及涉及政策解读、临床科研并围绕医疗领域创新技术和产品展开的60多场高水平专题论坛和学术会议。

CMEF致力于打造融创新、贸易、学习、交流四大功能于一体的行业“云平台”。展会期间，主办方国药励展联合中国医药报社、中国医疗器械行业协会共同发起了“中国医疗器械企业诚信体系建设倡议”活动启动仪式，新华医疗董事长赵毅新女士代表医疗器械企业在启动仪式上宣读了：中国医疗器械企业“行业自律、诚信至上”倡议书。随后，在场企业嘉宾在倡议书卷轴上郑重签署，书写了庄重的承诺与倡议。

中国医药集团副董事长、党委书记、国药励展董事长王丽峰，卫生部原副部长、中国医学装备协会理事长朱庆生，国家食品药品监督管理总局袁林、王宝亭、张志军、中检院医疗器械检定所所长杨昭鹏，深圳市人民政府副市长吴以环，深圳市政协副主席王学为，中国医药报副社长午荣彬、国药励展董事总经理胡昆坪等嘉宾和来自政府部门、相关协会、海外机构，知名企业的众多人士在场共同见证了“中国医疗器械企业诚信体系建设倡议启动活动”的重要时刻。

据统计，展会期间共有来自全球100多个国家和地区的15万人次专业观众到场参观。

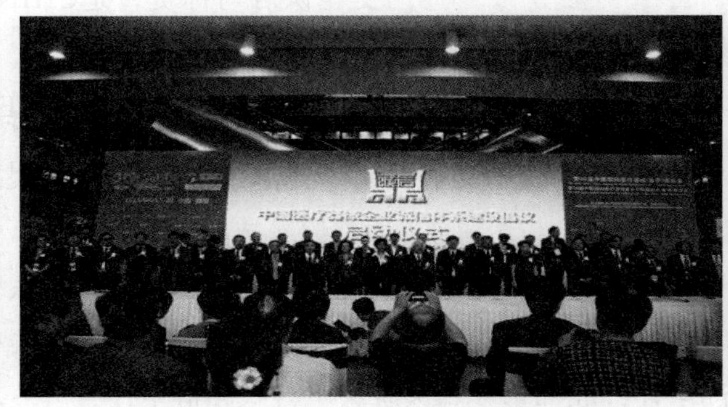

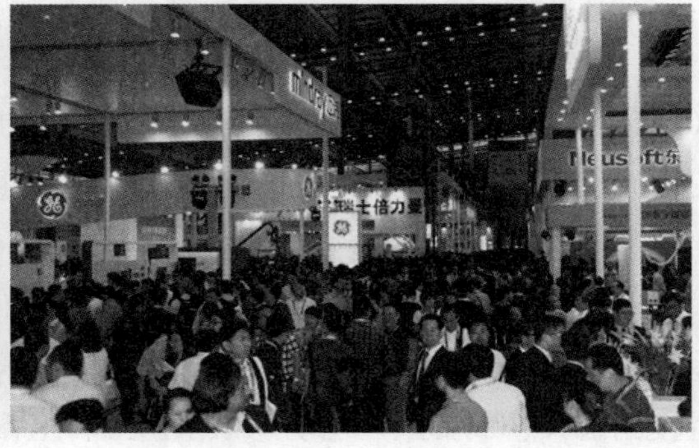

中国医学装备协会医学装备技术保障专业委员会第四届学术年会

中国医学装备协会医学装备技术保障专业委员会第四届学术年会于2013年5月24日在厦门隆重召开，会议由中国医学装备协会医学装备技术保障专业委员会主办，《中国医学装备》杂志社和中国医学装备网协办。来自全国各地的100多位专业委员会委员和会员出席会议。

大会由专业委员会副主任委员尚长浩主持。中国医学装备协会常务副理事长赵自林莅临大会并做重要讲话，他对委员会近一年所做的工作给予了充分肯定，并进一步指出医学装备管理在医院管理中的重要地位，阐明了临床工程学科建设对医疗事业发展所起的关键作用，以及医学装备质量控制在提高医院诊疗水平，保障患者安全过程中所担任的重要角色。希望医院的医学装备管理人员和工程技术人员能够切实贯彻卫生部医学装备管理办法，提高医学装备管理的水平，并预祝大会圆满成功。

本届年会以“努力推进临床工程学科建设，切实提高医学装备技术保障水平”为主题进行学术交流。专业委员会主任委员严汉民教授做了题为“努力推进临床工程学科建设，切实提高医学装备技术保障水平”的报告，从加强学科建设的必要性，学科建设的实施、规划以及与日常工作的关系三个方面阐述了临床工程学科开展学科建设的必要性，并指出了进行学科建设的方法。中国计量科学研究院生物所所长刘文丽以建立医学计量体系，推动医学计量发展为题，就如何做好医学计量工作进行了细致讲解；中华医学会医学工程分会副主任委员、南京军区总医院医学工程科主任汤黎明介绍了医院医学工程科学科建设的思考和途径；专业委员会常委白玫、田金、王建国等专家就医院开展临床工程学科建设、医学装备管理、医学装备质量控制方法等议题做了精彩的报告。

与会代表一致认为本次年会是一次高水平的大会。

2013年全军医工科主任联席会议

2013年6月22日，由成都军区昆明总医院承办的“全军医学工程专委会临床医学工程分会成立大会暨全军医工科主任联席会议”在昆明召开。总后勤部卫生部药品器材局纪春雷副局长、成都军区卫生部高国民副部长、大坪医院周林院长以及学会主委王政等专家出席了会议。会议由解放军总医院医技部主任周丹主持。

大坪医院周林院长，南京军区南京总医院医工科汤黎明主任、姜宗义教授，新桥医院设备科种银保主任，武警总医院医务部彭碧波副主任，解放军第307医院医工科张鹏主任，解放军总医院医务部器械处李世俊副处长，成都军区昆明总医院医工科王振洲主任，成都军区总医院医工科张超群主任，解放军第255医院郑晓东副院长，广州军区武汉总医院医工科李怡勇主任，解放军第175医院器材科严潭主任分别就医工科的战略转型、应急保障、耗材管理、学科建设、医疗器械不良事件管理以及远程检测等问题进行了学术交流。

来自全军三级甲等医院主管医疗器械工作的负责人、专家和代表近90人参加了会议。

中国医学装备协会第二十二届学术年会

2013年7月25日，中国医学装备协会第二十二届学术年会在素有“世界最美港湾”之称的青岛隆重召开。原卫生部副部长、中国医学装备协会理事长朱庆生教授，国家食品药品监督管理总局医疗器械监管司巡视员王宝亭，国家卫生和计划生育委员会规划与信息司副司长齐贵新，工业和信息化部消费品工业司副司长吴海东，国家卫生和计划生育委员会财务司副巡视员刘魁，中国医学装备协会常务副理事长赵自林、副理事长王东升、副理事长兼秘书长白知朋，青岛市卫生局副局长周长政，中国医疗器械行业协会会长、山东新华医疗器械股份有限公司董事长赵毅新以及来自山东、青海、河北、河南、广西等省市自治区卫生厅（局）和山东、广东、河南、江苏等卫生经济学会的领导出席了本届年会。

本届年会以“加强质量管理、提高医学装备水平、增强医疗服务能力”为主题，着重研讨我国卫生事业改革发展中的医学装备研发、注册、采购、管理、质量控制与安全保障、售后服务、市场需求等问题，交流医学装备各学科的新理论、新知识、新技术和新方法。本届年会同期举办“2013 中国医学装备技术博览会”，并且首次开展“医学装备管理先进集体和先进个人”的表彰活动。年会除设主体峰会外，还举办了26场专题学术论坛，分别由协会和各专业委员会及企业组织交流当前医学装备的最新技术和应用经验。同往届年会相比，今年各分论坛的学术气氛更浓厚，更注重研讨交流的质量。参加本届年会的会员、理事、专家、企业代表及专业观众共计3000余人，参会人数、办会规模均堪称历届年会之最。

中国医学装备协会理事长朱庆生教授在开幕致辞中指出，2013年是全面实施“十二五”医药卫生体制改革的关键之年，医学装备的产业发展和配置管理也面临新的机遇和挑战。国家卫生计生委、国家发改委、国家食品药品监督管理总局、国家科技部等有关部门已经出台了一些政策措施，鼓励和扶持我国具有自主知识产权的医疗器械产业发展，一些新的措施和办法近期还可能出台。国家卫生计生委也相继制订了加强医学装备管理一系列规章制度。中国医学装备协会作为政府主管部门的参谋助手和企业与医疗机构的桥梁纽带，将着实发挥服务职能，全力配合政府、企业和医疗机构落实各项政策措施。今天我们在青岛召开年会的目的就是要在国家战略规划和方针政策的指导下，统一思想、明确目标，理清思路、谋划方略、破解难题。开好本届年会，对于正确理解和贯彻落实我国“十二五”医学装备产业发展及配置管理规划和相关政策，理清发展思路，规范管理措施，从而对进一步加强我国医学装备的水平和科学管理，促进我国医学装备产业的科学发展都有着重要的意义。

中国医学装备协会作为我国医学装备领域唯一的国家一级协会，坚持以服务为己任，求真务实，开拓创新，扎实开展工作，得到了政府主管部门的大力支持和各位会员的充分信任。本届年会无论从内容、形式和规模上来看，都比往届年会有所突破和发展，这说明大家对医学装备事业的重视程度有了很大的提高，也说明协会的凝聚力和影响力有了进一步的增强。希望各位会员、理事振奋精神，再接再厉，扎实工作，在政府主管部门领导和各位理事、会员及业界广大同仁的热情支持下，把协会的各项工作做得更实、更高、更好，努力开创中国医学装备协会工作的新局面。

在国家卫生和计划生育委员会的领导下、在兄弟单位的大力协助和共同努力下，中国医学装备协会第二十二届学术年会获得了圆满成功。

全国食品药品医疗器械检验工作座谈会

2013年7月25日-26日，全国食品药品医疗器械检验工作座谈会在内蒙古自治区鄂尔多斯市召开。国家食品药品监督管理总局党组成员孙咸泽出席会议并讲话。

孙咸泽指出，我国食品药品安全形势总体稳定向好，但食品产业量大面广、发展水平参差不齐，药品领域高科技造假等问题比较突出，必须依靠科学技术有效规避和化解风险。特别是食品药品监管体制改革后，监管部门任务更加艰巨、责任更加重大，因此更要重视和加强检验检测工作。检验检测是食品药品监管的基石，检验检测系统是监管工作必须始终依靠的力量。

孙咸泽强调，整合检验检测资源，推进检验检测体系建设是职能转变中重点加强的内容。食品药品检验检测系统要抓住机构改革契机，适应食品药品监管工作新需要，完善和加强食品药品检验检测能力，建立起以国家检验检测机构为龙头、省级机构为骨干、市县两级机构为主体、第三方检测机构为补充的检验检测体系；要优化管理体制，科学制定管理制度，理顺上下关系，形成检验检测系统的整体联动、运行顺畅的体系；要加快信息化建设，加强关键技术、快检技术和高新技术的攻关研究，加强检验检测能力建设，不断提高食品药品监管工作的科学化水平。

会上，中国食品药品检定研究院院长李云龙表示，检验检测工作正处在转型升级的关口，中检院改革进度和省级机构同步。改革期间，检验检测系统要有大局观，服从监管需要、服务公众健康需求，全力打造中国药检升级版。

县级医院医疗放疗设备配置座谈会

2013 年7 月25 日下午，中国医学装备协会放疗装备技术专业委员会在青岛会展中心5602 会议室召开了“县级医院放疗装备配置座谈会”，针对当前我国县级医疗机构肿瘤发病急治疗情况，以及放疗在肿瘤治疗中作用和相关装备配置情况进行了研讨交流。会议由中国医学装备协会副理事长王东升主持。

朱庆生理事长、赵自林常务副理事长，国家卫生计生委规划与信息司齐贵新副司长、李军博士，国家食品药品监督管理总局王宝亭巡视员等领导出席了大会。来自河北、山东、河南、湖北、湖南、青海、山西、江苏、广东等省厅规财处室主管领导及部分经济学会代表，放疗专委会主任委员、中国医学科学院肿瘤医院首席物理师胡逸民教授，副主任委员、301 医院放疗科王连元教授、北京协和医院邱杰处长、北京肿瘤医院朱广迎主任、青岛肿瘤医院副院长马学真等专家，以及来自山东、河北、江苏、新疆等地区部分县级医院代表、业内企业共50 多人与会。

会议紧紧围绕主题开展了学术交流，胡逸民教授做了我国肿瘤放疗设备——医用加速器现状及未来的报告；马学真主任做了装备配置与学科发展的报告；瓦里安、医科达、山东新华等企业就自身技术及配置使用建议分别作了报告，青岛即墨人民医院放疗科主任夏怀玲就县级医院放疗设备使用和工作开展情况做了报告。大家共同认识到我国人口基数庞大，人口老龄化，肿瘤高发，放疗是肿瘤治疗非常有效的方式，但我国放疗装备配置数量远远不够，出现了大量病患聚集大中城市医疗机构，相关科室出现了患者爆满、机器超负荷运转，病人看病难、看病贵，非常不方便，如果县级医院能够配置一定标准的放疗装备将很大程度上减轻病患负担、提高肿瘤治疗效果，对达到大病不出县非常必要。会议专家和有关省厅代表建议国家相关专管部门能够进一步支持我国放疗事业发展，放宽配置限制，加强使用管理，培养合格人才，在县级医疗机构扩大配置数量，造福患者。

省厅相关负责人也表示学到了很多内容，确实感觉到了我国放疗设备配置数量不够，应该下放更多的配置指标。会后规划与信息司齐贵新副司长、李军博士表示要总结会议内容上报相关领导。

首届中国妇幼医学装备与技术高峰论坛

2013 年7 月25 日–26 日，由中国医学装备协会妇幼医学装备与技术专业委员会、中国疾病预防控制中心妇幼保健中心联合主办的“首届中国妇幼医学装备与技术高峰论坛”在青岛国际会展中心召开。原卫生部副部长、中国医学装备协会理事长朱庆生，国家卫生计生委妇幼健康服务司副巡视员张伶俐，中国医学装备协会副秘书长孟建国，中国疾病预防控制中心妇幼保健中心主任、中国医学装备协会妇幼医学装备与技术专业委员会主任委员张彤，以及来自全国24 个省(区、市) 各级妇幼保健机构的负责人、部分妇幼医学装备生产企业代表和及专家学者共计140 余人出席了论坛。

论坛首先由妇幼中心政研室副主任罗荣介绍了“妇幼保健机构基本标准”研制情况，与会代表围绕基本标准的制定展开了讨论，根据工作实际，从不同侧面提出了建议和意见。随后由妇幼中心科教部主任杨琦介绍了妇幼医学装备与技术专业委员会2013–2014 年度科研课题发布情况，得到了与会代表的积极响应。

论坛以“与妇幼医学装备同行共建、共享、共赢”为主题进行了学术交流。妇幼中心政研室副主任罗荣就“妇幼保健机构装备现状与发展”、北京大学人民医院赵昀副教授就“妇科常见疾病筛查诊治技术进展”、南京市妇幼保健院妇女保健所吴江平所长就“产后康复的实践与发展”、妇幼中心儿保部蒋竞雄研究员就“儿童保健规范化门诊”、贵阳市儿童医院刘玲主任就“新生儿重症监护技术进展”、北京工业大学张松副研究员就“妇幼医学装备的选择与评估”等议题做了精彩的报告，与会者一致认为本次论坛是一次高水平的学术大会。

中国“CT技术新进展论坛”

2013 年7 月24–27 日，中国医学装备协会第22 届学术年会在美丽的海滨城市青岛召开。25 日，由中国医学装备协会CT工程技术专业委员会举办的“CT 技术新进展论坛”如期举行。中国医学装备协会常务副理事长赵自林、副理事长兼秘书长白知朋出席了会议，CT工程技术专业委员会主任委员、各副主任委员、常委、委员以及医疗设备公司飞利浦、东软、西门子、恒瑞、济南万华作为主讲参加了论坛，论坛参会人数达到了230 余人。论坛由CT工程技术专业委员会副主委兼秘书长郭京海主持。

此次论坛讲座主题为“CT技术新进展论坛”，论坛上，八位专家就当前医学影像技术的发展和医学影像数字化的建设这两大方面展开讨论，涉及到了绿色医疗关注CT技术、数字化医院的建设与发展、320CT的临床应用、医学图像后处理技术与应用、CT能量成像技术应用、探测器技术的比较、八轴机器人C 臂血管造影系统高端神经临床应用、高端CT肺部肿块灌注成像研究及其相关应用优势、低剂量技术心血管系统成像初探、第二代双源CT 的技术与发展若干方面的内容，从各个角度依次做了精彩而详细的讲解，和与会代表进行了多方位的互动交流。专家们以患者不断提高的医疗服务水平需求为出发点，对当前医学影像服务、技术、管理这几个方面作了系统而全面的总结和反思，提出了不足和缺陷，为今后影像技术的发展和改进指明了方向。北京地区基层医院就数字化影像的现状、车载MRI 的运输与维护也就各自目前最新设备及技术特点做了详细的介绍和讲解，充分展现了现代医疗设备不断倾向于人性化的特点。

此次论坛形式独特，内容充实丰富，学术性强，针对性强，给在场的医学界同仁上了有意义的一课，拓宽了大家的视野，进一步激发了大家的学习和研究兴趣，收到了很好的效果，受到了与会代表的一致好评。

中国医学装备协会医学实验室装备与技术分会第十届学术年会

中国医学装备协会医学实验室装备与技术分会第十届学术年会于2013年7月25日在青岛市召开。中国医学装备协会常务副理事长赵自林应邀莅临指导。分会副理事长李建民受吕兆丰理事长委托致开幕词。感谢赵自林常务副理事长和与会全体同志在百忙之中抽出时间冒着酷暑出席会议并预祝年会圆满成功。赵自林常务副理事长热情致辞，高度肯定和赞扬了分会的工作，并就如何加强分会建设和进一步加强产、学、研、用相结合，尤其是要加强企业会员参与研发等工作发表了重要意见。

学术年会是广大会员开展学术研究和交流的平台。效益和安全是实验室装备技术学术研究工作永恒主题。第十届学术年会主题是：“创新服务与管理，提高资源配置效益”。会议由曾广定副理事长主持。首都医科大学研究员吴兵作题为“医学装备的现状与效益分析”的主题报告；同时，还有五篇学术交流报告。本届学术年会主题明确，讲求实效。具有以下特点：

一、论文评选作为年会的一个重要组成部分，我会每两年开展一次。以鼓励会员总结工作成果、开展理论研究和实践探索。今年参评论文为历年最多，已收到54篇，其中不少论文具有创新性和实用性，现已组织专家评选。评选结果将在第三届第一次理事大会上表彰。论文评选工作体现了学术研究的广泛性和水平，同时也促进了人才队伍建设。

二、学术年会对推动行业创新发展发挥了重要作用，引起了全会理事、会员和业内人士的关注、支持和参与。为了提高学术年会和参评论文整体水平，本届年会特邀了北京大学医学出版社责任编辑作题为“提高医学论文质量的方法与技术知识”的报告，以提高论文的科学性、创新性、实用性、规范性、可读性。

三、我会组织编著的《医学与生物学实验室安全技术管理》一书也在本年会期间修订再版发行。作为一项研究成果、该书为目前国内较全面的医学与生物学实验室安全技术管理的规范论著，也是业内工具参考书和培训教材，标志着一门学科框架正日趋形成。

四、我会作为民间社团，其会员成分涵括业内各个专业领域。学术活动应具广泛性，同时也应注意均衡性。今后应鼓励企业会员更多地参与开发研究项目，多写论文，以促进成果转化。

当日上午，全体与会同志集体参加了总会第二十二届学术年会。认真聆听了大会的主题报告和专业发言。会议就深入我国医疗卫生体制改革与推进医疗设备发展；医疗器械监管工作现状与展望；生物医学产业研发、生产状况和政策措施，以及医学装备促进医学科学进步创新和新技术、新方法、新设备推广应用等重要问题进行了精辟的论述和交流。大会非常成功，为我们开阔了眼界理清了思路，为我们进一步开展医学实验室装备与技术理论研究和实践探索指明了方向。

2013中国医学装备磁共振分论坛暨 2013年MRI医学装备专项评估选型中期结果发布会

2013 年7 月25 日下午，中国医学装备协会磁共振成像装备与技术专业委员会于中国医学装备协会第二十二届学术年会期间，在青岛国际会展中心5 号馆5502 会议室召开2013 中国医学装备磁共振分论坛暨2013 年MRI 医学装备专项评估选型中期结果发布会。来自全国十家MRI 企业代表、专委会委员、专家代表共计80 人参加了本次会议。中国医学装备协会常务副理事长赵自林，国家食品药品监督管理总局王宝亭巡视员，国家卫生和计划生育委员会规划与信息司齐贵新副司长、李军博士，中国医学装备协会唐日晶副秘书长出席了会议。韩鸿宾秘书长主持会议。

赵自林常务副理事长对磁共振成像装备与技术专业委员会自去年8月成立以来所做的工作给予充分肯定，指出目前国产医疗设施存在的问题，同时希望借助医学装备的平台提高自身技术水平，并进行自主创新，从而促进产业发展，并对将来发展提出期望，提出国内企业应针对国内医院的现有情况提供相应的医疗设备，并再次强调要重视评估选型工作。

王洪教授围绕本次会议主题初步公布了“2013 年MRI 医学装备专项评估选型中期进展情况报告”，发布了2013 年国家卫生计生委医用磁共振装备专项评估选型工作落实情况，针对实际考察各磁共振生产厂家的情况，着重强调了“医用磁共振装备专项评估选型工作重要性，并部署医用磁共振装备专项评估选型后续工作任务。

张国平主任介绍了磁共振装备MRI在中国医疗资源和信息共享推进工程中的作用，磁共振专委会委员、会员单位与企业代表专家围绕我国磁共振产业的发展策略展开深入讨论，并对超导及永磁磁共振在中国的机遇与挑战、MRI工程技术的最新进展等主题展开讨论。

韩鸿宾秘书长在总结中代表专委会及本次会议的组委会，表达了对国家卫生计生委、工信部、中国医学装备协会各级领导的感谢，并强调，自去年专委会正式成立以来，通过几次的专题讨论，专家、企业代表对现阶段我国医用磁共振成像产业发展的策略的认识逐渐深入而全面，并且通过实地考察，多轮多方讨论，这些认识和专业观点已经转化为对以往评估选型工作策略和方法的改进：1、客观、科学的工程技术评估：将高场和低场设备分类评估增加了企业现场考察，更加客观的对企业生产、研发的硬软实力进行综合评价；2、增加现场评估指标：本着为广大用户负责、为政府负责的原则和态度，增加了对企业用户的现场考评。相信上述举措和改进一定会对未来我国磁共振成像市场的良性发展起到了积极的推动作用，也为专委会未来工作开展与推动打下了良好的基础。

第22届中国国际医用仪器设备展览会暨技术交流会

2013年8月16日–18日，第22届中国国际医用仪器设备展览会暨技术交流会与2013中国卫生论坛、中国医院论坛同期同地成功举办。

展会由国家卫生和计划生育委员会和21个省市卫生计生部门支持，国家卫生和计划生育委员会国际交流与合作中心、中国医院协会、中国医学装备协会共同主办。

展会坚持分区展示，特设14个专业展区。展品涵盖预防、诊断、治疗、康复、护理等多个领域。每个展区都有对应企业、用户和专业观众需求而举办的学术、技术交流活动，多达103场，376个专题。2013年除常规展示外，组委会还特别策划组织了“面向基层、走进非洲”卫生适宜技术示范展区、“健康生活方式从这里起步”主题展区及英国国民医疗卫生服务体系（NHS）65周年体验展区。并开设大众开放日，吸引普通观众参观和体验，加深社会对医疗卫生事业的理解，促进健康行为的养成。

2013中国卫生论坛主体部分是16日举办的以“新形势下的中非卫生合作重点领域”为主题的中非部长级卫生合作发展会议。围绕该主题，17日的论坛活动直面中非共同的卫生挑战，倡导“健康寓于万策，实现可持续发展”的理念，聚焦医药卫生改革与发展、全球卫生人才培养、适宜技术、慢病防控，关注中非及全球卫生合作，发现和培养青年卫生领袖。

2013中国医院论坛的主题是“改革发展、质量安全”。主论坛分别从卫生、经济学和社会契约的角度进行主题演讲；分论坛12场，内容包括患者安全和医疗质量、县级医院改革与能力建设、医疗模式的改革与创新、医生多点执业的困境与出路、百年医院的积淀与传承、自媒体背景下的医方传播、后勤管理与绿色医院建设、医院感染管理与科学防控、优质护理与管理创新、人力资源思路开发与方法创新、精益医疗—全球医疗服务最佳实践、器官获取组织（OPO）的构建与管理。

多年来，展会组委会始终致力搭建集中采购工作调研平台，政府、行业、产业、专家学者和社会沟通交流的平台，以及国际交流平台，为卫生事业发展服务，为参展企业服务，为采购单位服务，为专业观众服务。

第23届中国国际医用仪器设备展览会暨技术交流会将于2014年8月15日–17日在国家会议中心举办。

2013急救医学技术及装备大会

中国医学装备协会急救医学装备专业委员会主办的“2013急救医学技术及装备大会” 于2013年8月31日在浙江杭州举行。中国工程院院士俞梦孙、中国医学装备协会副理事长兼秘书长白知朋、国家药监总局药品评价中心医疗器械监测与评价处处长董放、美国ECRI研究院(Emergency Care Research Institute)副总裁Jinlor等莅临大会，来自全国各地的200余名急救医学、护理和医学工程专家出席本次会议。大会由解放军总医院医务部副主任周丹主持，中国医学装备协会副理事长兼秘书长白知朋代表中国医学装备协会致辞，并预祝大会圆满成功。

大会举办了“救援体系及其模式”、“院前急救及装备”、“院内急救与装备”3个分论坛，共同深入探讨急救装备的合理配置、安全应用与发展趋势，加强了医护人员与临床工程师间的对话、交流.

会议期间还举办了“医疗器械不良事件调查及管理资质培训与考核”培训班，邀请ECRI高级经理Tim Ritter进行授课，全面介绍了美国医疗器械不良事件调查的方法与操作经验，作为国内首次引进的培训，学员反响热烈，培训效果良好。

大会同时举办了“医院感控创新管理模式介绍会——301医院“品管圈”经验分享”。解放军总医院感染管理科护士长高岩及6位监护室护士长汇报了该院“品管圈”工作成果，诠释了以“品管圈”活动为基础的“301标杆”质量管理模式。参会代表表达了对解放军总医院开展品管圈活动的肯定，特别是清华大学医院管理研究院刘庭芳教授对该院开展品管圈活动的组织模式、执行质量、实际成效给予了高度评价。

本次大会的会议内容紧凑、学术性强，是一次高水平的大会，受到与会代表的一致好评。

2013年第三届中国医疗器械高峰论坛

没有创新，产业难发展，市场难拓展。如何以创新为支点，撬动高端医疗器械行业的发展，成为业内人士关注的焦点。2013年9月17日早上，由苏州生物纳米科技园（BioBAY）主办的第三届中国医疗器械高峰论坛(Device China2013)在苏州工业园区独墅湖畔开幕，会议围绕“创新”为主题，国内外业界精英集聚苏州，探讨如何破解产业创新难题。

中国医疗器械高峰论坛是国内当前唯一聚焦高端医疗器械的行业峰会，已成功举办过两届，在业内取得了良好的口碑和反馈。本届论坛紧扣“创新”主题，吸引了超过300位中外医疗器械行业精英共襄盛举，共谱中国医疗器械“创新”时代。论坛通过主题演讲、专题讨论、医疗器械企业展示等形式展开一系列深入的专业交流和沟通，全面回顾与展望全球医疗器械行业发展、精心解读国家政策对行业发展的扶持、分享跨国医疗器械公司最新发展动态及其战略收购实例，用一场场的头脑风暴来推动医疗器械行业的创新发展。

本届论坛获得资本和行业巨头关注，来自奥博医疗资本、德勤、美敦力、红杉资本、通和资本、北极光创投、美国雅培、及中国医疗器械行业协会等相关高层及专家学者都受邀与会，围绕“跨国公司投资与并购”、“国家对医疗器械行业的发展规划”、“心血管医疗器械的创新”等热点话题进行探讨。在主题演讲环节，会议邀请到中国医疗器械行业协会常务副会长姜峰等嘉宾，从行业概况、临床实践、市场战略、政策法规等多个层面指导中国医疗器械行业发展，完整呈现医疗器械行业最前沿动态。

今年会议依然延续了去年反响很好的企业路演环节，吸引了11家优秀创新企业前来一展身手，其中有4家企业来自苏州生物纳米园，这片创新企业的集聚地目前已聚集了350余家高科技研发企业，并形成了新药研发、医疗器械、医药服务外包、生物技术、纳米技术等产业集群，成为近7000名高层次研发人才集聚、交流、合作的创新社区。其中，园内已集聚了80余家像桓晨医疗、飞依诺科技、瑞尔通医疗、维林光电等一批自主创新型医疗器械研发生产企业，并有14家企业获得51个医疗器械产品注册证，园内已形成了独具特色的体外诊断与医疗器械产业集群。

在致辞中，苏州市委常委、园区工委书记表示，为了推动包括医疗器械行业在内的生物医药产业持续健康发展，今年年初，园区相继出台了进一步促进生物医药产业发展的系列政策，力争用五年左右的时间，将园区建设成为中国生物医药产业人才最集中、产业环境最完备、创新要素最完善、创新能力最强的生物医药产业园之一。

苏州生物纳米园 CEO 刘毓文表示,我们希望通过中国医疗器械高峰论坛的持续举办，搭建国内首选的医疗健康产业高端合作交流平台，营造一流的创新创业环境，也让全球医疗健康领域精英们能够在苏州工业园区进一步寻求深入合作，共同推动中国医疗健康事业的发展。

中国医疗器械创新与发展高峰论坛

2013年10月10日上午，第五届中国（本溪）药交会的最后一项活动，2013中国医疗器械创新与发展高峰论坛暨医疗器械高新技术交易会在中国药都召开。论坛和交易会由省政府主办，省科技厅、省卫生厅、省食药监局、本溪市政府、辽宁海凭国际医疗器械产业园有限公司承办。副省长刘强出席开幕式并讲话，本溪市委书记江瑞致辞，市长高宏彬主持开幕式。12家企业和学校现场签署入驻药都医疗器械园协议。

国家食品药品监督管理总局医疗器械司巡视员王宝亭、中国医疗器械行业协会常务副会长姜峰，省科技厅厅长刘晓东，省科技厅副厅长巩黎明、省卫生厅副厅长韩明惠、省食品药品监督管理局副局长王宇平，副市级干部于海，本溪太子河经济技术开发区党工委书记（副市级）、市政府秘书长关绍威出席开幕式。北京海凭高科投资发展集团有限公司董事长宋广征等国内外医疗器械相关行业知名企业家、高层管理者和专家学者、行业协会、投资商、服务商、海外学子等400余人参加交易会。

江瑞在致辞中首先代表本溪市委、市政府向与会领导和嘉宾表示热烈欢迎。他表示，经过5年多的建设，中国药都已累计引进各类项目200多个，积蓄产能超千亿元，引进6所高校，以产业为支撑的沈本新城建成区面积超过20平方公里，集聚人口15万人。其中我们规划建设了中国药都医疗器械产业园，已经有相当一部分生产和销售医疗器械的企业相继入驻，一批具有自主知识产权的高科技医疗器械产品成功地进入了国际、国内市场，目前正在积极申报国家级医疗器械科技产业基地。在本届药交会中，省卫生厅和本溪市政府共同主办了由省内14个市的卫生行政、药监部门，省内118家三级医疗机构和药都44家医药生产企业参加的对接联系会，数十家医院与园区内医疗器械生产企业签订了合作协议，还有一些医疗机构与药都企业正在深度对接中。这一举措极大地提高了药都企业产品在全省乃至全国医药市场的知名度和影响力，对中国药都生物医药产业的健康快速发展起到了积极的推动作用，同时也在传递一个信息，就是辽宁省对在药都投资的企业、对在药都生产的产品，市场是开放的、优先的。9月30日，陈政高省长到药都进行专题调研和现场办公，对药都建设给予了高度评价，并要求中国药都要尽快形成城市规模、经济规模、企业规模和人口规模，以更大的决心和更大的气魄开启中国药都建设的新里程。这为中国药都的发展进一步明确了目标、指明了方向。我们正按照省委、省政府的部署，进一步坚定信心，乘势而上，努力实现“四个规模”，坚定不移地把中国药都建设得更好，用实际行动来回报省委、省政府的关心和支持，用诚信的行动来回报到药都投资的企业家朋友和170万本溪人民。我们将锲而不舍、义无反顾地将药都建设得更好、更加成功。此次论坛暨交易会，是第五届中国(本溪)药交会系列活动的一部分，为国内医疗创新企业提供了很好的交流平台。我们竭诚地欢迎大家把科技成果、资金项目和先进的管理理念带到本溪，我们也将秉承“本是万物之根，溪乃四海之源，本本分分做人，点点滴滴做事”的本溪精神与各位朋友一起携手共创美好未来！

副省长刘强在讲话中说，我们举全省之力在本溪建设中国药都，代表着目前国内最高的医疗水平、管理水平、产品水平，本溪区位优势明显、环境优美，本溪党政班子能干事、能干成事，广大干部群众有非常好的精神状态，具有建设医药之都天时地利人和的优势。我们要继续创新体制、机制和模式，把药都打造成为“官、产、学、研、金”密切协作的全国高地和典范，进一步打造健康产业全产业链的高效环境，积极推动在药都生产的各种产品和器械率先在辽宁使用，为企业打开市场，推广到全国，走向世界。省、市有关部门要盯着健康产业不动摇，为企业创造一流服务环境，齐心协力支持入驻企业和大学在药都做大做强，通过双方合作，实现共赢，真正把这片热土打造成中国的医药之都、健康之都。

开幕式上，辽宁迈途等四家医疗企业、五家配套企业、一所大学和两家投资机构，现场与药都海凭国际（辽宁）医疗器械园签署了入园协议。省科技厅正式批准海凭国际（辽宁）医疗器械产业园为辽宁（本溪）海凭医疗器械科技产业基地，并为基地授牌。

第70届中国国际医疗器械(秋季)博览会

有着35年历史的第70届中国国际医疗器械（秋季）博览会（简称“CMEF”，“医博会”）、第17届中国国际医疗器械设计与制造技术（秋季）展览会(ICMD)于11月3日–6日在美丽鹭岛厦门国际会展中心隆重召开。国务院派驻国有重点大型企业监事会原主席路耀华、中国医药集团副董事长总经理佘鲁林、中国医药集团副董事长党委书记/国药励展董事长王丽峰、厦门市人民政府市长刘可清、福建省食品药品监督管理局局长贾科、励展大中华区总裁王国洪、国药励展董事总经理胡昆坪等领导、贵宾、专家、学者、知名企业代表共500多人出席开幕式。

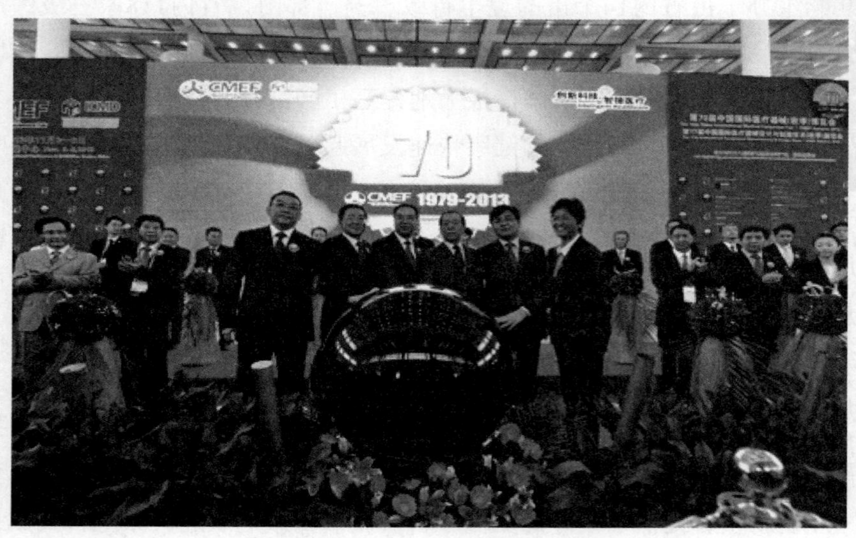

从1979年诞生的中国国际医疗器械博览会，从最初的业内交流，发展至而今集贸易（Trading）、学习（Learning）、创新（Innovation）、交流（Networking）四大功能于一体的亚太地区最大规模的医疗行业综合“云”平台，医博会见证了中国医疗技术的发展，民族企业的诞生、成长与壮大，中国医疗领域与世界接轨的每一个脚印。医博会的品牌感召力和影响力，业已成为亚太乃至世界医疗器械领域占有举足轻重地位的“金牌”展会。

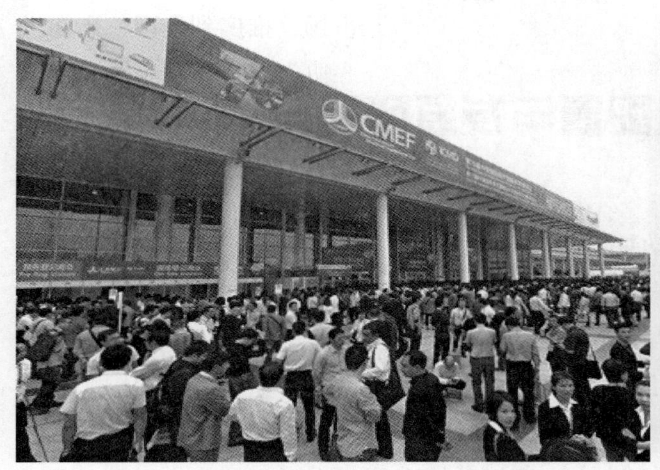

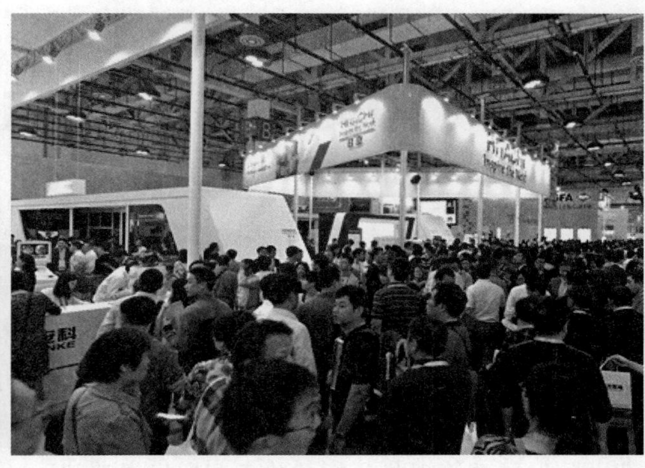

本届展会以“创新科技•智领医疗”为主题，来自全球20多个国家/地区的2800多家参展企业，海内外包括GE，西门子，飞利浦，迈瑞，新华，日立、国药器械等知名品牌悉数参展，同时还有来自德、美、英、韩等12个国家/地区组团参展，其中俄罗斯展团首次参展。本届展会展位数超过6000个，展出面积近130000平米，展会期间有40多个大类，上万个产品类别的医疗设备展出，深度覆盖医疗器械全产业链。展会中首次推出了医疗器械大型制造设备展区，有600多项最新医疗技术或产品在现场对外发布，

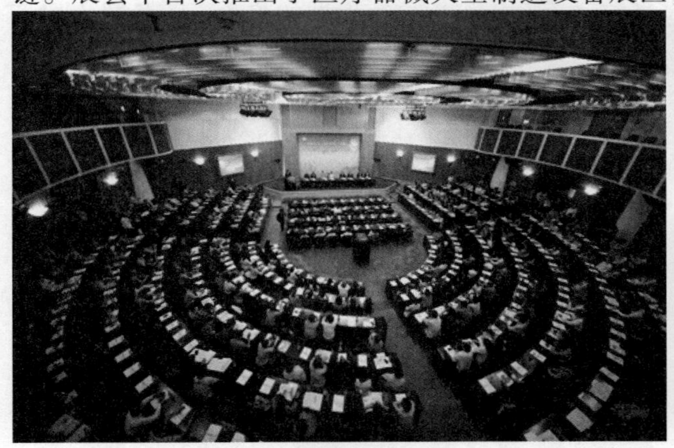

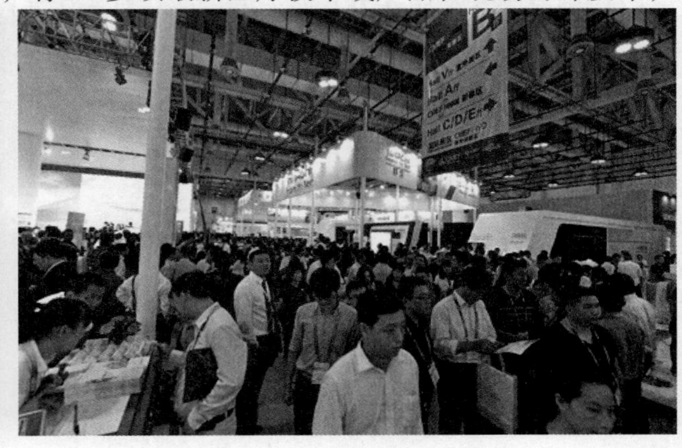

吸引了业界的广泛关注。

医博会同期还举办了专题会议论坛，包括2013年《影像融合》战略论坛（CSSI 2013）、首届全球华人核医学与分子影像大会、2013 中国民营医疗机构创新发展论坛等内容包含临床科研、政策解读、科技创新、医疗金融、国际合作五大板块，共计60余场。

除此之外，还举办了丰富多彩的主题活动，例如主题回顾展，感恩颁奖活动等，具有深厚底蕴的医博会不仅见证了中国与世界医疗器械的发展历程，同时也承载着未来为推动中国医疗健康事业大发展的重要责任和崇高使命，今后的发展之路任重而道远。

展会期间有来自全球110多个国家和地区的15万人次专业观众到场参观。

中国民营医院装备配置与发展研讨会

中国民营医院装备配置与发展研讨会暨中国医学装备协会民营医院医学装备技术分会筹备会于2013年11月3日下午在厦门国际会展中心召开。中国医学装备协会常务副理事长赵自林，中国医学装备协会副秘书长孟建国、任健、李志勇，中国医院协会原秘书长李月东，第二炮兵总医院教授董书魁，医疗器械杂志社主编姜宗义以及近100余名代表出席本次会议。

研讨会由中国医学装备协会副理事长王东升主持。中国医学装备协会副秘书长孟建国作了题为“民营医院发展政策现状分析及装备配置思考建议”的报告；中国医院协会原秘书长、北大人民医院原党委书记、民营医院装备分会(筹)主任委员李月东就“我国民营医院发展现状与装备配置情况”进行了介绍；江苏美时医疗介绍了“美时医疗MRI技术与民营医院解决方案”；第二炮兵总医院教授董书魁做“国产检查装备技术民营医院解决方案的介绍”。随后，与会代表就民营医院的发展前景、忧虑进行了探讨，在场的领导和专家就提问给予解答。

中国医学装备协会召开此次会议的目是为了适应当前民营医疗机构快速发展的趋势，筹备成立民营医院医学装备技术分会，制定支持民营医院医学装备的有关规划和技术指导，为民营医院搭建与政府、厂商交流的平台，加强协会与民营医院的信息交流与沟通，提供信息技术装备方面的服务。中国医学装备协会欢迎广大的民营医疗机构积极参与民营医院医学装备技术分会的工作，为促进民营医疗机构医学装备技术的发展共同努力。

第五届中国PACS大会在厦门召开

第五届中国PACS大会于2013年11月4日在厦门国际会展中心召开。中国医学装备协会常务副理事长赵自林，中国医学装备协会副理事长王东升、戴建平、郭启勇，厦门市卫生局副局长孙卫、中国医学装备协会副秘书长王长收、任健、孟建国、李志勇，以及近400名代表出席本次学术大会。大会由中国医学装备协会副理事长兼秘书长白知朋主持。

本届大会以“技术推动、应用融合”为主题，邀请到众多权威专家、学者，放射学科及医学信息化主管人员以及各机构管理者。在全天的学术研讨中，厦门市卫生局副局长孙卫、中国医学装备协会副理事长戴建平、中国医学装备协会副理事长中国医科大学副校长郭启勇、青岛大学医学院附属医院副院长董蒨、厦门大学数字医疗技术研发中心主任王博亮、广州军区武汉总医院神经外科主任马廉亭、南京军区福州总医院计算机应用与管理科主任郭志旭、北京积水潭医院放射科副主任彭晓新、飞利浦(中国)投资有限公司胡卫、华海盈泰咨询部经理赵威、深圳市蓝韵网络有限公司解决方案部经理章国胜分别就PACS的互联、互通、互操作，以及集成与共享提供了建设方案和全新的应用思路，深入探讨了PACS系统当中的一些深层次的问题，全面系统的提出了相对完善的PACS系统建设与应用的方法。对于PACS的发展趋势和愿景探讨有着深远的意义。尤其可贵的是有3位临床方面的专家就PACS，包括医学影像在临床上的应用,进行了交流。

第五届中国PACS大会是一次成功的大会。与会者一致认为本次大会是一次高水平的学术大会。

中国医用耗材市场发展座谈会

中国医用耗材市场发展座谈会于2013年11月4日下午在厦门第70届中国国际医疗器械(秋季)博览会期间召开。中国医学装备协会常务副理事长赵自林、中国医学装备协会副秘书长任健、李志勇以及近300名医院、企业及参展嘉宾出席。座谈会由中国医学装备协会副秘书长王长收主持。

北京协和医院设备处处长邱杰、安徽省立医院物流中心主任沈爱宗等代表医疗机构就医院对医用耗材的需求和医用耗材规范化管理做了介绍，对存在的问题提出了改进建议。稳健医疗集团有限公司市场部经理刘映红、江苏鱼跃医疗设备股份有限公司医院市场经理赵亚南代表厂商介绍了国内外医疗敷料的现状和发展趋势，并对国内医用耗材市场的管理和发展提出建议。

中国医学装备协会常务副理事长赵自林做了总结发言。他首先感谢出席座谈会的专家和全体来宾的参与，他指出医用耗材产业是一个朝阳产业，有巨大的市场和发展潜力。我国现在已经成为世界最大的医用耗材使用大国，但目前国内医用耗材的生产、使用和管理还存在很多问题，严重影响了我国医用耗材市场和产业的发展。为尽快改变现状，中国医学装备协会将发挥重要作用，共同研究解决医用耗材研发、生产和使用、管理中存在的问题，搭建一个政、产、学、研、用五个方面的交流平台，为医用耗材厂商和用户提供服务便利。协会将会同政府有关部门制定医用耗材的规范标准、研究相关政策，让医用耗材产业能够持续、快速地发展，以满足医疗卫生质量的要求，满足人民群众对医疗卫生服务的需求。

2013中华医学会医学工程学分会第十四次年会

2013年是中华医学会医学工程学分会成立二十周年。11月28日—30日，2013中华医学会医学工程学分会第十四次年会在武汉召开。会议由中华医学会医学工程学分会主办，武汉协和医院张强副院长，作为中华医学会医学工程学分会主任委员，任大会组委会主席。大会诚邀中外专家学者，就临床医学工程领域关心的问题，做了深入的交流与探讨，取得圆满成功。

29号的开幕式盛况空前，在武汉科技会展中心，来自全国各地的医学工程专家汇聚一堂。大会特邀原卫生部规划财务司司长、中国医学装备协会常务理事长赵自林，中华医学会党委书记、国务院医改专家咨询委员会委员、中国卫生信息学会副会长饶克勤教授，国务院医改办公立医院改革组负责人、国家卫生计生委体改司刘殿奎副司长，卫生部医院管理研究所梁铭会所长，国家卫生计生委规划信息司吴翔天处长，湖北省卫生计生委副巡视员、省计划生育协会副会长许木良，华中科技大学党委常委、协和医院党委书记、院长王国斌教授，中华医学会学术会务部张辉主任，中华医学会医学工程学分会主任委员、协和医院副院长张强教授，健康报社蔡顺利副社长，湖北省卫生和计划生育委员会胡国善处长，美国临床医学工程学会（ACCE）创始人之一、国际著名临床工程专家Yadin David教授，以及国内临床医学工程领域知名专家学者等。

王国斌院长在讲话中指出，医学工程学是临床医学与工程学的交叉学科，其特点是以工程学的技术服务临床医学，肩负着医疗设备的配置、维护、质控，以及数字化医院建设等重任。我院对其给予了足够的重视，也取得了丰厚的回报。在学科带头人张强副院长的带领下，我院医学工程学，在人才培养、基地建设、设备引进等方面均发取得了长足的进步，有力推动了医院综合实力的提升。

张强副院长在讲话中回顾了中华医学会医学工程学分会成立以来的艰辛历程，指出一路走来，分会实现了从“无”到“有”的梦想。在一代又一代分会领导人的带领下，分会实现了从“小”到“大”、从“弱”到“强”的跨越和成长，在学术交流、人才培养、学科建设、辅助政府决策等方面都取得了令人瞩目的成就。展望未来，分会将继续秉承中华医学会的办会宗旨，紧抓发展契机，以更加辽阔的视野、开放的思维和孜孜不倦的奉献精神，寻求分会的可持续发展以及临床医学工程事业的发扬光大，同时更希望全体医工人员能更积极参与本分会活动，乐于投身分会改革与建设，为本学科的发展献计献策。

大会还设立颁奖环节，对在医学工程领域取得突出贡献的个人和单位进行表彰。姜远海，彭明辰，周丹三人获颁杰出贡献奖，我院张强院长等11人被授予专家会员称号。同时，大会还举办了优秀论文和中国好医工颁奖仪式，我院医学工程科张叙天、张佳华工程师获得“中国好医工”全国十佳优秀临床医学工程师，我院生物医学工程研究室刘东冬、胡少科分获年会优秀论文一等奖、二等奖。

在主题报告环节，张强副院长就临床医学工程人才培养作了题为《临床医学工程培训体系的发展策略》的报告。报告从行业要求、经验借鉴、已开展的工作、下一步的计划四个方面展开论述，指出我国目前医学工程人才培养还存在“行业有要求，未完全落地；临床有需求，未完全落实；医工有资质，未建立体系”等三方面不足。下一步我国急需在借鉴国外先进经验的基础上，通过规范化培训，提高临床医工从业人员的整体素质，完善对医院临床部门的医工支持，为临床医学工程专业准入和规范化管理作铺垫，为推动本学科从业人员的资质准入创造条件。

据悉，本次大会以回顾历程，展望未来为主线，以“走进医学工程二十年”为主题，开设了四个专题分论坛——“医疗设备管理及质量控制论坛”、“医疗设备技术保障论坛”、“医学工程与信息化论坛”、“医用耗材管理与物流工程论坛”。会议期间还同时举办“医院院长论医工高峰论坛”、“医疗器械质控技术规范”培训课程和“医疗卫生技术评估及应用”研讨会。

首届中美POCT产业与技术创新高峰论坛

12月14日–15日，“首届中美POCT产业与技术创新高峰论坛暨第三届北京中关村生物应急与临床POCT创新论坛”在北京香格里拉饭店隆重举行。会议由中关村生物应急与临床POCT产业技术创新联盟与美国加州大学戴维斯分校POCT中心、中国医院协会临床检验委员会POCT分委会联合主办；中国医学装备协会等五家单位协办，北京热景生物技术有限公司等单位承办。会前还专门召开了中国医学装备协会快速检测（POCT）装备技术分会筹备会。中国医学装备协会常务副理事长赵自林、副秘书长孟建国出席了会议。赵自林常务副理事长发表致辞。来自POCT行业相关的政府、科研、产业、临床、投资、营销、媒体等300余名各界代表参会。

POCT，即Point of care test，在临床领域称为现场快速检测、床旁诊断、即时检测等。近年，POCT技术作为多种高端交叉学科技术的结晶，在国际上发展飞快，对临床院内检验、社区慢病管理等影响前所未有。作为一次具有鲜明国际化导向、引领POCT行业发展的盛会，会议邀请了美国POCT行业主要奠基人之一的Gerald Kost、AACC C–POCT主席William Clarke、Clinton Health基金的Lara Vojnov、Oklahoma heart hospital的DeAnn Killion等代表了美国POCT学术、协会、投资、临床等领域的顶尖专家，还邀请了杨瑞馥、康熙雄、府伟灵、董书魁等国内权威专家和产业代表，两天的会议期间共有来自中、美、日等24位专家做大会报告，先后有27位嘉宾参与4个环节、涉及6项议题的主题讨论，达成了多项行业共识，特别是POCT与中心实验室大型仪器有效区分、并行发展，POCT床旁诊疗项目认证与分类制度、在医院医务科（处）建立POCT院内协调员制度等得到了广泛认可。Kost教授在报告中汇总了POCT在发达国家和发展中国家蓬勃发展的经验，提出了“POCT是一种文化”的全新观点，令人耳目一新。

会议的成功举办，为国内外与会代表搭建了沟通交流的平台，很好的拓展了中国POCT的公众影响力和国际影响力，为行业的良性发展提出了建设性的意见。

15日下午美国专家还专程到中国医学装备协会拜访，商谈中国POCT产业发展与院内管理问题。

中国医学装备协会第五届第五次常务理事（扩大）会议

中国医学装备协会于2014年1月5日召开第五届理事会第五次常务理事（扩大）会议。中国医学装备协会理事长朱庆生，中国医学装备协会常务副理事长赵自林，中国医学装备协会副理事长、国家食品药品监督管理总局医疗器械监管司巡视员王宝亭，中国医学装备协会副理事长王东升，中国医学装备协会副理事长、首都医科大学校长吕兆丰，中国医学装备协会副理事长兼秘书长白知朋，解放军总后卫生部药材局纪春雷局长，国家卫生计生委体制改革司副司长刘殿奎、财务司副巡视员刘魁等领导出席了会议。

会议由中国医学装备协会副理事长兼秘书长白知朋主持。

中国医学装备协会常务副理事长赵自林代表协会做《中国医学装备协会2013年工作总结及2014年工作计划》报告。赵自林常务副理事长指出，一年来，协会紧紧围绕卫生改革和卫生事业发展的中心任务，充分发挥协会的职能作用，为加强医学装备管理、促进医学装备行业发展做了大量学术性、服务性的工作。协会积极完成有关部委安排的各项工作任务；深入开展相关政策和产业发展趋势研究，努力做好医学装备管理及产业发展的服务工作；广泛开展学术交流，努力提高专业学术水平；持续开展教育培训，努力提高医学装备人员的管理能力和专业技能；开展医学装备技术服务，促进产业发展；深入开展创先争优活动，激励广大会员和从业人员的积极性；加强自身建设，努力提高协会的服务能力，圆满完成了五届四次常务理事会确定的各项工作任务。在2014年，协会将以十八届三中全会精神为指导，紧紧围绕我国卫生事业发展和卫生改革的大局，坚持以服务为已任，提升服务能力，创新工作思路，拓展工作领域，加强自身建设。根据医学装备产业发展和医学装备配置管理及安全有效利用的需要，做好各项工作，为我国医学装备事业的发展做出新的贡献。

赵自林常务副理事长还将一年来财务收支情况向大会做了报告。

根据协会章程，大会通过民主程序增补了6名常务理事和14名理事（在全体理事会上予以确认）。根据中国医学装备协会工作需要，大会通过民主程序通过了聘用任健同志担任中国医学装备协会副秘书长职务的议案。为推动医学装备技术进步，促进医学装备产业的规范和发展，保证质量合格、技术适宜医学装备的配置与使用，大会通过民主程序通过了增设妇幼医学装备与技术专业委员会、临床检验装备技术专业委员会、放疗装备技术分会和病理装备技术专业委员会四个分支机构的议案。

常务理事（扩大）会议就协会2013年工作总结和2014年工作计划展开了热烈讨论。陈盛祖、邱杰、乔欣分别代表分支机构、医疗机构和企业常务理事发言，肯定了2013年协会的各项工作，一致认为协会一年来围绕中心，服务大局，方向明确，成效明显，社会反响积极，并对2014年工作提出了建议。

中国医学装备协会理事长朱庆生在总结发言中指出，2013年对于中国医学装备协会来说，是各项工作快速发展、不断取得新成果的一年。协会在各位常务理事、理事、广大会员和各个分支机构的支持下，拓宽工作思路，扩大服务领域，提升服务水平和能力，协会的凝聚力、整体形象和对外影响力逐年提高，大家对协会的认可程度也有所增强。对于协会2014年的工作，朱庆生理事长提出五点要求：（一）要把握方向。要认真学习领会党的十八届三中全会通过的《中共中央关于全面深化改革若干重大问题的决定》及《国务院关于促进健康服务业发展的若干意见》，围绕医药卫生体制改革和卫生事业发展为中心开展工作。我们要准确把握这一部署的内涵和要求，认真学习、深刻领会，贯彻落实，从促进健康服务业发展的全新领域谋划方略，指导促进医学装备事业发展的各项工作。（二）要发挥好桥梁纽带作用。协会作为政府、企业与医疗卫生机构之间的桥梁纽带，是政府主管部门工作的延伸和补充，同时也是政府主管部门可以信赖的参谋和助手。协会搭建“政、产、学、研、用”五位一体的平台，加强技术、学术交流，加强行业自律，规范行业发展，维护广大会员的合法权益。协会要以服务为己任，充分发挥广大会员的作用，为政府部门制定相关制度、标准、办法提供信息和技术支持；为企业会员向政府主管部门反应诉求，推广新装备、新技术搭建桥梁；为医疗卫生机构会员提高医学装备人员的管理能力和专业技能、开展多学科、多层次的学术交流搭建平台。（三）要进一步拓展协会工作领域，提高学术活动质量、水平，注重加强协会自身建设。2013年，协会在加强组织、队伍建设等方面做了大量工作，取得了一定成绩。各分支机构也都发挥其在学科领域内的技术优势，在各自的领域内积极开展工作，为促进医学装备技术临床应用和发展、推动医学装备技术人才队伍建设，发挥了重要作用。但应看到，目前协会在分支机构建设方面仍然存在一些问题。一是分支机构建设滞后医学装备技术发展。二是各分支机构发展不平衡。协会要紧跟医学新装备、新技术的发展，以国家重点管理、临床使用范围广的医学装备技术临床学科门类为主，健全分支机构体系，提升分支机构在专业学科领域的学术水平和影响力。（四）要继续开展信息化技术服务，推动我国医学装备信息化建设。我们要积极推进医疗卫生信息技术标准化，加强区域医疗卫生信息平台建设，推动医疗卫生信息资源共享、互联互通。（五）要进一步开动脑筋，拓展思路，勇于探索，勇于开拓。协会2013年在开动脑筋拓展新思路的基础上开展了几项新工作，今年要在总结的基础上继续拓展和完善这些工作。一是启动了国产优质医学装备产品目录制定工作。二是开展最受医疗卫生机构欢迎的医学装备产品推荐活动。三是开展售后服务满意度调查活动。四是开展医学装备管理先进集体和先进个人的评选表彰活动。2014年协会开展的几项重点工作，一是继续做好国产优质医学装备产品目录编制工作；二是协会将与中国国际商会共同举办首届“中国国际医用耗材博览会”。希望各位常务理事、理事、各分支机构、企业、医疗机构和广大会员积极支持和参与。

朱庆生理事长最后指出，协会本届的工作取得较快较好发展，一是得益于国家经济社会的发展；二是得益于卫生改革深入和卫生事业的大发展；三是得益于协会进一步解放思想、更新观念、开拓视野、创新工作领域和方法；四是得益于协会坚持办会宗旨，坚持服务务实的工作作风和团结协作的精神；五是得益于各位常务理事、理事、会员的大力支持和帮助。希望大家发扬长处，改进短处，把协会的各项工作做得更好。

2013年全国食品药品医疗器械检验工作座谈会

国家食品药品监督管理局　孙咸泽

2013年是我国食品药品监管历史上具有重要意义的一年。党中央、国务院从党和国家事业全局出发，从转变政府职能、切实维护民生出发，适时对食品药品监管体制进行重大改革，把生产加工、流通环节的食品与原来的“四品一械”做了全面整合，组建了国家食品药品监督管理总局，着力解决监管工作中存在的多头管理、分工交叉、职责不清等突出问题。这是我国食品药品监管历史上具有里程碑意义的大事，影响非常深远。

半年来，全国食品药品检验检测系统各级领导班子和领导干部，认真贯彻党中央、国务院和总局党组的决策部署，紧紧抓住难得的发展机遇，加快检验检测机构能力建设，积极发挥技术支撑和技术保障作用，较好地完成了各项任务。尤其是在打击保健食品“四非”和药品“两打两建”、肉及肉制品专项治理、整治虚假违法医药广告等专项行动中，检验检测系统行动快速，工作有力，推动了专项治理工作的深入开展，展示了检验检测队伍的整体力量。在此，我受张勇局长的委托代表总局党组向你们表示衷心地感谢！

当前，全系统机构改革工作正在深入进行，各项工作正处在关键时期。我们要在总局党组领导下，统一思想，鼓足力量，克服困难，认真做好各项工作，为加强食品药品监管、保障公众饮食用药安全积极贡献力量。下面，我讲几点意见。

一、当前食品药品监管体制改革的有关情况

食品药品安全直接关系人民群众的健康和生命安全，是重大的民生问题、经济问题和政治问题，是天大的事。随着机构改革和职能转变，总局的食品药品监管工作链条加长了，监管品种增多了，监管范围加大了，监管对象和内涵也发生了变化。我们的监管理念也要随之调整，要尽可能把所有的事故化解在基层，因为监管的重点在基层，难点也在基层。原来我们的任务主要是保质量，事后控制，监督检验检测，到上市以后的监督。现在一定要做风险评估、风险管理，做到过程控制，要求企业严格按照新版GMP的要求加强过程管理。我们原来管的是生产流通企业，现在给我们的要求是确保公众饮食用药安全，指导社会公众合理用药，这也是监管理念的改变。我们要加大科普宣传的力度，让老百姓变被动为主动，形成人人关心食品药品安全、人人维护食品药品安全、人人参与食品药品安全监管的社会氛围。通过12331投诉举报电话，加强社会监管，提高监管能力和监管效果。当前，我国食品药品安全问题进入高发期，安全形势严峻，过去多部门分段监管的体制暴露出的问题比较多，既有交叉又有“盲区”，越来越难以适应经济发展需要，改革食品药品监管体制已经成为全社会的共识和期盼。

中央新一届领导班子成立后，立即启动了食品药品监管体制改革和职能转变工作，国务院第一次常务会议就通过了总局的“三定”方案，下发了地方改革的指导意见。总的要求是把食品生产、流通、消费环节监管职能和药品安全有效性的监管职能，整合到总局，实行统一监管。核心思想是“整合、统一、加强”。这次机构改革核心内容在职能转变。我们有取消的职能，有整合的职能，也有下放的职能。这充分体现了新一届中央政府推进改革发展的新思路，体现了党中央国务院对食品药品监管工作的高度重视和保障食品药品安全的坚强决心。

2013年3月18日，李克强总理主持召开新一届国务院第一次常务会议，批准组建国家食品药品监督管理总局，通过了总局的“三定”方案。总局设17个内设机构，包括机关党委、离退休干部局、驻局纪检组监察局，共20个司局，345名编制。我们不是简单的整合，而是在原来的基础上加强。总局党组按照国务院的部署，迅速开展组建工作。张勇局长提出，按照改革总体要求，以加快机构组建为重点，一手抓监管业务，一手抓队伍建设，在确保日常监管工作不松不散不乱的同时，加快总局组建工作。在总局党组的坚强领导下，大家顾大局、识大体，心往一处想，劲往一处使，实现了平稳过渡。总局组建后，各项工作迅速有序开展，如保健食品打“四非”专项行动，药品“两打两建”专项行动，乳制品专项整治，还有前一段时间的整治假羊肉、假牛肉、铬超标大米等工作。下一步，地方食品药品监管体制改革是机构改革的重头戏，各地党委政府正在抓紧组织制定地方监管体制改革方案。为了加快推进这项工作，国务院专门下发了指导意见。指导意见内涵丰富，政策性很强，从加强地方食品药品监管工作出发，对相关职能、机构和队伍的整合提出了非常清晰的、有操作性的要求，并规定了省、市、县三级机构改革的时限。国务院于2013年6月5日又专门召开了全国食品药品安全和监管体制改革工作电视电话会议，汪洋副总理出席会议并作重要讲话，要求各级政府要把食品药品安全当作头等大事来抓，坚决打好食品药品监管体制改革这场硬仗，并就改革中的有关问题，提出了明确要求。这就为各地做好机构改革工作创造了条件，提供了依据。下一步，重点是两方面的任务。一是抓好事业单位的改革和整合；另一个是抓紧推进地方食品药品监管体制改革。按照国务院的要求，中央编办和质检总局正在对整合和加强检验检测机构进行调研，总局正在抓紧研究有关工作文件，中检院也做了许多工作，提出了许多很好的意见建议。

二、充分认识改革和加强食品药品检验检测机构的重大意义

食品药品检验检测是监管工作的重要基础，是食品药品监管队伍的一支重要生力军。张勇局长到中检院调研时提出，检验检测机构要延长监管的链条，提高服务意识，加强服务方面的功能。我们要从全局的高度，充分认识改革和加强食品药品检验检测机构的重大意义。

第一，检验检测是食品药品监管的基石。张勇局长在中检院调研时强调，食品药品检验检测是食品药品监管至关重要的环节，是监管中科学技术的核心部分。这正是我国几十年食品药品监管工作得出的基本经验。目前，我国食品药品安全形势稳定向好，但食品产业量大面广、发展水平低，药品领域高科技造假等问题比较突出，特别是一些低限投料，非药用物质的投料，以至于到中药材的染色、熏蒸，必须依靠科学技术才能有效规避和化解安全风险。体制改革后，我们承担着食品药品安全监管的任务更加重大，肩负着党中央国务院的重托，承载着公众对新部门的新期待，越是责任大任务重，越是要重视和加强检验工作，这一条不能有丝毫懈怠。

第二，药检系统是监管工作必须始终依靠的力量。食品药品监管工作是政府行为，必须做到公平公正。现阶段和今后相当长一个时期，食品药品安全形势决定了监管工作的复杂性和艰巨性，急事多、难事多，对应急能力要求很高。下一步要把应急检验检测摆在更加突显的位置。在关键时候，检验检测队伍一定要做到召之即来、来之能战、战之能胜。像2012年铬超标胶囊事件，不是我们检验检测队伍迅速的集中全国力量、修订标准、开展应急检测，我们不可能在那么短的时间内，将2900多批样本的检测结果公布于众。国务院要求公平对待社会检验力量，加大政府购买服务力度，指明了监管工作的发展方向，需要循序渐进地推进。从现阶段实际情况出发，食品药品监管工作必须紧紧依靠药检系统这支队伍。

第三，中央明确要求加强检验检测工作。食品安全十二五规划和药品安全十二五规划中明确要求

加强食品药品检验检测工作，包括食品安全检验检测机构和信息化平台、药品安全检验检测机构和信息化平台的建设。希望大家找准位置，加强沟通、加强联系，要把自己融入到大体系建设里。总局“三定方案”在“加强的职责”中规定，要推进食品药品检验机构整合，完善技术支撑体系。今年5月，针对食品安全基层监管手段不足，李克强总理在国务院常务会上专门强调在这方面“宁可多花钱，甚至花大钱”。这里的“监管手段”就包括检验检测手段和能力建设，希望大家寻找不足，在能力建设方面尽快有所作为。汪洋副总理6月5日在全国食品药品安全和监管体制改革工作电视电话会议上也强调，要强化科技支撑，健全包括检验体系在内的技术支撑体系。中央明确了检验检测工作的重要地位，提出了加强检验检测工作的具体要求，是各地推进下一步改革必须牢牢把握的准绳，希望大家高度关注。

三、以改革为契机，切实完善和加强食品药品检验检测机构队伍建设、体系建设和能力建设

我们要站在全局的高度来认识本次机构改革的重大意义，以机构改革为契机，合理规划，整合力量，理顺关系，优化结构，充实队伍，提高能力，完善和加强食品药品检验检测机构，建立起以中央机构为龙头、省级机构为骨干、市县两级机构为主体、第三方检测机构为补充的食品药品检验检测体系，不断提高食品药品监管工作的科学化水平，确保人民群众饮食用药安全。

第一，适应食品药品监管工作新需要，加快食品药品检验检测机构的整合力度。整合工作的原则是高效有序、合理规范、节约资源、避免浪费。主体框架是4、3、2。所谓“4”是指食品检验检测建设国家级检验为龙头，区域重点实验室为纽带，省级检验机构为骨干，地（市）级检验所和区域性检验检测中心为基础的食品安全检验体系。重点在基层，中央要求县级整合农业、卫生、质监、食品药品监管几个部门针对所有农产品的各级检验检测机构，在县级组建食品检测中心。“3”是药品检验，建设以国家药品检定研究院为龙头，省级检验研究院为骨干，地（市）级检验所为支撑的药品检验体系。“2”是医疗器械检验，建设以国家级医疗器械检验科学研究院（或检验中心）为核心，省级检验研究院为支撑的医疗器械检验体系。医疗器械检验检测机构投入比较巨大，专业性强，技术含量高，要以中检院为龙头，十大中心为两翼，建设覆盖全国省级乃至副省级的医疗器械检验检测网。

做好食品药品检验检测机构的整合工作，要采取以下6个方面的措施：一是统筹考虑、科学规划布局。根据食品药品检验检测体系的实际情况，充分考虑食品（含保健食品）、药品、化妆品和医疗器械的专业特点，立足于监管需要、产业布局和发展状况，按照“强化药品检验体系，整合食品检验体系，规范医疗器械检验体系”的原则，统筹“四品一械”检验检测体系建设。二是加强调研，明确整合目标。按照中央编办整合检验检测认证机构工作进度安排，组织开展食品药品检验检测体系调研，重点是食品检验机构整合工作调研。在进行充分调研的基础上，认真分析研讨并提出食品检验机构整合工作目标、任务和计划，明确落实各项工作具体措施。三是依法规范、有序推进。按照《行政许可法》、《食品安全法》和国家总局“三定”职能的要求，结合《检测和校准实验室能力的通用要求》和实验室良好规范，组织制定食品药品检验检测机构资质认定条件和管理办法。科技标准司会同中检院，依法依规开展食品药品检验机构资质认定和监督工作。四是分级管理，科学监管。按照国务院职能转变的工作要求，拟对食品药品检验机构资质认定工作采取分级负责的方式，国家局负责组织对食品（含保健食品）、药品（含药包材和药用辅料）及化妆品国家级、省级检验机构和复检机构，医疗器械检验机构资质认定工作，省级食品药品监管部门负责省以下食品、药品检验机构的资质认定工作。五是创新监管、强化监督。各级食品药品监管部门要加强对辖区内食品药品检验机构的监督管理，健全食品药品检验法人治理结构。国家局加强食品药品检验机构资质认定的监督，组织开展检验机构能力验证，充分利用信息技术开展对检验机构的在线实时监督。六是多措并举、提升能力。按照科学监管的要求，科学谋划、合理布局、分步推进食品药品重点实验室建设。推进检验机构管办分离，实现资源共享；加大政策引导，加强市场调节，积极创造有利于社会第三方食品药品检验机构发展的环境。推动建立企业、政府和社会检验机构平行互补，检验机构和重点实验室协同发展的食品药品检验检测技术支撑体系。我们要适应食品药品监管的需要，加快整合工作，最后达到形成规范科学、布局合理、专业权威、运转高效的食品药品检验检测体系。

第二，优化管理体制，科学制定管理制度，理顺上下关系，形成整体联动、运行顺畅的体系。这次中检院在十二五规划中承担着重要任务，一要对全国的药品医疗器械检验检测信息化进行整合，二要结合餐饮食品检验检测机构的体系建设，对食品检验检测体系和药品检验检测体系实现整体一盘棋、结果互认、信息共享。各级检验机构要在中检院的牵头下开展好食品药品医疗器械的检验工作，以及参加国家标准、专业标准制修订和检验方法确认等工作。省级检验机构主要承担注册检验、上市后监督检验、委托检验以及对地市所的业务指导。市县两级检验机构承担常规检验，开展食品药品质量快速检验、日常监督检验和执法检验工作。各级机构要做到各司其职，各负其责，不断提升检验检测系统的监管能力。

第三，加强检验检测能力建设。要加快信息化建设水平，努力建设全系统统一高效的数据管理和利用平台。要加强关键技术、快检技术和高新技术的攻关研究。总局科技标准司组建后，重点就是科技创新、标准提高和方法学研究。科技部已经列了食品药品监管科学研究的专项，希望全国各级检验检测机构的专业人员主动关注、积极参与，为科学监管提供更加有力的科技支撑。要加强仪器设备配备，加强实验室管理，加强人才队伍建设，切实建立起适应新形势新任务要求的食品药品检验检测体系。

四、关于做好下半年工作提几点要求

第一，顺应改革潮流，加大检验检测体系能力建设，用改革的眼光抓好食品检验检测体系的建设。一要搞好摸底调查。399家药品检验机构并不都具备检验检测体系的能力，有些地方也在探索，有分有合，药品检验机构是否要有食品检验能力，大家在这方面互相多交流。二要找准监管和服务对象，有所为有所不为。与我们长期合作的，我们要加强服务和监管。对企业也要加强指导，加强对新标准的推广宣传、新设备仪器的使用、新药典的实施等。三要理清管理思路。做好整合的策划和顶层设计，指导地方检验工作。新形势下要有新的监管理念，探索利用信息科学对企业的检验检测数据、检验报告等实现非现场在线监测，这就要求我们检验检测系统首先整合起来。

第二，全力保障重点任务的落实。目前，总局各项改革基本到位，全国上下都对新的食品药品监管部门充满新期待。为争取主动，在国务院的统一部署下，针对近期社会关注的热点问题，总局会同有关部门开展了一系列专项行动。主要是保健食品打“四非”专项行动、药品“两打两建”、肉及肉制品专项治理、婴幼儿配方乳粉整治工作、整治虚假违法医药广告专项行动等。下个月开始还有医疗器械的整治。这是总局成立后打出的一套“组合拳”，检验检测系统务必高度重视，要以政治敏锐性积极参与，务必全力以赴。特别是在机构改革过渡期，边改革边参与，搞好技术支撑，做到首战必胜，确保打出气势，打出声威，打出形象，也配合地方的机构改革。

第三，做好日常检验检测工作。当前，检验检测机构改革尚未完全启动，各项工作处于准备和过渡阶段。各方面都很关注，也最容易出问题，我们一定要严肃工作纪律，抓好各项日常工作，严防纰漏。要严格工作要求，配合监管部门严格执法，任何时候都要确保检验数据经得起历史检验。要严谨工作态度，不放过任何蛛丝马迹，检验检测工作中发现食品药品质量问题甚至监管的违法违纪线索，要及时报告。要通过严谨认真的工作态度，做到改革和检验两手抓、两不误。

第四，积极配合推进机构改革。检验检测机构改革是这次改革的重头戏，总局会加强指导。大家要不等不靠，高度关注，积极主动地争取。国务院指导文件明确规定，由省政府统一领导本地区食品药品监管体制改革工作。大家一定要早作准备，提前收集、梳理有关情况，早动手，早努力，多汇报，多争取，早主动，早把握，充分挖掘中央文件的精神，用好政策，抓住稍纵即逝的机会，积极为机构改革出谋划策，贡献“正能量”。

第五，大力加强干部队伍建设。事业发展关键在人，队伍是关键。张勇局长多次强调，打铁还要自身硬，要建设一支政治坚定，纪律严明，作风优良，爱岗敬业，清正廉洁的监管干部队伍。各级检验检测机构要结合当前正在进行的群众路线教育实践活动，深入开展党的基本理论和群众观点教育活动，引导干部职工自觉地把为民监管、为民把关作为工作的出发点和落脚点，进一步摆脱就检验抓检验的旧观念。大力加强作风建设、纪律建设和反腐败建设，反腐倡廉要常抓不懈，切实改进工作作风，提高服务水平，努力做到为民务实清廉，敬业爱岗奉献，真正成为保障人民群众饮食用药安全的坚强卫士。

食品药品安全事关全局，责任重大。我们一定要认真贯彻中央的决策部署，在总局党组的领导下，在中检院牵头下，立足当前，谋划长远，团结一致，扎实工作，为顺利完成食品药品检验检测的改革任务，为提高我国食品药品安全保障水平做出应有贡献！

2013年7月25日

我国医疗器械监管工作现状与展望

国家药监总局医疗器械监管司 王宝亭

一、医疗器械监管工作现状

（一）法律法规现状

1.《医疗器械监督管理条例》

国务院令第276号颁布《医疗器械监督管理条例》，共六章四十八条。

中华人民共和国国务院令

第 276 号

《医疗器械监督管理条例》已经1999年12月28日国务院第24次常务会议通过，现予发布，自2000年4月1日起施行。

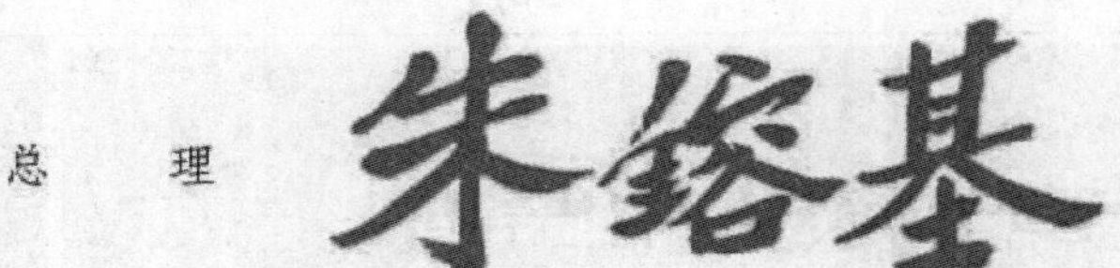

二〇〇〇年一月四日

《医疗器械监督管理条例》实施十三年来，发挥了重要作用，但已经难以适应监管工作和行业发展的需要。国务院法制办公室将其列入今年修订计划，并组织起草了征求意见稿。今年有望出台。

2.《条例》配套部门规章

为落实《条例》设定的监管内容，SFDA（SDA）先后颁布实施了12个部门有关规章。因为2008年废止了《医疗器械新产品审批规定（试行）》（局令第17号），现行有效的相关规章11个。

国家食品药品监督管理局(SFDA)规章

- 《医疗器械注册管理办法》（16号令）
- 《医疗器械生产监督管理办法》（12号令）
- 《医疗器械说明书、标签和包装标识管理规定》（10号令）
- 《医疗器械临床试验规定》（5号令）
- 《医疗器械经营企业许可证管理办法》（15号令）
- 《医疗器械分类规则》（15号令）
- 《医疗器械标准管理办法》（31号令）
- 《一次性使用无菌医疗器械监督管理办法（暂行）》（24号令）
- 《医疗器械生产企业质量体系考核办法》（22号令）
- 《医疗器械召回管理办法》（卫生部82号令）
- 《医疗器械广告审查发布标准》（卫生部工商行总局 SFDA令第40号）

3. 与《条例》和规章配套的规范性文件

配合《条例》和规章的实施，国家局发布了190多个的规范性文件，如《医疗器械生产质量管理规范（试行）》等，对医疗器械监管中的具体要求做出了规定。

以上这些规范性文件，随着《条例》的修订也将进行修订和完善。但上述法规、规章和文件的修订，一定会对医疗器械监管工作和行业发展发挥更大更好的作用。

（二）监管机构现状

1. 国家总局医疗器械监管机构情况

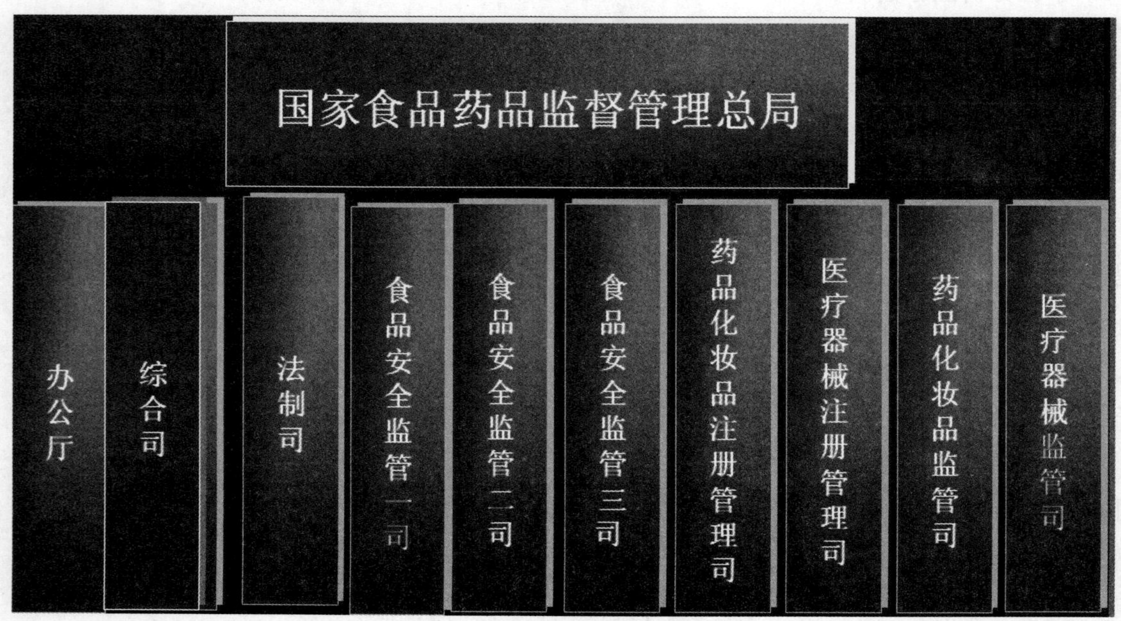

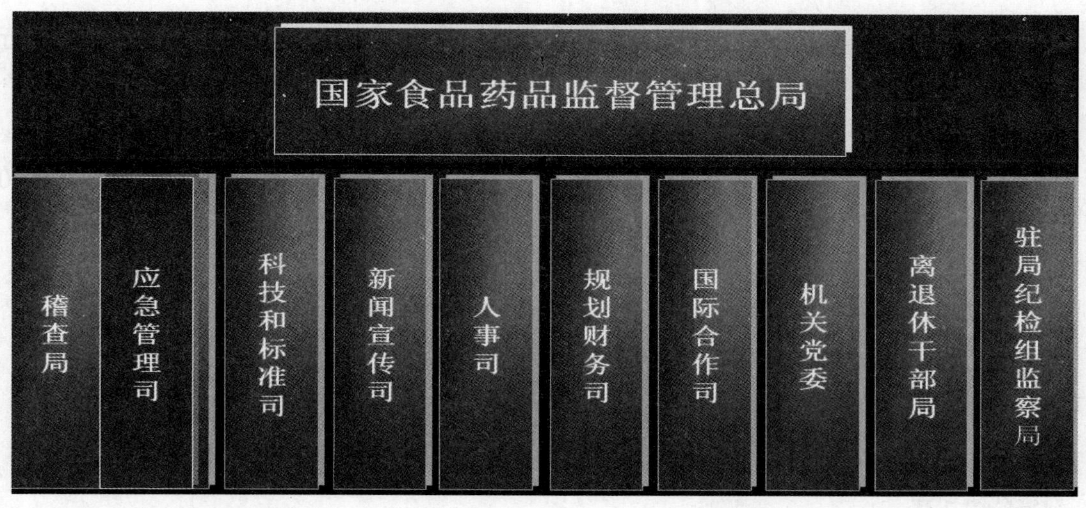

改革后医疗器械注册管理司职能：

（1）组织拟订医疗器械注册管理制度并监督实施

（2）组织拟订医疗器械标准、分类规则、命名规则和编码规则

（3）严格依照法律法规规定的条件和程序办理境内第三类、进口医疗器械产品注册、高风险医疗器械临床试验审批并承担相应责任，优化注册管理流程，组织实施分类管理

(4）组织开展医疗器械临床试验机构资质认定，监督实施医疗器械临床试验质量管理规范，监督检查临床试验活动。

（5）指导监督医疗器械注册工作相关的受理、审评、检测、检查、备案等工作。

（6）拟订医疗器械注册许可工作规范及技术支撑能力建设要求并监督实施。督促下级行政机关严格依法实施第一、二类医疗器械产品注册、境内第三类医疗器械不改变产品内在质量的变更申请许可等工作，履行监督管理责任，及时发现、纠正违法和不当行为。

（7）承办总局交办的其他事项。

改革后医疗器械监管司职能：

（1）掌握分析医疗器械安全形势、存在问题并提出完善制度机制和改进工作的建议

（2）组织拟订医疗器械生产、经营、使用管理制度并监督实施，组织拟订医疗器械生产、经营、使用质量管理规范并监督实施。拟订医疗器械互联网销售监督管理制度并监督实施。

（3）组织开展对医疗器械生产经营企业和使用环节的监督检查，组织开展医疗器械不良事件检测和再评价、监督抽验及安全风险评估，对发现的问题及时采取处理措施。

（4）拟订境外医疗器械生产企业检查等管理制度并监督实施。组织开展有关医疗器械产品出口监督管理事项。

（5）拟订问题医疗器械召回和处置制度，指导督促地方相关工作。

（6）拟订医疗器械监督管理工作规范及技术支撑能力建设要求，督促下级行政机关严格依法实施行政许可、履行监督管理责任，及时发现、纠正违法和不当行为。

（7）承办总局交办的其他事项。

国家食品药品监督管理总局有关医疗器械管理职能调整

改革后 国家总局下放的职责：

将药品、医疗器械质量管理规范认证职责下放省级食品药品监督管理部门。

将国产第三类医疗器械不改变产品内在质量的变更申请行政许可职责下放省级食品药品监督管理部门。

1.国家总局整合的职责：

将国家质量监督检验检疫总局医疗器械强制认证的职责（3C认证），划入国家食品药品监督管理总局并纳入医疗器械注册管理。

2.省（区、市）医疗器械监管机构情况

全国31个省级（食品）药品监督管理局中，全部成立了独立的医疗器械监管处。上海局还结合实际分设了医疗器械注册处、医疗器械监管处。

3. 地市级医疗器械监管机构情况

全国323个地市级食品药品监督管理局中，部分成立了医疗器械科。

（三）监管队伍现状

2011年底全国食品药品监管行政在岗总人数52918人，其中医疗器械监管人数2150人，仅占全系统监管人员总人数约4.0%。

（四）技术支撑体系现状

31个省、市、自治区局和总后卫生部都成立了医疗器械不良事件监测机构，但均设在药品技术机构。

11个省（市）局成立了医疗器械技术审评机构。其中属于独立法单位的仅北京、天津两个。

全国认可医疗器械检测机构共53家，其中食品药品监管系统内35家。

全国现有医疗器械专业标准化技术委员会23个，分设在有关医疗器械检测机构。这些委员会属于国家标准委员会下属机构，由国家食品药品监管局管理。

（五）监管对象现状

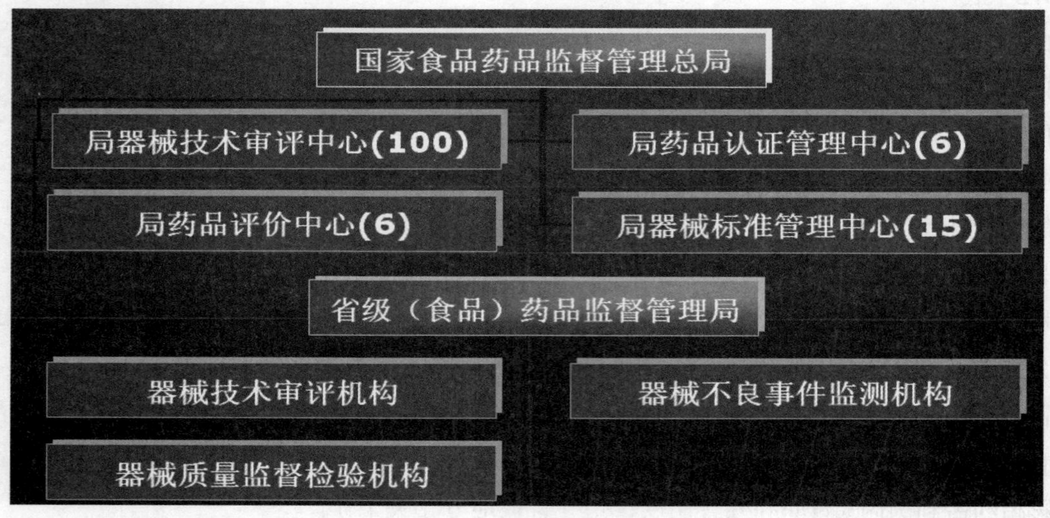

1. 医疗器械生产企业情况

截至2012年底：

全国医疗器械生产企业共15348家

其中：一类生产企业 4370家

二类生产企业 8414家

三类生产企业 2564家

总计从业人数大约：　83万人

其中：

国家重点监管企业 829家

省重点监管企业 1175家

全国医疗器械产值：

1398.6亿元（工信部统计规模上企业）

2111.7亿元（食品药品系统不完全统计）

3000亿元（医疗器械行业协会报告）

序号	省份	生产企业总数	一类生产企业数	二类生产企业数	三类生产企业数
1	江苏省	2077	600	1079	398
2	广东省	1853	390	1158	309
3	北京市	1241	255	591	395
4	浙江省	1155	358	590	207
5	上海市	946	249	459	238
6	山东省	918	219	551	148

2. 医疗器械注册情况

截至2012年底：

全国共有有效注册证 69975个

截至2012年底

境内一类产品注册证 21882个

境内二类产品注册证 27326个

境内三类产品注册证 5242个

截至2012年底

进口医疗器械注册证（含）15525个，　　其中港澳台医疗器械注册证 495个。

3. 医疗器械产业状况

医疗器械行业整体水平和市场供应能力不断提高。一些医学成像设备已从中国组装模式进入中国制造或中国开发生产模式。

部分产品，如病人监护仪、彩超、CT、磁共振成像系统、直线加速器、血管支架、临床生化分析仪器等，已在国内市场占有较大份额（估计50%左右）。其中病人监护仪、血管支架已经占到国内市场的80%左右；彩超约占到国内市场的60%左右

国内磁共振成像系统发展情况

截止今年2012年6月底：有效磁共振注册证书84张。其中国产磁共振注册证书53张（永磁型39张，超导型14张），涉及生产企业20家；进口磁共振注册证书31张（永磁型7张，超导型24张），涉及生产企业6家。

初步了解，国产磁共振占国内市场份额约80%，主要为永磁型低场强类产品，部份超导型磁共振场强也小于1.5T；进口磁共振占国内市场份额约20%，主要为超导型刺共振产品。多家跨国公司生产的超

导磁共振成像系统其场强达到了3T。

但国产自主知识产权医疗器械总体水平上与美、欧、日等发达国家有明显的差距；如磁共振成像仪、大型X光机、CT、PTCT等高端国产医疗器械产品技术性能和质量平均落后于国际先进水平十年左右。

4.医疗器械经营企业情况

截止2012年底，全国共有医疗器械经营企业172378家。这些企业多为药店兼营，专门经营医疗器械的是少部分，但管理很难

（五）与发达国家的比较

1、产业基础不同

2011年，我国医疗器械产业产值大约3000亿元人民币，在国民经济中所占的比重仅有0.3%；而美国医疗器械产业产值已达2049亿美元，占其国民经济的比重为1.4%。

2011年全球医疗器械贸易额已达3700多亿美元，其中美国占了40.1%，欧盟占32.8%，日本占10.9%，我国所占比重约为7.2%。

由于国家总体科技水平、制造能力、高技术人才的限制，我国医疗器械产业基础比较薄弱。与美国、欧盟、日本等发达国家和地区相比，我国医疗器械生产企业数量多、规模小、自主知识产权产品少、高端产品少。

2、 法规状况不同

■ 美国-国会立法如820指令等

■ 欧盟是-欧盟议会发布的三个医疗器械指令，要转化为成员国法律

■ 日本是国会立法

■ 我国是国务院颁布的《条例》与部门令

3、 监管模式不同

■ 美国—FDA集权管理，在全国各地设分支机构管理；

■ 欧盟—按照欧盟法令，各国家分别监管；

■ 日本—中央集权管理；

■ 中国—实行中央、省市区、地级市分级管理。

二、医疗器械监管工作面临的挑战

（一）法规体系不够完善，急需修订；

（二）省市县监管机构改革和监管队伍建设任务繁重；

（三）国家和省级审评审批体制机制有待完善；

（四）不良事件监测和再评价工作有待加强；

（五）技术支撑体系需要全面加强；

（六）切实加强医疗器械监管信息化建设；

（七）鼓励创新医疗器械研发，制定创新医疗器械的特别审批程序；

（八）研究加强医疗机构在用医疗器械质量安全监管。

三、医疗器械监管工作展望

按照《国家药品安全十二五规划》，十二五末将实现如下目标：

●监管法规和标准体系更加完善

●技术支撑体系更加健全有力

●审评审批机制更加科学高效

●群众用械安全有效得到更好保障

●医疗器械产业得到快速、健康发展

（一）努力做好《条例》及配套规章的修订工作

《医疗器械监督条例》列入了国务院去年立法计划。新版《条例》有可能今年出台。国家总局将按照新版《条例》的规定，对现行部分规章、20多份规范性文件进行修订。

（二）加强监管机构和队伍建设

国家食品药品监管总局将借这次机构改革，加强医疗器械监管机构队伍建设并进一步完善机制。国务院要求今年底完成。

国家食品药品监督管理总局为加强医疗器械监管工作，分设了医疗器械注册司和医疗器械安全监管司。

（三）改革审评审批机制，提高审评审批效率和质量

国家总局对医疗器械审评审批工作高度重视，进行了深入研究。拟出台《创新医疗器械特别审批程序》，并将简化重新注册的资料要求。将把国内三类无实质性变化的医疗器械重新注册权、血管支架等6种医疗器械生产质量体系的认证权下放省级局。

（四）坚强不良事件监测和再评价工作

在过去工作基础上，将进一步完善有关政策，在提高不良事件监测报告数量的同时，提高报告质量。重点加强再评价工作，及时发布医疗器械警戒信息。

（五）加强技术支撑体系建设

按照“十二五”规划要求，争取有关部门支持，继续加强医疗器械检验检测机构、认证机构、技术审评机构等技术支撑机构建设，重点加强中西部地区医疗器械检验检测机构建设。

（六）切实加强信息化建设

在完善总局信息化体系过程中，把医疗器械监管信息化建设设计好、建设好。真正实现全国医疗器械监管工作信息互联互通、信息共享、方便快捷、有利监督。

（七）加强在用医疗器械的监督管理

过去，这项工作因为职责不明确，国家对医疗机构再用医疗器械监督管理力度不够。国务院给国家总局的新“三定规定”已经明了这项职责，必将研究完善再用医疗器械监管政策，更好地保障公众用械安全有效。

结束语

我国的医疗器械监管工作尽管面临着许多挑战，但在党中央、国务院和地方各级党委政府的高度重视和大力支持下，我国医疗器械监管工作一定能做得更好！公众使用医疗器械的安全有效将得到更好的保障！我国的医疗器械行业也一定会得到更好更快的发展！

（2013年7月25日）

医学装备是医学科学技术进步和创新的发动机

中国医学装备协会副理事长兼秘书长

中国医学装备杂志社社长兼总编辑　白知朋

引言

工欲善其事，必先利其器是孔子在《论语•卫灵公》中所说的话。说明我们的祖先在几千年前就知道工具的重要作用。而医学装备对当代医学科学技术更是不可或缺的，因为他不仅起到工具的作用，而且促进了医学科学技术的发展、创新和进步，是现代医学科学技术进步的发动机。

1. 现代科技在医学装备上的应用

上世纪70年代至今的40年间，现代科学技术与医学科学技术紧密结合，面对医学科学技术的难点和热点，立足于提高诊断的准确率，着眼于增强治疗的效果，研发出了一个又一个医学装备而应用于临床，为伤患者带来福祉，促进了医学科学技术的进步和变革。

四大现代科学技术与医学科学技术紧密结合，在医学上创新性的应用对医学装备不断革新产生了变革性的发展变化。

(1)微电子技术：半导体、大规模集成电路及芯片技术。广泛应用于医学装备，如输液泵上都有芯片技术的应用。

(2)微型计算机科学技术：在大型医疗设备中被广泛应用，CT、MRI、DSA和CR、DR、大型生化检验装备、“彩超”，典型的是带有“工作站”的设备，都有微型计算机(PC机)在控制管理。

(3)电视录像技术：各种影像设备，腹腔镜、胸腔镜、肠镜、胃镜、关节镜、内窥镜手术器控制系统(达芬奇手术机器人)和美国新一代手术机器人“乌鸦”，都是医学科学技术与现代电视录像技术相结合的产物。

(4)材料科学技术：稀土纳米技术、永磁MRI、上转光检验设备、钛金属合金记忆金属各种骨科器材、心血管、神经及外周各种导丝支架。

以上四大科学技术以提高诊断准确、增强治疗效果为目标交叉融合在医学装备中形成默契。

2. 显微外科的发展

1665年荷兰人列文•虎克发明了光学显微镜，之后逐渐发展为现代检验学、现代病理学。

(1)很多三级医院都建立了临床检验常规、生化和免疫流水线作业，标本自动分送，检验结果自动打印，实现了临床检验分析自动化。

(2)上世纪20年代光学显微镜用于外科手术。1963年1月初，上海第二人民医院陈中伟等完成了对王存柏的断肢再植手术，接活了王存柏因冲床齐腕轧断的右手。23年后1986年1月27日，西安某印刷厂女工王甫涛在操作切纸机切纸时，机械失灵，锋利的刀刃滑向双手，一瞬间10个手指被完全切断，散落在操作台上。西京医院8名年青医生在陆裕朴教授指挥下分成两组同时手术，经过27个小时的集体奋战，完成了世界首例10指完全断离和再植手术。1990年9月解放军第153医院手外科经过9个多小时，4个组同时开展手术又完成了对农民牛安水的4肢断离再植手术。

(3)医生把0.5 mm直径的血管缝合接治靠的是手术显微镜和灵巧的双手。0.5 mm直径的血管要缝合5

针。神经外科医生在手术显微镜的帮助下创造了一个又一个奇迹。工程院院士、白求恩奖章、2008国家最高科学技术进步奖荣获者王忠诚教授勇闯生命禁区，敢在生命禁区动手术刀，在显微神经外科等方面都有独到之处，创造了五个世界第一。

(4)在我国很多三级医院都借助手术显微镜在骨科、泌尿外科、妇科、耳鼻喉头颈科、眼科、心脏几乎所有学科都开展了显微外科手术。

3. 医学影像学引导下的介入手术

(1) 1885年德国人伦琴发明X射线，X线机诞生。上世纪70年代CT开始应用于临床以后，80年代MRI、DSA相继诞生并商品化，形成了“医学影像 黄金40年”。继CT在临床应用之后，1980年3月，第一台数字式X射线减影血管造影机(DSA)在美国威斯康星大学克列夫兰医学中心正式投入医疗检查工作。CT、MRI、DSA在临床上广泛应用，提高了诊断的准确率。

(2) DSA技术构成介入放射学的主要组成部分，是血管性造影及介入的工具和基础。随着人们对DSA技术认识的不断深化，造影方法不断改进，设备性能不断改善，功能不断增加，应用领域不断扩大。特别是与介入放射学紧密结合，其优势愈来愈显著，他不仅为疾病诊断服务，而且为疾病治疗提供了先进的手段。DSA排除了与血管不相干的其他器官组织的干扰，变静态为动态，可以观察到血管的动态变化。采用微创进行手术，与内科、外科并列为第三大治疗学科，介入放射学成为临床治疗学科。

(3)按照治疗技术分为血管内介入和非血管介入；按照治疗领域分为神经介入、心血管介入、肿瘤介入等。神经介入已在颅内动脉、颅外段经动脉、椎动脉、颅内肿瘤和急性缺血性卒中等介入治疗。血管介入已在主动脉疾病腔内、消化道出血、妇产科出血以及食管曲张静脉等介入治疗。肿瘤介入治疗包括血管介入和非血管介入。血管介入主要是经动脉灌注化疗和栓塞术，而非血管介入主要指经皮直接穿刺肿瘤行消融术。除无水乙醇化学消融外，射频、微波、激光、冷冻和高能聚焦超声(HIFU)消融等在肝脏、肺、肾、前列腺和骨肿瘤的局部治疗方面得到了广泛应用，成为肿瘤治疗的有力武器之一。连续三届的乒乓球前世界冠军庄则栋患肠癌晚期多器官广泛转移，已不能进食，住进佑安医院经介入治疗3天后自行到南来顺吃早点，又延长了半年生命而且改善了生存质量，减少了病疼。

(4)磁共振引导下高能聚焦超生术，也取得了长足进步。上海爱立峰医疗科技有限公司研发生产的具有特殊用途的磁共振系统，针对介入治疗手术的特点来进行设计。病床能够360° 自由旋转，前后延伸，横向平移；360° 的开放磁体，患者空间高度都比一般的磁共振大很多，并且有优化的快扫序列和清晰的图像，为磁共振引导介入手术提供了很好的装备技术基础。

4. 内镜引导下的微创手术

(1)腹腔镜微创手术。腹腔镜微创手术在我国应用较早，临床应用的领域较广，消化系统的胃、肠、肝、胆、胰，妇科的子宫、卵巢和泌尿系统的肾脏、膀胱、前列腺。腹腔镜微创手术，恢复快、出血少、功能保持完整、下床早。

(2)中国医生勇于创新，创立了后腹腔镜技术，主要用于治疗肾上腺疾病、肾囊肿切除术、肾癌、前列腺癌、肾盂和输尿管切开取石及输尿管松解成形术等。美国、英国、德国和南美、东南亚等国医生都在中国接受专科培训。

5. 几点思考

(1)高精尖设备的功能开发和应用。CT、MRI等高端产品功能是多方面的，但在应用功能上是不够的。包括在三甲以上的大医院很多功能在实际应用上是空白，有的整个功能只用到60%～80%，个别只开发应用了40%。这里面也包括有的功能在临床上并没有实际意义，只是“花架子”。

(2)装备愈来愈先进，医生的作用如何体现，还能出一代名医吗？装备愈来愈先进愈高档，医生对医学装备的依赖程度愈来愈高，在这种形势下，医生如何发挥主观能动性，体现医生的作用是很重要的课题。

(3)交叉、融合、优势互补是创新的基础。如：PET/CT，PET是正电子发射型计算机断层扫描仪，因为他的图像质量不理想不能满足医生的需要，而借助CT，通过扫描和图像处理工作站将二者的图像融合在一起，医生进行诊断和治疗，但整个设备和本质是PET。再如TOMO，TOMO刀属于通用放疗设备。螺旋断层放射治疗机6 mv的直线加速器安装在孔径为85 cm的CT滑环机架上，治疗时机头发出的扇形束随机架旋转对人体360o旋转照射，单次照射多达2万个子野数目使靶区的均匀性和释形度更高。治疗时治疗床缓慢跟进，通过治疗床的连续移动能够实施全身调强治疗。把螺旋CT和直线加速器的优势融合，并发挥到极致产生1+1＞2的效果。

随着工业互联网的崛起，世界正处在通向新的创新与变革时代的门口，在先进的计算、分析、低成本传感技术与全新互联网连接融合的情况下如何提高医学装备的效率、效益和节约包括能源在内的各类资源，将是我们跟上时代发展的重要课题。

2013年全国食品药品医疗器械检验工作座谈会

中国食品药品检定研究院院长　李云龙

一、关于体制改革

国家食品药品监管总局在刚刚组建的时候，就交待中检院就食品药品检验系统的改革提出意见。我们组织开展调研和座谈，提交了报告，阐述了系统的整体情况、存在问题和具体建议。这次会上，党组成员孙咸泽同志的讲话也体现了这些内容。咸泽同志的讲话为我们推进改革指明了方向，是很好的指导意见。因此，建议大家回去以后，一是要把这次会议的精神，特别是咸泽同志的讲话精神，向局分管领导特别是主要局领导进行汇报。二是要把各地谋划的改革方案，特别是经批准的正式方案及时向中检院人教处通报，以便加强指导，互相交流，互相借鉴。

总局领导对于加强食品药品检验检测机构的态度是明确的。这次会上，咸泽同志也讲了“四三二”的总体定位，明确了加强检验工作的要求。从目前的情况看，中检院的改革应该是和全系统同步进行的，总局正在抓紧研究具体方案。不管怎么改，我认为，作为监管部门的重要技术支撑，药检系统是监管工作科学化的重要保障，是各级监管部门应当紧紧依靠的力量，只能加强不能削弱。

在此，有几点要求需要注意。第一，要有大局观。要着眼维护食品药品安全这个大局，牢牢把握服从监管需要、服务公众健康的宗旨。要相信上级能看得更高更远，把思想和认识统一到总局党组的部署上来。第二，要有创造性。各地要结合实际，探索符合当地监管实际的检验工作体制机制。只要能更好地支撑监管工作，食品检验与现有药品检验整合或分开，都是可以选择的方式。但无论如何，必须要保证监管部门有自己能靠得住的检验力量。第三，要当好参谋。在体制机制改革的关键时期，要积极调查研究，主动建言献策，彰显作用。要增强职业的坚守，无论改革怎么样，必须坚持3个不能变。一是服从监管需要、服务公众健康的工作宗旨不能变，二是能力建设、水平提升的主题不能变，三是加强对系统的业务指导不能变。

二、关于不断提升服务力

全国药检系统经过几十年的快速发展，现在也到了转型升级的时候。特别是这次国务院要求食品药品监管工作加大政府购买服务力度，公平对待社会检验检测力量，给我们提出了新挑战、新机遇，迫切需要我们加快转变观念，加快转型升级，加快打造中国药检的“升级版”，否则我们不但会有生存问题，而且会被时代无情淘汰。这方面，最主要的就是要增强检验工作的核心竞争力，包括4个方面：技术力、管理力、信息力、文化力，最终体现在服务力上。技术力是方法论，管理力体现水平，信息力是重要手段，文化力体现单位和个人能力素质。这个问题我有两点认识。

第一，什么叫事业？事业就是理念和实践统一。第二，药检事业的核心竞争力是服务力。面对当前新形势新任务，我们的事业要科学发展，必须要聚焦在核心竞争力上，体现在服务力上，这是打造中国药检“升级版”的努力方向。

在党的群众路线教育实践活动中，中检院提出的主导思想，就是“聚焦作风，体现服务”，以作风促进服务，用服务改进作风。中检院的服务有3个层面，即服务监管、服务系统、服务发展。服务的重点是态度、质量、安全、效率，关键在态度，态度决定一切。现在药品特别是器械和食品，检验机构很多，竞争会越来越激烈，要坚决摒弃过去那种唯我独尊、舍我其谁的思想，找准服务定位，端正服务态度。

衡量服务水平有3个层次的标准。基本层面的标准是不出错，更高层面的标准是满意，最高层面的标准是创造感动。给客户以良好的服务是一个“正反馈”的过程。客户有需求，我们的服务让客户感到满意，客户又会产生更多的服务需求。否则就会产生“负反馈”。总之，我们希望结合教育实践活动，提升全员的服务自觉和服务水平，切实提高服务力。

三、不断加强对企业检验工作的业务指导

《药品管理法》第七十二条规定了我们对药品生产经营企业、医疗机构检验机构和工作人员的业务指导职责。加强对这些机构特别是生产经营企业的业务指导，是依法行政认真履行法定职责的责任之举，是从源头上维护食品药品安全之举。为此，全系统下一步要重点做几件事情。

一是进一步总结推广各地指导食品药品生产经营企业检验工作的经验和做法。这次会上河北省院、江苏省所、山东省所等单位做了交流。要形式多样，定期交流。二是以省为单位，8月底前，各地要把食品药品生产经营企业和医疗机构检验部门负责人名单汇总到中检院。三是总结第一期地市药检系统模块化培训班，以省为单位，适时分期对企业和医疗机构检验人员开展培训。四是条件成熟时，力争出台对企业和医疗机构质量管理工作的指导意见。

这4件事实实在在，前3件是现在就能做的，第四件事要稳步推进，争取两三年后提升到全国层面。这几件事做好了，能够对监管工作产生新的支撑支点，能够从源头上提高产品质量，意义重大。

四、进一步加强标准物质供应保障工作

（一）从2010年8月到2012年，中检院标准物质供应工作比较艰难，比较被动，主要有3方面的原因。一是对药典新品种所需标准物质沟通不及时不充分。二是基本药物全覆盖抽验所需标准物质数量猛增，供应难度加大。三是部分标准物质二级供应站的工作还需要改进。

（二）对供应保障工作的两点认识。第一，标准物质供应工作来源于标准和有关要求，国际上通行做法是不由市场供应。国家标准物质由国家准入实验室制备供应。第二，标准物质供应必须同时解决有无和充分及时快捷的问题，二者不可偏废。

（三）为了进一步做好这项工作，我们及时调整了工作机制，实行项目化管理，组织有能力负责任的省所协作标定，加大了原料收集力度，预计供应形势在年底能够彻底改观。

（四）全系统要协助中检院做好标准物质相关工作。标准物质供应是检验工作的重要环节，希望系统各单位参与进来，共同努力，积极承担协作标定任务，二级供应站要按规定搞好供应，做好服务。各级领导要高度重视，中检院也会严肃工作纪律，加强监督管理。

医疗器械临床使用安全保障及信息化管理

北京医院　蔡葵

1. 医院内相关组织机构的建立

名　称：医疗器械临床使用安全管理委员会

人员构成：医院领导、医疗行政管理、临床医学及护理、医院感染管理、医疗器械保障管理等人员组成。

工作任务：指导医疗器械临床安全管理的相关工作。

2. 建立健全医疗器械管理规章制度

（1）临床使用科室及器械保障管理部门工作管理制度

（2）医疗设备采购管理制度

（3）医疗设备安装验收制度

（4）医疗设备固定资产管理制度

（5）医疗设备档案管理制度

（6）医疗设备库房管理制度

（7）医疗设备应用质量控制制度

（8）维修与预防行维护管理制度

（9）计量器具管理制度、特种设备管理制度、射线装置管理制度

（10）放射源安全管理制度

（11）医疗设备报废管理制度

（12）大型医疗设备配置与应用管理制度

（13）突发事件应急管理制度

（14）风险评估管理制度

（15）科研教学及人才培养制度

（16）医疗设备“应用分析”工作制度

（17）医疗耗材、器械采购管理制度

（18）医疗耗材、器械到货验收制度

（19）医疗耗材、器械库房管理制度

（20）医疗耗材、器械财务管理制度

（21）医疗耗材、器械档案管理制度

（22）医疗耗材、器械临床科室临时储备库管理制度

（23）高值耗材管理制度

（24）医用耗材、器械临床科室临时储备库监督管理制度

（25）一次性使用医用耗材废物处理管理制度

（26）医疗器械安全事件上报制度

3. 医疗器械临床使用安全事件监测

（1）建立医疗器械安全事件监测与报告制度、应急预案 和监督管理小组。

（2）发生医疗器械临床使用安全事件或者医疗器械出现故障的，应当立即停止使用，并通知临床（医学）工程部门按规定检修，形成记录。

（3）对各临床科室进行医疗器械安全事件培训，提高临床工作人员的医疗器械安全风险意识。

（4）负责收集、分析医疗器械安全事件并及时做出处置，同时上报至上级主管部门。

4. 医疗器械临床使用安全相关人员资质考评及培训

（1）医院医疗器械管理人员必须具备相关专业学历、技术职称，取得相应资质；

（2）开展医疗器械临床使用过程中的操作规程等相关培训定期检查评价，并作相应记录。

（3）建立医疗器械临床工程技术人员的培训、考核、评价等人才培养制度。

（4）临床工程技术人员必须进行在岗培训。要制定培训计划，熟练掌握专业知识，科室业务学习每月至少一次并做定期考核及记录。

5. 医疗器械应急预案及建立应急调配机制

（1）建立生命支持设备应急管理制度和应急备用方案，以应对突发事件的发生。

(2) 定期检查应急备用方案落实情况，并加以记录。

（3）以呼吸机、监护仪、除颤起搏器、输注泵等各类待调配应急医疗设备应当合理分布，并了解其设备状态，保证能够及时使用。

6. 医疗器械临床使用监督机制

（1）成立相应的监督机构。由医疗行政管理、临床医学及护理、医院感染管理、医疗器械保障管理等相关人员组成。

（2）监督机构定期检查相关制度的落实情况，并作记录。

（3）监督机构定期检查医疗器械信息档案，包括器械唯一性标识、使用记录和保障记录等，并作检查情况记录。

（4）针对检查中出现的问题，要制定相应的整改措施，并记录整改情况。

7. 医院对医疗器械厂家的需求

医院对医疗器械需求的特殊性；选择高质量、技术领先的知名品牌；有效提高临床医疗工作；及时有效、长期稳定的售后保障；广泛的医学、科学领域地合作。

8. 医院对医疗器械厂家的期望

为医院提供最安全、最先进的产品；先进技术是医学发展的基础；有效的管理经验；医疗器械在临床安全使用基础是安全稳定的产品；医疗器械的安全使用又是临床医疗安全的基础。

9. 什么是医疗器械的质量控制

医疗器械质量控制的目的旨在确保患者的安全，确保医疗质量，同时提高医院综合效益，包括：确定控制对象；制定控制标准；编制控制方法；明确检验办法；实施质量控制。

10. 医疗器械质量控制

包括三大方面：采购质量控制；临床应用质量控制；医学工程保障质量控制

11. 医疗器械质量直接关系到医疗质量

医疗质量，是整个医院管理的出发点，也是各项管理工作的最终结果。医疗质量是医院社会价值的体现，是生存的关键。

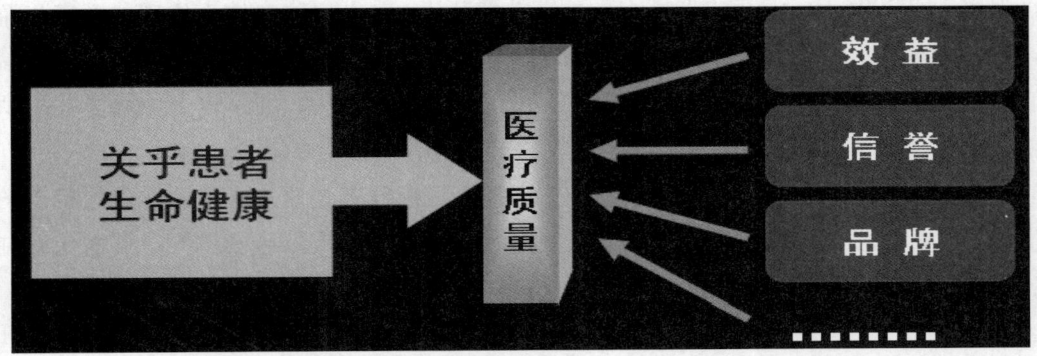

12. 医疗质量的三维内涵

13. 医疗器械质量是医疗质量链的重要一环

医疗器械质量：是医疗质量链的重要一环，直接关乎患者的生命健康!

14. 国外：医疗器械质量管理有关情况

以美国为例：1976年，国会推出了《医疗器械修正案》，授权 FDA管理医疗设备安全和质量。1990

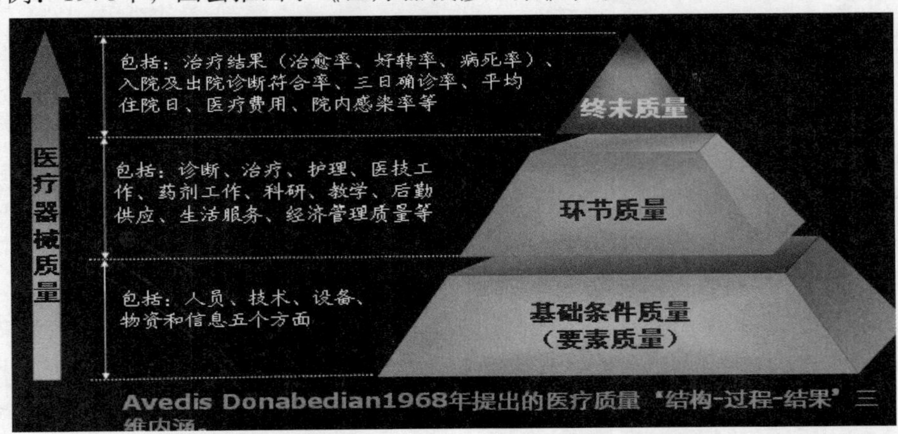

年，正式颁布了著名的《医疗器械安全法令》，从法律上强制要求开展医疗设备质量控制。1998年，JCAHO（医院评审联合会）国际部制定了“JCI医院评审标准”，该标准的“FMS.7”部分要求：“医疗机构要计划和实施一项程序，以检查、测试和维护医疗设备并记录结果。”其核心要求包括：定期检查医疗设备；测试医疗设备以与其用途和规定相适应；进行预防性维护维修。

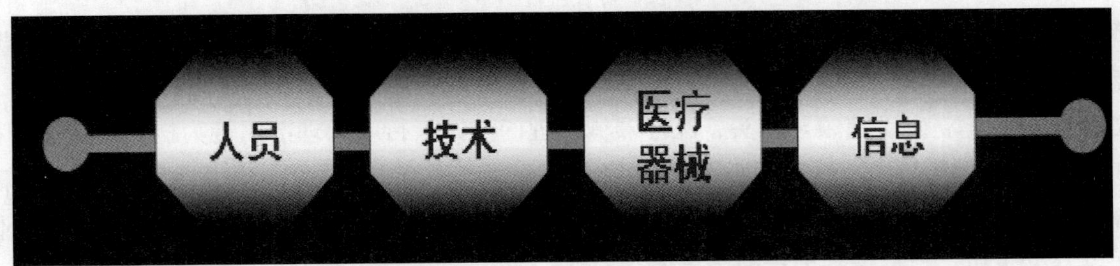

比较：欧美有完善的质量控制体系

欧美等国：行业有法规；医院有制度；从业人员有资质（考核、认证、继续教育）；医疗器械质控有标准（操作、检测标准）；资金有投入（人、财、物）。已建立起完整成熟的医疗器械质量控制体系。

国内：医疗器械质量管理有关情况

2000年国家药监局颁布《医疗器械监督管理条例》；2002年，出台《医疗事故处理条例》，规定医疗责任事故 “举证倒置”；2004年，颁布《器械不良事件管理办法》；2006年，印发了《全国医疗器械专项整治工作方案》；2008年，国家食品药品监督管理局并入国家卫生部；2009年，成立医疗服务监管司；2010年，颁布了《医疗器械临床使用安全管理规范》（试行）；2012年，北京市卫生局《北京市医疗机构医疗器械管理制度（试行）》。

比较：国内在医疗器械质控方面是空白，医疗器械临床准入标准没有建立；医疗器械质量控制的管理标准和技术标准均未建立；医疗器械临床工程师准入制度尚未建立；医疗器械操作人员资格认证制度还没有建立；医疗器械引发的不良事件没有得到广大医务工作者和管理工作者的重视。

15. 医疗器械质量问题

以常见设备一些问题为例：除颤仪、呼吸机、CT&MRI。

常见问题：

日期没有正确设置；患者姓名没有及时更新；打印的心电信息、除颤记录将被存入病历，但其中患者姓名、日期时间不对

综合问题：

以呼吸机安全为例。应用风险高：个性化治疗、参数设置、消毒与交叉感染等。主要参数失准；压力上限，不准或失灵；触发灵敏度，不准或误触发；吸气压力水平，不平稳、不准确；气源缺失不报警；潮气量偏离设定值；潜在危害大：造成气压伤、氧中毒或低氧血症、CO2储留、无法脱机，甚至死亡。

◆除颤仪：常见问题：
—输出能量偏低
—没有能量输出
—充电时间太长
—同步延迟过长

技术指标	要求
输出能量允差	± 15%
最大能量充电时间	15s
充电次数	4次/min
内部放电时间	60s
同步时间延迟	<30ms

查找问题，凸显“三无”。临床医疗器械操作人员无“规范化培训” 和“资质准入”；医疗器械临床保障无“周期预防性维护”；临床工程师无“认证准入”。

16. 医疗器械质量控制

医疗质量保障工作的基础；是有益于确保患者安全的一项举措；是有益于提高医疗质量的重要一环。

17. 开展医疗器械质量控制工作的条件

①领导支持：从医院质量管理的全局把握医疗器械质量控制的重大现实意义，切实将医疗器械的质量管理纳入医疗质量管理的范畴。

②健全组织：建立由医院领导牵头，医疗器械管理门、医疗行政管理部门等为核心的管理委员会。负责组织实施医疗器械的临床使用管理，从使用者、被使用者、医疗器械管理维护人员等的全程管理。

③明确任务：围绕医疗器械管理的全流程，从论证、引进、安装、培训、使用、维护、维修、检测、退役各环节入手，抓好医疗器械的质量安全控制。

④配备人员：以建立业务过硬的医疗器械质量管理与技术人员队伍为目标，保证医学工程人员的编制与素质。

⑤资金到位：将医疗器械质量控制的成本纳入医院经营成本，投入必要的资金保证质控工作的开展。

⑥企业合作：生产企业所提供高质量产品，提供高质量维护。

18. 医疗器械质控专业委员会的核心任务

管理层面：必须认真领会国家医疗器械质控法规、标准与规范；收集医疗器械使用中存在的问题，为上级管理部门决策提供依据；制定医疗器械临床准入标准；开展教育培训和资格认证工作。

技术层面：制定医疗器械操作规范、检测标准；收集、整理、分析和挖掘质控数据；为医疗机构提供信息和共享数据。

19. 完善医疗器械质量控制体系

①研究建立准入制度，加强人员和装备管理。临床操作人员资质准入；医疗器械临床准入；临床工程师认证准入。

②完善相关规范、制度和技术指标体系，研究医疗器械质量控制的方法和技术指标，建立重点医疗器械的质量控制规范。

12类医疗器械质量控制规范包括用前检查要求、日常维护规范、质量检测规范。

20. 展望

医疗器械的质量控制是提高医疗质量的基础。必须尊重医疗客观规律，提高研究问题和解决问题的能力，才能把这项工作做得有益于医疗事业的发展。希望在医疗器械生产厂家的支持下、在每一位医务工作者的共同努力下；大力推动医疗器械质量控制工作，提高医疗服务质量，更好地为临床医疗工作服务！

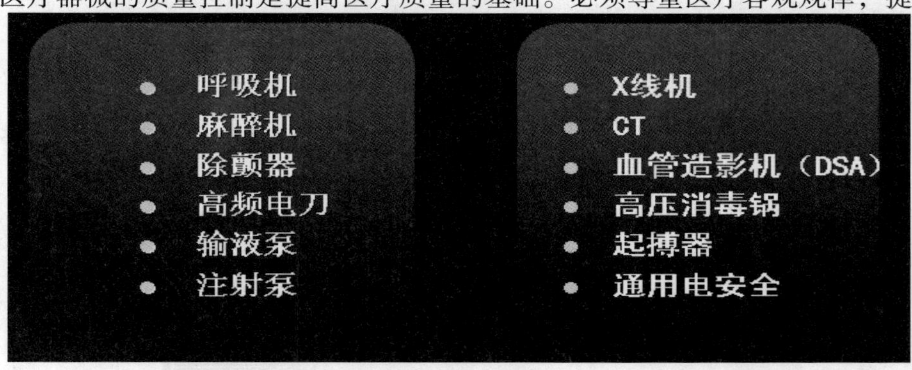

2013年8月7日

四、医学装备配置使用状况

大型医用设备

大型医用设备是指500万元以上的医学装备。大型医用设备具有投入资金量大,运行成本高、应用技术复杂和检查治疗费用高等特点。为了便于管理,卫生部把大型医用设备划分为甲类和乙类。

甲类大型医用设备包括:PET-CT、伽马射线立体定位治疗系统(刀)、医用电子回旋加速治疗系统(MM50)、质子治疗系统、其他未列入管理品目、区域内首次配置的单价在500万元以上的医用设备。

乙类大型医用设备包括: X线电子计算机断层扫描装备(CT)、医用磁共振成像设备(MRI)、800毫安以上数字减影血管造影X线机(DSA)、单光子发射型电子计算机断层扫描仪(SPECT)、医用直线电子加速器(LA)。

大型医用设备按品目分级管理,按高低阶梯分型为科学研究型、临床科研型和临床实用型3类。

一、甲类大型设备配置状况

(一)正电子发射计算机断层扫描仪(PET-CT)

PET-CT融合了PET和CT在医疗诊断方面的优势,诊断效率高于前两者,是目前医疗诊断领域的高端产品。中国PET-CT市场不断增大,年均销量在11台以上。到2015年底,全国总体规划配置PET-CT270台,2011~2015年全国规划新增配置160台(含社会资本举办医疗机构配置30台)。

(二)伽玛射线立体定位治疗系统(γ刀)

伽玛射线立体定位治疗系统(γ刀)是一种融立体定向技术、放射医学和神经外科技术为一体,以治疗颅脑疾病为主的立体定向放射外科治疗设备。2011年底全国头部γ刀配置总量已达到166台。

(三)医用电子回旋加速治疗系统(MM50)

MM50是一种医用回旋加速器,它是一种融合现代计算机技术、立体定向技术和放射外科技术于一体的全身立体定向放射治疗设备,其放射物理特点是电子线和X线联合,超高放射能量、超高放射精度,能量逐级可调,三维适形、电磁扫描调强,放射线流纯净,可在多照射野情况下提供更多的灵活性和提高病灶区放射剂量分布,具有治疗时间短的突出优点。截至2011年,全国MM50 配置总量达到70台。

(四)质子治疗系统

质子治疗系统是利用质子作为带正电荷的粒子,以极高的速度进入人体,由于其速度快,在体内与正常组织或细胞发生作用的机会极低,当到达癌细胞的特定部位时,速度突然降低并停止,释放最大能量,产生Bragg峰(博拉格峰),将癌细胞杀死,同时有效地保护正常组织。由于质子治疗具有穿透性能强、剂量分布好、局部剂量高、旁散射少、半影小等特征,尤其对于治疗有重要组织器官包绕的肿瘤,显示出较大的优越性。截至2012年,全国共配置质子治疗系统4台,但目前仅一台投入使用。

(五)断层放射治疗系统(Tomo Therepy)

螺旋断层放疗系统(Tomotherapy system TOMO),简称拓姆刀。是目前世界上唯一采用螺旋CT扫描方式治疗癌症的放射治疗设备。简单地说就是螺旋CT机+6MV的直线加速器,该加速器可产生的兆伏级(MV)X射线,既用于螺旋CT一样扫描病人,也可以用来治疗癌症病人。TOMO治疗步骤是患者平躺在特制治疗床上,安装上体位固定装置,每次治疗前首先进行CT的螺旋扫描,根据CT扫描图像与定位CT图像比较,机器会自动修正摆位误差,然后像螺旋CT扫描一样,射线逐层围绕肿瘤进行360度旋转聚焦照射。截至2011年,全国共配置断层放射治疗系统(Tomo Therepy)8台。

(六)X线立体定向放射治疗系统 (Cyberknife)

X线立体定向放射治疗系统(Cyberknife)是一种影像引导的立体定向治疗机,可以治疗患者各个部位的病变。主要由直线加速器、支撑加速器的机器人和X线照相机组成的影像装置等设备组成,在治疗过程中不断获取患者病灶图像并利用这些图像信息使射束始终对准靶区。X线立体定向放射治疗系统(Cyberknife)治疗计划有其独到之处,它是唯一能够提供非等中心治疗计划的立体定向外科系统并且还有逆向计划功能。截至2011年全国共配置X线立体定向放射治疗系统(Cyberknife)5台。

(七)306道脑磁图

306道脑磁图是目前世界上最先进的脑功能检测技术,它通过多达306个脑磁图通道,获得头部全面的神经生理学资料,然后经过计算机综合影像信息处理,转换成脑磁曲线图、等磁线图,再通过相应数学模型的拟合得到信号源定位。最终与核磁共振、CT等解剖影像信息叠加整合,形成磁源性影像,进行脑解剖功能定位,从而以ms/mm级别,准确反映脑功能的瞬时变化状态,包括思维、情感等高级脑功能的研究。截至2012年,全国共配置306道脑磁图7台。

(八)内窥镜手术器械控制系统(de Vinci S)

内窥镜手术器械控制系统(de Vinci S)是目前最先进的机器人手术辅助系统,是微创手术技术的较高阶段,其仅通过4~6个钥匙孔样操作通道行手术精细操作,是新一代微创外科技术的代表。该系统为智能化机械臂辅助及高清3D显像系统等设备,融合诸多新兴学科,实现了外科手术微创化、功能化、智能化和数字化。截至2012年,全国共配置内窥镜手术器械控制系统(de Vinci S)6台。

二、乙类大型设备配置状况

(一)X线电子计算机断层扫描装置(CT)

CT作为临床医疗中的一种检测手段，已普遍应用于临床各科，其检查范围几乎包括人体的每一个部位，随着医学影像学事业突飞猛进的发展，CT扫描检查已经成为医学影像学的核心技术之一。由于CT检查准确的定位及相关高的定性诊断能力，也是现代医学部可或缺的先进诊断工具。

目前，我国CT市场主要集中在大、中型城市，城市CT消费占我国总体CT市场的70%以上。我国城市居民生活水平的快速提高，使得健康需求以及与之对应的医疗电子产品需求随之提升。尤其是近年来，中国城市化进程加速，大量农村人口迁至城市，这在一定程度上也扩大了城市CT的需求。同时，大中型医院主要集中在城市，城市医院的现代化建设也推动了CT的发展。从国内各地区招标采购CT的情况来看，经济发展较快的江苏、广东，浙江是我国CT设备国际招标的采购大户。 截至2012年，CT全国拥有量为15828台。

截至2012年我国X线电子计算机断层扫描装置（CT）配置状况

序号	地区	配置数量	人口数（万人）	百万人拥有设备量	序号	地区	配置数量	人口数（万人）	百万人拥有设备量
1	北京	410	1961	19.9	16	河南	996	9402	9.6
2	天津	138	1294	9.7	17	湖北	518	5724	8.1
3	河北	915	7185	11.7	18	湖南	529	6568	7.1
4	山西	374	3571	9.5	19	广东	2161	10430	19.7
5	内蒙古	379	2471	14.3	20	广西	367	4603	7.0

6	辽宁	696	4375	14.9	21	海南	67	867	6.7
7	吉林	470	2746	16.1	22	重庆	215	2885	6.4
8	黑龙江	572	3831	13.9	23	四川	700	8042	7.7
9	上海	255	2302	10.1	24	贵州	288	3475	7.3
10	江苏	1006	7866	11.8	25	云南	655	4597	13.2
11	浙江	804	5443	13.8	27	陕西	498	3733	12.3
12	安徽	622	5950	9.5	28	甘肃	249	2558	8.7
13	福建	265	3689	6.2	29	青海	63	563	10.1
14	江西	427	4457	8.6	30	宁夏	105	630	15.7
15	山东	821	9579	7.6	31	新疆	262	2181	11.0
						合计	15828		

数据来源：中国医学装备协会

（2）医用磁共振成像系统（MRI）

中国于1985年引进第一台MRI，目前已有外资品牌在国内设厂，本土企业也在加大研发和生产力度，生产能力逐渐增强。MRI领域有两个发展趋势，一个是超导方向，又称为高场，场强一般在1.5T-3T之间；一个是永磁方向，又称为低场，场强在0.2T-0.35T之间。从市场变化来看，0.5T以下的MRI份额逐渐减少，1.5T和3.0T的市场则快速上升。但是1.5T和3.0T核磁主要集中在外资品牌，国产品牌主要生产0.5T以下的产品。截至2012年，全国MRI拥有量为5423台。

截至2012 年我国医用磁共振成像系统（MRI）配置状况

序号	地区	配置数量	人口数（万人）	百万人拥有设备量	序号	地区	配置数量	人口数（万人）	百万人拥有设备量
1	北京	193	1961	9.8	16	河南	347	9402	3.7
2	天津	71	1294	5.5	17	湖北	208	5724	3.6
3	河北	403	7185	5.6	18	湖南	156	6568	2.4
4	山西	99	3571	2.8	19	广东	857	10430	8.2
5	内蒙古	111	2471	4.5	20	广西	85	4603	1.8
6	辽宁	193	4375	4.4	21	海南	14	867	1.6
7	吉林	123	2746	4.5	22	重庆	68	2885	2.4
8	黑龙江	170	3831	4.4	23	四川	185	8042	2.3
9	上海	133	2302	5.8	24	贵州	64	3475	1.8
10	江苏	288	7866	3.7	25	云南	185	4597	4.0
11	浙江	326	5443	6.0	27	陕西	162	3733	4.3
12	安徽	284	5950	4.8	28	甘肃	59	2558	2.3
13	福建	96	3689	2.6	29	青海	9	562	1.6
14	江西	91	4457	2.0	30	宁夏	26	630	4.1
15	山东	332	9579	3.5	31	新疆	86	2181	4.0
						合计	5423		

数据来源：中国医学装备协会

（3）数字减影血管造影X线机（DSA）

数字减影血管造影X线机（DSA），即血管造影的影像通过数字化处理，把不需要的组织影像删除掉，只保留血管影像，这种技术叫做数字减影技术，其特点是图像清晰，分辨率高，对观察血管病变，血管狭窄的定位测量，诊断及介入治疗提供了真实的立体图像，为各种介入治疗提供了必备条件，适用于全身血管性疾病及肿瘤的检查及治疗。应用DSA进行介入治疗为心血管疾病的诊断和治疗开辟了一个新的领域，主要应用于冠心病、心律失常、瓣膜病和先天性心脏病的诊断和治疗。截至2012年，全国DSA拥有量为3550台。

截至2012年我国数字减影血管造影X线机（DSA）配置状况

序号	地区	配置数量	人口数（万人）	百万人拥有设备量	序号	地区	配置数量	人口数（万人）	百万人拥有设备量
1	北京	143	1961	7.3	16	河南	114	9402	1.2
2	天津	57	1294	4.4	17	湖北	92	5724	1.6
3	河北	191	7185	2.7	18	湖南	66	6568	1
4	山西	30	3571	0.8	19	广东	419	10430	4
5	内蒙古	43	2471	1.7	20	广西	53	4603	1.2
6	辽宁	109	4375	2.5	21	海南	13	867	1.5
7	吉林	66	2746	2.4	22	重庆	34	2885	1.2
8	黑龙江	71	3831	1.9	23	四川	95	8042	1.2
9	上海	100	2302	4.3	24	贵州	23	3475	0.7
10	江苏	160	7866	2	25	云南	40	4597	0.9
11	浙江	148	5443	2.7	27	陕西	83	3733	2.2
12	安徽	74	5950	1.2	28	甘肃	31	2558	1.2
13	福建	35	3689	0.9	29	青海	5	562.7	0.9
14	江西	37	4457	0.8	30	宁夏	12	630	1.9
15	山东	139	9579	1.5	31	新疆	67	2181	3.1
						合计	3550		

数据来源：中国医学装备协会

（4）医用直线加速器（LA）

医用直线加速器（LA）是生物医学上的一种用来对肿瘤进行放射治疗的粒子加速器装置。 中国直线加速器市场起步于上世纪七十年代，其技术和产品发展历程为：上世纪80年代以前的常规放疗，90年代初的立体定向治疗，90年代中期的适形放射治疗，90年代末期的适形调强放射治疗，以及当今的图像引导放射治疗。

医用直线加速器按照能量可以分为低能机和高能机。低能机是市场需求的主体，总体市场份额约占93%。截至2012年，全国LA拥有量为2048台。

截至2012年我国医用直线加速器（LA）配置状况

序号	地区	配置数量	人口数（万人）	百万人拥有设备量	序号	地区	配置数量	人口数（万人）	百万人拥有设备量
1	北京	65	1961	3.3	16	河南	114	9402	1.2
2	天津	18	1294	1.4	17	湖北	82	5724	1.4
3	河北	82	7185	1.1	18	湖南	63	6568	1
4	山西	30	3571	0.8	19	广东	275	10430	2.6
5	内蒙古	32	2471	1.3	20	广西	43	4603	0.9

6	辽宁	76	4375	1.7	21	海南	6	867	0.7
7	吉林	42	2746	1.5	22	重庆	20	2885	0.7
8	黑龙江	48	3831	1.3	23	四川	70	8042	0.9
9	上海	49	2302	2.1	24	贵州	16	3475	0.5
10	江苏	131	7866	1.7	25	云南	42	4597	0.9
11	浙江	74	5443	1.4	27	陕西	32	3733	0.9
12	安徽	56	5950	0.9	28	甘肃	21	2558	0.8
13	福建	22	3689	0.6	29	青海	2	563	0.4
14	江西	35	4457	0.8	30	宁夏	6	630	1
15	山东	170	9579	1.8	31	新疆	26	2181	1.2
						合计	2048		

数据来源：中国医学装备协会

（5）单光子发射计算机断层成系统（SPECT）

单光子发射计算机断层成像术(Single-Photon Emission Computed Tomography，SPECT)和正电子发射断层成像术(Positron Emission Tomography，PET)是核医学的两种CT技术，由于它们都是对从病人体内发射的γ射线成像，故统称发射型计算机断层成像术(Emission Computed Tomography，ECT)。

截至2012年，全国单光子发射计算机断层成系统（SETCT）拥有量为839台。

截至2012年我国单光子发射计算机断层成像系统（SPECT）配置状况

序号	地区	配置数量	人口数（万人）	百万人拥有设备量	序号	地区	配置数量	人口数（万人）	百万人拥有设备量
1	北京	66	1961	3.4	16	河南	24	9402	0.3
2	天津	11	1294	0.9	17	湖北	27	5724	0.5
3	河北	42	7185	0.6	18	湖南	19	6568	0.3
4	山西	18	3571	0.5	19	广东	135	10430	1.3
5	内蒙古	13	2471	0.5	20	广西	18	4603	0.4
6	辽宁	1	4375	0	21	海南	4	867	0.5
7	吉林	21	2746	0.8	22	重庆	11	2885	0.4
8	黑龙江	15	3831	0.4	23	四川	31	8042	0.4
9	上海	47	2302	2	24	贵州	6	3475	0.2
10	江苏	56	7866	0.7	25	云南	24	4597	0.5
11	浙江	40	5443	0.7	27	陕西	15	3733	0.4
12	安徽	13	5950	0.2	28	甘肃	8	2558	0.3
13	福建	16	3689	0.4	29	青海	2	563	0.4
14	江西	8	4457	0.2	30	宁夏	2	630	0.3
15	山东	35	9579	0.4	31	新疆	11	2181	0.5
						合计	839		

数据来源：中国医学装备协会

第二节 万元以上常规设备

近年来，我国医疗装备水平得到较大提升，各级医疗卫生机构的医学装备配置情况都得到了较大改善和发展。2003年全国医疗卫生机构装备万元以上的医学装备是138.5万台（件），2011年全国医疗卫生机构装备万元以上的医学装备是371.6万台（件），8年间增长幅度达到了129%，年复合增长率为10.9 %。

与2010年相比，2011年全国医疗卫生机构万元及以上设备配置量及其价值总额分别增加了13.9%和12.5%。50万元以下设备数量增长率为12.2%，50¯99万元设备数量增长率为15.3%，百万元以上设备数量增加幅度为19.5%。

2007-2011全国万元以上医学装备总量

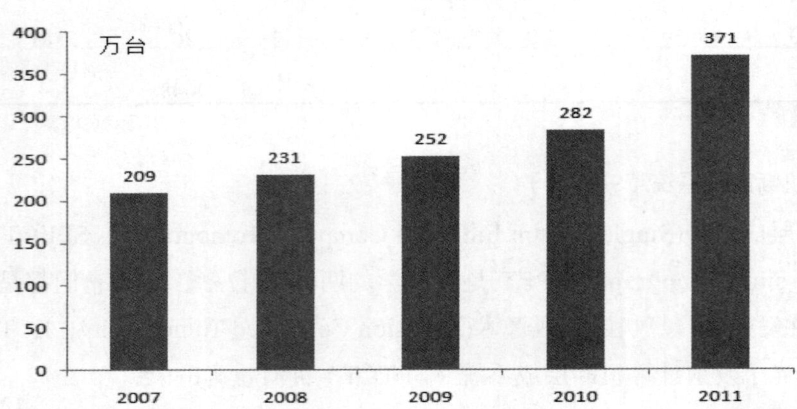

2011年，全国万元以上医学装备总计约371.6万台（件），总价值约4453亿元。从医疗机构类型来看，医院是万元以上设备的主要拥有机构，拥有量占全国的84%，100万元以上的大型设备拥有量占全国的90%。

2012年各级医疗机构万元以上设备情况

卫生机构分类	万元以上设备总价值(万元)	万元以上设备台数			
		合计	50万元以下	50~99万元	100万元及以上
总　计	44530241	3176357	3031386	83722	61249
一、医院	37382532	2363219	2239175	68905	55139
综合医院	29297125	1798087	1701898	52790	43399
中医医院	3829741	269073	255636	7689	5748
中西医结合医院	399578	26612	25352	723	537
民族医院	54023	4616	4418	128	70
专科医院	3795412	264109	251172	7559	5378
二 基层医疗卫生机构	3196926	435463	427359	6332	1772
三.社区卫生服务中心(站)	862634	113207	110882	1869	456
四.卫生院	2059531	292292	287446	3802	1044
五.门诊部	274757	29962	29029	661	272
综合门诊部	169450	17150	16517	438	195
中医门诊部	5621	856	835	19	2
中西医结合门诊部	1717	419	419		
民族医门诊部	87	15	15		

专科门诊部	97882	11522	11243	204	75
六.护理站	4	2	2		
七.急救中心(站)	117538	12971	12531	379	61
八.采供血机构	637133	44558	42518	1237	803
九.妇幼保健院(所、站)	1510863	133659	128482	3100	2077
十.专科疾病防治院(所、站)	172773	15665	15069	410	186
十一.疾病预防控制中心	935809	108775	105746	2404	625
十二.卫生监督所(所)	90981	18209	18209		
十三.医学科学研究机构	232368	15144	14416	454	274
十四.医学在职培训机构	69783	10262	10129	94	39
十五.健康教育所(站、中心)	5606	710	705	2	3

数据来源：卫生和计划生育委员会

从医院类型来看，综合医院万元以上设备的拥有量占全国的76.1%，中医医院和专科医院分别占11.4%和11.2%，中西医结合医院占1.1%，其他医院占0.2%。

2011年不同医院类型万元以上设备拥有比例

数据来源：卫生和计划生育委员会

2011年万元以上医学装备在省市级医疗机构拥有比率51.6%，在县级医疗机构拥有比率为39.8%，乡镇卫生院拥有比率为8.6%。省市级医疗卫生机构的配置比率明显高于县级医疗机构以及乡镇卫生院，但与2010年相比县级医院和乡镇卫生院所占比率有所增加。

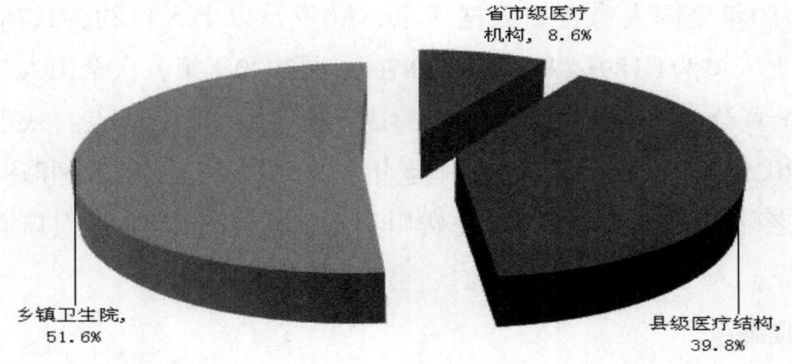

数据来源:卫生和计划生育委员会

第三节高值耗材情况

高值医用耗材是指直接作用于人体、对安全性有严格要求、价格相对较高的医用耗材。主要有心脏介入类、人工关节类、外周血管介入类、消化材料类及其他类。

一、高值耗材现状

市场需求逐年增加

随着人们健康意识的不断提高和愿意支付的人均医疗费用上涨，医学装备费用支出增长速度往往要高于医药市场增长速度，根据欧盟医学装备委员会数据显示，2002–2012年全球医学装备市场规模复合增长率为15%，高于医药市场的9.2%增长率。随着经济复苏、发达国家医改政策消化和新兴市场需求的快速增长，预计全球医学装备销售增速将达到10%–15%。

政府投入逐年增加

近年来，我国政府财政医疗卫生指出占财政支出比重持续上升，特别是就医改以来，上升幅度明显加快。根据财政数据， 2009年3994亿元增长到2012年7348亿元，4年全国财政医疗卫生支出增速年平均为22%。

全国财政医疗卫生支出

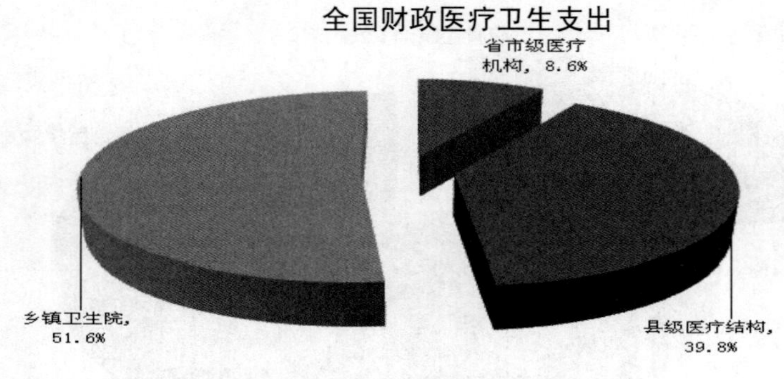

数据来源：卫生和计划生育委员会

人口老龄化支撑市场增长

人类疾病发病率会随着年纪增长而提高，老龄化推动高值耗材需求上升。英国的统计数据显示，髋关节置换手术的病人平均年龄为72岁，而膝关节置换手术病人的平均年龄为70岁。

根据中国统计局2010年全国人口普查数据显示，60岁及以上人口约为1.78亿人，占人口总数的13.26%，其中65岁及以上人口为1.189亿人，约占8.87%。同2000年第五次全国人口普查相比，60岁及以上人口的比重上升2.93个百分点，65岁及以上人口的比重上升1.91个百分点。未来中国人口老龄化格局加剧趋势确定，预计到2025年和2050年，65岁以上老年人口比例将达到12.6%和19.6%。根据上海老龄科学研究中心数据，人口老龄化将导致医疗卫生总费用年增长率提高1.54%。人口老龄化将有力支撑高值耗材市场的持续增长趋势。

健康意识和支付能力提高

《中国个人健康体检情况调查白皮书》显示，人们的健康意识强烈。83%的调查对象认为“体检是必须的”，体检的重要性已为大多数人所熟知；52%的调查者认为感觉健康情况下也需要定期体检，

“未病先防”观念深入人心；超过70%的调查对象赞成应该一年进行一次或以上的体检，科学体检理念广为人知；而对于常人来说一知半解的体检套餐项目(如血常规、肝功能、妇科、男科等)，人们会积极寻求多种途径，充分利用各种渠道(如报纸、杂志、网络、医生等)来了解，对于体检的认知表现出一定的主动性。

全国人均收入逐年增长，个人卫生支出比例越来越高。全年农村居民人均纯收入7917元，比上年增长13.5%，扣除价格因素，实际增长10.7%；农村居民人均纯收入中位数为7019元，增长13.3%。城镇居民人均可支配收入24565元，比上年增长12.6%，扣除价格因素，实际增长9.6%。

二、采购工作日趋完善

（1）高值医用耗材集中采购工作情况

2004年以前，各地高值医用耗材采购存在着集中度低、采购价格高、地区间价差大、企业负担重、购销中不正之风时有发生、中介代理机构行为不规范等问题。为规范医疗机构高值医用耗材采购行为，治理商业贿赂，有效减轻患者医疗费用负担，2004年8月卫生部组织北京等8省市三级医疗机构心脏介入类耗材、人工关节、心脏起搏器等3类高值医用耗材集中采购试点工作。通过集中采购，上述高值耗材的价格明显降低。

2008—2009年，在8省市试点工作的基础上，卫生部委托国际交流与合作中心开展了两轮全国部分重点高值医用耗材品种的集中采购工作，主要涉及心脏起搏器、心脏介入类（含外周介入类、神经介入类、电生理类）等高值医用耗材，并于2010年进行了新产品的增补工作。通过集中采购，进一步降低了4类高值医用耗材的采购价格，减轻了患者负担。同时，也为各地开展高值医用耗材集中采购工作探索了模式、积累了经验。根据有关要求，2010年起，高值医用耗材集中采购工作由各省（区、市）负责组织实施。

按照深化医药卫生体制改革的工作要求，各地积极探索开展高值医用耗材集中采购工作。四川、宁夏、江苏、湖北、浙江等很多省（区、市）结合本地实际，开展了以省为单位的部分高值医用耗材集中采购工作，取得了较好的社会效果。

（2）高值医用耗材集中采购工作主要内容

为进一步指导各地做好高值医用耗材集中采购工作,在全面总结全国及部分省份高值医用耗材集中采购工作经验的基础上,卫生部开展了《工作规范》的编制工作.起草过程中,多次召开专题座谈会,全面征求有关专家、部分省份、医疗机构以及行业协会和企业等各方面的意见建议,形成了《工作规范》征求意见稿。

2012年9月21日,就《工作规范》征求意见稿正式向社会公开征求意见,共收到社会各界反馈的修改意见65条,经过梳理,对其中的合理建议全部予以采纳,最终形成了《高值医用耗材集中采购工作规范(试行)》（简称《工作规范》）.《工作规范》共计11章50条，主要包括以下几个方面的内容：

（一）关于采购范围。本着突出重点、以点带面和因地制宜的原则，此次涉及的高值医用耗材包括血管介入、非血管介入、骨科植入、神经外科、电生理类、起搏器类、体外循环及血液净化、眼科材料等。各地可根据自身实际情况和工作要求从中选择，也可以自主选择此范围之外的品种。同时，要求县级及县级以上人民政府、国有企业（含国有控股企业）举办的有资质的非营利性医疗机构采购高值医用耗材，必须全部参加集中采购。

（二）关于采购组织方式。遵循公开透明、公平竞争、公正廉洁和科学诚信原则，实行以政府为主导、以省（区、市）为单位的网上高值医用耗材集中采购。医疗机构和医用耗材生产经营企业必须通过各省（区、市）建立的集中采购工作平台开展采购，实行统一组织、统一平台和统一监管。集中采购周期原则上两年一次，开展产品增补工作期限不得超过一年。

（三）关于采购机构的组成。各省（区、市）不再新设集中采购机构，沿用现有药品集中采购工作的领导机构、管理机构、工作机构和监督机构。《工作规范》还明确了各相关机构在集中采购工作中的职责分工。

（四）关于集中采购工作参与各方。集中采购工作参与的机构主要包括医疗机构、医用耗材生产经营企业，《工作规范》明确了各机构在集中采购工作中的职责要求和义务权利。要求医疗机构必须通过政府建立的非营利性集中采购工作平台采购集中采购入围目录内的高值医用耗材，要按照《合同法》的规定与医用耗材生产企业或被授权的经营企业签订购销合同，明确品种、规格、数量、价格、回款时间、履约方式、违约责任等内容。集中采购实行医用耗材生产企业直接投标，参加集中采购活动的医用耗材生产企业应当提供资质证明文件、近2–3年出厂（口岸）价、保证供应承诺函及被授权的经营企业名单等，并按照合同规定及时供货。

（五）关于采购目录和采购方式。各省（区、市）集中采购管理机构负责组织编制本行政区域内高值医用耗材集中采购目录。对纳入集中采购目录的高值医用耗材，实行公开招标和邀请招标以及国家法律法规认定的其他方式进行采购。各省（区、市）要积极探索推进带量采购、量价挂钩的购销模式。

（六）关于采购平台。集中采购工作平台是政府建立的采购、监管平台。政府拥有平台的所有权和使用权。硬件设置要依托现有药品集中采购工作平台，软件平台的开发和管理要安全可靠、功能完善、数据齐全、监管严密、专人负责、严格权限。

（七）关于集中采购的实施。集中采购要建立科学的评价办法，要坚持“质量优先、价格合理、性价比适宜”的原则，考虑临床疗效、质量标准、科技水平、应用范围等因素，对质量、价格、服务和信誉等进行综合评价。《工作规范》还明确了集中采购工作的主要程序。

（八）关于专家管理。集中采购管理机构负责专家库的建立和管理，集中采购工作机构负责专家在集中采购工作中的使用。集中采购专家库根据产品的专业应用特点设不同组别，由临床、设备采购和管理专家组成。《工作规范》明确了入库专家应具备的基本条件、权利义务和退出机制以及评审专家的抽取方式等。

（九）关于质疑投诉、监督管理及处罚。集中采购工作机构要及时对医用耗材生产经营企业提出的疑问和询问作出答复。集中采购管理机构要设立举报电话、开通电子邮箱等并向社会公布，使医疗机构、医用耗材生产经营企业以及社会公众对相关人员履行职责的情况进行监督。《工作规范》要求建立集中采购工作流程、监督制度和多重复核制度，使每个环节和程序都处于监督之下。《工作规范》还明确了集中采购监督机构监督管理的主要内容，提出要实行医用耗材生产经营企业不良记录动态管理制度，并规范了医疗机构、医用耗材生产经营企业和集中采购工作人员的处罚办法。

三、高值耗材分类编码

高值耗材分类编码的建立有助于医疗机构的管理；有助于集中招标采购；有助于产品的追溯。在高值耗材出现不良反应或是发生不良事件时，其分类编码可即可对厂家的召回做出快速反应，保障患者的生命安全，同时也为医疗机构的准确举证提供法律依据。

通过高值耗材分类编码的建立，实现植入高值耗材一物一码，可通过编码实现好彩追踪，最终追溯到每个使用患者，确保高值耗材“进、销、存”各个环节数据准确；为采购工作提供较为完全的数据库，为方便临床使用高值耗材的统一定价和查询统计。

高值耗材是医疗耗材中的特殊种类，在医院供应管理中有重要地位。由于高值耗材大部分直接进去人体，且价格昂贵，因此采购、使用及管理一直是医院管理工作的重要内容。高值耗材8位代码只是完成了高值耗材编码的一部分工作，需要进一步完善编码体系，将编码分为主码和副码。主码为：一级分类为医学装备；二级分类为介入诊断和治疗用材料；三级分类为产品类别；四级分类为产品名称；五级分类为品牌；六级分类为规格型号。副码为：七级分类为产品编号、八级分类为有效期、九级分类为配送商。

国家卫生主管部门在不断加大医学装备监管力度的同时，对医院使用高值耗材提出了长期跟踪监管的要求及实现可追溯性的管理目标。高值耗材管理最终要实现耗材从入库到使用于患者的全过程都能通过监管网络得到直观的反应。

四、相关采购政策

2004年8省市高值医用耗材集中采购试点工作。

2007年卫生部下发了《关于进一步加强医学装备集中采购管理的通知》（卫规财发[2007]208号），明确甲类大型医用设备、心脏起搏器、心脏介入类等高值医用耗材的集中采购由卫生部统一负责组织。

2007年卫生部办公厅委托卫生部国际交流与合作中心承担甲类大型医用设备、心脏起搏器和心脏介入类等高值医用耗材集中采购工作。

2007年10月开始准备，2008年4月向社会发布公告，启动高值医用耗材集中采购工作。8月卫生部办公厅《关于公布2008年度全国高值医用耗材集中采购成交候选品种目录的通知》（卫办规财函[2008]584号），各地从10月1日起执行集中采购结果。

2008年10月开展产品增补工作，2009年1月增补结果在全国范围内执行。

2010年1月再次开展产品增补工作，4月增补结果在全国范围内执行。

2010年1月卫生部办公厅《关于全国高值医用耗材集中采购有关事项的通知》（卫办规财发[2010]12号），从2010年10月1日起心脏支架等4类高值耗材集中采购工作由各地负责组织。

2012年卫生部等6部门联合印发《高值医用耗材集中采购工作规范（试行）》。

第四节 全国各类医院主要设备配置情况比较

一、综合医院

与2011年相比，2012年全国综合医院万元以上设备配置量及其价值总额分别增加了10.4%和15.6%。50万元以下设备配置量增长率为10.3%，50~99万元设备配置量增长率为10.5%，百万元以上设备配置量增长率为15.4%。

二、中医医院

与2011年相比，2012年全国中医医院万元以上设备配置量及其价值总额分别增加了12.3%和12.1%。50万元以下设备配置量增长率为12.4%，50~99万元设备配置量增长率为11.2%，百万元以上设备配置量增长率为16.9%。

三、中西医结合医院

与2011年相比，2012年全国中西医结合医院万元以上设备配置量及其价值总额分别增加了6.6%和15.9%。50万元以下设备配置量增长率为6.3%，50~99万元设备配置量增长率为11.9%，百万元以上设备配置量增长率为18.7%。

全国综合医院设备拥有量情况

设备名称	设备总量（台）	平均拥有量
CT	10191	0.75
DSA	1523	0.11
MRI	2713	0.20
直线加速器	1410	0.10
超声诊断仪	65312	4.78
呼吸机	61650	4.51
麻醉机	39170	2.87
内窥镜	4286	0.31
透析机	28155	2.06
生化分析仪	16788	1.23
监护仪	39702	2.91
医用X线诊断仪	33139	2.43
牙科综合治疗椅	29247	2.14
救护车	24858	1.82

数据来源：中国医学装备协会

全国中医医院设备拥有量情况

设备名称	设备总量（台）	平均拥有量
CT	2243	0.81
DSA	161	0.06
MRI	351	0.13
直线加速器	127	0.05
超声诊断仪	14313	5.17
呼吸机	7974	2.88

麻醉机	12548	4.53
内窥镜	811	0.29
透析机	3910	1.41
生化分析仪	4164	1.50
监护仪	5401	1.95
医用X线诊断仪	7093	2.56
牙科综合治疗椅	5016	1.81
救护车	5676	2.05

数据来源：中国医学装备协会

四、专科医院

与2011年相比，2012年全国专科医院万元以上设备配置量及其价值总额分别增加了14.3%和10.9%。50万元以下设备配置量增长率为14.4%，50~99万元设备配置量增长率为10.1%，百万元以上设备配置量增长率为19.1%。

全国中西医结合医院设备拥有量情况

设备名称	设备总量（台）	平均拥有量
CT	134	0.52
DSA	14	0.06
MRI	45	0.18
直线加速器	14	0.06
超声诊断仪	826	3.19
呼吸机	506	1.95
麻醉机	234	0.90
内窥镜	25	0.10
透析机	517	2.00
生化分析仪	304	1.17
监护仪	224	0.86
医用X线诊断仪	500	1.93
牙科综合治疗椅	533	2.06
救护车	299	1.15

数据来源：中国医学装备协会

全国专科医院设备拥有量情况

设备名称	设备总量（台）	平均拥有量
CT	1566	0.39
DSA	330	0.08
MRI	329	0.08
直线加速器	299	0.07
超声诊断仪	13428	3.37
呼吸机	10178	2.55

麻醉机	11655	2.92
内窥镜	1034	0.26
透析机	2565	0.64
生化分析仪	3576	0.90
监护仪	9178	2.30
医用X线诊断仪	6087	1.53
牙科综合治疗椅	21373	5.36
救护车	3676	0.92

数据来源：中国医学装备协会

五、妇幼保健院（所、站）

与2011年相比，2012年全国妇幼保健院（所、站）万元以上设备配置量及其价值总额分别增加了11.8%和17.8%。50万元以下设备配置量增长率为11.5%，50¯99万元设备配置量增长率为16.6%，百万元以上设备配置量增长率为24%。

全国妇幼保健院设备拥有量情况

设备名称	设备总量（台）	平均拥有量
CT	204	0.07
DSA	31	0.01
MRI	35	0.01
直线加速器	31	0.01
超声诊断仪	9476	3.57
呼吸机	2443	0.84
麻醉机	3227	1.11
内窥镜	337	0.12
透析机	418	0.14
生化分析仪	1723	0.59
监护仪	2001	0.69
医用X线诊断仪	1416	0.49
牙科综合治疗椅	1231	0.42
救护车	3822	1.32

数据来源：中国医学装备协会

六、社区卫生服务中心（站）

与2011年相比，2012年全国社区卫生服务中心（站）万元以上设备配置量及其价值总额分别增加了40.6%和23.6%。50万元以下设备配置量增长率为40.6%，50¯99万元设备配置量增长率为41.6%，百万元以上设备配置量增长率为56.%。

全国社区卫生服务中心设备拥有量情况

设备名称	设备总量（台）	平均拥有量
CT	490	0.072
DSA	--	
MRI	142	0.021
直线加速器	--	
超声诊断仪	11612	1.705
呼吸机	5224	0.767
麻醉机	4305	0.632
内窥镜	426	0.063
透析机	1554	0.228
生化分析仪	3459	0.508
监护仪	4106	0.603
医用X线诊断仪	3949	0.580
牙科综合治疗椅	2919	0.429
救护车	1815	0.267

数据来源：中国医学装备协会

七、卫生院

与2011年相比，2012年全国卫生院万元以上设备配置量增加了8%，其价值总额却减少了3.2%。50万元以下设备配置量增长率为7.8%，50¯99万元设备配置量增长率为19.1%，百万元以上设备配置量增长率为24.7%。

全国卫生院设备拥有量情况

设备名称	设备总量（台）	平均拥有量
CT	1001	0.03
DSA	--	
MRI	--	
直线加速器	--	
超声诊断仪	65071	1.71
呼吸机	10578	0.28
麻醉机	9571	0.25
内窥镜	799	0.02
透析机	1899	0.05
生化分析仪	31447	0.83
监护仪	26328	0.69
医用X线诊断仪	39489	1.04
牙科综合治疗椅	5197	0.14
救护车	21305	0.56

数据来源：中国医学装备协会

五、中国医学装备产业发展状况

2013年中国医疗器械行业发展综述

一、2013医疗器械行业重大事件综述：

1、商务部展开医疗器械行业垄断、成本价等现象调查

2013年6月，商务部反垄断局通过中国医疗器械协会等协会、商会向医疗器械企业进行问卷调查"关于消除地区封锁打破行业垄断的调查问卷"，仅中国医疗器械协会就向向3000家医疗器械企业发出了调查问卷。该问卷主要调查内容是企业是否在进入市场时遇到地区封锁问题，不涉及报道中提到的"商品进口价格、卖给分销商的价格、是否打算上调或下调价格、产品数量和质量、销售手段、员工规模以及生产成本等"内容。

2、国内首例纵向垄断案判决落地：强生败诉

《反垄断法》颁布五年后，国内首例纵向垄断案2013年8月1日在上海市高级人民法院终审宣判。强生（上海）医疗器材有限公司、强生（中国）医疗器材有限公司被认定纵向垄断，被判赔偿北京锐邦涌和科贸有限公司经济损失人民币53 万元。

据《新京报》报道，原告锐邦公司与被告强生公司的争端起于2008年。锐邦公司是强生公司医用缝线、吻合器等医疗器械产品的经销商，双方之间签有《经销合同》，约定锐邦公司在强生公司指定的相关区域销售爱惜康缝线部门的产品，合同期间，锐邦公司不得以低于强生公司规定的价格销售产品。

2008年3月，锐邦公司在北京大学人民医院采购竞标中以最低报价中标，受到强生公司的警告并被取消在部分医院的经销权，后又被完全停止供货。

2010年8月11日，锐邦公司诉至法院，要求强生公司赔偿因执行该垄断协议对锐邦公司低价竞标行为进行处罚而给其造成的经济损失1400余万元。

2012年5月18日，法院一审作出判决，认为锐邦公司举证不足，不能认定其构成《反垄断法》所规定的垄断协议，判决驳回其全部诉讼请求。锐邦公司不服，于2012年5月28日提起上诉，上海高院先后三次开庭审理。当年8月1日终审，强生败诉。

该案的现实意义在于，关于纵向垄断的认定和处罚，向来争议很大。该案也成为中国历史上第一起原告胜诉的生效判决，随着中国经济的发展，竞争推动市场发展的重要性更加显现。

3、发改委医疗器械价格管控被搁置

从2011年起向业内征求意见的《植（介）入类医疗器械价格管理暂行办法（送审稿）》至今依然没有落地，意味着发改委管控医疗器械价格的意图被搁置。

目前，医疗器械类产品一直是企业根据市场自行定价，政府从未干涉过此类产品的定价和利润。不过，随着技术的进步，大量昂贵的新型医疗器械进入了中国市场，并且得到了广泛的临床应用。但是，医疗器械产品很难像药品一样由发改委直接定价。根据《价格法》第十九条规定："政府指导价、政府定价的定价权限和具体适用范围，以中央和地方的定价目录为依据。"

目前国家没有把医疗器械（耗材）价格的定价权限纳入中央或地方的定价目录，医疗器械（耗材）生产经营企业的产品销售价格属市场调节价，生产经营企业的产品可按《价格法》有关规定自主制定价

格。这也就是医疗器材的定价难以调节的原因。

据发改委相关人士透露，《植（介）入类医疗器械价格管理暂行办法》顺16利落地的最好办法就是先修改价格法。

4、我国正式成为ISO/TC150/SC7工程医疗组织的成员国

2013年，我国成为了国际标准化组织iso/tc150/sc7的积极成员国，这个国际标准化技术委员会组织主要致力于外科植物五、矫形器械、工程医疗产品分技术委员会方面的研究工作。并且我国还获得了这个组织标准化活动的国际投票权。

这个国际组织工程医疗产品的分技术委员会已经成立了几年的时间，算上中国已经有十三个成员国。我国是亚洲发展中国家中的唯一的一个成员国。加入这个组织有利于我国进入到先进的医疗器械产业国家的行列，还对于我国跨越技术壁垒，并且在这类技术的国际贸易的公平竞争方面是很有意义的。

5、2013"两会"号召规范医疗器械市场

医疗器械近来最令人关注的热点政治事件莫过于全国人大和政协“两会”，在2013年的“两会”上，多名全国人大代表和全国政协委员都呼吁要关注医疗器械产品的安全问题，集中力量做好对医疗器械产品的监督管理，务必要净化好医疗器械行业的市场秩序。代表委员会建议要修改医疗器械行业的监管条例，从根源着手做好医疗器械产品的安全性建设工作。

如全国人大代表肖伟表示一定要集中采购大型的医疗器械产品，杜绝采购中出现的行贿受贿等不法行为。与此同时也应该提高对医疗器械企业经营水准的认证门槛，促进企业之间的强强联合，合理利用资源优势。这样才能够缩减企业的生产成本，降低医疗器械产品的市场价格，让医疗器械产品能够最广泛的受益于群众。相应的，也可以保证医疗器械行业的秩序得到规范。

6、美国对华医疗设备发起337调查

据美国国际贸易委员会官方网站消息，美国国际贸易委员会发表声明，宣布对北京怡和嘉业医疗科技有限公司及其美国销售子公司发起"337调查"，主要针对该公司用于治疗睡眠呼吸障碍的医疗设备产品。声明称，总部位于美国加利福尼亚州的瑞思迈公司今年7月19日向美国国际贸易委员会提出申诉，指控美国进口及在美市场销售的睡眠呼吸障碍治疗设备产品侵犯了该公司专利。据声明，同时被申诉的还有位于美国弗罗里达州的另外两家公司。

美国 "337调查"最早得名于《1930年美国关税法》第337条款，后经历数次重大修订。根据该条款，美国国际贸易委员会有权调查有关专利和注册商标侵权的申诉，此外也开展涉及盗用商业机密、商品包装侵权、仿制和虚假广告等内容的调查。"337调查"不仅监督国际贸易，也管控美国国内的州际贸易，因此执法对象不仅是外国企业，也涉及美国本土企业。

数据显示，2012年我国医疗器械贸易总额达300.62亿美元，同比增长13.03%；其中，出口额为175.9亿美元，同比增长11.96%。美国、日本和德国是我国医疗器械出口前三大市场，2012年三大市场所占比重达39.35%。对于频繁遭遇"337调查"，中国商务部多次表示，希望美国政府恪守反对贸易保护主义承诺，共同维护自由、开放、公正的国际贸易环境，以更加理性的方法妥善处理贸易摩擦。今年以来，美国已多次对中国产品发起"337调查"及反倾销调查。

7、微创医疗、华大基因收购美国同行

上海微创医疗器械（集团）有限公司9月用2.9亿美元将美国Wright医疗骨科业务正式收入旗下，这

笔交易也成为迄今为止中国医疗行业最大的跨国收购案例。

作为国内高端医疗器械生产商，微创医疗同时也是国内最大医用支架产品的生产商，其在心血管支架领域长年占据第一市场份额。在2005年微创医疗在国内上市首款用药物涂层支架之前，国内这一市场几乎被美国强生和波士顿科学垄断。此外，华大基因3月宣布，已通过其全资子公司Beta Acquisition Corporation 完成对美国人类全基因组测序公司Complete Genomics的收购，交易总值为1.176亿美元。

8、美国史赛克59亿港元收购中国骨科产品生产商创生控股

2013年1月，我国骨科产品生产商创生控股宣布，国际医疗技术公司史赛克（Stryker）以总代价约59亿元收购创生全部股份，Stryker将全部以现金支付收购，收购完成后，将撤销公司股份在香港联交所的上市地位。

创生之控股股东Luna已承诺接受Stryker之要约，将其持有的61.72%创生股份售予Stryker。创生主席及首席执行官钱福卿、及副总裁钱晓锦已与Stryker签署三年服务条约，承诺于收购完成后继续留任协助集团日常运作。

Stryker是国际性医疗技术公司，于纽交所上市，提供多样化的创新医疗技术，包括重建植入物、医疗及手术设备、以及神经技术及脊柱产品。Stryker总裁及首席执行官Kevin A. Lobo 表示，冀以创生的研发专业、制造能力及分销网络优势，拓展中国市场。

9、强生、美敦力等企业产品被召回

GE医疗先后于2013年7月30日、10月8日以及10月17日在华低调进行的三款医疗设备召回，所涉的最新三款召回产品——影像归档及传输系统（Centricity PACS）、诊断图像处理软件（Medical Systems SCS）及单光子发射断层扫描装置SPECT又被指在召回信息公布和时间延迟方面"内外有别"，中国市场召回明显晚于海外。

2013年9月，根据美敦力（上海）管理有限公司报告称，由于产品在设计或生产中的缺陷，Medtronic Inc.公司对其生产的药物灌注系统、Medtronic MiniMed公司和Unomedical a/s公司对其生产的胰岛素泵输注管路和针头进行主动召回。19

10、中国医药物资协会成立医疗器械分会

2013年11月，中国医药物资协会于第八届中国成长型医药企业发展论坛在昆山召开期间，正式成立医疗器械分会，旨在通过社会组织的力量，不断推动医疗器械行业持续健康发展。该分会由柏煜任分会长，由陈红彦任秘书长。

据悉，中国医药物资协会是中国近年来发展较快、拥有会员数量较多、活动会议等比较活跃的一定国家级社团组织，其主管部门为国务院国资委。

二、2013中国医疗器械行业发展统计

1、2013中国医疗器械市场销售规模分析

过去12年来，中国医疗器械市场销售规模由2001年的179亿元增长到2012 年的1700亿元，剔除物价因素影响，12年间增长了近9.4倍。据中国医药物资协会医疗器械分会抽样调查统计，2013年前10月中国医疗器械市场总销售规模达到1410亿元，预计全年销售规模达到2120亿元，首次突破2000亿大关，预计比上一年度增长21.19%（如图1）。

2、医疗器械市场集中度分析

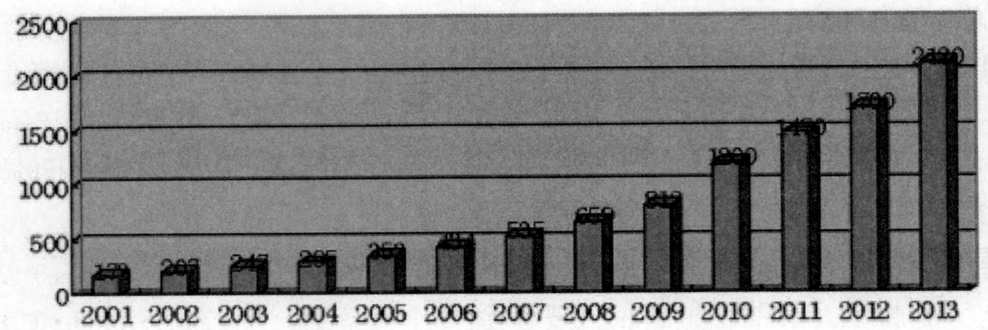

图 1：2001—2013 中国医疗器械市场销售规模统计

统计显示，世界排名前10位的医疗器械企业分别是强生、西门子、GE医疗、美敦力、百特医疗、飞利浦医疗、波斯顿科学、碧迪、史赛克、贝朗医疗，2004年这10家公司占世界市场份额的34.5%，2010年增长到44.8%。

2013，中国本土医疗器械企业中，迈瑞医疗、康辉医疗、鱼跃医疗、万东医疗、威尔科技、九安医疗、东软股份、乐普医疗、威高股份、微创医疗、阳普医疗、长峰股份、威达医用、新华医疗、万杰高科、中国医疗、上海医疗等是相对领先的企业品牌。

全球医药和医疗器械的消费比例约为1：0.7，而欧美日等发达国家已达到1：1.02，全球医疗器械市场规模已占据国际医药市场总规模的42%，并有扩大之势。我国医疗器械市场总规模2013年预计达到2120亿元，医药市场总规模预计为10372亿元，医药和医疗消费比为1：0.2。可以判断，医疗器械仍然还有较广阔的成长空间。

中国医械产业呈现"多、小、高、弱"的特点。第一是生产企业多，截至2012年底，全国共有医疗器械生产企业14928家；第二是企业规模小，2012年医疗器械产业市场总产值为1800亿元，平均每个企业产值约1200万元；第三是产品集中度高，医疗器械产品种类3500多种，平均每种产品十多个注册证。

国内的医疗器械市场不管在生产还是在销售领域，集中度都比较低。2013 年上半年22家医疗器械上市企业的收入仅为100亿元，仅占到行业总规模的5% 左右。而在医疗器械零售市场上，目前还没有一家上市企业，在国内销售医疗器械的主要渠道是药店及专业的医疗器械店。

从地域分布来看，我国医疗器械行业集中在东、南部沿海地区。市场占有率居前六位的省份占全国市场80%的份额，显示了医疗器械行业较高的地域集中度。以上海、江苏为代表的长江三角地区和以北京为代表的渤海湾地区主要是招商引资，以外资企业为主体而形成的优势产业集群。长江三角地区以一次性注射和输液器等产品在全国占绝对优势；北京地区以 GE公司为代表的CT机占绝对优势；深圳的医疗器械产业从无到有，在短短的10余年内，已21发展成为我国高端医疗器械产业重要的制造加工基地，如医用影像、血液分析仪、病人监护仪等产品在国际市场上也占有一席之地，发展势头强劲。

3、2013中国医疗器械终端销售渠道分析

在我国，长期以来医疗器械的销售渠道主要由医院和药店组成。最近几年来，医疗器械专业零售店、社区销售、会议营销、电子商务、零售百货等也有零星的销售，特别值得关注的是，医疗器械专业零售店和电子商务这两种新的销售渠道，凭着较为领先的商业模式而增长迅速。为便于统计，现按医院渠道、药店渠道和其它渠道三种方式进行统计。

据统计，2013年，医疗器械通过医院销售的比例为78.75%，通过药店销售的比例为16.56%，通过其它渠道销售的比例为4.69%。

截止2013年10月底，国内取得互联网药品及医疗器械销售许可的企业共177家。2013年医疗器械通过电商渠道销售预计为25亿元，其增长前景看好。但当年医疗器械生产企业利润率约为22%，传统的医疗器械零售企业的利润率约26%，电商企业利润率约为2%-4%，为最低。主要原因是新模式扩展期间，各项推广费用较高、而网售价格又相对较低所致（如图2）。

4、中国医疗器械注册：进口陡增，本土产品竞争压力增大

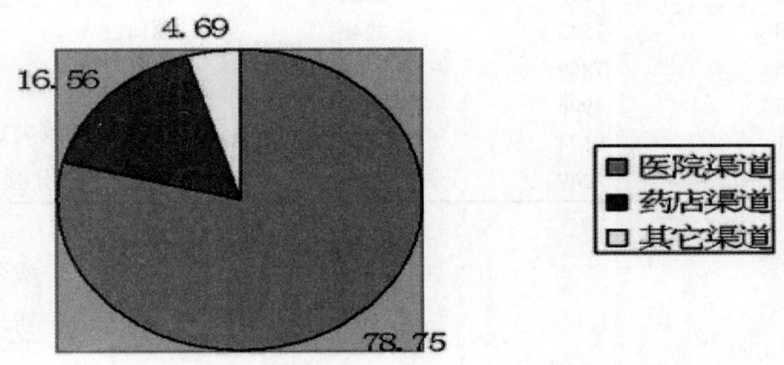

图 2：2013 医疗器械在各类渠道的销售比例

我国对医疗器械实行注册制，国家食品药品监督管理总局今年10月公布的2012年度"药监统计"，2013年的医疗器械注册数陡增。

该统计对医疗器械产品的首次注册情况和再注册情况进行统计，并对这些注册的器械分为Ⅰ类、Ⅱ类、Ⅲ类、港澳台和进口五种情况。中国医药物资协会医疗器械分会结合"药监统计"对2007年-2012年的医疗器械注册数据进行了汇总分析（如表1）。

	Ⅰ类		Ⅱ类		Ⅲ类		港澳台		进口	
	首次	再注册	首次	再注册	首次	再注册	首次	再注册	首次	再注册
2007	3452		3883		1366		52		2221	
2008	2117	1583	2172	2234	1485		116		3683	
2009	3156	2294	2646	4473	345	711	39	21	1441	1701
2010	3526	2493	3251	4181	374	890	46	39	1626	1746
2011	3583	2095	3350	3441	388	701	44	110	1654	1336
2012	4331	2739	3637	3300	913	1628	215	72	3517	4181

从统计表可以出，2007年至2012年，我国医疗器械Ⅰ类产品注册总量上升趋势较为明显，由2007年的3452件上升到了2012年的7070件，增幅超过1倍。Ⅱ类从2009年起注册总量变化不大，总体在每年7000件左右；Ⅲ类产品注册波动较大，但2012年较上一年有较大的涨幅。港澳台医疗器械的注册增长缓慢，但2012年同样有超过1倍的增幅；最值得关注的是，进口医疗器械的首次注册和再注册，2012年均有了大幅度的增长，进口方面总的注册是上一年度的2.5倍。这表明外资、进口医疗器械正在大举进入本土市场，未来几年竞争将更为激烈。

5、中国医疗器械生产经营企业数量分析

据国家食品药品监督管理总局的统计，自2007年以来，我国历年来医疗器械生产企业无论是Ⅰ类、Ⅱ类还是Ⅲ类都在缓慢增长，5年间总量也由12.6万23　家增长到了近15万家。与之相对应的是，持有医疗器械经营许可证的经营企业5年来也在缓慢增长，从2007年的16.10万家增长到了2012年的17.78万家（如表2）。

	生产企业				经营企业
	Ⅰ类	Ⅱ类	Ⅲ类	总数	
2007	3245	7233	2123	12601	160952
2008	3368	7533	2240	13141	157364
2009	3696	7869	2311	13876	155765
2010	4015	7906	2416	14337	165203
2011	4051	8174	2406	14603	168596
2012	4095	8247	2586	14928	177788

2013年中国医疗器械市场发展分析

一、行业发展较为迅速，市场规模全球第二

改革开放以来，中国医疗器械产业的发展令世界瞩目。尤其是进入21世纪以来，产业整体步入高速增长阶段，销售总规模从2001年的179亿元，到2013 年预计的2120亿元，翻了近10倍。

按日本最近几年医疗器械市场规模在260亿美元左右，折合人民币不到1600亿元，因此，我们认为2013年中国医疗器械市场规模已经超越日本，成为全球仅次于美国的第二大医疗器械市场。

经过多年的持续高速发展，中国医疗器械产业已初步建成了专业门类齐全、产业链条完善、产业基础雄厚的产业体系，成为我国国民经济的基础产业、先导产业和支柱产业。

近五年来全国医疗机构数目的稳步增长，而且这种趋势的具有一定稳定性，未来几年将带来大量的医疗基础设施投入，医疗器械和器具作为基础设施的一部分，必然会受益于整个行业扩容所带来的利好，医疗器械的生产企业也将显著受益。

虽然我国医疗器械产业整体发展势头迅猛，但仍无法充分满足国内市场需求，大型高端医疗设备主要依赖进口，与世界医疗器械工业强国仍存在不小差距。

二、市场需求巨大，前景乐观

医疗、教育、住房，一直是三大民生话题。而作为构筑医疗体系的重要支撑点，医疗器械行业越来越受到关注。值得注意的是，与全球医疗器械占医药市场总规模的42%相比，我国医疗器械的占比仅14%。

从政策来看，继科技部印发《医疗器械科技产业"十二五"专项规划》之后，2012年8月17日，卫生部又发布了《健康中国2020战略研究报告》，当中提到26　未来8年将推出涉及金额高达4000亿元的七大医疗体系重大专项一事，当中有1090亿元被明确用在了县医院建设。在2008年时，针对医疗体系投资安排的资金为48亿元，而未来8年年均将有500亿元的专项资金，为2008年时期的10倍。实际上，上述县医院建设规划，其实与此前的医改及如今被重点解读的"城镇化"也有相辅相成的味道。城镇化过程中自然要涉及到医疗体系的构建和升级，医疗器械受益在情理之中。"县级医院肯定是有机会的"，如今国内和国外的各医疗器械厂家，也都紧盯着县医院建设的这个市场。

另外从趋势来看，首先，老龄化趋势对一些特定医疗器械如供氧机、血糖仪等生产企业来说，保证了不断扩张的市场；其次是医改，国务院"十二五"医改规划中提到，到2015年非公立医疗机构的床位数和服务量均要达到医疗机构总数的20%，在医疗保障不断扩大的背景下，民营医疗对医疗器械的添加购置，也将很好地拉动行业的发展。最后是替代化，如今不少高端医疗器械多为国外进口，而随着技术逐渐升级，国产高端医疗器械已逐渐拥有了替代实力。

三、医疗器械基层市场被看好

我国目前有县及县以上医院1.3万家，乡（镇）卫生院5.2万家，医院病床数达300多万张。如果全国1.3万家县级以上的医院，都能基本达到日本1980年医院医疗仪器设备标准（每100张床位为人民币80万元），那么，我国医疗器械设备市场的增量空间超过240亿元。

根据新医改的相关方案，卫生部会同国家发改委将投资1000亿元，支持建设全国约2000所县医院、5000所中心卫生院和2400所社区卫生服务中心，并对基层医疗卫生机构中的装备配置开展医疗器械集中采购工作。

目前，全国有5万多家政府办乡镇卫生院和社区卫生服务机构，基层医改推动了各级政府把更多的财力、物力投向基层，基层医疗卫生服务体系在健康管理、常见病、多发病诊疗中应发挥主体作用。基层医改的方向是回归公益性、立足保基本，随着医保覆盖面的扩大和基层看病报销比例的提高，基层医疗机构的市场空间将迎来爆发式增长。

在目前国内中低端医疗设备采购中，本土企业高居榜首，这是因为政府在基层医疗市场上优先采购国产医疗器械，而医疗设备8–12年的更新周期，也保证了医疗器械企业的稳定增长。

2013年开始，中央已扩大支持基层医疗机构进行基本设备配备，推进完善农村急救体系，救护车和必要急救设备将逐步增多，而科技部《医疗器械科技"十二五"规划》也指出，将重点发展基层卫生体系建设急需的普及型先进实用产品，以及临床诊疗必须、严重依赖进口的中高端医疗器械。重点开发一批具有自主知识产权的、高性能、高品质、低成本和主要依赖进口的基本医疗器械产品，满足基层医疗卫生体系建设和临床常规诊疗需求。

值得关注的动向是，以前我国中低端基层医疗市场主要是国内企业在做，现在的情况是，外资企业在保证高端医疗设备市场的情况下开始向低端市场渗透，甚至三、四线城市，进入基层医院和民营医院。以飞利浦为例，公司基础医疗业务主要关注二级、县级医院、乡镇医院和民营医院。目前公司已经在各地有120名工程师，接下来更多的人才将直接在三、四线市场进行招聘。

四、家用医疗器械处于发展初期，增量较快

我国家用医疗器械市场还处在发展初期，具有进入壁垒低、发展速度快、投资回报率比较高、风险相对较小的特点，正吸引着越来越多的资本进入。家用医疗器械的货源地集中在珠三角和长三角地区，特别是珠三角的浙江和深圳已发展成为我国各种医疗器械的重要制造基地，而深圳的高档医疗器械在世界上也有一席之地。

我国家用医疗器械企业数量多、规模小，各自为战，产品单一，难以形成系统的产业价值链条。在我国家用医疗器械领域，先行企业已经获得了极大的成功。周林频谱仪、哈慈五行针、氧立得、利德治疗仪、安必信减肥按摩仪等等，其销售规模和利润率也让人艳羡。

本土企业威高集团、迈瑞医疗，以及韩国喜来健等在家用医疗器械领域也取得了不俗的业绩。国内的家用医疗器械市场的广阔前景以及先行企业的成功，吸引了不少生产和经营企业介入，各式各样的家用医疗器械产品层出不穷，一夜之间该市场变得热闹非凡。

预计今后家庭医疗与保健工程会成为家庭的主要投资方向，完全可以像卖电视、冰箱等家电那样，把民用医疗器械普及到每一个家庭。这个过程就如同大型的计算机，发展到家庭用普及型电脑一样，大型的医院用治疗仪，也正在向便携式、经济型家用康复治疗器的方向发展。

五、智能便携式及电子商务成为创新潮流

伦敦的3家医院已经开始尝试使用一种智能手术刀，这种手术刀可以分辨癌变组织。这一消息一出，在整个医药行业引起了广泛的关注。智能手术刀的出现，加快了医疗器械智能化的脚步。目前，我国医疗器械行业整体自动化水平不高，因此，各个企业更应该学习国外先进技术，不断促进行业向智能化发展。

科技改变生活，谷歌眼镜等可穿戴设备已经发尖，但众多已面世产品与大众用户的实际生活仍有距离。但在医疗健康领域，智能化医疗器械却是一个刚需的市场。

在国内，做手环、计步器的创业者是可穿戴行业中最多的。他们所面临的另一问题是手环等这类大众消费产品功能趋同、同质化严重，并且开始引起互联网巨头的觊觎。

国外以健康为主题的可穿戴设备并购和融资案例近来已经逐渐增多。2013年4月，Jawbone以一亿美元收购另一家可穿戴保健电子产品厂商Body Media；7 月，电子健康设备制造商Withings完成3000万美元的融资； 8月，帮助追踪个人身体健康的Fitbit 完成新一轮4300万美元融资；10月8日，健康类可穿戴公司Basis Science获得1175万美元B轮投资??

例如，国内的康诺云是由前端的硬件终端、后端云平台和前端的APP组成.前端硬件终端（传感器）负责监测用户的身体数据（比如血压、血糖、血氧、呼吸、心率等等），并上传到云端。康诺云的硬件终端更侧重连续监测，并可以智能的双向调节。分析情况会通过APP传给用户本人以及用户指定的家人，方便家庭了解用户的身体状况，并帮助用户进行健康管理。

它除了像其它可穿戴设备产品一样能采集身体血压、心率等体征数据外，还能运用"时间生物学"分析方法，根据身体状况，提出详细、个性化的医疗方案。这种"时间生物学"的分析算法则来自该领域权威的美国明尼苏达大学的时间生物学中心。这种软硬件结合，并且有强大的大数据做支撑是国内一些团队很少见到的。

另外，医疗器械电子商务近年来发展迅速。这其中既包括B2B这样主要针对海外出口的电子商务，也包括通过网上药店面向消费者进行销售的B2C电子商务，今年国家食品药品监督管理总局曾调研了医药电子商务发展的情况，有官员提出"医疗器械可以单独申请网上销售"的设想，令人关注。而随着移动互联网时代的来临，越来越多的医疗设备企业从PC平台到移动平台的发展，从互联网搜索引擎到移动互联网手机客户端的发展，显现出来基于手机客户端的移动营销已经成为挖掘财富的重要阵地。第四章我国医疗器械面临三大发展问题

1、中低端占据主体地位，产品附加值低

我国医疗器械制造业医疗器械行业集中度总体偏低，呈现小而散的状态，还没有形成规模发展，绝大多数停留在零散分布、低水平恶性竞争的粗放增长阶段，呈现零散分布粗放增长态势。

低端医疗器械准入门槛较低，与国外企业竞争力弱，国内竞争较激烈，这与美欧日发达国家医疗器械产业结构相比仍有较大差距。

近年来，随着经济的快速发展及市场需求的规模释放，医疗器械制造企业30 的兼并重组加速，与此同时，国内企业的核心竞争力不断提升，中低端产品基本实现自主生产，但这种放任自流的产业发展方式并不利于全行业的健康发展。90%左右的医疗器械生产企业是年收入在一两千万以内的生产技术含量较低的中小企业。而生产电子监护设备、超声诊断设备、心电生理设备、X射线断层扫描设备、CT等拥有自主品牌的高技术含量产品且收入规模过五亿的企业并不多。

国内企业为争夺低端市场的微薄利润打的头破血流，而占据高端市场的国外医疗器械巨头则风景这边独好，这种强烈反差的根源就在于国内医疗器械市场缺乏战略规划与整合，不能很好地形成"高精尖"科研分工和集约化发展。

2、高科技产品初露头角，却因制度观念受歧视

中国医疗器械的总体水平与国际先进水平的差距约为 15 年。国内中高端医疗器械主要依靠进口，

进口金额约占全部市场的 40%，进口公司主要是国际知名公司。约80%的CT 市场、90%的超声波仪器市场、85%的检验仪器市场、90%的磁共振设备、90%的心电图机市场、80% 的中高档监视仪市场、90%的高档生理记录仪市场以及60%的睡眠图仪市场均被外国品牌所占据。跨国企业竞争的焦点是设计理念、产品质量和售后服务，而高质量的产品正是国内大型医院所青睐的，因此国外产品多销往国内的大型医院，尤其是三甲医院。

我国医疗器械产业链是由国外跨国公司主导高端价值链，不少关键技术仍被发达国家大公司垄断。国内企业仅占据低端价值链的一部分。国内有为数不多的几家企业进入高端产品市场，但同层次技术水平的产品重复性高，缺少产业分工，企业层次不明显，往往不能很好地组建具有自主创新能力的研发团队。

随着我国软件开发能力和精密电子设备制造能力的提升，产生了一批诸如深圳迈瑞、深圳理邦仪器、东软医疗等从事高端医疗器械产业具国际声誉的品牌企业。在国内市场上，部分国产高端产品逐步实现进口替代，前十大企业生31 产总值快速增长，所占行业市场规模的比例呈现逐年上升的趋势。

但是，由于医疗机构长期偏重于使用进口设备，再加上招标监管不严等原因，部分国产高端医疗器械遭受歧视，难以拓展国内市场。可以肯定的是，"中国潜力"会有相当一部分"花落"海外企业，国内企业的制约不光来自于制造技术实力，还受制于长期的"市场换技术"模式在国内市场留下的诸多后遗症。

3、进口产品价格高昂潜藏风险

目前来看，我国医疗器械中低端市场以国内产品为主，高端市场基本为国外企业占据，且其正在渗透竞争国内中低端市场。进口医疗设备价格普遍高于欧美日等原产50%-100%，如TOMO放射治疗系统等设备，在欧美日等国家多为250万美元，我国进口多在500万美元以上。部分设备采购以政府投入为主，增加了财政负担。更严重的是，进口设备的售后与维修均由原公司专门人员实施，一旦由于某些原因导致维修延时，耗材供应中断，设备的使用将面临瘫痪。此外，高端医用设备核心技术掌握在外国企业内部，医疗诊断、治疗数据和患者医疗档案等信息安全同样面临巨大风险。

（资料来源于：2013年中国医疗器械行业发展状况蓝皮书）

2013年我国医疗器械进出口情况分析

中国医药保健品进出口商会根据中国海关最新数据统计，2013年，我国医疗器械贸易总额达343.1亿美元。其中，出口额为193.35亿美元，同比增长17.45亿美元，增幅为9.92%，比2012年的增幅下降了2个百分点，比2011年的增幅下降了30多个百分点。值得注意的是在进出口数据中，有35%左右的产品或其主要构成部分是在中国生产，先出口的国外、然后再进口到中国的销售。“我国医疗器械出口贸易增长受到产品附加值低等因素制约。现阶段，我国医疗器械行业正在经历转型升级的‘阵痛’，企业正在寻求新的规模化、集群化突破。”

2013年，亚洲、欧洲和北美洲仍然是我国医疗器械主要出口目的市场，对应的出口额分别是63.6亿美元、51.19亿美元和50.89亿美元，同比增幅分别为12.72%、5.93%和12.27%，相关出口额合计占我国医疗器械出口总额的85.68%。我国对亚洲市场东盟自由贸易区的医疗器械出口额同比增长23.94%，这对出口起到了较强的拉动作用，但是增幅同比下降近5个百分点；我国对中东地区的医疗器械出口额同比增长14.04%，增幅同比下降9个百分点；对欧洲的医疗器械出口额同比下降近3个百分点；对北美洲的医疗器械出口额同比增加近5个百分点。从具体出口国家和地区来看，美国、日本、中国香港、德国和英国仍是我国医疗器械的五大出口目的市场，对应的出口额合计占比达到47.93%。

2013年，我国有41个类别的医疗器械出口额超过1亿美元，而2012年是43个类别。其中，按摩器具出口额最高，为15.73亿美元；2012年，矫形骨科类产品出口额同比增幅（210.66%）在各类产品中位居第一，然而2013年的同比增幅显著下降了42.46%，原因是委内瑞拉实施国民健康计划项目导致年度数据异常。排在前10位的出口医疗器械产品的出口额合计76.95亿美元，占医疗器械出口总额的39.8%。

2013年，我国有19786家企业经营医疗器械出口贸易。其中，出口额超过千万美元的企业有334家，同比增长8.44%，出口额合计占比为53.7%；出口额超过1亿美元的企业有16家，出口额合计占比为15.6%。排在前10位的通用电气药业（上海）有限公司、深圳迈瑞生物医疗电子股份有限公司、航卫通用电气医疗系统有限公司、捷普科技（上海）有限公司、厦门蒙发利科技（集团）股份有限公司、欧姆龙（大连）有限公司、西门子（深圳）磁共振有限公司、优利康听力技术（苏州）有限公司、通用电气医疗系统（中国）有限公司和上海西门子医疗器械有限公司，出口额合计占比为11.55%，较2012年下降了0.75个百分点。

在我国医疗器械出口企业中，民营企业的企业数量占比为75.62%，出口额占比为42.29%（同比提升了3个百分点）；三资企业数量占比为17.75%，出口额占比为49.6%（同比下降0.7个百分点）；国有企业数量占比为6.23%，出口额占比为7.94%。

医疗器械出口额排在前10位的省（市）依次是广东、江苏、上海、浙江、福建、北京、山东、辽宁、河北、安徽，出口额合计占比达91.34%，同比下降0.74个百分点。云南、宁夏、吉林、贵州等省（区）医疗器械出口额同比增幅较高，分别为733.32%、214.57%、148.15%、123.71%。

从具体国家及地区看，出口前十市场分别是美国、日本、中国香港、德国、英国、俄罗斯、荷兰、法国、印度和澳大利亚，出口额合计175.65亿美元，所占比重9.92%。向美国出口的主要产品有X光检查造影剂、医用无纺布、助听器、药棉、纱布、绷带和监护仪等；向日本出口的主要产品有彩超、药棉、纱布、绷带、轮椅和彩超等；向德国出口的主要产品主要有药棉、纱布、绷带、医用无纺布、呼吸机和体重计等。

表1 2013年我国医疗器械主要出口目的国家和地区

目的地		出口额（亿美元）	同比（%）	占比（%）
全球		193.35	9.92	100
1	美国	48.24	11.85	24.95
2	日本	15.1	-1.64	7.81
3	中国香港	11.38	19.25	5.88
4	德国	11.32	5.4	5.85
5	英国	66.44	10.08	3.44
6	俄罗斯联邦	5.35	-0.55	2.77
7	荷兰	5.27	19.08	2.72
8	法国	4.32	7.11	2.24
9	印度	4.22	13.63	2.18
10	澳大利亚	4.01	13.91	2.07

从产品结构看，我国出口康复器材、医用耗材、医用敷料和口腔设材的出口额排在前列。出口医疗器械金额过亿美元的主要产品有医用导管、药棉、纱布、绷带、化纤制一次性或医用无纺织物服装、X光检查造影剂、助听器、彩超、注射器、体重计、监护仪和CT。

表2 2013年我国出口医疗器械前10位产品

序号	商品名称	出口额（亿美元）	同比（%）	同比（%）
1	按摩器具	15.73	17.52	8.14
2	其他注射器、针、导管、插管及类商品	10.27	9.37	5.31
3	药棉、纱布、绷带	8.93	2.11	4.62
4	尿裤及尿布	7.46	21.87	3.86
5	其他钢铁制卫生器具，包括零件	7.22	24.87	3.73
6	花纤制一次性或医用无纺织物服装	7.13	16.99	3.69
7	不锈钢制洗涤槽及脸盆的卫生器具	5.84	11.92	3.02
8	注射器，不论是否装有针头	4.84	6.74	2.5
9	彩色超声波诊断仪	4.77	11.39	2.47
10	体重计，包括婴儿秤，家用秤	4.76	6.41	2.46
	合计	76.95		39.8

2013年进口医疗器械年度注册情况

2013年度，共批准进口医疗器械5591件。

按注册类别分类，一类器械为828件，占14.81%；二类器械为2505件、占40.39%；三类企业为2258件，占44.80%，如下图所示：

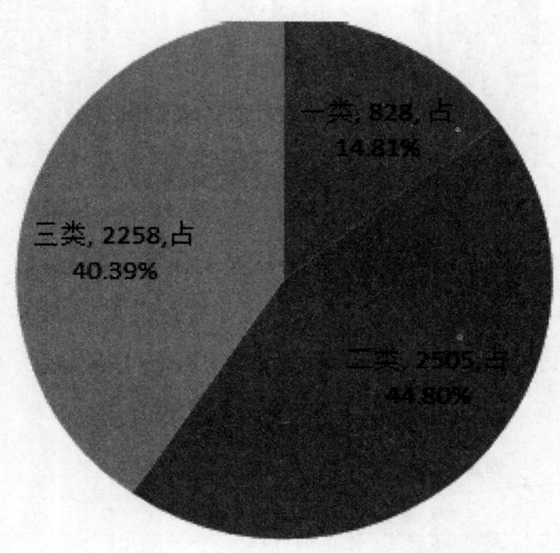

下图为2010-2013年进口医疗器械注册审批情况：

年份/管理类别	一类	二类	三类	总计
2010	547	1698	1286	3531
2011	611	2029	1678	4318
2012	792	2421	1672	4885
2013	828	2505	2258	5591

按申报场所划分，欧洲2462件，为最多；其次是北美，2183件；然后是亚洲，887件；澳洲51件；

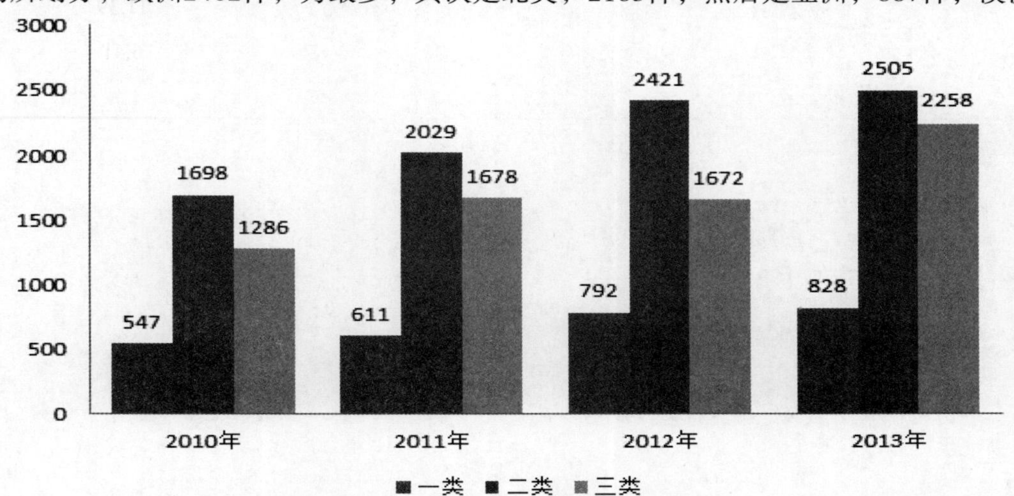

南美5件；最少的是非洲，3件。最多的国家是美国，2143件；其次是德国，1116件；然后是日本，577件；英国和韩国分别位列第四和第五，为288件和209件。

最少的国家分别为埃及、保加利亚、俄罗斯、尼泊尔、塞舌尔、斯里兰卡、希腊、印度尼西亚，都是1件。

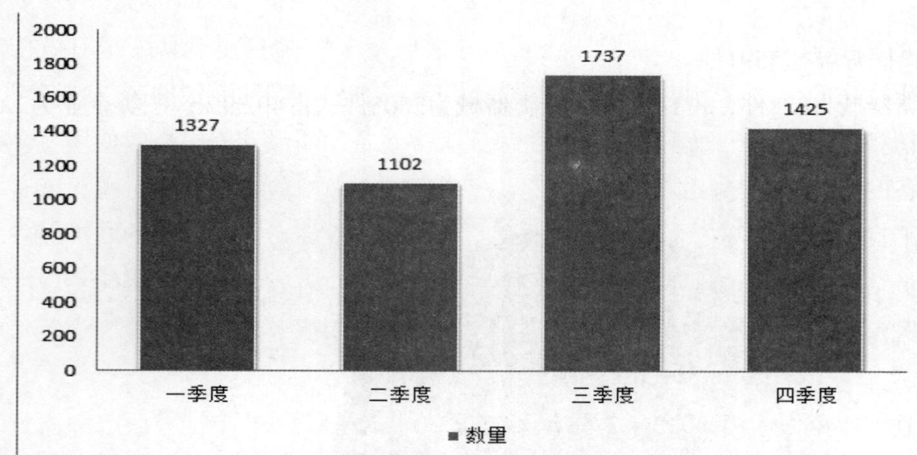

按申报时间划分，2013年一季度批准1327件，二季度批准1102件，三季度批准1737件，四季度批准1425件。如下图所示：

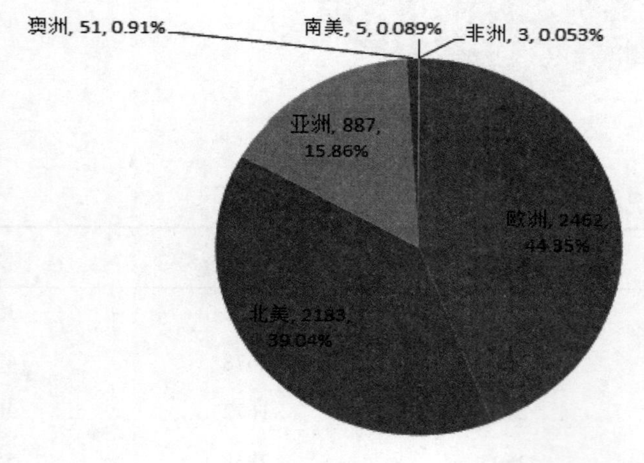

资料来源于 中国医疗器械信息网

2013年中国医学装备售后服务满意度调查

售后服务是现代企业的核心竞争力，是企业信誉的重要标志，也是保障售出设备安全有效使用的重要措施。医学装备是救死扶伤的重要物资基础，林林总总大到数千万、小到几元钱的医学装备，无不与医疗质量和医疗安全密切相关。因此，加强售后服务，保证医学装备的质量和安全有效使用就显得尤为重要。但是目前医学装备的售后服务还存在着诸多问题，生产营销企业对售后服务的重视程度有很大差异，服务能力和服务水平良莠不齐。部分企业单纯追求利润的倾向严重，对售出设备的维护保障不及时，服务价格不合理，人员培训不充分，致使设备“带病使用”的现象时有发生，严重影响到医疗质量和医疗安全，引发了许多医疗纠纷。广大医疗卫生机构迫切希望加强售后服务工作，保障医学装备的安全有效使用。

根据上述情况，中国医学装备协会于2013年3月15日至6月20日开展了医学装备售后服务满意度调查。秉着公开、公正、公平、科学、客观的原则，采取问卷和走访相结合的形式，共有528家医疗机构参加，覆盖全国31个省（市）、自治区。此次调查选取了 种常用设备，中国医学装备协会将适时开展第二期调查。现将此次调查结果及有关资料编印成册，广为发送，以褒奖先进，激励同仁，共襄加强售后服务的大事。

第一部分：调查说明

（一）调研区域

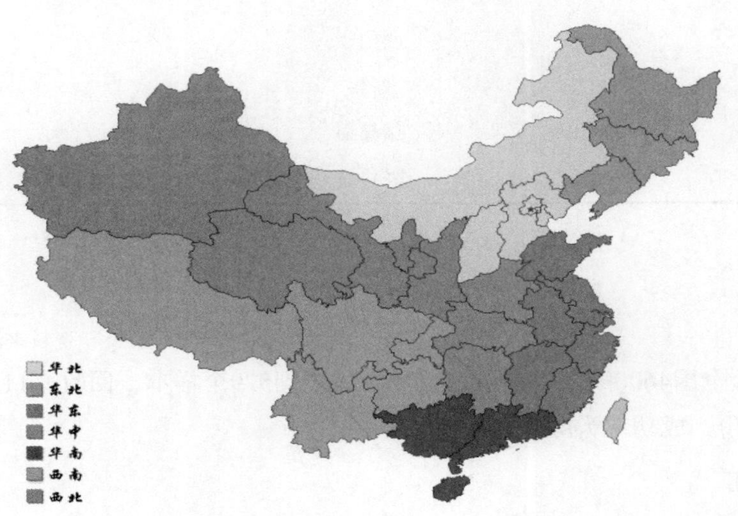

2013年度医学装备售后服务满意度调查覆盖全国7大区，包括华东区、华北区、华南区、华中区、东北区、西南区、西北区，并且基本覆盖各大区内的所有省份。

东北区包括黑龙江、吉林和辽宁；华北区包括北京、河北、内蒙古、山西和天津；华东区包括安徽、福建、江苏、江西、山东、上海和浙江；华南区包括广东、广西和海南；华中区:河南、湖北和湖南；西北区:甘肃、宁夏、青海、陕西和新疆；西南包括贵州、四川、西藏、云南和重庆。

（二）调研对象

包括三级、二级和一级医院，其中以三级、二级医院用户为主。

调研的科室主要是设备科，其次是放射科。调查对象则为各科室的了解医学装备售后服务的相关负责人员，设备科负责人以及放射科负责人。

（三）调研内容

调研内容包括售后服务中的规范安装、指标调试、通过国家相关部门检测、提供资料、培训、咨询服务、预防性维护服务、装备质控、正常运行、反应时间、专业性、零配件、保修等方面进行满意度评价。

（四）方案设计

2013年3月由中国医学装备协会-技术保障专业委员会组织医院设备科专家共同完成实施方案和调查表；调查采用函调的形式；调研表联系人及公章为必填项，并且10%的回访率；数据处理方式采用均值法。

（五）涉及厂家

此次调研涉及到27家企业，但是部分企业由于调查中占有率相对较低，没有参与此次评选，分产品设计及企业如下（排名不分前后）：

阿洛卡	东软	嘉恒
安科	东芝	雷社
奥林巴斯	飞利浦	罗氏
百胜	高科	迈瑞
拜耳	万东	强生
北京医疗器械厂	西门子	日立
贝克曼	新华	锐珂
贝斯达	鑫高益	通用
岛津	医科达	瓦里安

第二部分：样本分析

此次调研共发放至全国4600家大中型医疗机构，收集到529个样本，回收率11.5%；其中78份为作废样本，成功样本是451份，成功率为85%。

（一）样本区域分布

调研覆盖全国7大区，包括华东区、华北区、华南区、华中区、东北区、西南区、西北区，并且基本覆盖各大区内的所有省份。其中华东地区最为积极，共有154份成功问卷。

（二）样本医院级别分布

成功样本451家中三级医院262家和二级医院164家，三级和二级医院占了总数的94%。

图1　行政区域样本分布

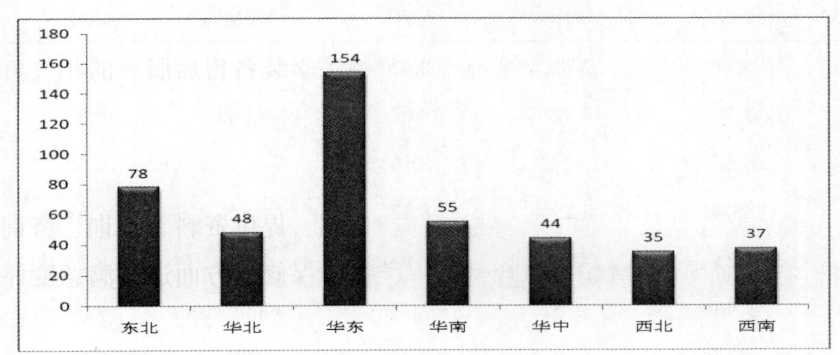

图2 医疗机构级别样本分布

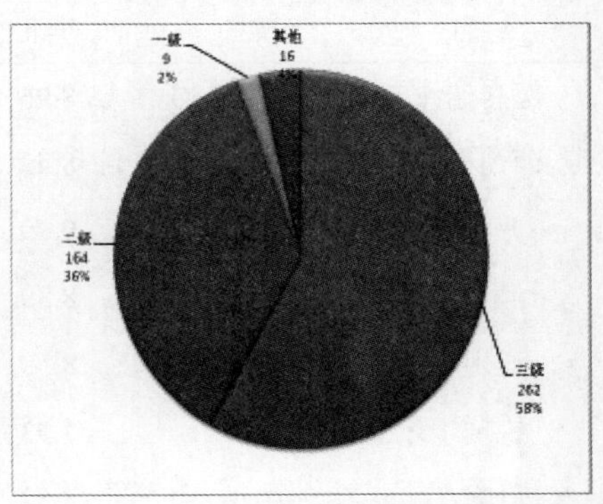

数据来源：中国医学装备协会

第三部分：医学装备售后服务满意度调查结果

（一）售后服务满意度调查结果

此次售后满意度调研共涉及7类医学装备产品，共收集到528家医疗机构的2333个医学装备产品调查问卷，其中15家企业数据量达到了参与评价的标准。

综合得分如下：前三名分别是西门子8.62分、万东8.53分和医科达8.49分，有五家企业在8分以下，在医学装备售后服务满意度调查7大类产品中，保修合同是否合理与未签订保修合同维修费用是否合理；两项指标满意度最差，说明企业在维修方面还有较大的改进空间。

图3　综合售后满意度情况

西门子 8.62
万东 8.53
医科达 8.49
罗氏 8.46
贝克曼 8.35
岛津 8.25
日立 8.24
迈瑞 8.14
瓦里安 8.07
通用 8.03
飞利浦 7.98
东芝 7.98
锐珂 7.94
奥林巴斯 7.56
阿洛卡 7.07

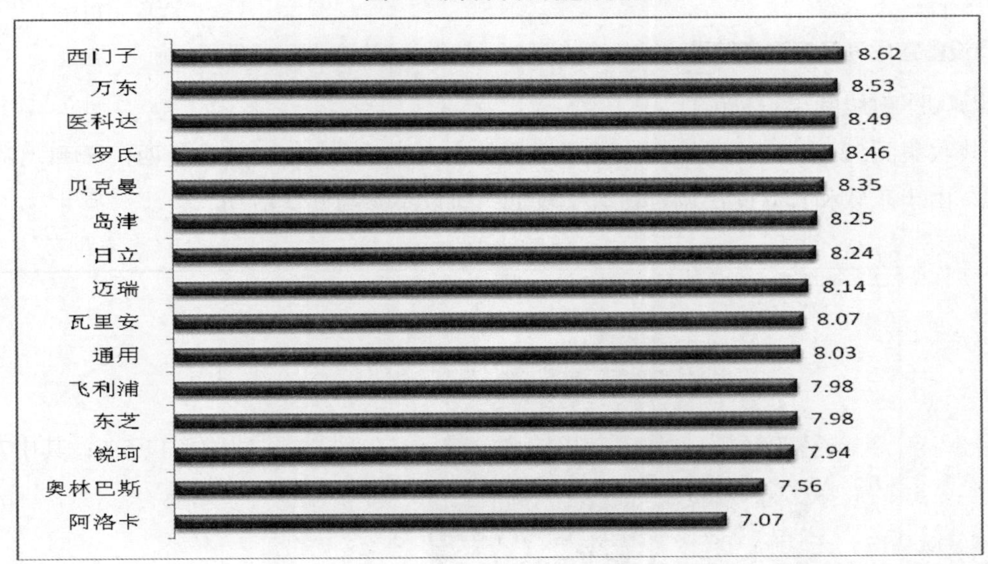

数据来源：中国医学装备协会

从区域分析，西南区售后满意度得分最高为8.39分，华东区和华北区分别为8.33分和8.26分。（企业排名不分先后）在东北、华南和西北三大区域得分均低于8分，满意度偏低。希望企业进一步改进和加强服务。

表1 区域售后服务满意度总体情况

	东北	华北	华东	华南	华中	西北	西南
医科达	--	8.96	8.71	7.71	8.45	--	6.64
西门子	8.72	8.43	8.74	8.32	8.62	8.04	8.53
万东	7.29	9.79	8.87	--	8.16	--	8.50
瓦里安	7.89	8.39	8.04	8.29	8.37	6.95	7.59
通用	7.78	8.59	8.25	7.89	7.86	6.97	8.25
锐珂	7.25	7.93	7.96	8.75	7.71	8.00	9.08
日立	--	8.52	8.37	8.59	8.05	6.87	8.82
迈瑞	6.79	6.21	8.50	8.21	8.03	8.24	--
罗氏	--	9.19	8.44	8.21	8.07	7.50	9.36
飞利浦	6.92	8.22	8.17	7.74	8.29	6.85	8.44
东芝	7.42	8.20	8.54	6.90	7.63	8.00	9.33
岛津	7.29	8.43	8.65	7.95	6.95	8.48	--
贝克曼	7.82	8.78	8.48	7.74	8.43	--	--
奥林巴斯	--	8.43	7.95	6.21	7.48	5.54	7.81
阿洛卡	--	5.86	7.31	4.50	7.95	7.50	--
平均分	**7.52**	**8.26**	**8.33**	**7.64**	**8.00**	**7.41**	**8.39**

数据来源：中国医学装备协会

（二）不同设备售后满意度调查结果

1、电子计算机X射线断层扫描(CT)

此次调研共收集到521台CT的评价表。通用电器的占有率为31.5%，其次是西门子和飞利浦分别占30.7%和29.8%，由于东软和日立此次调查占有率较低，所以不参与此次活动。

图4 CT占有率情况

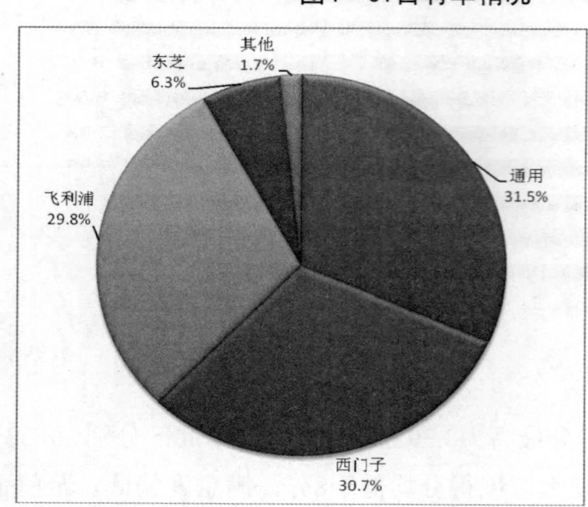

数据来源：中国医学装备协会

售后满意度情况

在CT设备中，售后满意度较高的企业为西门子、通用电气和东芝，满意度分别为9.42、8.00和7.96分。

图5 CT售后总体满意度情况

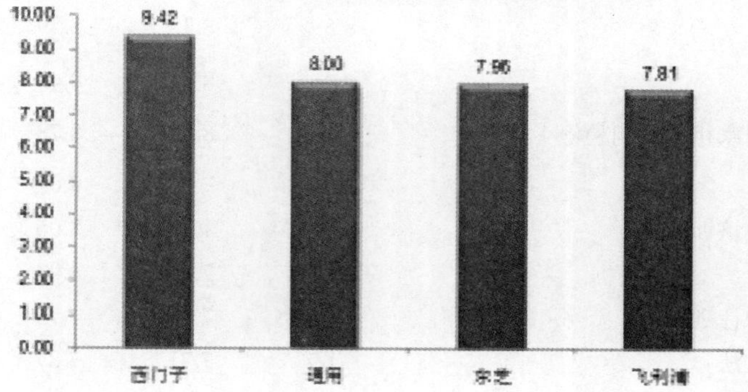

数据来源：中国医学装备协会

区域分析

从区域来看，各个大区的得分都在8到9分之间，属于满意。华东区满意度得分最高为8.97分，东北区得分最低为8.39分。东北、华北、华东、华南、华中和西北区西门子满意度都是最高，西南区是通用电气满意度分值最高。

表2 CT行政区域满意度得分

	东北	华北	华东	华南	华中	西北	西南
东芝	8.88	7.60	8.16	7.50	7.84	6.89	8.79
飞利浦	6.58	8.26	8.33	7.11	8.24	7.01	7.64
通用	7.68	8.24	8.28	7.56	8.19	6.56	9.49
西门子	9.20	9.30	9.54	9.18	9.48	9.50	9.26
平均分	8.39	8.79	8.97	8.19	8.79	8.54	8.86

数据来源：中国医学装备协会

医院等级

从医院级别看，三级医院总体得分比二级医院总体得分要低，分别为8.62分和8.95分。

表3 CT医院等级满意度得分

	三级	二级
东芝	7.99	8.10
飞利浦	7.75	7.85
通用	8.02	7.94
西门子	9.34	9.50
平均分	**8.62**	**8.95**

数据来源：中国医学装备协会

指标得分情况

从总体企业情况看，“设备运行后是否能够通过国家相关部门检测”得分最高为9.25分，“未签订保修合同维修费用是否合理”指标得分最低仅有7.53分。

表4　CT总体满意度情况

	东芝	飞利浦	通用	西门子	平均分
1、医学装备安装是否规范	8.59	8.38	8.59	9.72	9.19
2、调试指标是否精确	8.35	8.37	8.43	9.65	9.10
3、设备运行后是否能够通过国家相关部门检测	8.71	8.52	8.78	9.69	9.25
4、是否提供详细的技术资料	8.29	7.80	8.02	9.60	8.88
5、是否对医院人员进行系统的培训	8.07	7.90	8.06	9.51	8.85
6、能否提供满意的咨询服务	7.97	7.93	8.03	9.52	8.85
7、是否提供合理的预防性维护计划	7.62	7.56	7.73	9.35	8.61
8、是否提供可行的设备质控方法	7.69	7.71	7.87	9.47	8.73
9、设备的完好率是否让医院满意	7.63	7.74	8.08	9.53	8.82
10、接到报修电话工程师能够及时到达现场	7.76	7.88	8.12	9.57	8.88
11、维修工程师的技术水平和工作效率是否达到要求	7.94	7.98	8.13	9.56	8.90
12、零配件是否能够及时到达医院	7.93	7.85	7.95	9.45	8.77
13、保修合同是否合理	7.62	7.21	7.39	9.09	8.33
14、未签订保修合同维修费用是否合理	7.32	6.46	6.86	8.13	7.53
平均分	7.96	7.81	8.00	9.42	8.76

2、磁共振（MRI）

此次调研共收集到475台MRI的满意度评价表。西门子占有为53%，通用电器、飞利浦和东芝分别占27%、15%和3%；其他占2%，包括企业有：安科、日立、鑫高益、贝斯达、岛津、东软和嘉恒（排名不分先后），由于占有率较低，所以不参与此次活动。

图6　MRI占有率情况

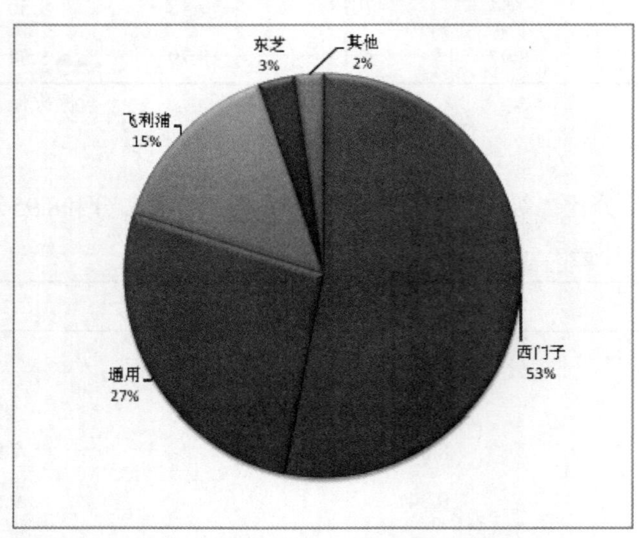

数据来源：中国医学装备协会

售后满意度情况

在MRI设备中，西门子的总体满意度为9.46分，其次是飞利浦8.08分，最后是通用电气和东芝分别是8.02和7.78分。

图7 MRI总体满意度情况

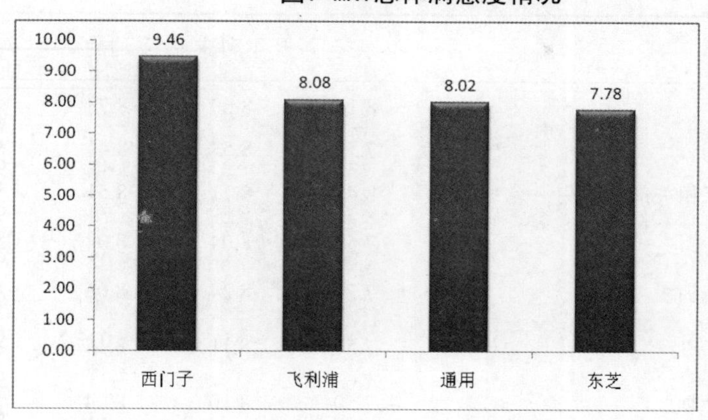

数据来源：中国医学装备协会

区域分析

从区域分析，东北、华北、华东、华南、华中和西南为西门子满意度最高，西北区为东芝满意度最高。

表5 MRI行政区域满意度得分

	东北	华北	华东	华南	华中	西北	西南
东芝	7.13	7.36	8.36	--	7.76	8.93	--
飞利浦	6.61	8.48	8.50	7.91	8.71	7.62	--
通用	7.69	8.40	8.46	7.21	7.58	7.79	8.26
西门子	9.34	8.88	9.12	8.39	9.53	8.45	9.48
平均分	8.19	8.60	8.64	7.95	8.65	8.17	9.38

数据来源：中国医学装备协会

医院等级

从医院等级分析，三级医院的MRI西门子满意度为9.61分，二级医院的MRI西门子满意度最高位9.07分。

表6 医院等级满意度划分

	三级	二级
东芝	7.8	7.74
飞利浦	8.11	7.96
通用	7.9	8.38
西门子	9.61	9.07
平均分	**8.82**	**8.68**

数据来源：中国医学装备协会

指标得分情况

从总体企业分析，“医学装备安装是否规范”指标得分最高为9.13分，“未签订保修合同维修费用是否合理”得分最低为7.54分。

表7 MRI总体满意度情况

	东芝	飞利浦	通用	西门子	平均分
1、医学装备安装是否规范	8.14	8.60	8.73	9.55	9.13
2、调试指标是否精确	7.79	8.53	8.41	9.47	8.97
3、设备运行后是否能够通过国家相关部门检测	8.43	8.71	8.51	9.56	9.09
4、是否提供详细的技术资料	7.57	8.04	8.04	9.08	8.58
5、是否对医院人员进行系统的培训	7.79	8.24	8.06	9.32	8.75
6、能否提供满意的咨询服务	7.57	8.11	8.17	9.39	8.76
7、是否提供合理的预防性维护计划	7.50	8.10	8.04	9.21	8.65
8、是否提供可行的设备质控方法	7.50	7.80	7.84	9.04	8.45
9、设备的完好率是否让医院满意	7.79	7.97	8.06	9.37	8.73
10、接到报修电话工程师能够及时到达现场	7.79	8.09	8.11	9.31	8.35
11、维修工程师的技术水平和工作效率是否达到要求	8.00	8.09	8.07	9.36	8.74
12、零配件是否能够及时到达医院	7.36	7.95	7.91	9.26	8.62
13、保修合同是否合理	7.86	7.82	7.60	8.77	8.26
14、未签订保修合同维修费用是否合理	7.79	7.02	6.68	8.08	7.54
平均分	7.78	8.08	8.02	9.20	8.78

3、血管造影机（DSA）

此次调研共收集到281台DSA的评价表。飞利浦的占有率为36%，其次是西门子和飞利浦分别占31%和25%，由于锐珂、东软和万东此次调查占有率较低，所以不参与此次活动。

图8 DSA占有率情况

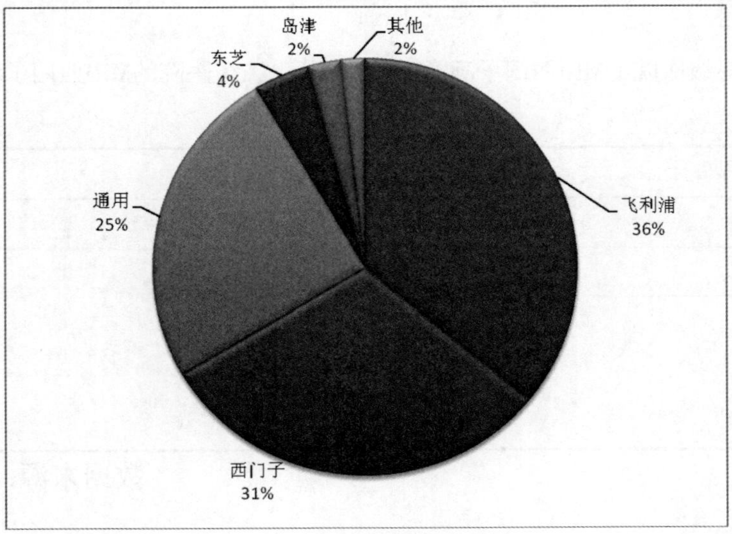

数据来源：中国医学装备协会

售后满意度情况

在DSA设备中，西门子售后满意度得分为9.25分，其次是岛津和通用电气分别为8.39分和8.06分。

图9 DSA总体满意度情况

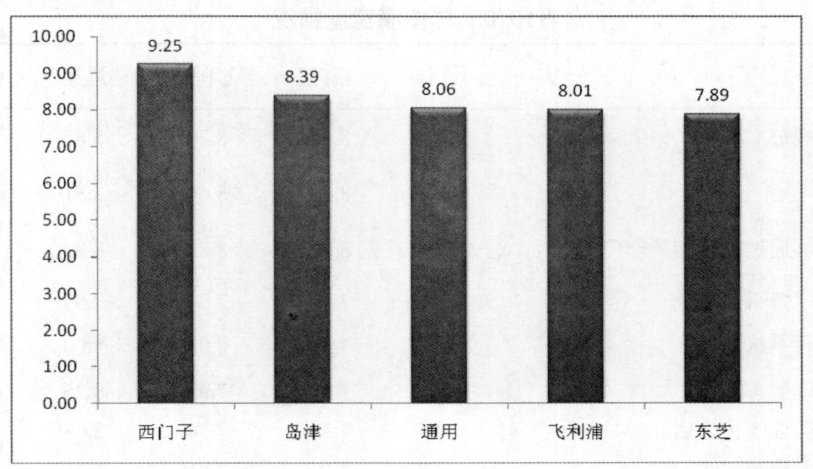

数据来源：中国医学装备协会

区域分析

从区域分析，西南区的平均分最高为9.25分，华南区得分最低为7.76分。

表8 DSA区域满意度得分

	东北	华北	华东	华南	华中	西北	西南
岛津	--	8.43	8.43	7.36	8.75	8.48	--
东芝	6.00	7.61	8.61	6.57	7.04	8.79	--
飞利浦	7.98	7.97	8.11	7.69	8.21	6.11	8.57
通用	8.36	8.08	8.30	7.50	7.84	7.50	8.42
西门子	9.25	9.19	9.51	8.02	9.47	9.05	9.64
平均分	8.69	8.54	8.81	7.76	8.69	8.62	9.25

数据来源：中国医学装备协会

医院等级

从医院等级分析，三级医院的DSA西门子满意度为9.15分，二级医院的DSA西门子满意度为9.67分。二级医院售后满意度略高于三级医院。

表9 DSA医院等级满意度得分

	三级	二级
岛津	7.93	8.64
东芝	7.86	8.00
飞利浦	8.08	7.77
通用	8.00	8.24
西门子	9.15	9.67
平均分	8.57	8.81

数据来源：中国医学装备协会

指标得分情况

从总体企业分析，“设备运行后是否能够通过国家相关部门检测”指标得分最高为9.25分，“未签订保修合同维修费用是否合理”得分最低为7.48分。

表10 DSA总体满意度情况

	岛津	东芝	飞利浦	通用	西门子	平均分
1、医学装备安装是否规范	9.00	8.67	8.70	8.85	9.60	9.18
2、调试指标是否精确	8.75	8.46	8.64	8.81	9.57	9.12
3、设备运行后是否能够通过国家相关部门检测	9.38	8.67	8.83	8.89	9.66	9.25
4、是否提供详细的技术资料	8.88	7.83	7.94	8.03	9.21	8.60
5、是否对医院人员进行系统的培训	8.75	7.58	8.05	8.00	9.35	8.68
6、能否提供满意的咨询服务	8.25	7.54	7.95	8.26	9.38	8.71
7、是否提供合理的预防性维护计划	7.75	7.33	7.74	8.08	9.27	8.54
8、是否提供可行的设备质控方法	7.75	7.79	7.51	7.76	9.15	8.37
9、设备的完好率是否让医院满意	8.50	8.33	8.02	8.15	9.34	8.72
10、接到报修电话工程师能够及时到达现场	8.13	8.29	8.06	8.21	9.32	8.72
11、维修工程师的技术水平和工作效率是否达到要求	8.25	8.25	8.14	8.21	9.40	8.76
12、零配件是否能够及时到达医院	8.00	7.92	8.00	7.90	9.22	8.57
13、保修合同是否合理	8.13	6.75	7.69	7.24	8.83	8.14
14、未签订保修合同维修费用是否合理	8.00	7.08	6.90	6.44	8.17	7.48
平均分	8.39	7.89	8.01	8.06	9.25	8.63

4、数字X线摄影系统（DR）

此次调研共收集到444台DR的评价表。飞利浦的占有率为28%，其次是西门子和通用电气分别占23%和19%，由于爱克发、佳能、HOLOGIC、中科美伦和迈瑞此次调查占有率较低，所以不参与此次活动。

图10 DR占有率情况

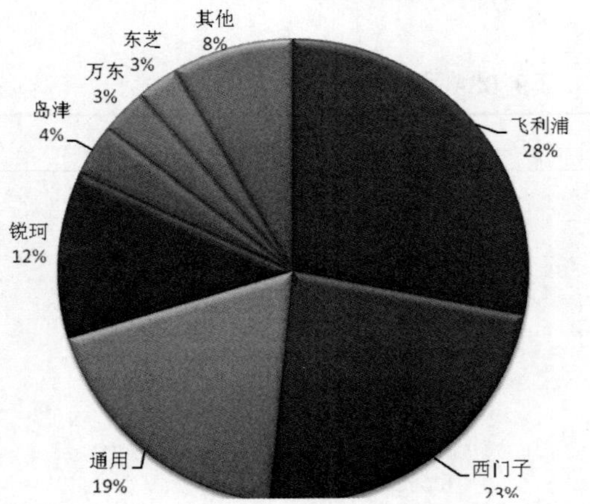

数据来源：中国医学装备协会

售后满意度情况

在DR设备中，西门子售后满意度为9.17分。其次是岛津和万东得分分别为8.61分和8.53分。

图11　DR售后总体满意度情况

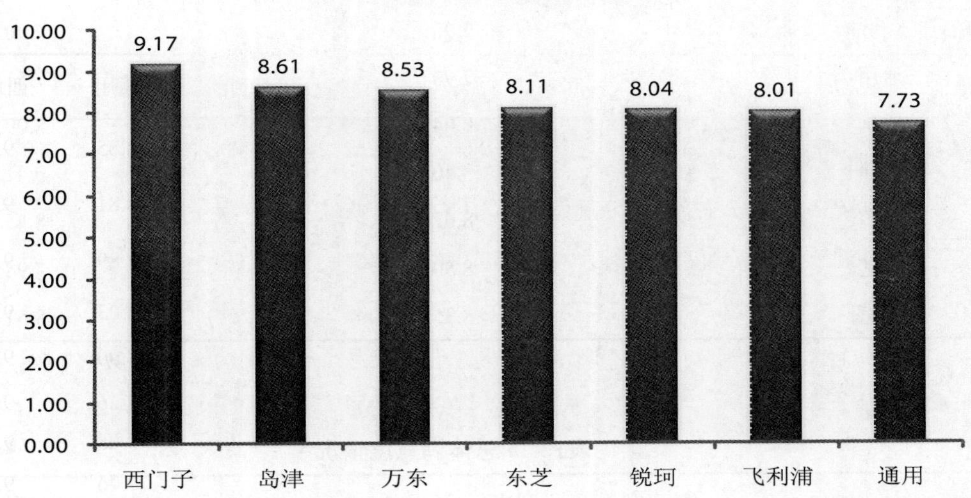

数据来源：中国医学装备协会

区域分析

从区域分析，西南区得分最高为9.09分，华南区得分最低为7.75分。东北区、华东区、华中区西北区和西南区都是西门子得分最高；华北区最高分为万东；华南区最高分为岛津。

表11 DR区域满意度得分

	东北	华北	华东	华南	华中	西北	西南
西门子	9.2	9.16	9.46	8.16	9.3	9.28	9.21
飞利浦	5.68	8.17	8.21	7.27	8.59	6.19	8.81
通用	7.62	9.04	7.73	7.67	7.34	5.1	8.26
锐珂	7.25	8.22	7.96	8.75	7.96	8	9.15
岛津	8.64	8.66	8.87	9.02	6.39	--	8.2
万东	7.29	9.79	8.87	--	8.16	--	8.43
东芝	7.67	8.93	8.8	6.64	8.14	--	--
平均分	7.92	8.7	8.62	7.75	8.3	7.93	9.09

数据来源：中国医学装备协会

医院等级

从医院等级分析，二级医售后满意度院略高于三级医院；三级医院售后满意度得分西门子9.06分，二级医院售后满意度得分岛津9.41分。

指标得分情况

从总体企业分析，“设备运行后是否能够通过国家相关部门检测”指标得分最高为9.18分，“未签订保修合同维修费用是否合理”得分最低为7.35分。

表12　DR医院等级得分

	三级	二级
西门子	9.06	9.36
飞利浦	7.98	7.90
通用	7.90	7.51
锐珂	8.04	8.09
岛津	8.40	9.41
万东	8.62	8.45
东芝	8.50	7.94
平均分	8.35	8.51

数据来源：中国医学装备协会

表13 DR总体满意度情况

	西门子	飞利浦	通用	锐珂	岛津	万东	东芝	平均分
1、医学装备安装是否规范	9.57	8.68	8.37	8.86	9.10	9.20	8.62	8.99
2、调试指标是否精确	9.46	8.52	8.17	8.72	9.15	9.40	8.54	8.87
3、设备运行后是否能够通过国家相关部门检测	9.58	9.43	8.52	8.95	9.23	9.00	9.00	9.18
4、是否提供详细的技术资料	9.22	8.12	7.69	7.74	8.75	8.73	8.38	8.45
5、是否对医院人员进行系统的培训	9.23	8.04	7.74	8.23	8.90	8.43	7.69	8.48
6、能否提供满意的咨询服务	9.42	8.05	8.01	8.43	8.80	8.33	8.15	8.62
7、是否提供合理的预防性维护计划	9.19	7.82	7.64	7.76	8.25	7.80	7.62	8.27
8、是否提供可行的设备质控方法	9.05	7.63	7.31	7.45	8.30	7.93	7.54	8.09
9、设备的完好率是否让医院满意	9.33	7.91	7.70	8.14	8.75	8.33	8.08	8.46
10、接到报修电话工程师能够及时到达现场	9.30	7.87	7.78	8.05	8.63	8.53	8.31	8.42
11、维修工程师的技术水平和工作效率是否达到要求	9.36	7.86	7.67	8.39	8.88	8.50	8.31	8.46
12、零配件是否能够及时到达医院	9.20	7.87	7.76	7.75	8.45	8.60	7.92	8.33
13、保修合同是否合理	8.54	7.24	7.26	7.37	8.05	8.27	7.54	7.79
14、未签订保修合同维修费用是否合理	7.93	7.02	6.65	6.76	7.25	8.33	7.85	7.35
平均分	9.17	8.01	7.73	8.04	8.61	8.53	8.11	8.41

图12　直线加速器占有率情况

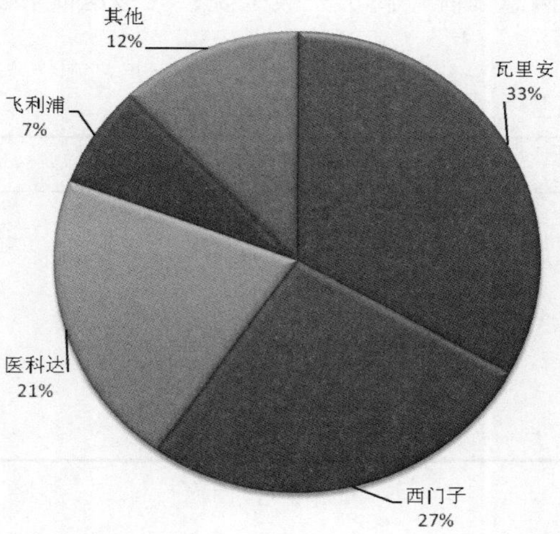

其他 12%
瓦里安 33%
飞利浦 7%
医科达 21%
西门子 27%

数据来源：中国医学装备协会

售后满意度情况

在直线加速器设备中，西门子得分为9.33分，其次是医科达、瓦里安和飞利浦分别是8.51分、7.93分和7.71分。

图13　LA售后总体满意度情况

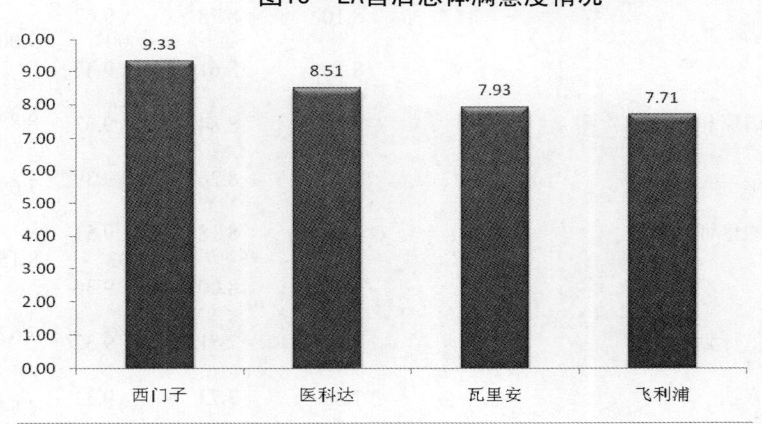

数据中国医学装备协会

区域分析

从区域分析，东北区得分最高为9.21分，西北区得分最低为6.88分。东北区、华北区、华东区、华南区、华中区和西南区是西门子得分最高；西北区最高分为瓦里安。

表14 LA行政区域满意度得分

	东北	华北	华东	华南	华中	西北	西南
飞利浦	--	--	7.63	--	8.43	--	--
瓦里安	7.89	8.39	8.13	7.08	8.31	6.95	7.59
西门子	9.65	9.26	9.60	8.68	9.61	6.84	9.78
医科达	--	8.96	8.71	7.71	8.45		8.00
平均分	9.21	8.79	8.91	8.02	8.80	6.88	8.59

数据来源：中国医学装备协会

医院等级

从医院等级分析，二级医售后满意度院略高于三级医院；三级医院和二级医院售后满意度得分最高均为西门子。

表15 LA医院等级得分

	三级	二级
飞利浦	7.60	7.76
瓦里安	7.86	8.52
西门子	9.24	9.66
医科达	8.59	8.48
平均分	8.63	8.88

数据来源：中国医学装备协会

指标得分情况

从总体企业分析，“设备运行后是否能够通过国家相关部门检测”指标得分最高为9.18分，“未签订保修合同维修费用是否合理”得分最低为7.55分。

表16 LA总体满意度情况

	飞利浦	瓦里安	西门子	医科达	平均分
1、医学装备安装是否规范	8.10	8.78	9.62	9.13	9.17
2、调试指标是否精确	8.10	8.61	9.47	9.10	9.05
3、设备运行后是否能够通过国家相关部门检测	8.20	8.84	9.63	9.17	9.18
4、是否提供详细的技术资料	7.70	8.26	9.39	8.80	8.85
5、是否对医院人员进行系统的培训	7.80	8.18	9.51	8.50	8.87
6、能否提供满意的咨询服务	7.70	8.00	9.36	8.40	8.62
7、是否提供合理的预防性维护计划	7.60	7.51	9.32	8.50	8.58
8、是否提供可行的设备质控方法	7.30	7.73	9.31	8.57	8.60
9、设备的完好率是否让医院满意	7.50	7.94	9.41	8.73	8.74
10、接到报修电话工程师能够及时到达现场	7.70	7.90	9.39	8.60	8.69
11、维修工程师的技术水平和工作效率是否达到要求	7.60	8.10	9.53	8.70	8.84
12、零配件是否能够及时到达医院	7.40	8.04	9.41	8.17	8.67
13、保修合同是否合理	7.50	7.06	8.89	7.73	8.10
14、未签订保修合同维修费用是否合理	7.70	6.01	8.45	7.10	7.55
平均分	7.71	7.93	9.33	8.51	8.68

6、彩超

此次调研共收集到405台彩超的评价表。飞利浦和通用电气的占有率为35%，其次是西门子分别占35%和10%，由于百胜、日立、东软、麦迪逊和盈佳浩讯此次调查占有率较低，所以不参与此次活动。

图14 彩超占有率情况

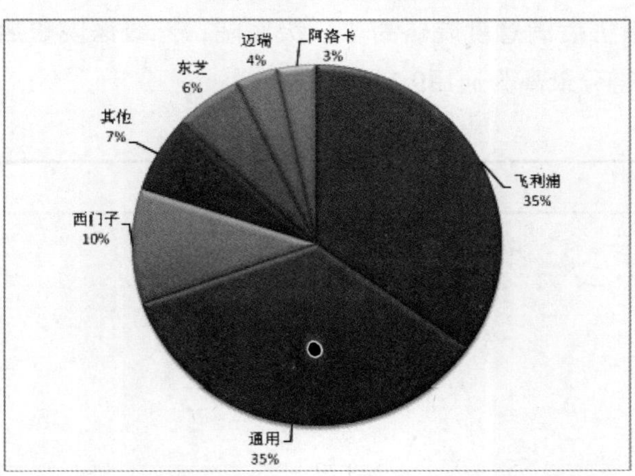

阿洛卡 3%
迈瑞 4%
东芝 6%
其他 7%
西门子 10%
通用 35%
飞利浦 35%

数据来源：中国医学装备协会

售后满意度情况

从彩超设备中分析，飞利浦得分为8.99分，其次是迈瑞和通用电气分别为8.15分和7.93分。

图15 彩超总体满意度情况

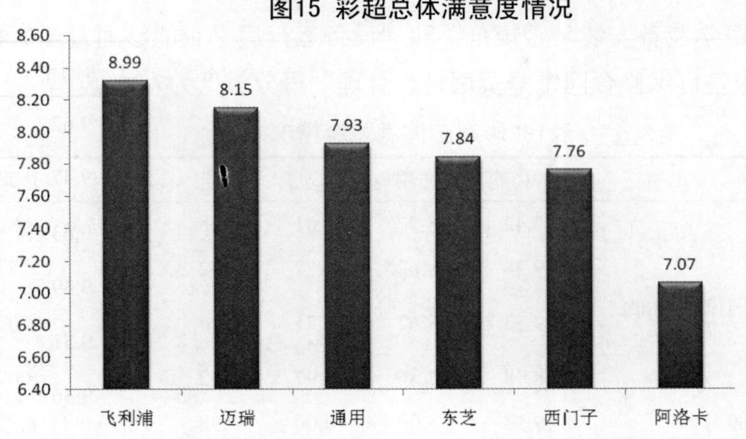

数据来源：中国医学装备协会

区域分析

从区域分析，华东区售后满意度得分最高为8.89分，华南区得分最低为7.17分；东北区、华东区、华中区和西北区都是飞利浦得分最高，华北区和西南区最高为百胜，华南区最高为迈瑞。

表17 彩超行政区域满意度得分

	东北	华北	华东	华南	华中	西北	西南
阿洛卡	--	5.86	7.31	4.50	7.95	7.50	--
百胜	7.64	8.93	8.42	8.14	--	--	9.43
东芝	7.35	8.71	8.37	--	7.67	7.00	--
西门子	7.76	8.53	8.37	7.20	8.06	7.34	8.74
迈瑞	--	6.21	8.52	8.21	8.09	8.11	--
通用	8.27	8.33	9.24	6.93	7.79	7.11	8.13
飞利浦	9.46	8.79	9.36	7.45	9.47	8.12	8.57
平均分	8.10	8.40	8.89	7.17	8.44	7.44	8.22

数据来源：中国医学装备协会

医院等级

从医院等级分析，二级医售后满意度院略高于三级医院；三级医院售后满意度得分最高为飞利浦8.93分，二级医院售后满意度得分最高为通用9.29分。

表18 彩超医院等级得分

	二级	三级
阿洛卡	8.61	6.88
百胜	8.89	8.41
东芝	7.69	7.87
西门子	8.00	8.20
迈瑞	8.44	8.05
通用	9.29	7.91
飞利浦	9.12	8.93
平均分	8.73	8.23

数据来源：中国医学装备协会

指标得分情况

从总体企业分析，“医学装备安装是否规范”和“设备运行后是否能够通过国家相关部门检测”指标得分最高为8.94分，“未签订保修合同维修费用是否合理”得分最低为7.20分。

表19 彩超总体满意度情况

	飞利浦	通用	西门子	东芝	阿洛卡	迈瑞	百胜	平均分
1、医学装备安装是否规范	9.42	8.77	8.81	8.58	7.79	8.80	9.17	8.94
2、调试指标是否精确	9.28	8.62	8.72	8.42	7.14	8.73	9.17	8.79
3、设备运行后是否能够通过国家相关部门检测	9.52	8.62	8.71	8.74	8.64	9.07	9.25	8.94
4、是否提供详细的技术资料	8.98	7.86	7.97	7.22	7.50	8.07	8.33	8.18
5、是否对医院人员进行系统的培训	9.18	8.09	8.00	7.98	6.79	8.20	7.75	8.34
6、能否提供满意的咨询服务	9.05	7.93	8.13	8.02	7.00	8.27	8.08	8.30
7、是否提供合理的预防性维护计划	8.87	8.79	7.78	7.32	6.57	7.87	8.08	9.69
8、是否提供可行的设备质控方法	8.82	7.44	7.65	7.36	5.86	8.27	8.08	7.90
9、设备的完好率是否让医院满意	9.11	7.97	8.08	8.10	7.07	8.00	8.58	8.31
10、接到报修电话工程师能够及时到达现场	9.12	7.89	8.22	8.06	7.50	8.40	8.67	8.35
11、维修工程师的技术水平和工作效率是否达到要求	9.18	8.02	8.18	7.86	7.57	8.33	9.00	8.39
12、零配件是否能够及时到达医院	9.16	7.81	8.66	7.50	7.64	8.37	8.58	8.43
13、保修合同是否合理	8.23	7.31	7.59	7.42	6.21	6.33	8.33	7.59
14、未签订保修合同维修费用是否合理	7.98	6.81	7.00	7.10	5.64	7.40	7.33	7.20
平均分	**8.99**	**8.35**	**8.11**	**7.83**	**7.07**	**8.15**	**8.46**	**8.38**

数据来源：中国医学装备协会

7、生化分析仪

此次调研共收集到232台生化分析仪的评价表。贝克曼的占有率为19%，其次是日立和西门子分别占

19%和17%，由于东芝、迈瑞、雅培、飞利浦、强生、通用和拜耳此次调查占有率较低，所以不参与此次活动。

图16 生化分析仪占有率情况

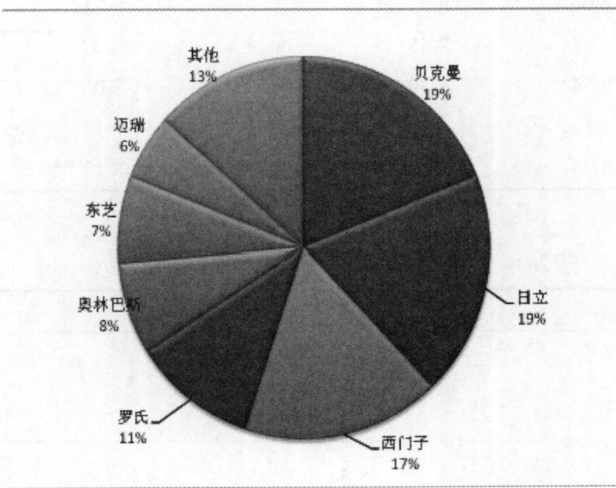

数据来源：中国医学装备协会

售后满意度情况

从生化分析仪设备中，罗氏得分为8.46分，其次是贝克曼和西门子为8.35分和8.34分。

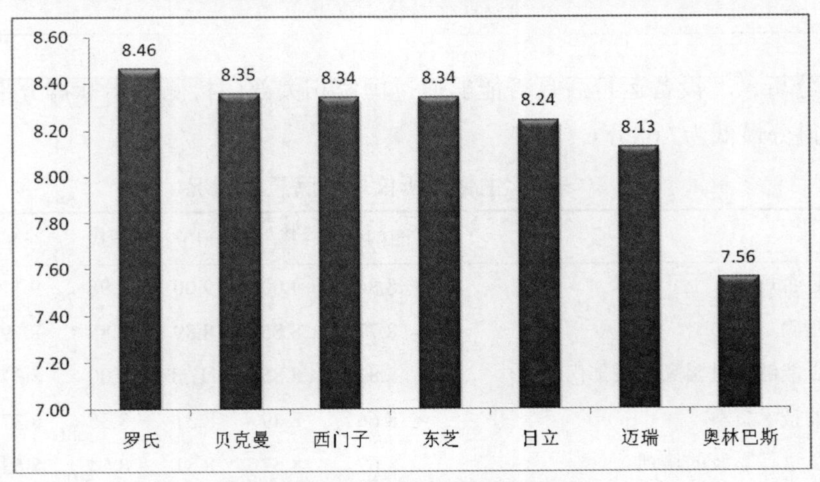

图17 生化分析仪总体满意度

数据来源：中国医学装备协会

区域分析

从区域分析，东北和西北区得分最高为西门子，华北区为罗氏，华东和西南区为东芝，华南最高分为日立，华中区最高分为贝克曼

医院等级

从医院等级分析，三级医售后满意度院略高于二级医院；三级医院售后满意度得分最高为罗氏，二级医院售后满意度得分最高为贝克曼。

表20　生化分析仪行政区域满意度得分

	东北	华北	华东	华南	华中	西北	西南
奥林巴斯	--	8.51	7.95	6.21	7.48	5.54	7.76
贝克曼	8.55	8.78	8.47	7.74	8.43	--	--
东芝	9.04	9.00	8.93		7.71	8.38	9.86
罗氏	--	9.22	8.45	8.23	8.07	7.50	9.46
日立	--	9.54	8.39	8.59	8.08	6.87	9.10
西门子	8.58	8.13	8.58	7.98	8.15	8.41	8.70
平均分	9.35	8.94	8.80	8.07	8.13	8.36	9.26

数据来源：中国医学装备协会

表21　生化分析仪医院等级满意度得分

	三级	二级
奥林巴斯	8.03	6.62
贝克曼	8.26	8.51
东芝	8.36	8.49
罗氏	8.54	8.36
日立	8.53	7.66
西门子	8.47	8.48
平均分	8.49	8.67

数据来源：中国医学装备协会

指标得分情况

从总体企业分析，“设备运行后是否能够通过国家相关部门检测”指标得分最高为9.49分，“保修合同是否合理”得分最低为7.68分。

表22 生化分析仪总体满意度情况

	西门子	贝克曼	日立	罗氏	东芝	奥林巴斯	平均分
1、医学装备安装是否规范	8.84	9.00	9.00	8.96	9.11	8.72	9.28
2、调试指标是否精确	8.77	8.85	8.89	8.85	8.79	8.81	9.16
3、设备运行后是否能够通过国家相关部门检测	8.81	8.85	11.11	9.00	8.37	8.72	9.49
4、是否提供详细的技术资料	8.66	8.49	8.31	8.35	8.37	6.58	8.72
5、是否对医院人员进行系统的培训	8.67	8.57	8.31	8.54	8.53	7.64	8.84
6、能否提供满意的咨询服务	8.64	8.41	8.02	8.35	8.13	7.19	8.68
7、是否提供合理的预防性维护计划	8.49	8.40	7.96	8.35	8.32	6.94	8.57
8、是否提供可行的设备质控方法	8.50	8.24	8.11	8.65	7.95	6.94	8.57
9、设备的完好率是否让医院满意	8.64	8.47	8.53	8.77	8.37	7.97	8.84
10、接到报修电话工程师能够及时到达现场	8.65	8.52	8.27	8.31	8.74	8.03	8.79
11、维修工程师的技术水平和工作效率是否达到要求	8.72	8.43	8.47	8.77	8.76	7.94	8.89
12、零配件是否能够及时到达医院	8.45	8.33	8.27	8.12	8.26	7.69	8.61
13、保修合同是否合理	7.17	7.76	7.44	7.77	8.26	5.75	7.68
14、未签订保修合同维修费用是否合理	7.82	6.86	7.55	8.43	7.50	6.84	7.91
平均分	8.49	8.37	8.45	8.51	8.39	7.56	8.72

数据来源：中国医学装备协会

六、医学装备相关学术团体与社团介绍

中国医学装备协会

简介：

中国医学装备协会（CHINA ASSOCIATION OF MEDICAL EQUIPMENT，简称CAME ）是经国家民政部批准依法注册登记，由全国医学装备工作者（从事医学装备应用、管理、工程技术、科研教学、生产经营的单位和个人）自愿组成的学术性、公益性、非营利性法人社会团体，是国家卫计委主管的医学装备领域唯一一个国家一级协会，是卫生主管部门医学装备管理政策提供信息咨询和技术服务平台，是促进我国医学装备事业发展的重要社会力量。

中国医学装备协会于1990年正式成立。全国人大副委员长韩启德、全国政协原副主席张怀西、国家卫生部原部长陈敏章为协会题词。2009年11月，中国医学装备协会召开第五次全国会员代表大会，换届选举产生第五届理事会，归家卫生部原副部长朱庆生连任理事长。

协会现有团体会员400家，个人会员5000人，分布在全国各省、自治区、直辖市及军队的医疗卫生、医学教育、医学科研机构，医学装备生产经营企业和相关社团等各个领域。

协会根据工作需要设立了秘书处、组织宣传部、政策研究咨询部、技术评估部、技术交流部、教育培训部、医学装备信息部等内设机构和医学装备学术委员会。目前设17个分支机构（分会、专业委员会）；下设《中国医学装备》杂志社、中国医学装备网（www.came-online.org）、《中国医学装备年鉴》编辑部、和北京国卫阳光医学装备技术服务有限公司等直属机构。

中国医学装备协会成立20年来，坚持立会为公、办会为民、民主办会，以服务为己任，紧紧围绕我国卫生改革，密切配合国家卫生部加强医学装备应用管理，推动医学装备技术创新发展，提高医学装备工作者业务水平。协会充分发挥桥梁纽带作用，为医学装备现代化建设提供了一系列信息和技术服务，通过对医学装备的深入调研，为政府主管部门制定相关制度、标准、办法提供依据；相继提出了县医院、乡镇卫生院、城市社区卫生服务中心的装备配置标准；根据医院的功能定位提出了大型医用装备阶梯配置机型；修订医用装备和医用耗材分类代码、《医学装备管理分册》；持续开展医学装备评估选型；推行IHE-C标准化和测试；为生产经营企业适宜装备和新技术的推广搭建平台，组织各类设备学术交流和研讨活动；制定医学设备管理师职业标准；开展继续教育，培训了数千名装备管理和维护人员。为提高我国人民健康水平、促进我国医学装备事业发展做出了积极贡献。

协会领导成员

理 事 长：朱庆生

副理事长：赵自林（常务）李洪山　王宝亭　王东升　吕兆丰　许树强

戴建平　郭启勇　白知朋

秘 书 长：白知朋（兼）

协会宗旨

坚持以马克思列宁主义、毛泽东思想、邓小平理论和“三个代表”重要思想为指导，全面落实科学发展观，团结和动员全国医学装备工作者，服务卫生事业发展大局。贯切执行卫生工作方针政策，以提高全民健康水平为目标，提升我国医学装备水平，推动医学装备人才队伍建设，促进医学装备技术产业发展，为深化医药卫生体制改革服务。发挥桥梁纽带作用，反映医学装备工作者的意见，依法维护业界的合法权益，为广大会员和医学装备工作者服务。

协会职能

1. 开展与医学装备相关的技术评审、专项调研与政策研究，为相关法律、法规和标准的制定提出建议，为政府科学管理和决策提供技术支持；

2. 开展学术交流，推广适宜装备技术和科学管理经验，组织和（或）参与相关展览，与医学装备研制、应用和管理机构间协作，共同做好学科间、国（境）内外相关团体间的友好往来；

3. 开展在职人员继续医学教育和职业培训，做好医学装备从业人员资格考核及认证，提高医学装备工作者知识技术和职业水平；

4. 加强行业自律，规范行业发展，维护广大会员的合法权益；

5. 编辑出版医学装备学术、技术、信息、科普等刊物、书籍、信息资料和电子音像制品，办好医学装备信息网；

6. 承办政府部门委托的其他工作任务。

内设机构：

部门	姓名	电话
秘书处	周少飞	电话：010–88393995
组织宣传部	任　健	电话：010–88393985
政策研究咨询部	孟建国	电话：010–88393993
技术评估部	唐日晶	电话：010–88393996
	曾　凯	电话：010–88395494
技术交流及教育培训部	王长收	电话：010–88371868
	李林鸽	电话：010–88393997

地址：北京市西城区车公庄大街9号院五栋大楼B3座601室
北京市西城区车公庄大街9号院五栋大楼B2座802室

中国医学装备协会CT工程技术专业委员会

中国医学装备协会CT工程技术专业委员会是中国医学装备协会的分支机构，是经国家有关主管部门批准登记的二级学术团体。其前身是《SOMATOM CT用户协作会》，成立于1988年。它的主要宗旨就是通过会员之间的交流与协作来互相学习共同提高，至2001年共组织了十五届年会，开展了深入的有关CT的工程技术及维修经验的交流与研讨，对保证各会员单位CT机的正常运转，提高工程师的技术水平发挥了很好的作用，2000年在广泛征求意见的基础上，更名为《CT工程技术协会》，并以《中国医学装备协会CT工程技术学组》的名义开展相关的学术活动。2003年成立《中国医学装备协会CT工程技术专业委员会》，成为中国医学装备协会下属成立最早的三个专业委员会之一。2010年在中国医学装备协会成立二十周年大会上CT工程技术专业委员会被评为先进分支机构，2012年又设立《区县CT工程技术学组》并筹建《医学图像数字化处理学组》，现有会员 417 人，遍及全国23个省，4个直辖市和5个自治区。

CT工程技术专业委员会遵照国家的政策法规和协会章程及本专业委员会的工作规程开展活动。以服务为宗旨，团结广大从事CT等大型影像及相关设备管理、使用、操作、维修等各项工作的工程技术和医务人员，发挥桥梁和纽带作用，积极开展学术交流，促进技术进步，为我国医学影像设备事业的发展做出贡献。

CT工程技术专业委员会的业务范围是：

（一）协助政府有关部门开展CT等大型医学影像设备的管理、使用、维修等的工程技术指导工作；

（二）组织CT维修工程师的继续教育，技术培训及上岗考核工作；

（三）组织会员单位之间开展技术协作活动；

（四）组织学术研讨与技术交流活动；

（五）开展相关的技术咨询及信息交流等服务工作；

（六）完成政府有关部门及中国医学装备协会交办的各项工作；

CT工程技术专业委员会设主任委员一人，副主任委员、常委及委员各若干人。主任委员、副主任委员通过民主协商选举产生并报中国医学装备协会审批。每届任期四年，可连选连任.

CT工程技术专业委员会

主任委员：石明国

常务副主任委员：敖国昆

副主任委员兼秘书长：郭京海

副主任委员：姜文 宣海奇 韩闽生 聂世琨 高剑波

电话：010-51520324 邮箱：guojing_hai@hotmail.com

地址：北京市海淀区黑山扈总参309医院

中国医学装备协会医用辐射装备防护与检测专业委员会

中国医学装备协会医用辐射装备防护与检测专业委员会是中国医学装备协会的分支机构,是经国家有关主管部门批准登记的二级学术团体,挂靠单位为中国疾病预防控制中心辐射防护与核安全医学所。

中国医学装备协会医用辐射装备防护与检测专业委员会的设立宗旨是在中国医学装备协会指导下,广泛团结医用辐射装备防护与检测专业技术人员,充分发挥会员单位与政府之间的桥梁和纽带作用,积极开展医用辐射装备安全防护的标准研制、专业培训、检测与评价、质量控制等专业技术交流与咨询工作,努力提高我国放射治疗、放射诊断、核医学和介入放射学等诊疗设备的安全性、准确性和有效性,切实保障患者、放射工作者和公众的健康与安全。

2004年1月,中国医学装备协会在北京召开京津地区理事会议,酝酿设立"医用辐射装备防护与检测专业委员会"等三个专业委员会。在2004年5月召开的中国医学装备协会负责人及分支机构负责人会议上,正式决定向上级申报设立中国医学装备协会医用辐射装备防护与检测专业委员会,并委托中国疾病预防控制中心辐射防护与核安全医学所负责组建工作。2008年10月完成了第一届医用辐射装备防护与检测专业委员会的组建工作。2008年10月在武汉市召开了第一届医用辐射装备防护与检测专业委员会第一次全体委员会议,宣告医用辐射装备防护与检测专业委员会正式成立。

医用辐射装备防护与检测专业委员会

名誉主任委员：尉可道

主任委员：　赵兰才

副主任委员：　岳保荣 张振荣 李全太

电 话：010-62389946　传 真：010-62389946

地 址：北京市西城区德外新康街2号

中国医学装备协会医学装备与技术教育培训分会

中国医学装备协会医学装备与技术教育培训分会是中国医学装备协会的分支机构，国家二级学术团体。

医学装备与技术教育培训分会的宗旨是根据医学装备教育培训的特点，研究、探索医学装备与技术教育培训的新思路、新方法，围绕医学保障工作中心，开展医学继续教育和职业培训工作，促进我国医学教育和卫生人才资源可持续发展。

医学装备与技术教育培训分会的业务范围和主要工作任务是：

一、建立各院校相关学科横向交流机制，组织学术研讨、经验交流。包括：学科规划、教材编写、实验室建设、教学方法改革、新型实训设备研发等的理论研究和实践探索；

二、组织会员（单位）开发继续医学教育项目，做好继续教育培训工作；

三、根据国家有关规定，组织"医学设备管理师"职业教育培训和考核工作；

四、组织开办专项医疗设备上岗培训班、进修班，推广适宜技术；

五、组织开展医学装备教育培训条件、水平、效益等评估，研究师资与管理队伍的建设机制，做好调查、预测、分析和咨询工作；

六、组织开展对医学装备教育培训各类工作人员的职业素质、业务和专业技术的培训工作；

七、完成政府及相关部门交办的其它工作。

中国医学装备协会医学装备与技术教育培训分会的会员由相关院校、医疗机构、科研单位和与医学装备有关企、事业单位代表或个人组成。

医学装备与技术教育培训分会

主任委员：白知朋

联系人：　杨德武 010-63209080　13241777617

　　　　　漆小平 010-63209082　13001129422

邮　箱：came.edu@gmail.com

地　址：北京市宣武区南横西街94号（北京卫生职业学院内）

中国医学装备协会医学实验室装备与技术分会

中国医学装备协会医学实验室装备与技术分会(以下简称医学实验室分会)是中国医学装备协会分支机构，是从事医学实验室建设与管理的理论研究和实践探索的专业学术团体，经国家民政部批准成立登记。会员来自全国高等医药院校、科研院所、疾病预防控制机构以及省（市）级医院和相关企业从事医学实验室装备与技术工作的人员和领导。

医学实验室装备与技术分会的宗旨是以邓小平理论和“三个代表”重要思想为指导，坚持科学发展观和构建和谐社会理念，团结和组织全国医学实验室装备与技术工作者，认真贯彻执行党和国家有关方针、政策、法律、法规，根据医学实验室的自身特点，研究、探索实验装备、实验技术、实验质量以及实验室管理的现代化、科学化，不断提高我国医学实验室工作水平，促进我国医学教育、医学科研和卫生事业的改革与发展。

分会的基本任务是组织开展医学实验室工作的学术研究与交流；组织开展医学实验室条件、水平、效益等评估标准和方法的研究和咨询服务；组织开展医学实验技术与管理成果的评价活动和宣传推广工作；组织研究和探索仪器设备的采购、运行、鉴定、维护修理等项管理；研究探讨加强实验技术与管理队伍建设的机制与办法；组织开展对医学实验室各类工作人员的政治思想、职业道德、业务技术的教育培训；组织开展实验室安全文化建设的研究。

医学实验室分会成立于2003年7月。她的成立，得到了国家政府领导人和主管部门的亲切关怀和支持，全国人大常务委员会副委员长韩启德院士亲自为本会题词。本会设有秘书处、对外交流部、学术部、培训部、学术顾问委员会等内设机构。随着事业的发展，2007年8月31日经国家民政部审批同意，本会会名由中国医学装备协会医学实验室装备专业委员会更名为中国医学装备协会医学实验室装备与技术分会。2008年5月23日换届改选成立第二届理事会，首都医科大学校长吕兆丰教授连任理事长。为了更好地沟通信息，加强交流，本会编辑出版了“中国医学实验室通讯”。同时，正努力申报创办“中国医学实验室”杂志，作为本会的学术刊物，以更好地开展学术研究和对外交流。本会将团结广大会员和业界人士，为推动我国医学实验室工作的现代化、科学化、标准化做出贡献

医学实验室装备与技术分会

理 事 长：吕兆丰

副理事长：李建民 王秋娣 曾广定 李劲松 崔泽实 苏子敏 薛武军

秘 书 长：李建民（兼）

副秘书长：吴 兵 高贵凡 贾延江

电 话：010-83911760　　传 真：010-83911760

地 址：北京市右安门外西头条10号

中国医学装备协会核医学装备与技术专业委员会

中国医学装备协会核医学装备与技术专业委员会，英文名为：（The Society of Chinese Nuclear Medicine Equipment and Techniques, SCNMET）是经国家民政部批准，中国医学装备协会下属的分支机构，由全国核医学界从事核医学装备与技术的工程技术人员、物理师、医生及设备管理人员组成，并经民政部批准，依法登记注册的学术团体。在中国医学装备协会指导下，在全国范围内从事相关的学术活动。

专业委员会以邓小平理论、“三个代表”重要思想、科学发展观为指导，团结和组织全国核医学装备与技术工作者，贯彻执行国家医学科学技术工作和卫生工作方针、政策、法规；共同推进核医学装备建设和人才队伍建设，积极促进我国核医学科学技术进步；加强行业自律，依法维护会员和核医学装备与技术工作者的合法权益；为卫生事业改革与发展和人民健康服务、为会员和核医学装备与技术工作者服务。

专业委员会的业务范围：组织国内核医学界同行开展核医学装备与技术的学术交流，引进和传播先进技术和科学管理经验；开展核医学装备与新技术、新产品的评价与论证等咨询服务，尤其是对SPECT、SPECT/CT、PET、PET/CT进行定期技术评估，为政府及卫生部门大型仪器购置、科学管理、合理使用等决策提供科学依据和技术支撑；协助中国医学装备协会组织和完善核医学设备专家数据库，协助卫生部主管部门开展大型核医学设备（PET、PET/CT）配置、规划及评审、招标采购、验收测试、质量控制和维修保养等；举办继续教育培训班，对从事核医学设备使用、维护及管理人员进行培训；加强同国内外相关专业学术团体和学术组织的友好联系，促进国际交流与合作。

核医学装备与技术专业委员会成立于2008年，2012年换届。

核医学装备与技术专业委员会

主任委员：　陈盛祖

副主任委员：王荣福 张永学 吴华 金永杰 陈英茂

秘 书 长：　耿建华

专业委员会挂靠单位：中国医学科学院肿瘤医院

电 话：010-67788523、67735380

地 址：北京市朝阳区潘家园南里17号

中国医学装备协会医学装备管理专业委员会

中国医学装备协会管理专业委员会是中国医学装备协会的分支机构，经国家民政部和卫生部批准的国家二级学术团体。

中国医学装备协会医学装备管理专业委员会的任务是：

第一，在医疗机构和政府主管部门之间起到桥梁和纽带作用。积极反映医疗机构工作中存在的问题，协助政府主管部门按照区域卫生规划，对本地区已有医学装备的配置进行深入调查研究，制定各级、各类医院的装备标准。

第二，做好调查研究，开展前瞻性政策分析，指导全国医学装备的建设和管理，为政府机关制定政策提供依据。认真研究医学装备管理工作中的问题，特别是对一些重点、难点、热点问题进行深入探讨、研究，为政府有关部门做出决策提供理论依据。

第三，协助政府主管部门加强大型医用设备配置与应用的管理，建立和完善相关制度。积极参与大型医用设备的选型论证、技术咨询、招标采购等项工作，并进行监督与检查。

第四，协助政府主管部门建立医学装备评价体系，积极开展医学装备技术评估，对医学装备的效益、风险、成本及其社会影响进行信息收集、分类整理和分析研究。

第五，做好医学装备的技术管理工作，更新分类代码与计算机管理软件，使管理工作进一步科学化、规范化。

第六，以《医院管理学-医学装备管理分册》为教材，做好医学装备管理干部的教育与培训工作。充分利用中国医学装备协会的网站和刊物，做好宣传、教育工作。

医学装备管理专业委员会

主任委员：韩春雷

电 话：010-88393996　传 真：010-88393990

地 址：北京市西城区车公庄大街9号院五栋大楼B3座601室

医学装备信息交互与集成分会(IHE-C)

2008年6月，在中国医学装备协会、中国医院协会、中国生物医学工程学会、中国医疗器械行业协会、标准化研究院、中华医学会放射学会六家单位的倡议下，中国医学装备协会筹备中国医学装备协会医学装备信息交互集成分会，在中国开展IHE工作，并于2008年12月正式在民政部的登记注册。2009年2月，IHE上海同IHE中国协商后达与一致意见，中国的IHE工作由中国医学装备协会医学信息交互与集成分会（IHE中国）对外宣传、沟通、联络，开展工作。

至2012年8月，基于各单位的推荐，分会会员超过500人，督察人员超过60名，成立了战略委员会、技术委员会、测试委员会、办公室四个机构。

2009年11月正式收到了IHE国际组织的批复函，同意IHE中国为IHE成员国，测试结果互认。

IHE标准工作，

1、积极启动IHE中国化和标准工作，制订了PACS测试基本标准，制定了CR、DR设备测试标准，制定了区域医疗IT基础框架标准。

2、编制了PACS系统、区域医疗测试教材。

IHE宣传推广工作

1IHE中国在国家卫生展会上，专门开辟了联机测试的展台，测试通过的厂商免费进行联机测试。国家卫生部多位领导先后参观展台，指导IHE中国工作。并通过健康报、中国医药报、E医疗等媒体宣传推广。

2、召开了四届基于IHE为主题的PACS大会，累计参会人数超过2000人，开展了6次IHE中国测试专项培训，累计培训了120家企业500余人。

医学装备信息交互与集成分会

主任委员： 朱庆生

常务副主任委员： 戴建平

副主任委员：赵自林 王宝亭 陈星荣

秘书长： 孟建国

联系人： 孟为民 电话：010-88393653

地 址：北京市西城区车公庄大街9号院五栋大楼B2座802

中国医学装备协会医学装备技术保障专业委员会

中国医学装备协会医学装备技术保障专业委员会(以下简称技术保障专业委员会)，是经国家卫生部、民政部批准，中国医学装备协会下属的分支机构，国家二级学术团体。

医学装备技术保障专业委员会的宗旨是在中国医学装备协会指导下，团结广大从事医学装备技术保障工作的管理人员和专业技术人员，在会员单位与政府之间发挥桥梁和纽带作用，根据医学装备技术保障工作的现状和特点，认真调查研究，为政府科学决策提供可靠依据，促进我国医学装备技术保障工作朝着健康、规范、和谐的方向发展；保障医疗器械临床使用安全、有效，促进医疗卫生事业的发展；组织学术交流和研讨，开展岗位技术培训和继续教育活动，努力提高本专业领域的技术、学术水平和管理水平。

本专业委员会遵守国家宪法、法律、法规和政策，遵守社会道德风尚。

本专业委员会接受民政部社团登记管理机关的监督管理并接受中国医学装备协会的指导。

医学装备技术保障专业委员会

主任委员： 严汉民

副主任委员：邱 杰 许 锋 王卫东 张 坚 尚长浩 谭民望

电 话：010-83150948

地 址：北京市长椿街45号（首都医科大学宣武医院内）。

中国医学装备协会医学装备采购管理专业委员会

中国医学装备协会医学装备采购管理专业委员会是中国医学装备协会的分支机构，国家二级学术团体。

业务范围：

结合医学装备采购，特别是集中招标采购工作，开展专业学术研讨和政策研究活动，为政府决策提供建设性建议；

开展采购人员的专业岗位培训，提高医学装备采购人员专业技能和管理水平；开展与国内外相关社会团体的交流与合作，学习借鉴有益的经验；

推广先进产品和适宜技术；

加强行业自律和管理，维护会员的合法权益。

医学装备采购管理专业委员会

主任委员：李洪山

地 址：北京市西城区车公庄大街9号院五栋大楼B2座

中国医学装备协会医用机动车辆装备技术专业委员会

中国医学装备协会医用机动车辆装备技术专业委员会（以下简称医用机动车辆委员会）是中国医学装备协会分支机构，国家二级学术团体，其活动地域覆盖全国，会员来自省（市）级卫生行政管理机构、科研院所以及全国医用车辆生产企业的主管领导和有关人员组成的，是从事开展与医用机动车辆装备技术有关各项活动的专业学术团体。经国家民政部批准成立登记。

医用机动车辆委员会的宗旨是以“三个代表”重要思想和科学发展观为指导，贯彻执行党和国家有关方针、政策、法律、法规。促进和推动医用车辆装备技术发展，开展医用车辆装备技术与管理的学术交流，为医疗卫生事业服务。

医用机动车辆委员会的任务是：团结广大会员，在会员与政府之间发挥桥梁和纽带作用；积极开展医用机动车辆装备的专业技术培训、质量控制检测与评价、选型 论证与招标采购、学术交流与技术咨询、行业自律管理与标准制（修）订；协助政府加强对国家相关法令、法规、标准的颁布学习宣贯；组织专业会展、扩大交流。 其目标是保证我国医用机动车辆装备使用的权威性、安全性、有效性，预防医用机动车辆装备事故和其它公共卫生防护灾害的发生，提高救治效率，保证广大患者和 医务工作者的安全与健康。

医用机动车辆委员会成立于2006年， 她的成立得到了国家政府主管部门的亲切关怀和支持；得到了中国医学装备协会的指导和帮助。医用机动车辆委员会制定有完善的工作规程和工作制度，本会将在中国医学装备协会的指导下，团结广大会员，加强组织、协调、服务、监督、沟通，不断使本会的工作取得进展，为推动我国医用机动车辆的专业化、标准化、规范化 做出更大贡献。

医用机动车辆装备技术专业委员会

主任委员：王 政

电 话：022-84657476

地 址：天津市河东区万东路106号 军事医科院卫生装备研究所

中国医学装备协会急救医学装备专业委员会

中国医学装备协会急救医学装备专业委员会成立于2004年12月，是中国医学装备协会下属的分支机构、为国家二级学术团体，其宗旨是致力于急救医学装备科研、教学、开发、生产、销售和应用领域管理与技术问题的研究，推动我国急救医学装备的技术发展，提高我国急救医学装备的临床应用和管理水平。

急救医学装备专业委员会业务范围涵盖：

1. 为落实科学发展观，创建节约型社会，将积极参与国家有关急救医学装备的科技发展战略、政策、法律、规章制度的研究制定，为政府主管部门提供咨询；

2. 研究制定各类急救医学装备的操作规范、标准、使用指南（或手册），推行相关人员的操作考核认证制度，以促进急救设备临床应用水平的提高；

3. 引用、制定各类急救医学装备计量检定规程、技术规范或检测标准，建立急救医学装备质量管理体系，促进急救设备性能质量的提高；

4. 大力普及急救医学装备科学理论与技术知识，传播科学精神、科学思想与科学方法，推广先进技术。

急救医学装备专业委员会在主任委员周丹（解放军总医院医学保障部主任）的带领下，自成立以来先后承办了“2005- 中国医学装备论坛-急救医学装备技术发展、应用质量与医患安全”和“2006急救医学装备论坛（成都）”，出版了国内第一本急救医学装备方面的专著《急救 医学装备工程导论》。目前，急救医学装备专业委员会正致力于急救医学装备质量控制的方法、技术和人员培训的推广。

急救医学装备专业委员会

主任委员：周丹

地 址：北京市复兴路28号 解放军总医院医学技术保障部

中国医学装备协会生物工程装备技术专业委员会

中国医学装备协会生物工程装备技术专业委员会，是中国医学装备协会的分支机构、国家二级学术团体，经国家民政部批准与2003年成立，专门从事医药生物制品行业装备理论研究和实践探索的全国性学术团体。

中国生物技术集团公司是生物工程装备技术专业委员会的业务主管部门。中国国际工程咨询公司党组成员王玉山任主任委员；中国生物技术集团公司总裁杨晓明兼任专业委员会常务副主任委员，武汉生物制品研究所邹汉武教授任副主任委员。秘书处为常设工作机构，王茹清同志任秘书长。协会内设有专家委员会和技术顾问委员会。

生物工程装备技术专业委员会的宗旨是：贯彻执行国家有关方针、政策、法律、法规，根据医药生物医学和生物工程装备的特点，研究、探索、交流有关装备方面的技术、质量、配置、验证以及管理的现代化、科学化，不断提高生物工程装备的技术水平。

生物工程装备技术专业委员会的任务是：

1. 组织开展生物工程装备技术的研究与交流
2. 开展生物工程装备技术条件、水平、效益等评估标准的研究
3. 积极传播新技术、新产品、新理念
4. 组织从事医药生物工程的各类技术人员业务培训
5.为生产企业、科研单位、提供技术咨询服务
6.为生产单位与设备、仪器、工程、原辅材料供应等技术支持、技术服务单位搭建交流平台
7.接受业务主管部门交办的其他事项

生物工程装备技术专业委员会

电 话：010-88312045　　传 真：010-88393632

邮 箱：biozbxh@126.com

地 址：北京市西城区车公庄大街九号院五栋大楼B2座802室

中国康体佳健康联盟

中国基础医疗保健设备信息互联互通测试技术及标准（中国康体佳联盟）的概念源自于国际康体佳健康联盟。成立的目的是通过行业机构的协作和努力，建立一个促使个人健康系统实现互联互通的生态系统，使不同的产品和服务与医疗保健解决方案相结合，最终使公众更好地管理自己的健康，提升健康水平和生活质量。

为了更好地实现这一目的，2010年8月20日由中国医学装备协会发起成立了中国康体佳健康联盟，并于同日成立中国康体佳健康联盟委员会。自从新医改方案及国务院卫生事业发展“十一五”规划纲要颁布以来，中国医疗制度的重心逐渐转向基础医疗。如何加强和推进基础医疗的覆盖率？如何提高基础医疗水平？成为解决群众“看病难、看病贵”的首要问题。中国康体佳健康联盟提出一套全新的理念，“通过完善电子病历档案、建立个人健康档案等途径提高基础医疗水平，加强居民个人健康意识，引导居民走进基础医疗，并使医疗临床信息与个人、健康管理服务机构信息系统无缝连接和信息共享。”

中国康体佳健康联盟致力于建立一个可互操作的基础及个人医疗生态系统，实现各种终端与各种医疗系统间的关键信息共享，支持个人及医疗机构更好地管理人们的健康，实现更高品质的个性化健康服务。主要任务包括：建立家用及基础医疗设备与信息化设备(如手机、个人电脑、各类网络终端、机顶盒等)在各种通讯方式(如蓝牙，USB，无线网络等)下的通讯协议标准；验证和推广相关通讯协议标准；建立个人健康管理的产业联盟；协调并联合中国康体佳健康联盟成员共同促进个人健康管理的发展；帮助联盟成员创建具有区域特色的个人健康管理服务。

为了加强对中国康体佳健康联盟工作委员会的管理，本着“边筹备、边工作”的思路，中国医学装备协会于2011年8月积极筹备成立中国医学装备协会健康管理装备技术专业委员会，目前准备工作已基本就绪，正在向国家民政部办理相关注册手续。

中国康体佳健康联盟成立以来会员数已从成立之初的22家发展到目前的50家，并且在政府、医疗机构和企业间的影响力也在逐步加大。

主任委员：　白知朋

副主任委员：梁雅丽　高瞻　张国平

秘 书 长：　孟建国

联 系 人：　陈瞰

电　话：010-88312044

地　址：北京市西城区车公庄大街9号院五栋大楼B2座802

中国医学装备协会医学装备计量测试专业委员会

中国医学装备协会医学装备计量测试专业委员会（以下简称专委会）是中国医学装备协会的分支机构，是经国家民政部和卫生部批准登记的二级学术团体。

坚持科学发展观，坚持开拓创新和与时俱进的精神，积极倡导“求实、创新、协作”的科学态度，为推动我国医学装备计量的开展，保障医学装备质量，提高我国医疗卫生事业的发展做出贡献。

1. 专委会会员组成：从事医学计量测试技术、大型医疗设备质量控制、质量保证的科技工作者和管理工作者。

2. 专委会成立时间：2007年9月，每届任期4年。

3. 2012年年会选举产生了第二届委员会，总后卫生部药品仪器检验所孙喜文副所长为主任委员，专委会由116名委员组成，其中常务委员35名，副主任委员10名，同时扩大了会员范围。

4. 会员权利范围：

在本专委会范围内享有选举权、被选举权、表决权和监督权。

有权优先参加本专委会的有关活动。

有权享受本专委会提供的一切信息资源。

医学装备计量测试专业委员会

电 话：010-66949061

邮 箱：yxjlfh@vip.sina.com

地 址：北京市丰台西路17号

中国医学装备协会妇幼医学装备与技术专业委员会

中国医学装备协会妇幼医学装备与技术专业委员会（以下简称委员会）是中国医学装备协会的分支机构之一，是全国妇幼医学装备工作者及与医学装备相关的企、事业单位、科研、教育机构和社会团体自愿结成的学术性、公益性、全国性的非营利性的社会团体，是国家二级社团。

妇幼医学装备与技术专业委员会第一届委员会共有常务委员、委员89名，会员132名遍及全国20多个省、市、自治区的妇幼保健机构、多所高等院校和部分企业。国家妇幼保健中心主任张彤担任主任委员，另有副主任委员8名，常务委员38名，秘书处设在国家妇幼保健中心科教部。

中国医学装备协会妇幼医学装备与技术专业委员会的宗旨是以妇幼保健工作方针为指导，以“一法两纲”为核心，发挥行业指导、自律、协调、监督和指导作用，搭建全国性妇幼医学装备新产品、新技术的协作交流平台，探索妇幼医学装备保障的新思路、新方法，推进妇幼医学装备事业建设和人才队伍建设，促进妇幼保健服务质量和行业管理水平的提高，维护行业合法权益，推动妇幼保健事业发展。

委员会的工作任务及业务范围主要包括：组织开展妇幼医学装备相关的法规、规章、标准的制订和政策性研究、战略研讨、政策咨询、经验交流、协作配合等活动，促进妇幼医学装备方面的交流；开展与妇幼医学装备技术相关的技术评估、评价、评审和咨询服务，为政府科学决策提供技术支撑；为企、事业单位开展有关医学装备应用、管理、研制、开发、营销等提供评价、论证、技术指导和咨询服务；开展妇幼医学装备相关的继续教育培训，促进妇幼保健领域医学装备相关人才队伍的建设；搭建全国性妇幼医学装备新产品、新技术的协作交流平台，开展学术交流、技术推广、咨询服务，举办演示、展览、竞赛，组织境内外参观、访问等活动，引进、推广妇幼保健发展的新理论、新知识、新技术，推动妇幼保健事业发展。

妇幼医学装备与技术专业委员会

主任委员： 张彤

副主任委员:王廷军 全钰平 严松彪 张松 张小庄 张运平 孟建国 胡祖斌

秘　　书：吕最善

电 话：010-56800973　　　　传 真：010-56800900

网 址：www.chinawch.org.cn　　　邮 箱：fyzwh@chinawch.org.cn

地 址：北京市朝阳区北苑路170号院9号楼　中国疾病预防控制中心妇幼保健中心304房间

中国医学装备协会磁共振成像装备与技术专业委员会

中国医学装备协会磁共振成像装备与技术专业委员会（China Associationof Magnetic Resonance in Medicine Equipment and Techniques, 简写：MR-CAMET）是经国家民政部批准，中国医学装备协会下属的分支机构，国家二级学术团体。由全国磁共振成像学界从事磁共振成像装备与技术的工程技术人员、物理师、医生及设备管理人员自愿组成并依法登记的学术性、公益性、非营利性的社会团体，在国内首次成立。在中国医学装备协会指导下，在全国范围内从事相关的学术活动。

中国于1985年引进第一台医用磁共振成像系统（MRI），目前已有外资品牌在国内设厂，本土企业也在加大研发和生产力度，生产能力逐渐增强。MRI领域有两个发展趋势，一个是超导方向，又称为高场，场强一般在1.5T-3.0T之间；一个是永磁方向，又称为低场，场强在0.2T-0.7T之间。截止到2010年，全国MRI拥有量为3576套。

在国家卫生部的领导下，中国医学装备协会的具体指导下，专委会负责组织实施国内磁共振成像装备及相关医疗资源配置的调研工作，为政府对卫生资源配置的宏观调控提供确凿的理论依据，为降低社会就医费用、保障就医安全性，国家需要对新型、大型设备实行配置规划管理并合理进行控制，在规范大型医用设备相关制度与行业规范，以组织实施各项、调研、培训、上岗资质认定等工作中发挥主导作用。在现阶段，是我国医疗装备产业自主创新的发展关键时期，磁共振专委会也将担负起为我国医疗装备产业发展提供相关工程技术人才支撑的任务。为协会制定磁共振成像装备行业的准入制度、工程技术标准和操作规范提供合理化建议，为政府决策提供科学依据

主任委员：韩鸿宾

电 话：010-82266972　82266699-8512

地 址：北京市海淀区花园北路49号

中国医学装备协会放疗装备与技术分会

中国医学装备协会放疗装备与技术分会是中国医学装备协会的分支机构，是国家二级学术团体，成立于2013年9月，由全国从事肿瘤放射治疗事业的物理师、工程技术人员、医生及设备管理人员组成，第一届委员会共有委员195人。

放疗装备与技术分会是依法登记的学术性、公益性、非营利性的社会团体，宗旨是在中国医学装备协会指导下，遵照国家的政策法规和协会章程，在全国范围内积极开展学术活动，促进技术进步，加快我国放射治疗事业的健康发展。

放疗装备与技术分会的业务范围是：

（一）协助政府有关部门开展医用加速器（包括γ刀）、CT模拟机、治疗计划系统等大型放射治疗装备的评估、管理、使用、维护等的技术指导工作；

（二）组织肿瘤放射治疗从业人员的继续教育、培训及上岗考核工作；

（三）组织学术交流活动；

（四）完成政府有关部门及中国医学装备协会交办的各项工作。

放疗装备与技术分会第一届委员会设主任委员1人，副主任委员8人、常委46人及委员140人。主任委员、副主任委员通过民主协商选举产生并报中国医学装备协会审批。

放疗装备与技术分会

主任委员：胡逸民（中国医学科学院肿瘤医院）；

副主任委员：朱广迎（北京市肿瘤医院）；

王连元（中国人民解放军总医院）；

邱　杰（北京协和医院）；

郭小毛（复旦大学肿瘤医院）；

马　骏（中山大学肿瘤医院）；

李伯琴（北京）

王玉全（山东新华医疗器械股份有限公司）

惠小兵（深圳惠恒医疗集团）

电 话：010-67737011

邮 箱：yiminhu888@163.com

地 址：北京市朝阳区潘家园南里17号

中国医学装备协会临床检验装备技术专业委员会

中国医学装备协会医学临床检验装备与技术专委会是中国医学装备协会的分支机构，成立于2013年，是从事医学临床检验建设与管理的理论研究和实践探索的专业学术团体，经国家民政部批准成立登记。会员来自全国高等医药院校、科研院所、疾病预防控制机构以及省（市）级医院和相关企业从事医学临床检验装备与技术工作的人员和领导。

2013年8月17日至18日，“中国医学装备协会临床检验装备技术专业委员会成立大会暨2013临床检验装备论坛”在京开幕，原卫生部副部长、中国医学装备协会理事长朱庆生，国家卫生与计划生育委员会规划与信息司副司长齐贵新，中国医学装备协会临床检验装备技术专业委员会主任委员、解放军总医院丛玉隆教授，国家食品药品监督管理总局北京医疗器械检测中心技术顾问章兆园等领导与来自全国各地临床检验医学领域的百余位专家出席了本次成立大会。

在2013临床检验装备论坛上，丛玉隆提出“自动化、小型化（家庭化）、分子化、国际化、标准化、个性化、网络化和信息化”将会是检验的发展趋势，而且检验一定要和临床紧密结合，才有价值。他还指出:在临床检验装备与技术应用还是要加大力度宣传检验适宜技术的推广。所谓适宜技术是指根据本单位医疗工作需要和学科建设需求所选择的试验技术，他认为：1.适宜技术要以实验室人员与临床医生共同进行试验方法学、临床价值、试验成本（或检验收费）综合评估为依据；2.适宜技术方法学要能满足疾病诊治的基本要求；3.适宜技术的对检测靶体的临床价值应是直接、有效、快速；4.适宜技术在对能满足对靶体检验目的临床效果的几种方法中，试验成本和收费应是最低的。当前医改工作已进入深水区，加强适宜技术的探讨与实践尤为重要。 论坛上通过代表投票选，罗氏、雅培、BD、复星、迈瑞、九强、倍肯、迪瑞等四十多家企业当选了第一届专业委会员的委员单位。

临床检验装备技术专业委员会业务范围：

1. 搭建技术交流平台，组织临床检验领域的学术会议、交流活动及专题展览。

2. 开展技术评估活动，组建临床检验专家团队，组织临床检验标准和适宜装备技术研究，为相关部门提供技术型政策咨询服务

3. 发挥行业维权作用，规范行业行为，为业内企业提供技术指导，并将会员诉求和建议传达给政府相关部门，促进产业发展。

4. 举办在职教育和培训，推广临床检验技术和方法，培训专业合格人才。

5. 承办政府、协会及相关部门委托的其他工作

中国医学装备协会病理装备技术专业委员

中国医学装备协会病理装备技术专业委员是中国医学装备协会的分支机构，是国家二级学术团体，成立于2013年并于2013年12月8日在北京协和医院举行隆重的成立大会暨第一次会员代表大会。

病理装备技术专业委员会是由全国医疗卫生机构病理学装备技术工作者及与病理学装备技术相关的企、事业单位、科研、教育机构和社会团体自愿组成的学术性、公益性的非营利性社会组织，根据中国医学装备协会选举程序，大会选举出主任委员1名，副主任委员6名，秘书长1名，常务委员40名。北京协和医院党委副书记兼纪委书记陈杰副院长当选专委会第一届主任委员。

成立大会上山西省肿瘤医院副院长王晋芬作为副主任委员之一，代表地方医院发言，王院长表示病理专委会将结合病理学专业特点，致力于共同推进病理学装备技术和人才队伍建设；加强行业自律，依法维护业界的合法权益，为会员和病理学技术与装备工作者服务。“病理专委会是我国第一个由企业参与的有政府背景的学术性行业协会。对于病理设备厂商来说，意义重大。自此，病理装备产品又多了一个强有力的发展平台。作为厂商一定不辱使命，改进病理设备，完善病理技术，积极促进病理科学技术进步。”优纳集团总裁郑众喜博士代表设备厂商发言。

中国医学装备协会常务副理事长赵自林、中国医学装备协会副理事长兼秘书长白知朋、中国医学装备协会副秘书长孟建国、中国医学装备协会副秘书长任健等领导出席成立大会并发表重要讲话。

病理专委会的成立，为病理医生、病理技师、病理装备企业提供了开放式交流平台，标志着病理行业将在先进的装备技术的推进下，得以快速、健康发展！

中国医学装备协会病理装备技术专业委员

联系人：王艳萍

电 话：010-62975231　传真：010-62971942

地 址：北京市海淀区上地五街昊海大厦4层

中华医学会

中华医学会是中国医学科学技术工作者自愿组成并依法登记成立的学术性、公益性、非营利性法人社团，是党和国家联系医学科技工作者的桥梁和纽带，是发展中国医学科学技术事业的重要社会力量。

中华医学会(Chinese Medical Association)成立于1915年。现有83个专科分会，50万名会员，下设部门16个，法人实体机构3个，另与解放军军事医学科学院合办医学图书馆1个。

中华医学会以团结、组织广大医学科学技术工作者，遵守国家宪法、法律和法规，贯彻国家科学技术工作和卫生工作方针为宗旨。崇尚医学道德，弘扬社会正气。坚持民主办会原则，充分发扬学术民主，提高医学科技工作者专业技术水平，促进医学科学技术的繁荣和发展，促进医学科技的普及与推广，促进医学科学技术队伍的成长，促进医学科技与经济建设相结合，为会员和医学科技工作者服务，为人民健康服务，为社会主义现代化建设服务。

中华医学会的主要业务包括：开展医学学术交流；编辑出版123种医学、科普等各类期刊及100余种音像出版物；开展继续医学教育；开展国际间学术交流；开展医学科技项目的评价、评审和医学科学技术决策论证；评选和奖励优秀医学科技成果（包括学术论文和科普作品等）；开展专科医师的培训和考核；发现、推荐和培养优秀医学科技人才；宣传、奖励医德高尚、业务精良的医务人员；承担政府委托职能及承办委托任务；设立临床研究专项资金，提高临床科研水平；组织医疗事故技术鉴定和预防接种异常反应技术鉴定工作；推动医学科研成果的转化和应用；向党和政府反映医学科技工作者的意见和要求。

倡唏哲席凉皑冰盛僦凉僭3121悯5榨捌继会凉飚驼!维会咋凉飚吸髀鸿、催催囊×疃沓、吸!橛、吸托培、祁国明、吴明江、张雁灵、李兰娟、杨宝峰、柯杨、贺福初、赵玉沛、郝希山、顾玉东、戴建平、魏于全。

党委书记：饶克勤

纪委书记：吴玉普

秘 书 长：刘雁飞（兼）

副秘书长：罗玲　杨 民

电 话：010-85158114　传 真：010-85158028

地 址：北京市东四西大街42号

中国卫生经济学会

中国卫生经济学会（China Health Economics Association,简称CHEA）成立于1982年，是由从事卫生经济研究、管理与教学的团体及个人自愿组成的非营利的全国性学术团体。学会接受中华人民共和国卫生部和民政部的业务指导和监督管理。

一、组织结构：中国卫生经济学会在全国有团体会员31个，个人会员4500余名，分支机构8个，分别为：卫生财会分会、卫生经济理论与政策专业委员会、医疗保障制度专业委员会、医院经济管理专业委员会、卫生服务成本与价格专业委员会、卫生经济评价专业委员会、农村卫生经济专业委员会、公共卫生经济专业委员会。

二、科研成果：近年来，在卫生部主管司局的领导和指导下，学会依靠自身的科研力量，紧紧围绕中国农村医疗保障制度和基本卫生保健制度的建立，开展了大量应用性课题研究，承担了卫生部立项的新农合基金运行风险、基金财务管理、基金会计核算、信息管理规范、信息报告制度、评价与预警等研究课题，承担了北京市科委立项的北京市农村基本卫生保健制度等课题研究，其中五个课题的研究成果被政府相关部门采纳，并已形成中央和地方的相关政策文件。

三、申办并成功举办了国际卫生经济年会：学会经过两年多的积极努力申办，并经卫生部、外交部和国务院有关领导人的批准，获得了2009年第七届世界卫生经济大会的承办权。学会于2007年7月组团赴丹麦哥本哈根参加了第六届世界卫生经济大会，并就2009年北京会议展开了一系列的宣传活动，取得了巨大反响。2009年7月成功举办了“第七届世界卫生经济大会”。

会 长： 高 强 全国人大常委会预算工作委员会主任、卫生部原部长

秘书长：张振忠 卫生部卫生发展研究中心 名誉主任

电 话：010-82802636 010-82802901

传 真：010-82802636

地 址：北京市海淀区学院路38号

中国医师协会

中国医师协会是经国家民政部登记注册，由执业医师、执业助理医师及单位会员自愿组成的全国性、行业性、非营利性的群众团体，是国家一级协会，是独立的法人社团。本会的宗旨是发挥行业服务、协调、自律、维权、监督、管理作用，团结和组织全国医师遵守国家宪法、法律、法规和政策，弘扬以德为本，救死扶伤人道主义的职业道德，努力提高医疗水平和服务质量，维护医师的合法权益，为我国人民的健康和社会主义建设服务。

1999年5月1日，我国正式颁布实施了《中华人民共和国执业医师法》。这是我国制定的第一部有关医师的大法，这充分体现了党和国家对广大医师的关心和爱护。《医师法》第一章第七条明确规定"医师可以依法组织和参加医师协会"。《医师法》的颁布实施为中国医师协会的成立提供了法律依据。中国医师协会是依法成立的社团组织。

据当前有关部门统计，我国执业医师人数超过200万人。充分显示了中国医师协会具有广泛的群众基础，是广大医师之家。凡具有执业医师或执业助理医师资格的西医、中医、中西医结合医、民族医以及预防、医疗、保健机构中的医务人员、医疗卫生管理人员、医学的协会、学会的管理工作者以及医学科研工作者等，都可以申请加入本协会，成为中国医师协会的会员。

维护医师的合法权益，加强对医师的全方位培训，保证医师队伍建设的健康发展，这是医师协会今后非常重要的一项工作。医师的职业是高强度脑、体力劳动和高风险的职业，只有充分尊重和保护他们的创造性劳动，调动他们的积极性，才能发挥他们的聪明才智和潜力，才能有效地促进医学科学技术水平的提高，更好的为病人服务。

开展业务咨询服务、介绍推广医、药新技术、新成果，为广大医师、专家、医药企业及科研单位之间架设一座桥梁和快速通道，促进科研成果转化。按照市场经济规律和法则，科学求实的推向市场。

中国医师协会是在我国加入WTO和医疗卫生事业深化改革的新形势下应运而生的。这标志着我国医师队伍的管理，将由目前单一的卫生行政管理模式，逐步过渡到卫生行政管理和行业自律协同管理的模式。今后，医师协会将会在行业管理中发挥越来越大的作用，推进我国医师队伍向国际化的管理模式迈出坚实的步伐。

会 长：张雁灵

办公室: 010-64176200　信息部:01064169647

传 真: 010-64176355

地 址：北京市东城区东直门外新中街11号

中国医院协会

中国医院协会（Chinese Hospital Association，CHA）是依法获得医疗机构执业许可的各级各类医疗机构（不包括农村卫生院、卫生所、医务室）自愿组成的全国性、行业性、非营利性的群众性团体，是依法成立的社团法人。

中国医院协会的宗旨是：遵守我国法律、法规，执行国家卫生工作方针和政策；依法加强医疗行业管理；维护医院及有关医疗机构合法权益；发挥行业指导、自律、协调、监督作用，提高医疗机构的管理水平，推动医疗机构改革和建设的健康快速发展，为保护人民健康和社会主义现代化建设服务。

中国医院协会的业务主管单位是中华人民共和国卫生部，依法接受其业务指导；本会的登记机关是中华人民共和国民政部，接受其监督管理。

中国医院协会是由中华医院管理学会更名成立的。中国医院协会现有2200余个单位会员，8300余名个人会员，协会设有33个分支机构，协会的组织建设在不断完善之中。

中国医院协会是我国医院的行业管理组织，以行业自律和维权为主体开展工作，同时兼有开展学术研究、科技成果转化的职能。协会将坚持科学发展观，研究新情况、解决新问题。积极主动当好政府部门的参谋助手。坚持以人为本，以病人为中心的服务理念。坚持弘扬白求恩精神，强化行业自律文明服务意识。坚持理论与实际相结合，把握医院的公益性。坚持服务医院，调动各个方面的积极性，发挥行业管理的职能。坚持自身建设，扩大海外交流合作。

中国医院协会将团结全体会员，在“开拓创新、团结奋进、严谨求实、诚信服务”会训精神指引下，为全面建设和谐社会的宏伟目标，开创中国医院更加美好的未来而努力奋斗！

电 话：010-84279277，84279267
传 真：010-84271474
邮 箱：bgs@cha.org.cn
地 址：北京市朝阳区和平街和平西苑20号楼A座101

中国农村卫生协会

中国农村卫生协会成立于1986年7月，由中华人民共和国卫生部主管，经中华人民共和国民政部登记注册，具有独立法人资格的全国农村卫生工作者的群众性团体。它主要面向全国县（市）、乡（镇）、村三级医疗卫生机构。它所联系和服务的对象是全国几千所县（市）级综合医院及其他医疗卫生机构，4万多所乡（镇）卫生院和51万多个村卫生所（室），共计300万医药卫生工作者。

中国农村卫生协会的宗旨是: 团结和组织全国农村卫生工作者和农村医疗卫生单位，以邓小平理论和“三个代表”重要思想为指导，深入贯彻落实科学发展观和党的卫生工作方针政策，协助卫生行政部门，深化体制机制改革，进一步巩固完善新型农村合作医疗制度、加强农村卫生服务体系建设和卫生队伍建设，推进初级卫生保健，提高农民健康水平，为逐步实现人人享有基本医疗卫生服务的目标服务。

中国农村卫生协会的业务范围是:

（一）宣传国家卫生法律、法规和卫生工作方针、政策，全心全意为农村卫生服务体系建设和居民健康服务。

（二）在农村卫生工作者中，进行理想、道德、纪律的教育，树立良好的职业道德，遵纪守法，严格自律。

（三）协助政府有关部门，加强对农村卫生机构和设在农村的民办医疗机构进行管理，积极促进农村卫生服务体系和卫生服务网络的建设。

（四）宣传新型农村合作医疗制度，推动新型农村合作医疗工作的发展，配合政府有关部门进一步探索和完善新型农村合作医疗运行机制，认真总结和推广成功经验，逐步提高新型农村合作医疗保障水平。

（五）协助卫生行政部门，进行乡镇卫生管理干部的岗位培训及交流，资格认证；对乡、村两级卫生技术人员进行继续医学教育和岗位培训，促进乡村医师执业规范化，提高农村卫生人才队伍的管理水平和服务能力。

（六）组织农村卫生方面的学术活动，传播医学科学的发展信息，推广农村卫生管理的经验。会同有关学术研究机构，开展农村卫生学术研究。

（七）维护农村卫生工作者的合法权益，反映他们的意见和要求，协助政府有关部门改善农村卫生工作者的工作条件和生活条件。

（八）经政府有关部门批准，表彰和奖励农村卫生先进单位、先进个人和优秀卫协会工作者。

（九）依照有关规定，编辑出版有关农村卫生方面的刊物和资料。

（十）参加有关农村卫生的国际活动，开展对外合作与交流。

（十一）办理卫生行政部门委托的其他工作。

电 话:　010—67155141　邮 箱:crha@sohu.com

地 址：北京崇文区广渠门南小街领行国际1—2—1701室

中国医疗器械行业协会

中国医疗器械行业协会(CAMDI)成立于1991年，是在国家民政部注册的独立社团法人，由全国范围内从事医疗器械生产、经营、科研开发、产品检测及教育培训的单位或个人在自愿的基础上联合组成的行业性、非营利性的社会团体。主管部门是国务院国有资产监督管理委员会，由中国工业经济联合会代管，同时接受民政部、国家食品药品监督管理局等有关部门的业务指导。

中国医疗器械行业协会目前有分会及专业委员会15个，拥有直属会员、分会会员、专业会员及地方协会会员4000余家。

中国医疗器械行业协会的宗旨是：在遵守国家政策法规的基础上，代表会员单位的共同利益，维护会员单位的合法权益，不断提高医疗器械的安全性和有效性，促进中国医疗器械行业健康发展。

协会主要工作

1.向社会各界反映会员的合理要求，维护会员的合法权益，努力消除影响行业发展的障碍；

2.开展有关医疗器械行业发展问题的调查研究，向政府有关部门提供政策和立法等方面的意见和建议；

3.组织制定并监督执行行业政策，规范企业行为，积极参与构建和谐社会，逐步建立诚信体系，公平公正地服务于人民大众，促进行业健康发展；

4.参与国家标准、行业标准、质量规范的制定、修改、宣传和推广，开展行业资质管理工作；

5.接受政府部门委托，参与制定行业规划，对行业内重大技术改造、技术引进、投资与开发项目进行前期论证。接受政府部门授权和委托的其他任务；

6.组织开展国内外经济技术交流与合作，协调国内企业参与国际市场竞争；

7.开展三类产品及进口产品注册咨询及代理，开展相关各类认证、认可及其咨询工作，代理申报医疗器械产品出口证明；

8.组织医疗器械行业相关的法规、质量、技术及职业培训；

9.组织行业内科技成果及产品的鉴定、推广工作，参与知识产权保护，协助会员企业依法申请专利，为会员单位争取相关科研支持及项目资金；

10. 进行行业统计，创办刊物，收集、分析、发布行业信息，开展行业咨询；

11. 参与国内外政府采购及医疗器械的招、投标工作，维护公平竞争的市场秩序，为合法经营的会员企业提供商机

12. 组织国内外展览会，研讨会，开展招商和产品推介等活动；

13. 积极参与行业和社会公益事业。

电 话：010-51905376

传 真：010-51905377

邮 箱：hangyebu@camdi.org

地 址：北京市西城区西直门南大街2号成铭大厦C603室

中国医学救援协会

中国医学救援协会是从事医学救援的全国性一级行业协会。为规范提高我国应急管理、急救急诊的医学救援行业的整体水平，同时加强社区公众的急救知识、技能的普及，经国家民政部批准于2008年11月召开成立大会，成立了中国医学救援协会，业务主管单位为卫生部。

在中国医学救援协会成立大会暨第一届会员代表大会上，聘请全国政协副主席张梅颖、中国红十字会会长彭珮云为中国医学救援协会名誉会长。卫生部副部长马晓伟当选为会长，急救专家李宗浩当选为常务副会长兼秘书长，卫生部人事司司长秦小明、解放军总后勤部卫生部副部长陈新年、武警医学院院长王发强、解放军总医院副院长陈晓红、新华社原副社长马胜荣、中国红十字会副会长苏菊香、武警总医院院长郑静晨、广西医科大学党委书记韦波、中日友好医院院长许树强、河南省卫生厅副厅长夏祖昌、天津市卫生局原局长张愈、煤炭总医院院长王明晓当选为副会长。

我国现有的医学救援体系主要以医院为主，但随着社会的进步、经济的发展，尤其当今全球面临灾害的严峻挑战，我国又是自然灾害十分严重的国家，所以，无论是常态下急救急诊和灾害突发时的应急处理，任务十分繁重。现代的急救，与传统的以医院为模式的专业抢救已发生很大变化；而社区公众在紧急事件中“第一目击者”的重要参与，也更为突出。

中国医学救援协会的创立发展，是以科学发展观为统领，以“关爱生命、科学救援”为宗旨，团结广大医务工作者和社会相关领域的救援人员，当好政府助手，配合政府的有关工作，积极推动行业建设，制定标准、规范，开展学术活动，进行科学研究、培训教育和国际交流合作。

作为全国性社团，协会负责国家突发事件的医学救援的技术指导、辅助科学决策、咨询和业务支撑，承担国家行政部门委托的技术管理工作。

会长：马晓伟

秘书长：李宗浩

副会长：马胜荣　王发强　王明晓　韦　波　许树强　苏菊香
陈晓红　陈新年　赵明钢　郑静晨　夏祖昌　张　愈

副秘书长：史解放

电 话：（010）57976109　　传 真：（010）57976109

邮 箱：caderm@163.com

地 址：北京市海淀区永定路69号武警总医院行政楼6层

全国卫生产业企业管理协会

全国卫生产业企业管理协会于1992年10月成立，是由卫生部业务主管并经民政部登记管理，具有行业管理职能的全国性专业社会团体。其宗旨是“发展卫生产业企业，为社会经济和人民健康服务”。协会成立后，全国各省、自治区、直辖市、计划单列市卫生厅(局)相继成立了卫生产业企业管理协会，并在卫生厅(局)下面设立产业办公室，发展本地区的卫生产业企业工作。

全国卫生产业企业管理协会宏观指导，统一协调全国卫生产业企业的发展，培训卫生产业企业管理干部，宣传党和国家关于发展卫生产业企业的方针、政策，研究探讨卫生产业企业的发展战略，介绍、交流创办发展卫生产业企业的经验，推动医药卫生高新科技成果转化为生产力。

在中共中央、国务院《关于卫生改革与发展的决定》精神指导下，全国卫生产业企业管理协会积极配合，大胆探索，在卫生产业、医用电子商务、医疗系统后勤服务社会化和药品集中招标采购等方面发挥了重要作用。

在卫生部及全国各省、自治区、直辖市卫生厅(局)的领导大力支持下，在全国卫生产业企业战线工作的同志们的努力下，全国卫生产业企业管理协会将充分发挥自身职能，继续做好行业管理、信息交流、业务培训、专业展览、国际合作等方面工作，紧紧围绕医疗卫生系统改革这个中心，大力发展卫生产业企业，促进医疗卫生事业的快速和健康发展。

全国卫生产业企业管理协会第一届、第二届会长由卫生部副部长孙隆椿担任，在第三届会员代表大会上选举蔡仁华担任新一届全国卫生产业企业管理协会会长。

电 话：010-64074413 、010-64019618
地 址：北京市西城区鼓楼西大街154号

中国医疗保健国际交流促进会

中国医疗保健国际交流促进会（以下简称本会）成立于1987年，是卫生部业务主管、民政部登记注册的,全国从事医疗保健科技工作者自愿组成的、依法登记成立的学术性、公益性、非营利性法人社团；是党和政府联系医疗保健科技工作者及医疗保健企事业单位的桥梁和纽带；是促进发展医疗保健事业的重要社会力量。

本会的宗旨是本着友好合作、平等互利的原则，积极促进我国医疗保健机构与世界各国民间团体和个人进行国际间的交流。遵守国家宪法、法律、法规，遵守社会道德风尚，坚持解放思想、改革开放、实事求是、与时俱进，深入贯彻落实科学发展观，团结全国医疗保健科技人员和医疗保健企事业单位，弘扬中国传统和现代医疗保健方法，促进中华民族的宝贵养生文化走向世界，提高全民的身体素质和健康水平，为促进社会和谐，全面建设小康社会，加快推进祖国的社会主义现代化建设。

本会贯彻国家卫生方针与政策。发扬学术民主，实事求是，普及与提高相结合，加强国际间交流与合作，促进医疗保健事业的健康发展。

本会历任会长:蔓焰、曹泽毅。

现任名誉会长曹泽毅教授曾任国家卫生部副部长、中华医学会常务副会长、是著名妇产科专家；现任会长于宗河曾任国家卫生部医政司司长、现兼任中国医院协会民营医院分会会长；法人代表为本会常务副会长兼秘书长王铁城。原党和国家领导人李德生、国家卫生部原部长崔月犁、陈敏章等都曾任本会的名誉会长。

本会设有办公室、专家评审部、项目开发部、国际交流合作部、继续教育部、编辑信息部等内设部门；迄今为止，已有经卫生部、民政部审定获准登记注册成立的胃病、脑健康、亚健康、中医肿瘤防治、骨科疾病防治、中老年保健、肝胆疾病、免疫性疾病、心血管疾病管理、医用生物材料、国际合作推广专业委员会，专家工作及医疗法律服务委员会，及东北办事处和环保专业委员会等15个分支（代表）机构。

本会的主要业务范围可以概括为：学术交流、业务培训、专业展览、书刊编辑、国际合作和咨询服务等六大方面。

具体说来：

一、在有关部门指导下开展国内外医疗保健学术交流活动和继续医学教育，不断提高医疗保健事业的科技水平。

二、为医疗保健企业提供信息、技术、科研及专利成果，扶植、协调、促进医疗保健事业的健康发展。

三、 为促进我国与世界各国和地区医疗保健行业间的交流与合作服务。

四、 普及医疗保健知识，造福于社会。

五、 接受政府职能部门委托，鉴定、开发、推广医疗保健科技成果，促进科技成果的转化。

六、 对本会有突出贡献的会员实行表彰。

七、 依法保护会员的合法权益，向有关部门反映他们的意见或要求，为会员提供服务或帮助。

电 话: 010- 64077500　传 真: 010- 64077500

网 址: www.cpam.org.cn　邮 箱: cpam2003@sohu.com

地址: 北京市朝阳区惠新西街18号 罗马花园 A座12B03室、1005室、1601室

中国医药保健品进出口商会

中国医药保健品进出口商会是商务部下属的六大进出口商会之一，是原对外经济贸易部遵照《国务院批转对外经济贸易部1988年外贸体制改革方案的通知》于1989年5月22日组织成立的。其目的是建立由政府的行政管理、企业的业务经营、商会的协调服务三部分组成的外贸新体制。

商会随着社会主义市场经济体制的逐步建立和医药保健品对外贸易的发展而壮大。现有会员企业2400多家，遍布全国各地，国内大部分有影响的医药保健品生产和进出口贸易企业都已加入商会。根据《中华人民共和国对外经济贸易法》和国务院相关文件规定，商会的主要职能是对会员企业的外经贸经营活动进行协调指导，提供咨询服务。本商会的业务协调范围涵盖中药、西药原料和制剂、医疗器械、保健器材、医用敷料、生物药、保健品、功能性化妆品等行业企业和产品。

随着社会主义市场经济体制的完善，作为行业中介组织的商会将发挥更加重要的作用，我们的目标是做中国医药保健品行业最专业、最权威的贸易促进机构！

中国医药保健品进出口商会真诚邀请一切有志于发展医药保健品生产和进出口贸易的企业加盟本会！热忱欢迎国内外相关机构加强与本会的联系、交流和合作！让我们共同努力，谱写出人类健康和生命的优美乐章！

商会领导：

会　长：倪如林

副会长：刘张林　孟冬平　许铭

商会分支机构

1　中药饮片分会
2　保健按摩器具分会
3　医用敷料分会
4　维生素C分会
5　甘草及甘草制品分会
6　植物提取物分会
7　西药制剂分会

电话：010-58036282　58036284

地址：北京市东城区朝阳门内大街南竹杆胡同6号(北京INN大厦3号楼)11-12层

广东省医学装备学会

广东省医学装备学会(英文名称：GUANGDONG MEDICAL EQUIPMENT INSTITUTE，以下简称“学会”)是2004年8月由广东省民政厅批准注册成立的省级群众性学术组织（粤社证字第0944号），接受业务主管单位广东省科学技术协会和社团登记管理机关广东省民政厅民间组织管理局的业务指导和监督管理。学会履行“交流信息、服务医院、造福患者”的办会宗旨，在政府部门与基层卫生机构之间，生产经营厂家与广大用户之间搭建了技术信息交流平台，起到了桥梁和纽带作用。

学会在2012年9月完成了理事会换届改选工作，产生了第三届理事会，各地区基层医院年富力强的技术骨干进了新一届理事会。新领导班子完善了有关规章制度，进一步明确了理事会领导班子的职责和任务，制定了定期会议以及开展学术活动等制度。内设机构为：办公室、杂志编辑部、网站建设部。

学会的业务范围：

（一）在会员单位和政府之间发挥桥梁纽带作用，协助政府部门进行医疗器械设备管理、应用、维修等专业工作，承担政府有关部门委托的工作。

（二）组织会员进行医疗装备的管理、应用、科学研究、技术培训、维修协作、学术交流、科研公关、技术咨询与出版学术刊物等服务活动。

（三）开展在职人员继续医学教育和职业培训，提高医学装备工作者的专业水平，协助政府主管部门做好从业人员资格考核及认证。

（四）为有关部门及会员单位提供国际国内医疗设备的技术信息。

（五）设立医疗装备技术人员的培训场所，建立医疗器械设备技术信息咨询数据库，创办医疗器械设备维修工程协作网，提供医疗器械设备展览场所。

（六）开展对边远基层医疗单位的设备咨询、论证、管理、维修和技术支持，并创立条件开展技术协作。

（七）贯彻国家医疗器械管理条例，协助有关部门规范医疗器械设备市场，并给主管部门提供国内外医疗设备、器材在我省市场、销售、质量及今后售后服务等信息及相关的工作建议，探讨优质产品，推动广东省医疗装备质量的提高。

广东省医学装备学会一直致力于为省内会员和会员单位提供力所能及的服务，为提高广东省医学装备管理的整体水平而努力奋斗，希望通过学会这个大平台，充分调动广大会员的积极性，不断提高会员的业务和学术水平，促进临床医学工程的技术推广，进一步推动广东省医学装备事业的发展。

理事长：卢启宗

副理事长：邓冠华 王海林 危瑞林 杨 东 陈汝福 吴先衡 李 彤
张 宏 何彩升 陈群基 郑理华 罗燕伟 唐通军

秘书长：何仕辉

电 话：020-62730600　　传 真：020-62783518

网 址：www.gdmea.org.cn　邮 箱：gdyzxh@126.com

地 址：广州市工业大道中253号珠江医院旧住院部8楼

广东省卫生经济学会医学装备专业委员会

广东省卫生经济学会医学装备专业委员会于2012年3月16日正式成立。该专业委员会坚持科学发展观、构建和谐社会理念，遵守宪法、法律、法规和国家政策，遵守社会道德风尚，团结和组织全省医学装备工作者，贯彻执行卫生工作方针、政策、法令，促进卫生事业改革与发展；共同推进医学装备技术和人才队伍建设，为人民健康和各级医疗机构服务；加强行业自律，依法维护业界的合法权益，为会员和医学装备工作者服务。

广东省医学装备专业委员会是广东省卫生经济学会所属专业委员会之一。专业委员会在广东省卫生经济学会会员的基础上，吸纳全省医疗机构医学工程技术人员、管理人员、医疗器械厂商和其他相关专业技术人员组成。2012年3月，广东省医学装备专业委员会正式成立并开展工作，设置主委1人，顾问1人，副主委12人，常委38人（其中秘书1人）。

目前，医学装备专业委员会有委员111人，单位涵盖75家。大部分委员是各单位的医学装备负责人，还有主管副院长。专业委员会正、副主委，其单位在广东省医疗卫生行业都具有较高的代表性，如广东省人民医院、中山大学第二附属医院、广州中药大学第一附属医院、南方医院、珠江医院、广州医学院第一、第二附属医院、广州市人民医院等；或者本人在行业内拥有较高的知名度及影响力。

面临医改新的形势，医学装备专业委员会也必将随着国家政府行政管理部门职能的转变和社会主义市场经济的要求，按照协调服务性社会中介组织 在“服务、协调、监督、咨询”四个方面的职能继续调整和改进专业委员会的工作。在广东省卫生经济学会的领导下，团结全体会员和广大医学装备专业技术人员与时俱进，抓住机遇、迎接挑战，开创专业委员会工作新局面。

联系方式：

联系人：唐通军

电 话：020-83827812-20292

邮 箱： tangtongjun07@yahoo.com.cn

地 址：广州市中山二路106号广东省人民医院设备部

湖州市医学装备协会

湖州市医学装备协会，英文名称：HuZhou ASSOCIATION OF MEDICAL EQUIPMENT (英文缩写：HZAME)，其前身是成立与2003年的湖州市生物医学工程学会，于2011年1月更名为“湖州医学装备协会”。本团体是由湖州市医学装备工作者及医学装备产品开发、制造行业中，从事医学装备相关专业的科技工作者自愿结成，并依法登记的学术性的、地方性的、自愿结成和非营利性的团体。

协会坚持科学发展观和构建和谐社会的理念，遵守国家宪法及法律、法规，接受主管业务单位湖州市科协，社团登记管理机关市民政局的业务指导和监督管理，坚持行业自律，团结和组织湖州市医学装备技术和管理工作者，积极开展学术交流和科技创新，不断推进人医疗器械从业人员的人才队伍建设，为繁荣发展我市的科技事业，出成果、出人才作出贡献。另一方面，协会依法保障会员的合法权益，努力维护同业人员的利益，为会员和医学装备工作者服务。

协会积极配合当地卫生行政部门开展医学装备相关的技术工作，如大型医用设备配置的技术评估、采购选型、技术验收和报废检定等。同时，协助还当地食品药品监督管理局建立“湖州市医疗器械安全使用管理平台”，为开展医疗器械使用监督和不良事件的管理提供技术保障。协会的工作也得到上级部门的信任和支持，2011年起，承担浙江省卫生厅“浙江医学装备网”、“浙江医学装备（配置）管理平台”、“医学工程技术论坛”等项目的开发和维护。

协会自成立以来，积极开展医疗器械和医学的科技创新活动和知识产权保护工作，取得了卓有成效的成绩，特别是组织和引导医护人员，通过创新与科研和实际工作的结合方式，利用企业的生产和制造平台，把成果转化为产品，为健康产业和社会服务。

联系方式：

电 话：0572—2210923

网 址：www.hzyxzb.com 邮 箱：hz666swx@163.com

地 址：浙江省湖州市红旗路106号

江苏省医院协会医院设备管理专业委员会

江苏省医院协会医院设备管理专业委员会是由江苏省医院协会批准注册成立的专业委员会，是江苏省医院协会下属的分支机构，在协会的统一领导和管理下开展工作。

2013年12月13日，医院设备管理专业委员会换届会议在泰州召开。会议选举产生了由54名委员组成的第六届医院设备管理专业委员会，19人组成的常务委员会。

医院设备管理专业委员会的工作任务是紧密结合医药卫生体制改革发展的需要，积极开展医院设备领域的调查研究与效价评估，组织专业人员的宣传培训、信息收集、交流合作、咨询服务、维护会员和行业的合法权益等工作。

江苏省医院协会医院设备管理专业委员负责人组成

名誉主委：　全钰平　江苏省人民医院副院长

主任委员：　钱　英　江苏省人民医院副院长

副主任委员：孙晓青　徐州医学院附属医院副院长

吴文忠　江苏省中医院副院长

张　勤　江苏省肿瘤医院副院长

张建淮　淮安市第一人民医院副院长

汪宝林　南京医科大学第二附属医院副院长

秘书：

许迎新　江苏省人民医院临床医学工程处副处长

缪　旭　南通市第一人民医院设备处处长

联系方式：

电 话：025-83718836

地 址：江苏省南京市广州路300号

山东省卫生经济协会医学装备与评价分会

为了加强协会的组织建设，更好地适应医药卫生体制改革发展的需要，经山东省卫生经济协会第三届第一次常务理事会讨论通过，并报省卫生厅同意、省民政厅批准，于2012年9月成立了山东省卫生经济协会医学装备与评价分会。

医学装备与评价分会的工作任务是紧密结合医药卫生体制改革发展的需要，积极开展医学装备领域的调查研究与效价评估，组织专业人员的宣传培训、信息收集、交流合作、咨询服务等工作。

分会设主任委员1人，由山东省卫生厅规划财务处副处长毕可良担任，设常务副主任1人，由协会办公室副主任秦启亮担任。设副主任委员23人，由全省各市卫生局规财科（处）长及部分省直三甲医院设备科(处)长担任。分会拥有45名常务委员，327名委员，设有正副秘书长3人。

分会成立后举办了第一次学术论坛会，邀请卫生部及省内专家进行了学术讲座，举办了首次医用车辆展示会。《中国医疗设备》杂志社及20余家医学装备厂商参与成立大会和展示会。

联系人：秦启亮　王亚群

电 话：0531-88591090　88929833

网 站：www.sdwsjjxh.org　　　邮 箱：sdhea@126.com

地 址：山东省济南市燕东新路9-1号

上海市医院协会医学装备管理专业委员会

上海市医院协会医学装备管理专业委员会是2013年6月21日由上海市医院协会批准注册成立的专业委员会，是上海市医院协会（以下简称协会）下属的分支机构，在协会的统一领导和管理下开展工作。

委员会设主任委员1人，由上海申康医院发展中心副主任陈方担任，设副主任委员4人，分别由复旦大学附属医院、上海交通大学医学院附属医院、申康直属医院及上海区级医院代表担任。设委员42人，青年委员9人，主要为全市三级甲等医院副院长、设备科(处)长组成。委员会设有由6人组成秘书组，上海申康医院发展中心资产监管部尹远芳担任秘书组组长。

上海市医院协会医学装备管理专业委员会的工作任务是紧密结合医药卫生体制改革发展的需要，积极开展医学装备管理方面的学术活动和继续教育，推广医学装备新知识、新理念、新方法和新成果，开展对医学装备管理队伍的培训，发现和推荐优秀管理人才等，委员会力争团结医学装备管理的专业人员，反映他们的意见、要求和建议，维护会员和行业的合法权益。

上海市医院协会医学装备管理专业委员会负责人组成

主任委员： 陈方

副主任委员：丁峰 张坚 李斌 钱建国

秘书组组长：尹远芳

联系人：尹远芳

电 话： 021-52130011*251 52130029

网 址： www.shyyxh.cn 邮 箱：zcjgshdc@163.com

地 址： 上海市康定路2号

云南省医院协会医学装备管理专业委员会

为规范和提高我省医院医学装备管理工作水平，为我省各卫生医疗单位医学装备管理建立一个学术探讨、交流、沟通的平台，传授国内外先进的医学装备管理知识，经省卫生厅同意，于2013年11月1日成立了云南省医院协会医学装备管理专业委员会。

委员会设主任委员1人，由昆明医科大学第一附属医院院长王昆华担任，设副主任委员9人，由昆明医科大学附属一、二、三医院、云南省第一、二、三人民医院及市第一人民医院、市延安医院、成都军区昆明总医院副院长及设备处处长担任，设委员74人，秘书1人。

云南省医院协会医学装备管理专业委员会的工作任务是紧密结合医药卫生体制改革发展的需要，积极开展医学装备管理方面的学术活动和继续教育，推广医学装备新知识、新理念、新方法和新成果，开展对医学装备管理队伍的培训，发现和推荐优秀管理人才等，委员会不仅对今后医院的医学装备管理应用、科学研究、技术培训、维修协作、技术咨询等方面发挥更大的作用，而且也需要专业委员会这个平台来交流分享经验，在平台上团结医学装备界的专家管理者，更好地推动医学工程学科的发展，为医学装备技术乃至卫生事业做贡献。

云南省医院协会医学装备管理专业委员会负责人组成：

主任委员：王昆华

副主任委员：王振洲 邓毅书 闫东 李汝红 邵庆华 孟强 黄云超 曹海鹰 曾勇

秘　书：吴俐群

联系人：吴俐群

电 话：0871—65324413　手 机：13808791150

邮 箱：325865032@qq.com

地 址：云南省昆明市西昌路295号

重庆市医疗设备质量检测管理所

重庆市医疗设备质量检测管理所(重庆市医学装备管理所) 是重庆市卫生局直属独立法人卫生事业管理型单位。简称“装备所”。

机构于1982年成立，现业务用房2660平方米（使用面积2246平方米）；国有固定资产1502.4万元。内设办公室、质量科、技术科、设备科、财务科五个管理部门，另设评审部、质控部、保障部、培训部四个业务部门和市卫生局批准的“重庆市大型医疗设备应用质量管理办公室”以及重庆市卫生经济学会医学装备管理专业委员会。

主要职能：协助市卫生局对全市医疗卫生机构的医学装备开展安全有效、质量监控技术指导和管理。

主要工作重点：

1、协助市卫生局对全市各医疗机构的大型医疗设备装备进行论证、配置评审、验收和登记制证等管理;对全市临床在用大型贵重医疗设备的使用安全及有效性评价和监督检查。

2、协助市卫生局对全市各医疗机构的医学装备从论证、审批、采购、质控、报养、维护等全过程管理开展技术培训和指导。

3、协助市财政局和卫生局按国有资产管理规定对全市公立医疗卫生机构中医学装备的报废处置实施技术评估和鉴定。

4、协助市卫生局对政府实施的各医疗卫生项目中涉及的医疗设备仪器提供技术支持和保障。

电 话: 023-67021234　　传 真: 023-63852547
网 址: www.cqmeqc.com　　邮 箱: cqyjcs@163.com
地 址: 重庆市江北区桥北苑9号 南方•格林空间六楼

安徽省医疗器械行业协会

安徽省医疗器械行业协会是以安徽省内从事医疗器械生产、经营、使用单位、相关院校和个人自愿参加的组织，并经安徽省民政厅批准登记的具有法人代表资格的社会团体行业民间组织。其业务主管部门是安徽省食品药品监督管理局。协会于1995年成立，2005年进行换届改选，2008年进行增补改选，设有名誉会长1名，会长1名，名誉副会长1名，副会长11名，秘书长1名，副秘书长9名，常务理事30家，理事69家，会员200多家；下设秘书处、医院医疗器械管理委员会，医疗器械生产委员会，医疗器械经营委员会，医院医疗器械计量委员会（拟定），医院医学工程委员会（拟定），技术咨询培训部、生产协调部（拟定）、医疗器械展览部，信息宣传部，评审专家库等。协会为中国医疗器械行业协会理事单位。

协会的宗旨是遵守国家法律、法规和对医疗器械的方针政策，遵守社会公德，建立并加强企业、经营，医疗机构自律，规范医疗器械生产、经营企业、医疗机构的行为，搭建平台，增进医疗器械生产、经营、使用单位的交流与合作，维护会员单位合法权利，促进企业发展和医疗机构科技进步，为保障人民使用医疗器械安全、有效服务。

协会的业务范围是向社会各界反映会员单位的合理要求，维护会员单位的合法权益，努力消除影响行业发展的障碍；组织制定和监督执行行规行约，规范行业行为，维护公平竞争，促进行业健康发展；组织与医疗器械行业相关的人才、技术、职业培训，协调参与国际市场竞争；组织开展国内外经济技术交流与合作； 参与组织行业内科技成果和产品的鉴定及推广应用工作，维护会员单位的合法权益，帮助会员单位合法开展营销活动；开展有关医疗器械行业发展问题的调查研究，向政府有关部门提供相关经济政策和立法方面的意见和建议；协助政府主管部门进行行业统计，收集、分析、发布行业信息，开展行业咨询活动；接受政府部门授权和委托，参与制定行业规划，对行业内重大的技术改造、技术引进、投资与开发项目进行前期论证，以及接受政府部门授权和委托其他任务；参与政府招投标工作中的技术参数审定修改和评审工作，参与国家标准、行业标准的宣传贯彻与相应标准的起草制定、修订、推广；对全省医疗器械生产、经营、使用单位提供技术性指导和服务。

协会现已有自己的信息网站，及时为会员单位和社会各界提供医疗器械，医疗保健等行业动态、政策法规、咨询服务、展会信息、办事指南、产品展示，企业推广，行业论坛等服务。

新一届医疗器械行业协会，将以崭新的起点，昂扬的意志，饱满的热情，致力于为广大会员单位服务，为促进我省医疗器械行业发展服务，充分发挥协会的桥梁与纽带作用，在省民政厅关心支持和省食品药品监督管理局领导及中国医疗器械行业协会的业务指导下，与时俱进，开拓创新，为推动我省医疗器械行业的规范有序发展做出积极的贡献。

会　长：　　李长在　安徽省食品药品监督管理局
常务副会长：　张福熙　安徽省立儿童医院
秘 书 长：　　蒋长顺　安徽医学高等专科学校
电 话：0551-62880038　　传 真：0551-62886916
网 址：www.ahamdi.org　　邮 箱：ahylqxhyxh@163.com
地 址：安徽省合肥市芜湖路旭日宾馆东楼704室

北京医药行业协会医疗器械分会

北京医药行业协会医疗器械分会成立于2008年，是在北京市民政局注册的独立社团法人--北京市医药行业协会的分支机构，获得北京市民政局的行政许可并备案，由北京市范围内从事医疗器械研发、生产、经营、认证咨询的单位或个人，在自愿的基础上联合组成的行业性、非营利性的社会团体。主管部门是北京市经济和信息化委员会，同时接受北京市民政局、北京市药品监督管理局等有关部门的业务指导。

北京市医药行业协会医疗器械分会的宗旨是：在遵守中华人民共和国宪法、法律、法规和国家政策的基础上，代表会员单位的共同利益，维护会员单位的合法权益，促进中国医疗器械行业健康发展。

协会主要工作

1. 组织制定并实施北京市医疗器械行规行约，强化行业自律，建立诚信体系，向社会提供安全、有效的医疗器械产品。

2. 向各级政府部门反映医疗器械企业发展中的有关问题和合理要求，及时将政府法规与要求传达给会员单位，协调会员单位之间关系，共同维护行业合法权益和市场正常秩序。

3. 组织沟通市场、科技动态变化和企业管理经验，为会员单位提供信息及咨询服务，为会员单位争取相关科研支持及项目资金，构建专业交流、合作平台。

4. 开展促进医疗器械行业发展方面课题的调查研究，向政府部门提出意见和建议。

5. 根据会员要求，开展医疗器械专业知识、法规、标准的培训与研讨，帮助企业改善和提高经营管理水平、增强队伍建设，推进应用现代医疗器械产业管理模式。

6. 根据会员要求，发展对外交往，组织与国内外同行企业和协会的互访交流活动，组织开展国内外经济技术交流与合作。

7. 接受政府部门委托，组织会员参与制定行业规划，标准制定等工作，接受政府部门授权和委托的其他任务。

会　长：　蒋达　北京华润万东医疗装备股份有限公司
秘书长：　钱红
副秘书长：沈学

电 话：010-87683199　　　传 真：010-83682588
网 址：www.bppa.org.cn　　　邮 箱：mdchapter@sina.cn
地 址：北京市丰台区宋家庄苇子坑148号(北京医药集团教育培训中心院内)

广东省医疗器械管理学会

广东省医疗器械管理学会成立于2012年，经广东省民政厅注册正式成立，由广东省范围内从事医疗器械相关的研发、生产、经营、使用、维护、检测、审批及教学的企业、医疗机构、事业单位及个人，在自愿的基础上联合组成的行业性非赢利性的社会团体。

广东省医疗器械管理学会的宗旨是高举邓小平理论伟大旗帜，全面贯彻"三个代表"重要思想，深入实践科学发展观，贯彻执行党和政府有关质量管理的方针、政策、法规和章程，遵守宪法、法律、法规和国家政策，遵守社会道德风尚。团结和组织全省医疗器械工作者和单位，提高全省医疗器械科学技术理论、管理水平和产品质量；培育和打造知名国内品牌和国际品牌，为监管服务，为产业发展服务，为会员服务。

协会的业务范围是：宣传国家和省有关加强医疗器械自主创新、质量管理、产学研结合的方针、政策、法规、制度及开展医疗器械基础理论研究工作；开展国内外学术交流工作，加强同国内有关的科学技术团体、科学技术工作者的联系与协作，交流成果，开展国际间有关质量工作的友好往来、学术交流与经济合作；建立创新基地（驿站），引导产业自主创新、自主研发，促进产学研结合，建立良性竞争，培育自主品牌；加强对在医疗器械监管政策法规研究，推动我省在用医疗器械监管；开展有关医疗器械行业发展问题的调查研究，向政府有关部门提供政策和立法等方面的意见和建议；参与国家标准、行业标准、质量规范的制定、修改、宣传和推广，开展行业资质管理工作； 接受政府部门委托，参与制定行业规划，对行业内重大技术改造、技术引进、投资与开发项目进行前期论证。接受政府部门授权和委托的其他任务； 组织行业内科技成果及产品的鉴定、推广工作，参与知识产权保护，协助会员企业依法申请专利，为会员单位争取相关科研支持及项目资金； 进行行业统计，创办刊物，收集、分析、发布行业信息，开展行业咨询； 在会员单位与政府部门之间发挥桥梁和纽带作用，反映会员单位的问题和需求，维护会员的正当权益，努力消除影响行业发展的障碍；积极参与行业和社会公益事业。

秘书长：唐昭坤　广东省食品药品监督管理局原医疗器械处处长

电 话：020-66602825　　传 真：020-66602825

网 址：www.gdmdma.org.cn　邮 箱：gdmdma@163.com

地 址：广州市萝岗区科学城光谱西路1号

湖南省医疗器械行业协会

湖南省医疗器械行业协会是经湖南省食品药品监督管理局批准，经省民政厅民间组织管理局核准注册登记，于2008年11月15日正式成立，是以湖南省内医疗及相关的企事业单位为主，自愿组建的行业性社团组织，具有独立社团法人资格。

近年来，我省医疗器械的生产、经营规模不断扩大，目前全省医疗器械生产企业已408家，经营企业超过2400家；并涌现了三诺传感、圣湘生物、太阳龙科技、平安医疗、三力实业、爱威科技、永和阳光、长城信息、安信纳米等一大批颇具发展前景的企业。

2011年全省医疗器械生产总值约30亿元，医疗器械销售总额超过200亿元，医疗器械作为一个产业，在国民经济中的影响及地位日益彰显。协会成立后，将在指导企业规范行业行为、加快人才培养、收集统计发布信息、组织开展技术攻关、帮助解决技术难题、开展产品临床认证与鉴定、把好市场准入关等方面积极开展服务和指导工作。

目前,湖南省医疗器械行业协会已经与十四个市州协会携手构建了“大协会、大器械”的协会抱团发展格局。

湖南省医疗器械行业协会的宗旨是：在遵守国家政策法规的基础上，代表会员单位的共同利益，维护会员单位的合法权益，不断提高医疗器械的安全性和有效性，促进湖南医疗器械行业健康发展。

会长：　黄庆玺　湖南安信纳米生物科技集团　董事长
秘书长：崔　蔚　湖南协众药品器械有限公司　副总经理
电 话：0731-84469099　　传 真：0731-84469099
网 站：www.esou.org.cn　　邮 箱：esou@vip.126.com
地 址：湖南省长沙市芙蓉中路二段111号华菱大厦21楼

江苏省医疗器械行业协会

江苏省医疗器械行业协会成立于1998年，是在江苏省民政厅注册的独立社团法人，协会主管单位是江苏省食品药品监督管理局。协会由全省范围内从事医疗器械生产、经营、科研开发的单位或个人在自愿的基础上组成的行业性、非营利性的社会团体，是江苏省内唯一一家省级医疗器械行业协会组织；目前拥有协会会员单位330家，其中理事单位25家，常务理事单位7家，副会长单位10家，协会秘书处设在省医药公司，现有专职工作人员10名。协会的宗旨是：遵守国家政策法规，代表会员单位的共同利益，维护会员单位的合法权益，促进江苏医疗器械行业健康发展。

网 址：www.jsmic.com　　邮 箱：jsmic@jsmic.com
电 话：025-86632512　　传 真：025-86635395
地 址：江苏省南京市北京西路6号

江西省医疗器械行业协会

江西省医疗器械行业协会成立于2010年3月，是在江西省民政厅注册的独立社团法人，协会业务主管单位是江西省食品药品监督管理局。协会由全省范围内从事医疗器械生产、经营、医疗卫生使用单位及技术支撑机构在自愿参加的基础上组成的行业性、非营利性的社会团体。

协会目前有会员单位390家。其中理事单位142家，常务理事单位58家，副会长单位11家，省市级医院60家。协会秘书处为常设机构，并设有市场部等部门。

协会的宗旨是：遵守中华人民共和国宪法、法律、法规和国家政策，遵守社会道德风尚，代表会员单位的共同利益，维护其合法权益，反映会员单位的愿望和要求，传达贯彻政府的方针、政策和法律法规，加强与政府之间的联系。协会将充分发挥桥梁纽带作用，不断提升服务水平，加强行业自律，遵纪守法促发展，广泛开展内外交流，促进全省医疗器械行业的健康发展。

协会愿与各相关行业和兄弟协会加强联系，相互促进，为努力建设“功能服务型、管理自律型、人才复合型、服务网络化、手段现代化、具有广泛公正代表性”的现代化医疗器械行业协会做出贡献！

会　　长：浦冠新　江西省食品药品监督管理局原副局长

秘 书 长：伍会灿　江西省食品药品检验所原副所长/教授级工程师

电 话：0791-88858630　88858956

网 址：www.jxamdi.org　　　邮箱：jxamdi@163.com

地 址：江西省南昌市省政府大院西二路10号3楼

陕西省医疗器械协会

陕西省医疗器械协会（简称陕医械协会）是由陕西省范围内从事医疗器械生产、经营、科研开发、临床使用、产品检测、招标采购和教育培训的单位或个人，在自愿的基础上，联合组成的行业性、非营利性的社会团体。于2006年12月1日经陕西省民政厅批准登记，主管单位是陕西省食品药品监督管理局，为中国医疗器械行业协会的理事单位。现共有会员107个，其中单位会员92个，个人会员15个，另外设医院装备分会一个（全省有221家医院参加）。

本协会的宗旨是：在遵守中华人民共和国宪法、法律、法规和国家政策，遵守社会道德风尚的基础上，代表并维护会员的共同利益和合法权利，加强与政府、企业和社会之间沟通桥梁作用，提高医疗器械的安全性和有效性，促进中国医疗器械行业健康发展。

会 长：刘锦程

秘书长：王永礼

电 话：029-62288209

网 址：www.spamd.org.cn　邮 箱：spamd@163.com

地 址：陕西省西安市高新六路56号 陕西省药监局综合楼五楼

上海医疗器械行业协会

上海医疗器械行业协会（英文名称：Shanghai Medical Instrument Trade Association）成立于1987年3月，是全市医疗器械行业企事业单位自愿组成的跨部门、跨所有制的非营利的行业性社会团体法人。

协会现有会员单位665户，其中，团体会员1户，下属会员单位103户。会员单位按所有制分国有企业57户，民营企业400户，股份制公司41户，外商投资企业101户，港澳台投资企业30户，集体企业23户，其他性质13户。现有副会长单位31户，常务理事单位106户，理事单位180户，会员代表单位221户。协会下设经营工作委员会、口腔工艺专业委员会、植入介入器材专业委员会和科技发展部、价格协调部、会展部、培训部、信息中心等分支机构。

协会的基本宗旨是："服务、中介、协调"。近年来，通过不断探索和实践，已经逐步提升了自律管理和服务的水平与能级。在"科教兴市"方针的指导下，积极推动行业科技进步，在对"行业发展战略目标"的调查研究基础上，提出上海医疗器械行业"十二五"发展规划的建议，为政府决策献计献策，同时还配合政府，推进行业政、产、学、研、医的合作，引导企业开展自主创新的科研开发，并为企业和医疗单位培养相应的职业技能人才和医技人员；协会积极推进行业"品牌战略"，通过培育和推荐、评选，行业内已从无到有，形成市名牌产品、市著名商标和行业名优产品共108项；协会将信息服务作为服务核心之一，协会网站信息每日进行更新，已形成特色，受到业内外关注；协会在组织企业参展方面也形成一定影响，每年组织五～六次展销活动，帮助企业贴近市场，开拓营销渠道。此外，协会受政府委托开展价格初审，行业统计，中高级职称申报、评审，专业培训和职业鉴定等服务工作，努力发挥行业的引领和代表作用，成为政府、社会、行业、企业间的桥梁，为促进行业发展作出应有贡献。协会曾先后五次被上海市经济团体联合会、上海市工业经济联合会授予"先进行业协会"称号。

会 长：潘明荣
秘书长：吴汝康
执行秘书长：蒋建群
副秘书长：王云龙（兼）包 良 童志熊
电 话：021-61248288
网 站：www.smianet.com　　邮 箱：smia88@yahoo.com.cn
地 址：上海市肇嘉浜路446弄2号楼701室

深圳市医疗器械行业协会

深圳市医疗器械行业协会是2003年经深圳市民政局注册正式成立，（2005年5月改为深圳市医疗器械行业协会）由深圳市范围内从事医疗器械相关的开发、生产、经营、使用、维护、检测及教学的企业、医疗机构、事业单位及个人，在自愿的基础上联合组成的行业性非赢利性的社会团体。协会的主管单位是深圳市行业协会服务署。会长单位为迈瑞生物医疗电子股份有限公司。协会秘书处为日常办事机构，并设有企业组、会展组、咨询中心、专家委员会、办公室等职能部门。

深圳市医疗器械行业协会的宗旨是在遵守中国宪法、法律、法规和国家政策，遵守社会道德风尚的基础上，代表并维护会员单位的共同利益和合法权利，加强会员与政府联系，促进全市医疗器械相关行业的健康发展，确保医疗器械的使用安全有效。

深圳市医疗器械行业协会为政府部门和会员单位提供多方位的服务，协会的业务范围是：贯彻宣传有关法律、法规、各项标准；开展行业调查，研究行业发展，提出政策、立法方面的意见和建议；进行行业统计、收集、分析、发布行业信息，进行市场预测并参与行业规划；参与行业标准制定和质量管理监督工作；参与资质审查；参与组织行业内科技成果和产品鉴定及推广应用工作；开展行业技术咨询、培训，帮助会员单位通过各类认证和国家强制的产品检测认证；组织会展服务，加强国内外交流，帮助企业推介产品服务，开拓国内外市场。

深圳市医疗器械行业协会愿与国内各级协会和港澳台地区、境外协会建立良好的业务交流和合作。在未来的工作中与时俱进,共同发展。

会　　长：李西廷　　深圳迈瑞生物医疗电子股份有限公司

名誉会长：陶笃纯

顾　　问：陈思平　　深圳市政协副主席、深圳大学教授

执行副会长：蔡翘梧　　第三届深圳市医疗器械行业协会执行副会长（法人）

副 会 长：　王 斌　　第三届深圳市医疗器械行业协会副会长兼秘书长

电 话：0755-26016044 26016027　　传 真：0755-26016032

网 址：www.samd.org.cn　　邮 箱：samd_sz@126.com

地 址：深圳市南山区南海大道3025号南山知识服务大楼212-213室

沈阳医疗器械行业协会

沈阳医疗器械行业协会（以下简称本协会）。英文名称为Shenyang Association Of Medical Devices Instrument (缩写SAMD) .本协会是由我市从事医疗器械研制、生产、经营、使用、监督管理的单位或个人，自愿结成的行业性，非营利性的社会团体，具有法人资格，其合法权益受国家法律保护。

沈阳市医疗器械行业协会目前拥有副理事长、常务理事长及理事会员单位200余家。

本协会的宗旨是：在遵守中华人民共和国宪法、法律、法规和国家政策，遵守社会道德风尚的基础上，代表并维护会员单位的共同利益和合法权利，加强会员与政府的联系，保障医疗器械的安全和有效，促进我市医疗器械行业健康发展。

本协会接受业务主管单位沈阳市食品药品监督管理局的业务指导，接受登记机关沈阳市民政局民间组织管理部门的监督管理。

本协会的主要业务范围是：

1. 在政府和会员单位之间发挥桥梁和纽带作用，宣传国家有关医疗器械监督管理法律、法规和政策。向政府及社会各界反映会员的合理要求，维护会员的合法权益，努力消除影响行业发展的障碍；

2. 组织制定和监督执行行规行约，研究行业发展趋势，规范行业内企业行为，协调会员关系，维护公平竞争，促进行业健康发展。为会员提供广泛交流、互相借鉴、共同提高的平台；

3. 通过建立会员单位档案，掌握从业人员动态及直接接触医疗器械人员的相关情况，把协会办成会员和会员单位的培训基地，组织医疗器械行业内相关的人员、技术、职业培训，提高企业职工队伍素质，促进会员单位管理水平的提升；

4. 组织开展国内外经济技术交流与合作，组织举办医疗器械技术咨询、产品宣传等活动；组织参加医疗器械产品展览、推荐和宣传活动，发展行业和社会公益事业；

5. 参与组织行业内科技成果转让和产品的推广应用工作，保护会员企业的知识产权，帮助会员企业依法开展营销活动，协调参与国际市场竞争；

6. 开展有关医疗器械行业发展问题的调查研究，向政府有关部门提供有关经济政策和立法方面的意见和建议；

7. 与政府部门配合收集、分析、发布行业信息，构建协会内部的信息网，公布监管动态，开展行业咨询活动；

8. 接受沈阳市食品药品监督管理局及有关部门授权和委托，参与制定行业规划，以及接受政府部门授权和委托的其他任务；

9. 在协会内部组织开展医疗器械诚信体系建设，每年组织进行一次“医疗器械诚信单位”评比，通报营销优劣单位，评选、表彰优秀会员

电 话：024-22516161　　　传 真：024-22516561

网 址：www.samd.com.cn　　　邮 箱：syyhx600@126.com

地址：沈阳市和平区总站路119号

武汉医疗器械行业协会

武汉医疗器械行业协会是由武汉城市圈范围内从事医疗器械生产、经营的单位在自愿的基础上组成的行业性、非营利性的社会团体，经武汉市经济和信息化委员会审查同意、武汉市民政局批准成立，为社会团体法人。协会目前拥有会员单位130家，其中理事单位47家，常务理事、副会长单位13家。

协会自成立以来，秉承服务政府、服务会员、服务社会的宗旨，认真履行协会《章程》规定的各项职责，做好服务工作。 协会通过电话、传真、简报、会议等多种形式，及时向会员单位传递中央、省、市政府相关政策文件及境内外医疗器械行业展览会等信息，多次组团参加国内大型会展。

2008年，武汉国家生物产业办公室（光谷生物城）创立，协会领导以敏锐的目光和对行业发展走势的准确把握，将此作为武汉医疗器械行业难得的发展机遇。协会通过各种形式，向武汉国家生物产业办公室（光谷生物城）领导介绍国际国内、湖北武汉医疗器械行业发展现状与趋势，介绍境内外多家知名企业将发展医疗器械行业作为抵御金融危机避风港的作法，呼吁各级领导高度重视医疗器械行业发展，建议武汉国家生物产业办公室（光谷生物城）将医疗器械行业作为光谷生物城发展的与农药、医药、生物能源并行的“第四条腿”。受到武汉国家生物产业办公室（光谷生物城）领导的高度重视，促成光谷生物城创建了高科医疗器械产业园。产业园建立后，协会吁请各会员单位、医疗器械生产经营单位积极与产业园联系沟通，寻求合作发展。还充分利用协会人脉关系，召开高层恳谈会、组织参加医疗器械大型展会，全面展示光谷生物城的整体风貌，并以园区形式隆重推出高科医疗器械产业园。在国内各种大型医疗器械会展上，生动展示了湖北武汉地区近年来医疗器械行业的快速发展景象，与海内外著名企业同台亮相，吸引了众多客户与观众的关注。以光谷生物城的整体形象参加医博会的创新作法，在业内引起了较大的反响。

为给政府当好参谋，协会先后开展了多种形式的市场调研活动，准确把握全市医疗器械行业现状，经常向政府反映企业问题，为政府决策提供信息和参考。协会积极配合市政府开展“反对商业贿赂，树立行业新风”活动，不仅向各企业发出了反对商业贿赂的倡议书，还深入基层，对医疗器械企业生产经营中遇到的“招标难”等实际问题进行调查研究，将会员的呼声，原原本本向市领导、药监、卫生等部门领导汇报，受到武汉市纪委书记车延高等相关领导与部门的高度重视与肯定。

会 长：赵建武　武汉医疗器械工业有限责任公司董事长

电 话：027-88873611　传 真：027-88873978

网 址：www.whme.cn　邮 箱: office@whme.cn

地 址：湖北省武汉市武昌区彭刘杨路52号

厦门市医疗器械协会

厦门市医疗器械协会（英文名称：Xiamen Association For Medical Devices，简称：XAMD），协会于2009年7月21日经厦门市民政局批准成立。协会的宗旨是：遵守中华人民共和国宪法、法律、法规和国家政策；遵守社会道德风尚；组织行业成员开展以提高质量、保障安全为主要目的的技术交流与合作，及时掌握国内外医疗器械的新信息、新标准、新技术、新动向；协助厦门市食品药品监督管理局做好安全监管工作，代表并维护会员的正当要求和合法权益，促进厦门医疗器械行业健康发展。

协会的业务范围：

（一）当好政府助手。承担政府行政部门委托、授权的各项工作任务。

（二）积极宣传贯彻执行国家有关医疗器械的方针、政策、法规、标准、规范及其规范行业行为。

（三）在市药监局统一指导、协调下，贯彻实施科教兴国的战略，积极开展国内外以及两岸的学术、交流合作，学习国内外的先进技术和监管经验。

（四）在市药监局的指导、监督下，授权组织各类人员的培训、考核及执业技能鉴定工作。开展技术研究、技术咨询、技术服务等行业活动。

（五）接受委托对医疗器械的新技术、新产品的评审、鉴定，促进技术成果转化和推广应用。

（六）促进协会会员间业务协作、自律、维护会员的合法权益。

（七）接受委托组织开展对医疗器械行业中技术性争议,提供指导意见。

（八）开展行业的其他有关活动。

协会现有企业会员224家，个人会员29人；其中生产企业57家，经营企业155家，医疗机构等其他单位12家。

秘书长：龙海厦

电 话：0592-5633369　　　传 真：0592-5635883

网 址：www.xamd.org　　　邮 箱：ylqx68@163.com

地 址：厦门市东渡海山路39号（厦门市药品检验所院内）后楼303-306

浙江省医疗器械行业协会

浙江省医疗器械行业协会系浙江省内从事医疗器械的生产、经营企业、院校、科研、检验和临床单位等独立的社会组织和自然人参加的自愿组成并依法登记成立的全省性的行业组织。1993年12月31日经浙江省民政厅批准、并于1994年3月召开了协会成立大会暨第一次会员大会，2010年12月召开了第五次会员代表大会。协会业务主管单位是：浙江省经济和信息化委员会。

协会的宗旨是：遵守中华人民共和国宪法、法律、法规和国家政策，遵守社会道德风尚，不断提高全行业素质和产品的安全性和有效性，增加整体实力，代表并维护会员单位的共同利益和合法权益，为会员单位服务，反映会员单位的愿望和要求，传达贯彻政府的方针、政策和法令，促进全省医疗器械行业健康发展。

协会现共有单位会员和个人会员300余个（2010年底止）。设有办事机构：秘书处和咨询服务部；分支机构：医用高分子器械专业委员会。聘请浙江大学等高等院校、有关单位医疗器械方面的专家、教授为顾问。办有内部刊物《医疗器械通讯》和建有《浙江省医疗器械行业协会网站》。

协会成立10多年来，坚持以维护会员合法权益、为会员提供良好服务，促进本省医疗器械行业的发展壮大为宗旨，加强信息交流、强化信息服务、加强协会自身建设，开展各项服务工作；积极向政府主管部门反映企业的诉求和提出对有关法规、规章、标准的修改意见和建议；对全省医疗器械行业情况开展调查、参与制订全省医疗器械行业发展规划；参与行业内重大技术改造、技术引进、投资和开发项目等的推荐和前期认证；组织科研单位与生产单位、企业之间的技术交流活动，推动新产品、新工艺、新材料、新设备成果的转化和产业化，促进行业技术进步、产品质量提高和品种的增加，促进新品种、新技术研发，提高企业自主创新能力，引导企业积极调整产业结构和产品升级换代；开展“打假治劣”、推进企业诚信等活动，发挥了政府和企业之间的桥梁和纽带作用，沟通了政府和企业之间的联系。

会　长：　黑振海　浙江省食品药品监督管理局原副局长
常务副会长：何　涛　浙江省医疗器械检验院院长、教授级高工
秘书长：　刘西平

电 话：0571-87043144、87043191　传 真：0571-87043191
网 址：www.zamei.org.cn　邮 箱：zamei@zamei.org.cn
地 址：浙江省杭州市环城东路23号

重庆市医疗器械行业协会

重庆市医疗器械行业协会（英文名称：ChongQing Association For Medical Instrument Industry，简称：CAMI），成立于2005年9月24日。是由重庆市从事医疗器械生产经营的企业、院校、科研、检验、临床单位和相关社会团体单位和个人，按照“企业家办会”的方针和“自选领导，自聘人员、自筹资金、自理会务”的原则，自愿组成的地方性、非营利性的社会组织，是依法登记成立的行业社会团体法人。是政府决策的参谋，行业管理的助手。本协会是医疗器械企业与政府之间的桥梁纽带，是企业与市场之间的桥梁纽带，是企业之间相互联系的桥梁纽带。是传递政府，市场和企业的声音，促进企业、协会与政府互动的平台。

本协会的宗旨是：遵守国家宪法、法律、法规和政策，践行科学发展观，爱国敬业，公平诚信，加强行业交流，坚持团结立会、互信建会、服务维会、实力办会、自律强会、发展兴会，为推动重庆市医疗器械行业的发展，为把重庆市医疗器械行业做大做强，为造福人民健康做出积极的贡献。

本协会的功能是：提供服务，反映诉求，规范行为，维护权益。努力消除影响医疗器械行业发展的障碍，促进会员企业的发展，促进医疗器械行业的发展。

本协会的理念是：一切为了会员，一切为了发展。使本协会真正成为医疗器械行业企业家们团结之家、服务之家、温暖之家，让企业家们对协会有认同感和归属感，让企业家们真正感到协会离不开、靠得住、有依靠。

本协会接受市发改委的政策指导、市经委的业务指导和社团登记管理机关市民政局的监督管理。

本协会是中国医疗器械行业协会的成员单位，现有会员企业500多家，在重庆医疗器械行业中，真正做得大做得好的重量级的有影响力的具有国内国际竞争力的优势企业，基本上都是重庆市医疗器械行业协会的会员或准会员。

本协会代表重庆医疗器械行业会员单位的共同利益，维护行业会员单位的合法权益，是重庆医疗器械行业企业的合法代言人。

重庆市医疗器械行业协会

秘书长：张 平

电 话：023-63672876 63675672　　传 真：023-63672876

网 址：www.cami.com.cn　　邮 箱：cqamii@sina.com

地 址：重庆市渝中区长江一路58号BI幢 6—5室

《中国医学装备》

《中国医学装备》杂志是由国家卫生和计划生育委员会主管，中国医学装备协会主办的国家级综合性专业学术期刊，是中国科技论文统计源期刊、中国科技核心期刊。杂志以“开拓学术视野，加强深层服务”为办刊理念；以“坚持学术性、专业性、实用性，强调前瞻性、创造性，达到权威性要求”为办刊方针；以“打造医学装备权威媒体，追求医学装备领域的前沿学术价值，追踪国内外卫生产业发展态势，不断接受新技术、新思想、新挑战，引领中国医学装备行业健康前行，以多年积累与沉淀的行业文化背景和雄厚的专家资源为基础，结合全国卫生系统的读者网络，搭建连接生产与应用的桥梁，成为服务于医学装备产业的优秀品牌”为办刊宗旨。杂志致力于宣传贯彻国家有关政策、法规，报道医疗装备最新动态、管理应用、产品技术评估、系列学术讲座及教育培训的最新信息。杂志面向全国各级各类医疗卫生机构、医学院校、科研单位、生产营销企业及卫生行政管理部门发行。

一、读者对象

全国卫生行政管理部门、医疗卫生机构、院校、科研单位、生产营销企业领域中从事医学装备管理、科研、教学、应用、维修、生产、营销人员等，以及关心我国医学装备建设和发展的各界人士。

二、栏目设置

主要栏目有：学术论著、科学研究、管理论坛、质量控制、教育培训、临床实践、技术交流、、企业风采、协会动态、专访、专栏、简讯等。

社长(总编)：白知朋　　副社长：陈明清
编辑部电话：010-63028803　010-63029869
广告部电话：010-63022992　010-88393562
发行部电话：010-63026627　传真：010-63023003
投稿电子信箱：zgyxzbzztg@163.com
杂志社地址：北京市西城区南纬路27号
国 内 发 行：北京市报刊发行局
邮 发 代 号：80-373
国 外 发 行：中国国际图书贸易总公司（北京399信箱）
国外发行邮发代号：M1912

《中华生物医学工程杂志》

主管单位：中国科协　　主办单位：中华医学会

承办单位：广州医学院　　编辑出版：广州医学院杂志社《中华生物医学工程杂志》编辑部

生物医学工程的发展一直是临床医学进步的动力，而临床医学所需要解决的问题则是生物医学工程创新的源泉。

临床医生、科学家和产业界工程技术人员的紧密合作将为人类创造更美好的健康长寿的新生活。

本杂志的使命：帮助临床医生与时代同步。成为临床医生、科学家和产业界沟通的桥梁。

本杂志办刊宗旨：密切关注并报道生物医学工程学研究的新理论、新方法、新技术，跟踪生物医学工程学在临床中的最新应用成果，服务广大临床医生，促进生物医学工程学的学科发展。

本杂志的特色：这是一本为临床医生而办的生物医学工程杂志。关注科技进步的同时，全面衡量技术与人的身心健康的关系。始终谨记：科技进步的终极目标是让人类拥有身、心、灵和谐美好的生活。

本刊历程：生物医学工程学是一门涉及物理、化学、数学、信息学、计算机、工程学、细胞生物学、分子生物学、基础医学及临床医学等领域的新兴交叉学科。因此在这一领域的学科之间创造一个共享平台，让科学家与临床医生产业界相互交流、共同合作、共享彼此的研究成果是十分必要的。

而在1995年，全国还没有一本反映医学生物工程学新成就与临床应用相结合的学术杂志。因此，根据当时医学生物工程学领域和临床医学的发展趋势，结合广州医学院办学与科研实力增强的情况。在时任院长钟南山院士的倡议与领导下，广州医学院创办了这本杂志。

创刊以来，在主编钟南山院士的领导下，在历届编委会和编辑部人员的共同努力下，杂志就像一颗幼苗，植根于不断飞速发展的医学生物工程学和临床医学的学术土壤，不断成长壮大。在该领域的各学科的基础研究人员、工程技术人员与临床医生之间架起一道桥梁，使生物医学工程领域的研究成果能充分体现其应用价值。而临床医生在交流学习中，也掌握了许多跨学科专业的新知识、新技术，并将其运用至临床实践中，从而推动了生物医学工程学和临床医学的发展。受到了相关领域特别是临床医生读者和作者的欢迎。

为了使杂志有一个更大的发展空间，2007年，本杂志得到中华医学会、新闻出版总署批准加入中华医学会杂志系列。主办单位将由广州医学院变更为中华医学会，广州医学院将作为承办单位继续负责杂志的编辑出版工作。杂志更名为《中华生物医学工程杂志》。本刊希望依托中华医学会深厚的学术资源和承办单位广州医学院学科发展及办刊条件的支持，在中华医学会会长、主编钟南山院士的领导下，将努力地把本刊办成国内学科领域一流的学术刊物。未来随着中国科研实力的发展，使之成为具有一定国际影响力的学术杂志。

电 话：020-81340157　81340554　　传 真：020-81341480

邮 箱：yxswgc@21cn.com

地 址：广州东风西路195号广州医学院杂志社

《中国医疗器械信息》

《中国医疗器械信息》杂志是中国医疗器械行业内唯一一本由国家食品药品监督管理局主管，中国医疗器械行业协会主办的国家级科技期刊。自1995年创刊以来，一直以满足临床医疗诊疗、工程技术管理和设备研发的需要为宗旨，传播国内外最新医疗器械应用与科技、市场及政策法规，以促进我国医疗器械和医疗卫生事业的发展。

《中国医疗器械信息》目前发行量为30，000册/期。发行途径包括：（1）读者订阅。（2）中国医疗器械行业协会会员企业免费赠阅。（3）按我刊建立的全国二级以上医院通讯录数据库免费赠送院长、设备应用科室主任及设备购置负责人。 发行范围为：（1）医院读者20，000册/期（覆盖了全国二级以上的医院；其中院长占25%,设备应用科室主任及设备购置负责人占45%,各科室占27%,医院阅览室占2%,其他占1%.） （2）企业读者8000册/期（覆盖了医疗器械生产、经销企业80%以上） （3）医疗器械科研机构、医疗器械及卫生主管部门读者1000册/期 （4）全国各地图书馆及国家级数据库500册/期 （5）海外订户及外国住华机构300册/期。（7）其他200册/期。

由中国医疗器械行业协会、《中国医疗器械信息》杂志社、国药励展展览有限责任公司，于2008年发起成立的“中国临床医学工程专家沙龙” 已逐步发展成为国内较有影响的临床工程专家、设备科长的联谊组织。沙龙的主题活动—— “中国医疗器械采购与管理高峰论坛” 也已成为中国国际医疗器械博览会上的品牌论坛之一。论坛为医疗器械供需双方提供了一个面对面交流的机会，令广大参展商受益匪浅。根据行业发展需求，《中国医疗器械信息》杂志还适时地举办了不同领域的专业性论坛，如“乳腺疾病影像诊断技术发展论坛”等。

自2005年以来《中国医疗器械信息》与中国医疗器械行业协会医用高分子分会利用各自的优势共同出版了2005年版、2007年版和2008年版《医用高分子制品》专刊，得到了业内广大专家、读者、企业的关注与鼓励，并一致认为此刊填补了国内医用高分子刊物的空白，为此学科的从业者与企业提供了一个交流、宣传、学习的平台。此外《中国医疗器械信息》还出版了《外科植入物》专刊和《临床检验技术及关键设备》专刊，受到业界人士好评。

中国医疗器械信息杂志收录情况：

近年来，在主管和主办单位的正确领导下，在一批知名专家学者组成的编委会的大力关心和支持下，《中国医疗器械信息》杂志取得了长足的进步，并在激烈的市场竞争中获得了引人注目的成绩。《中国医疗器械信息》被评定为中国学术期刊综合评价数据库（CAJCED）统计源期刊，同时还被中国核心期刊（遴选）数据库、中国期刊全文数据库（CJFD）和中文科技期刊数据库、中文生物医学期刊数据库（CMCC）全文收录。《中国医疗器械信息》已成为医疗器械行业发行量最大、覆盖面最广、读者数量最多的刊物。

《临床医学工程》

《临床医学工程》杂志是经国家新闻出版总署批准（新出报刊〔2008〕946号），由国家医疗保健器具工程技术研究中心（广东省医疗器械研究所）主办的学术类科技期刊，以“服务于临床医务工作者以及医学工程人员”为办刊宗旨。国内统一刊号：CN 44-1655/R，国际标准刊号：ISSN 1674-4659；国内邮发代号：46-130，国外发行代号：M8885。

《临床医学工程》刊名由第十一届全国人大常委会副委员长，九三学社中央主席，中国科学技术协会主席，北京大学医学部主任、教授，中国科学院院士韩启德题写。

《临床医学工程》为“中国学术期刊综合评价数据库统计源期刊”(编号：ZY0849)，中国知网(CNKI)全文收录期刊；“中国核心期刊(遴选)数据库收录期刊”（编号GD084），万方数据-数字化期刊群（Wanfangdata）全文收录期刊；“中文科技期刊数据库(全文版)收录期刊”(编号06－1063)；Airiti Library(台湾华艺线上图书馆)全文收录期刊。目前已被众多科技文献检索系统全文收录或摘要收录。据中国科学技术信息研究所、万方数据股份有限公司编制的《2013中国期刊引证报告》，《临床医学工程》杂志最新影响因子(Impact Factor，IF)为0.526。

主要栏目：

述评；论著（临床工程；实验研究；临床研究；护理研究；调查统计）；综述。

刊期 月刊，每月15日出版

投稿方式（任选一种，不要重复）：

①使用我刊投稿系统：lcyxgc.cbpt.cnki.net

②邮件投稿：lcyxgc001@126.com

广东临床医学工程杂志社有限公司

电 话：020-87211107

网 址：www.lcyxgc.com

地 址：广东省广州市广州大道中1307号

《医疗卫生装备》

发展历史

《医疗卫生装备》有健全的编委会和相对稳定的审稿专家队伍。主编由军事医学科学院卫生装备研究所所长、国家生物防护装备技术研究中心主任、博士生导师孙景工研究员担任。编委会已发展至第五届，中国人民解放军总后勤部卫生部张雁灵部长、中国工程院院士俞梦孙研究员、中国工程院院士王正国院士任名誉主任委员，总后勤部卫生部陈新年副部长任主任委员，人员由全军各大单位医疗卫生部门的主管领导和军地外大学和科研机构的权威专家及教授共同组成，担负着对杂志的出版方向、学术质量、正规化建设等方面的指导和把关。审稿专家队伍由卫生装备研究所专家和全军及地方高等院校、科研机构生物医学工程专业的知名学者组成，共120人，其中硕士导师52人，博士导师25人。此外，杂志还聘请了军地各单位医疗卫生方面的100多名专家为特约审稿人，为杂志推荐稿件、审阅论文，以突出专业特色，更好地实践办刊宗旨。自创刊以来，一直以提高学术水平为目标，广泛吸收高质量稿源，发表了大批科技含量高、原始创新性强的论文，年刊发生物工程、材料、生物防护、医学计量与检验、医疗环境以及卫生装备建设等方面的论文600余篇，产生了良好的社会效益和军事效益。

办刊宗旨

"面向军队，面向基层，面向未来，理论与实践结合，普及与提高相结合，为军队卫生装备建设服务，为全国医疗器械服务"，着重介绍现代科学技术在医疗卫生装备上应用的新理论、新技术、新产品；报道军内外医疗卫生装备研究成果、技术革新；宣传使用、管理、维修等方面的经验；传播本专业科研、学术、产品、销售信息；开展医疗器械仪器设备、卫生保健器材、环保器材等信息。作者为国内外卫生管理和医疗机构以及药械监督机构、科研院所（校）等单位医工（药械）、检验、信息、影像、手术、放射、理疗、急救、供氧、消毒、防护防疫等临床科室的医护人员，以及广大从事医疗器械、仪器设备、药品生产设备的科研、教学、使用、管理、维修、生产、供销人员。

主要栏目

辟有"本刊特稿、专论、研究论著、综述、生物防护防疫装备、医院数字化、研制报告、科学管理、专业论坛、质控与安全、医学计量、原理与应用、医械临床、学科与人才、使用维修"等栏目。

报道内容

主要刊载国内外医学院校、科研院所、医疗机构、医疗器械管理等相关单位科研管理专家的稿件。载文内容涉及生物工程、生物材料、环境医学、卫生装备、医学计量、临床工程与检验以及医用电子、计算机、管理科学等多个学科。

《中国医疗设备》

《中国医疗设备》杂志创刊于1986年，是由国家卫生和计划生育委员会主管的百余种学术杂志之一，中华医学会医学工程学分会唯一会刊，中国科技核心期刊（中国科技论文统计源期刊），现已被中国期刊全文数据库（CJFD）、中国科技论文与引文数据库（CSTPCD）、中国学术期刊综合评价数据库（CAJCED）全文收录，荣获首届《CAJ-CD规范》执行优秀期刊奖。是中国医学工程领域最具影响力的学术期刊之一。

近年来，本刊影响因子逐年提高，在2013年最新《中国科技期刊引证报告》中，本刊影响因子为0.620，高于当年中国科技核心期刊平均影响因子0.493。

读者覆盖医院、行政、科研、教学、厂商等各领域的高端人群。学术影响力覆盖全球，拥有海外编委90余人，国内编委200余人。

《中国医疗设备》杂志创刊人、主编姜远海教授1960年毕业于首都师范大学物理系，1978年组织带领首都医科大学率先在我国创办生物医学工程专业，并积极配合蔡荣业教授成立“中华医学会医学工程学分会”，1993至2003年任中华医学会医学工程学分会第一届和第二届主任委员，2004年后任名誉主任。

姜教授从事医学工程教学、科研和编辑等工作50余年，先后在学术期刊上公开发表学术论文40余篇，为医学工程专业主编、参编和翻译专业著作、教材8部。荣获北京市科技进步三等奖和北京市学术成果奖，享受“国务院政府特殊津贴”。

2013年，《中国医疗设备》杂志有幸邀请严汉民教授出任副主编。严教授1969年毕业于南京大学物理系电子学专业，1988年初调入首都医科大学宣武医院从事生物医学工程专业的技术及科研教学工作，现为教授级高工、教授，研究生导师，首都医科大学宣武医院医学工程处处长，医学装备技术保障专业委员会主任委员。从事大型仪器设备相关工作40余年，专业精深，笔耕不辍。承担国家重点基础研究发展规划项目和北京市科技发展项目研究课题多项，曾获部省级科研成果奖，在国家核心期刊上发表论文数十篇，并参与编写相关著作多部。

目前，杂志社已在全国各省、市、自治区成立了18个“分省委员会”，主要由各地医工组织及知名医院领导组成分省委员会班子，形成了覆盖全国的影响力布局。

截至2013年10月，杂志社行业研究中心已吸引了全国3010名临床医学工程师加入“中国医疗设备行业研究员”的调研队伍，遍及全国2000多家二级以上医院。

《中国医疗器械杂志》

《中国医疗器械杂志》是经科委、卫生部批准，在国内外正式出版发行的国家级技术刊物，已有40余年的历史。《中国医疗器械杂志》是国内首家医疗器械专业杂志，本刊编委会由国内生物医学工程界知名学者、专家等组成，以确保载文质量。本刊主要报导医疗器械和生物医学工程的开发、进展、研制、生产、临床应用和管理、维修等方面的信息。辟有“法规与监管”、“研究与论著”、“学科前瞻”、“临床医学工程”、“医械与临床”、“海外撷新”、“医械进展”、“综合述评”、“医械管理”、“使用、维修、改进”与“消息”等专栏，在开发、研制和生产、应用及各类医院、科研单位、生产企业、高等院校、卫生机构，管理部门和销售等方面均拥有大批读者。质量本刊内容丰富，信息量大，影响广泛，受到好评。

中国医疗器械杂志》编辑部

电 话：021-56637728

传 真：021-56637728

邮 箱：chjmi@263.net

地 址：上海市民和路154号

科讯交流有限公司

科讯交流有限公司（TEL）创建于1987年，总部设在香港，另于北京、上海、深圳、大连和兰州分别设立了公司及联络处。

公司的主要经营项目有出版《世界》系列杂志包括《世界医疗器械》(IMD)、世界康复工程与器械》(IRED) 及《世界广播电视丨世界宽带网络》(IBI/IBN)。

《科讯网》tech-ex.com是以《世界》系列杂志为后盾而建立起来的跨行业交流平台，有两个专业网：科讯医疗网md.tech-ex.com及科讯广电网bc.tech-ex.com。亦设了专为年青一代的科讯优网u.tech-ex.com提供在线教育。並设立医疗英文网站www.com2med.com为中国医疗产品提供一个医疗采购网给世界医疗行业买家。

《世界医疗器械》为蓬勃发展的医疗卫生领域介绍适合国情的先进医疗器械产品，在全国地方、军队医院广为发行，并获国家经济贸易委员会医药司、总后勤部卫生部药品器材局等机构支持。

《世界康复工程与器械》于2011年7月創刊，目标为推动中国康复工程事业蓬勃发展的助推器。致力打造康复工程领域界集生产厂商、大专院校、科研单位、医院及用户等五方面于一体的信息交流平台，获国家康复辅具研究中心、中国康复研究中心等机构支持。

科讯网出版电子e刊包括科讯医疗器械e周刊及科讯康复工程e月刊，直接发送，让读者收到最新、最快的行业资讯。

科讯网(Tech-ex.com)是利用科讯集团拥有的印刷与网络杂志、展览及会议、互联网及视频，提供跨行业交流机会的平台，不但提供丰富多样的在线(on-line)及离线(off-line)服务，更发挥传統与新媒体结合的优势。

香港：(852) 2602 6300
上海：(021) 3221 1510
北京：(010) 6802 5060
深圳：(0755) 2518 6600

《中国医疗》

《中国医疗》是由香港捷通企业集团有限公司出资创办的，中国医药国际交流中心协办，卫计委国际交流与合作中心具体指导的面向临床医生、卫生管理部门、医疗器械生产单位和经营单位、科研院所的医疗类专业性期刊。创刊十年以来，作为行业领先媒体，一直以来为超过五万的专业读者提供最新的行业动态、市场研究、技术报告等全方位资讯，是您了解医疗器械行业信息，进行产品推广的有效工具。

《中国医疗》主要内容包括：

专家访谈：结合每期的重点，《中国医疗》采访部分权威专家和学者，倾听专家在该领域的最新见解。

神经外科专栏：该栏目主要介绍神经外科行业的新技术新进展。

放射专栏：该栏目主要介绍医学影像行业的新技术新进展。

麻醉专栏：该栏目主要介绍医学麻醉行业的新技术新进展。

医疗器械注册与法规论坛：由业内人士共同交流医疗器械注册和法规的信息及经验。

人力资源管理与企业文化：该栏目主要由业内人士共同交流医疗器械领域人才的信息及管理经验。

应用与交流：由临床医生和企业技术人员共同交流医疗产品在研发和临床使用中的信息。介绍企业色产品、经营管理、经验交流、行业发展等内容。

展会信息：介绍最新展览会及学术会信息。

此外，还设有手术室与急救、政策法规、企业专访等十几个栏目。

《中国医疗》杂志通过每年参加的国内近30个、国外10余个医疗器械专业展览会及学术会，已成为全球医疗领域华人读者所共知的刊物。并与各国使馆商务处，全球医疗器械知名厂商、学会、协会建立了良好的合作关系。

读者范围及构成：

本刊适合中高级医务工作者、医疗器械企业经营管理人员以及行业部门领导阅读。其中临床医生及医院管理者占43%，生产厂商及经营公司占41%，科研院所及大专院校占8%，　政府部门占5%，其他占3%。

出版日期：《中国医疗》每年出版4期。

联系人：李妍

电 话：010-82608228　传 真：010-82609915

地 址：北京市海淀区苏州街18号长远天地大厦B2座12A08-09室

中国医学装备网

中国医学装备网（www.came-online.org）是为上级业务主管部门、会员及医疗卫生机构、医学装备产销企业提供信息 交流的平台和对外宣传的窗口。为了贯彻执行“建设行业知名网站”和“打造行业内具有影响力网站”总体目标，面向社会更好地服务会员和用户，促进协会各项工 作科学、健康、和谐地发展。网站于2007年7月3日和2009年3月4日先后进行两次升级改版。升级后的网站除继续承担卫生部医学装备技术评估选型项目 的申报、评估、管理、公示工作；协会团体会员征集、服务工作，职业培训和继续教育的远程服务、适宜医学装备技术推广，IHE-C测试、管理，评估选型产品 展示，分类代码修订，会议网上报名，国家相关软课题调研等工作外。同时开通网络讲堂、采购与供应信息交流指南两个栏目，有偿服务广大用户。

多年来，在全国广大医学装备应用、管理、科研教学、生产营销单位和个人的大力支持下，不断向前发展。

联系人：李路斌
电 话：010-88312048
网 址：www.came-online.org
邮 箱：wgm_413@163.com
地 址：北京市西城区车公庄大街九号院五栋大楼 B2座802室

中国医疗器械信息网

中国医疗器械信息网（www.cmdi.gov.cn）,始建于1998年10月，由国家食品监督管理总局信息中心主办，经过多年发展，已成为中国医械行业中最为权威和专业的网络平台。

简介

CMDI取自china medical device information的缩写。

网站内容涵盖了医疗器械及周边行业的资讯、监管、服务、政策、专业数据查询及网上博览会几大内容，为广大医疗器械生产和经营企业、医疗机构提供权威、专业、及时、准确、详实的资讯信息及专业数据，同时促进医疗器械生产企业、经营企业和医疗机构的商务交流合作。

发展历程

国家食品药品监督管理局信息中心成立于1978年，是国家食品药品监督管理局直属事业单位。主要负责食品药品监管信息化建设，开展面向政府决策和科技决策的信息研究，承担国家科研项目，进行国内外药品、医疗器械、保健食品等相关信息的收集、研究分析与服务等工作。

作为从事医药信息的专业机构，国家食品药品监督管理局信息中心有着近30年为政府、企业和社会公众服务的历史，拥有一支年富力强、朝气蓬勃的信息研究团队，凭借人才优势和丰富的经验，开发了大量权威的信息产品，为药品、医疗器械的监管、科研开发、生产经营、临床使用以至整个行业经济发展做出了应有的贡献。

国家食品药品监督管理局信息中心现已成为政府决策信息支持中心、食品药品信息数据分析及发布中心、食品药品监管信息化技术支持中心、食品药品信息的检索和咨询中心。

理念

以监督为中心，保安全为目的

子频道

资讯：提供热点新闻、技术创新、医院动向、会议展会等综合信息。

监管：各省局和地方局的监管动态和产品质量等信息。

服务：提供专业数据库查询，办事指南，相关部门介绍及行业相关数据资料等服务。

政策：包括国家和地方的法律法规、各部门的规章及规范性文件，政策解读。

网上博览会：为医疗器械生产企业和经营企业提供企业自身的品牌文化展示及产品展示的平台。

专业数据库

发布了30万余条厂家、近10余万家医疗机构信息，以及各级政府部门批准的所有医疗器械产品。共包括以下14个数据库：医疗卫生机构库、医疗器械国产产品库、医疗器械进口产品库、医疗器械生产企业库、医疗器械经营企业库、医疗器械国外厂商库、医疗器械出口产品库、医疗器械产品专利库、医疗器械抽检数据库、医疗器械退审数据库、医疗器械标准目录库、医疗器械分类目录库、医疗器械受检目录库、医疗器械分类界定库。

电 话：010-88330123　传 真：010-88330123

网 址：www.cmdi.gov.cn

七、医学装备企业论文选录

TomoTherapy螺旋断层放疗系统

恒欣科技（香港）有限公司，TomoKnife (Hong Kong) Ltd.

癌情分析与放疗价值

2014年2月4日，世界癌症日，世界卫生组织警告民众未来将出现癌症病例高发问题。日前，该组织发布的《世界癌症报告》预测，到2030年，全球癌症患者将增加50%。报告中称，2012年全世界有1400万新发癌症病例，癌症死亡人数达820万。中国新诊断癌症病例为307万，占全球总数的21.8%。癌症死亡人数约220万，占到全球癌症死亡人数的26.9%。这些数字略低于中国本国2012年的统计数字。

据《2012年中国肿瘤登记年报统计》显示，（数据源采自2009年的数据），我国每年新增癌症患者312万，平均每分钟有6人被诊断出患癌，每年癌症死亡250万。中国癌情十分严峻。

上世纪90年代的数据统计，恶性肿瘤的5年生存率在45%，其中手术的贡献占22%，放射治疗的贡献占18%，化学治疗及其他的贡献率占5%。近期的数据显示，恶性肿瘤的5年生存率上升达到55%（手术27%，放疗22%，化疗及其他6%）或更高。手术、放疗和化疗所占贡献率比例与之前相差不大。所以，现阶段放射治疗仍是肿瘤治疗的重要手段之一。

65～75%的恶性肿瘤患者在其治疗的某个阶段都需要接受不同形式的放疗，而一些早期癌症患者如鼻咽癌、喉癌、霍奇金氏病等单纯接受放疗即可治愈。目前，在中国，接受放射治疗的患者比例大约30%，放疗还有很大的发展潜力。

最近，张玉蛟教授（University of Texas MD Anderson Cancer Center终身教授，胸部放射肿瘤科和立体定向放射科主任，美国放射学会放射肺癌组主席，同时是中美放射肿瘤协会主席）特别指出：放疗仍是效价比最高的肿瘤疗法。在美国，肿瘤的治愈率大概在60%-70%，一半或者是超过一半的肿瘤的治愈是依靠或者有放射疗法参与的。另外，在美国联邦医疗局的数据显示，在所有肿瘤治疗的开销当中，用于放射治疗的费用小于5%，即放疗界用小于5%的社会资源，治愈/参与治愈了35%的肿瘤病人，更不用提它在其他如姑息减症治疗方面的作用。可以说，在指征符合的情况下，放射治疗是效价比最高的一种治疗方法。

放射治疗实施的主流设备为外照射直线加速器类设备，也是放射治疗患者数目最多的一类设备。从技术的发展来看，直线加速器经历了二维普放，三维适形（3D-CRT），调强放疗（IMRT），图像引导放疗（IGRT）阶段，今后还将发展剂量引导的自适应放疗（DGRT-ART）。IMRT和IGRT技术是现阶段放疗设备提供商研究的重点，也是临床医生研究的热点，同时也是高端放疗设备必不可少的功能。

螺旋断层放疗系统介绍

TomoTherapy（简称TOMO）——螺旋断层放疗系统，是从1990年开始由美国威斯康星大学和后来组建TomoTherapy公司(现在为Accuray公司) 的Rockwell Mackie和Paul Reckwerdt一起研发的最新一代放射治疗设备。

TOMO将6MV加速器集成在CT机架里，是一种在CT图像引导下，以调强治疗为主的当代最先进的放疗设备之一。其360度全角度照射概念、单次照射多达数万个子野数目、薄层照射理念，二元气动多叶光栅，实时IGRT影像引导，独创的自适应计划等创新科技及专利技术，被公认为现代影像引导放疗的代表之作（见图1）。

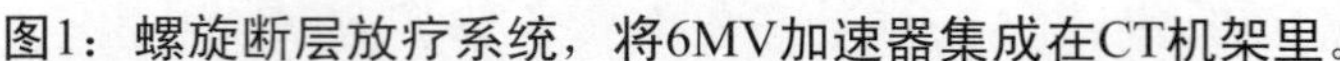
图1：螺旋断层放疗系统，将6MV加速器集成在CT机架里。

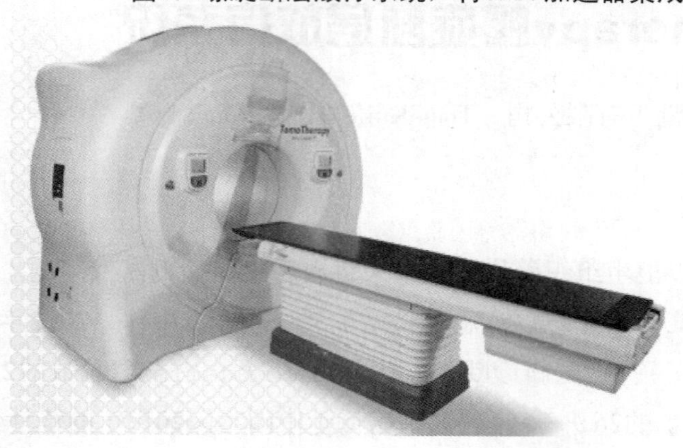

TOMO的临床应用范围非常广泛，既可以用无创、无框架的立体定向方式精确治疗小到0.6厘米左右的单个或多个颅内外的小肿瘤病灶，也能对60厘米直径的横断面和150厘米长的全身范围内的大肿瘤进行影像引导下的调强治疗（如全脑脊髓和全身骨髓调强照射）。其适应症几乎覆盖所有适合放射治疗的病例、特别是调强治疗的病症（见图2）。TOMO着重强调并解决了当代以及今后精确放射治疗所关注的三大议题：1）逆向调强IMRT，2）影像引导IGRT，3）自适应放疗ART。

图2：TomoTherapy所能够治疗的各种肿瘤类型。

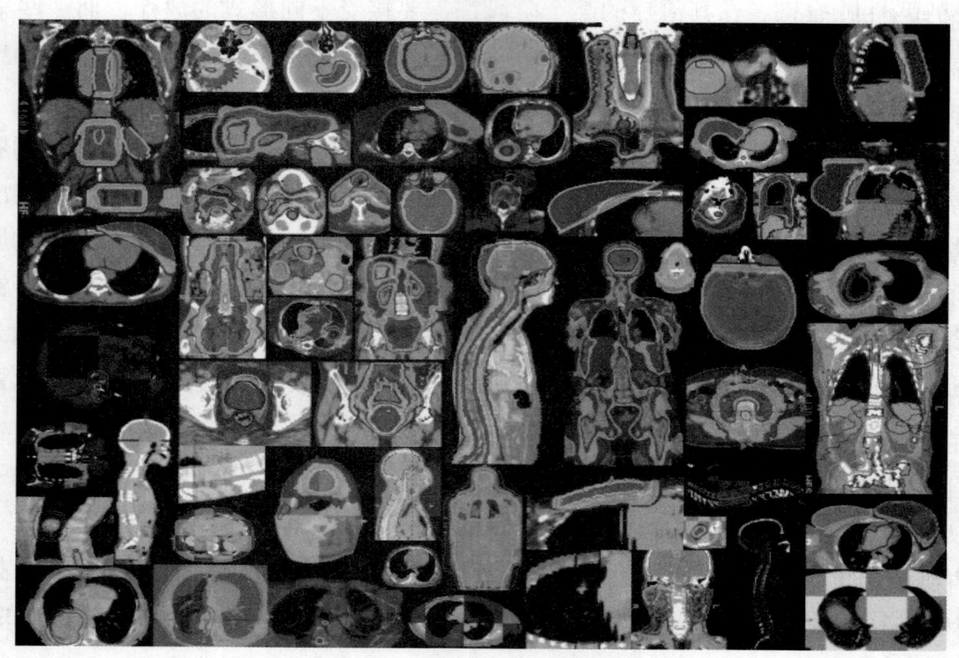

TOMO突破了传统肿瘤放疗的诸多局限，将当代影像引导逆向调强技术（IG/IMRT）推进到一个新境界。

医院配置TOMO的理由

医院在论证配置高端放疗设备的时候，通常会考虑到以下四点：

差异性（是否买到差别化的产品，质上的差异性？）

通常大型医院已经安装有多个厂家的加速器，如果再添置传统C型臂式加速器，即使是高端配置机型，外观差不多，也只是执行效率上略为提高了一些，但是剂量分布能力，治疗肿瘤的类型、大小和范围等都没有实质性改变。传统加速器的基本技术和构架还是基于70年代的思路。再添加一台传统加速器，对医院、放疗科以及癌症患者而言，影响和印象都只是一个数量上的变化，并无技术上质的变化，与其他医院的治疗手段和水平难有显著的差异性。

TOMO系统，无论从设备外观（见图1）、系统结构、治疗范围、机房屏蔽等角度上，都具有强烈的差异性。

TOMO采用滑环机架式的设计，利用单一的6MV 扇形束X射线，对肿瘤靶区进行360度的螺旋断层照射。专利的二元化气动多叶光栅设计，可以实现每个子野100级以上的强度调制能力。没有C型臂加速器拥有的许多治疗附件。无机架与病人碰撞可能，无楔形板，无需考量机架角度、准直器角度、治疗床角度，无手控仪，无多叶准直器考量，无多叶准直器马达，无照野大小限制，无光野，无电子线，无电子限光筒等。

TOMO的治疗范围不再受肿瘤大小、肿瘤位置、复杂程度的限制，并且可同时照射多靶区，甚至可以完成最复杂的全身调强治疗（范围长达150厘米，截面直径可达60厘米，为其独有技术），一次照射无需接野。

TOMO系统使用单一6MV的X射线进行治疗，不会产生中子污染。同时，系统自带14厘米的挡铅实现主束自屏蔽。TOMO的机房屏蔽不需要主束防护，房间的防护以漏散射线防护为主，大大结省了机房的建设成本。

竞争力（是否具备超越传统加速器的各种能力以及衍生效应？）

放射治疗的技术进步和水平的提升主要体现在：1）处置剂量分布的能力（设备产生剂量可以根据临床要求高能高、低要低，而且肿瘤的范围和大小不受限制）。2）设备能够确保每天的计划剂量分布可以精确实施到位。

TOMO和传统加速器的最主要区别就在于TOMO能够产生临床上要求最复杂的剂量分布，比如全身骨髓调强剂量分布、各种大范围，多发转移病灶的剂量要求等。其次，完全不同于传统加速器为实现三维影像引导而弥补性添加的CBCT（锥形束CT），TOMO就是在螺旋CT构架基础上发展而来，本身就是CT机。其一体化的低剂量CT扫描可以方便地运用到每次治疗前的摆位修正，从而确保优异的剂量分布每次都得以精确实施。再有TOMO一次摆位治疗的范围可以达到150厘米X 60厘米直径体积，而传统加速器最大射野一般限制在40厘米X 40厘米，因此TOMO治疗大范围、多发转移肿瘤的能力是传统加速器无法比拟的，从而在临床上突破了传统加速器的诸多限制，将放射治疗的能力提升了一大步，可以极大提高医院放疗的水平和能力以及对内对外的竞争力。放疗技术水平的提高可以带动医院的科研能力和平台提升，也带动病人治愈率和治疗质量提升，产生良好的社会效益和经济效益。

TOMO具有高度的集成性，计划完成就可以直接治疗，避免了不同系统间数据传输可能产生的附加错误风险。一体化的质量验证（QA）组件，使得原本复杂的患者及设备质量保证工作变得简单易行。

前瞻性（技术超前与否，未来5到10年是否落后，是否占据技术制高点？）

放射治疗技术过去十年来的进步主要体现在IMRT（调强放疗），IGRT（影像引导放疗）和ART（自适应放疗）。而TOMO正是这些技术的金标准、先行者和引导者，也是各种传统加速器模仿的对象。特别是近年来传统高端加速器必备的新功能：旋转调强技术就是在效仿TOMO的特点，但由于基本结构不同，尤其是机架结构（CT滑环vs C型臂），多叶光栅（二元气动vs马达驱动）等关键系统部件的差异，传统高端加速器仍无法达到TOMO的剂量调制能力和治疗范围等。

而TOMO的自适应技术以及最新发展的非螺旋治疗模式、快速计算和快速执行等新功能将TOMO又推动到一个更新的平台，使之成为治疗范围全覆盖，从简单（3D-CRT）到复杂，都可以高效快速完成计划和治疗的一种全功能新平台的放疗设备。就像多年前在放疗界就有人指出的那样：TOMO将取代传统加速器而成为实现影像引导调强放疗的最佳平台。

成熟稳定性（是否经得住临床检验？是否得到专业机构与人员的认可？）

到2013年底，全球已经安装了近500台TOMO，并治疗了数十万名患者。一大批世界知名肿瘤中心相继装备了一台或多台螺旋断层放疗系统。这些顶级医院包括美国M.D. Anderson （Orlando）、加州大学旧金山分校（UCSF）、洛杉矶City of Hope，华盛顿Swedish Medical Center、U.C.DAVIS，德国海德堡/国立癌症研究中心，法国居里研究所（Curie Institute），新加坡国立癌症中心（NCC），韩国国家癌症中心（NCC）、延世大学，台湾台大医院、荣总，印度（Tata Medical Centre）等一大批世界知名医院和肿瘤中心。全球范围内TOMO系统的平均开机率在95%以上，运行状态良好。

有超过1500篇以上的国际临床文献和报道对其技术平台的先进性和临床疗效的优异性予以肯定（见临床文献综述）。全球的众多TOMO治疗中心还在持续不断开展新的临床应用领域的研究。每年都有十几篇以上的论文发表在放疗领域的顶级期刊上。

2012年，中国医学装备协会受卫生部委托，对当时国内在用的8台TOMO系统的技术特点和临床疗效进行评估。协会的工作人员通过发放调研表、召开专家座谈会和实施走访医疗机构的方法，直接获取临床医师、医学工程师等专业人员的评价信息。对TOMO的技术优势和临床贡献予以认可。建议按照有序发展，逐步扩大的原则，增加TOMO的配置规划。见图3。在这篇文章中，系统的总结了TOMO的临床评价：治疗范围广，治愈率高，缩短治疗疗程，患者不良反应轻。

TOMO在中国临床应用收获

中国医学装备2012年9月第9卷第9期 China Medical Equipment 2012 September Vol.9 NO.9

综　述 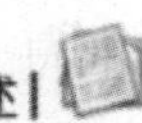

螺旋断层放射治疗(TOMO)装备应用评价

刘晓征[①] 杨建龙[②]

[文章编号] 1672-8270(2012)09-0055-03 [中图分类号] TH774 [文献标识码] A

[摘要] 目的：综合分析我国螺旋断层放射治疗(TOMO)设备的配置和临床应用情况，评价TOMO的技术特点和临床疗效，为推动放射治疗装备技术合理利用和科学发展提供参考。方法：采取发放调研表、召开专家座谈和实地走访医疗机构的方法，直接获取临床医师、医学工程师等专业人员的评价信息。结果：掌握我国TOMO设备配置和使用总体情况，从临床应用角度总结TOMO的技术特点和疗效优势，明确TOMO临床适用范围，提出发展TOMO技术的配置规划和管理建议。结论：根据TOMO临床适用病症，按照有序发展、逐步扩大的原则，增加TOMO配置规划，优先在具备条件的大城市科研型三甲医院配置。

[关键词] 螺旋断层放射治疗；技术特点；临床应用；评价

Evaluation of application of TOMO devices/LIU Xiao-zheng, YANG Jian-long// China Medical Equipment,2012,9(9):55-57.

[Abstract] Objective: To comprehensively analyze the configuration and clinical application of TOMO devices in China and evaluate their technical features and clinical efficacy to provide reference for reasonable use and scientific development of radiotherapy technology in our country. **Methods:** The opinions of physicians and technicians were obtained with questionnaire, experts symposium and on-spot inspection. **Results:** The overall configuration and application of TOMO devices in China was preliminarily investigated. Meanwhile, the advantage of their clinical features and therapeutic efficacy were summarized to determine the suitable range for their application. Then we put forward the plan and suggestion for their configuration and development. **Conclusion:** The TOMO devices can be configured based on the clinical indications and principle of orderly development. They should be firstly configured in grade-III hospitals in big cities.

[Key words] TOMO; Technical feature; Clinical application; Evaluation

[First-author's address] China Association of Medical Equipment, Beijing 100044, China.

作者简介
刘晓征，女，(1978-)，硕士，助理研究员。中国医学装备协会，从事与卫生经济学相关课题的研究。

目前，国内共有11台TOMO投入临床使用。包括中国医学科学院附属肿瘤医院、北京协和医院、北京解放军总医院（301医院）、北京空军总院、北京军区总院、上海复旦大学附属中山医院、四川省肿瘤医院、昆明医科大学附属第一医院、南京八一医院、广州军区总医院、沈阳军区总医院，取得了很好的临床效果。

2014年，山东省肿瘤医院、广东省中山肿瘤医院、浙江省肿瘤医院、南京鼓楼医院、成都军区总医院、307医院、上海455医院等优秀的肿瘤中心也会相继配置、安装TOMO系统。

从2007年9月第一台TOMO在301医院启用，到2013年底，国内肿瘤治疗中心累计在TOMO系统上治疗的患者已超过一万例。发表在中文学术期刊上的文献超过200篇，英文学术期刊文献数十篇。出版了TOMO专著2本：《TomoTherapy肿瘤断层放射治疗》、《TomoTherapy断层放射治疗临床应用共识》。

以301为例，从2007年9月到2013年8月，在TOMO系统上累计治疗患者2253例。截止到2012年底，放疗科的医生和物理师累计发表关于TOMO系统的中文核心期刊文章35篇，英文SCI文章5篇，EI文章2篇，Medline文章3篇。并承担了首都医学发展科研基金、国家自然科技资金、解放军总医院苗圃基金、科研扶持基金等多项TOMO相关课题。出版了由马林、王连元、周桂霞主任主编的《TomoTherapy肿瘤断层放射治疗》专著一本。

TOMO在中国的应用有着非常鲜明的特点：

治疗患者数目多。目前，在我国，平均每台设备每天治疗50人次左右，患者最多的治疗中心每天治疗的患者在70人次以上。在国外，以美国为例，平均每台设备每天治疗15至20人次，虽然，TOMO引进中国相对较晚，目前在用系统也相对较少，但是在治疗患者的总数及积累的临床病例和经验上，已居世界领先地位。

治疗病种广泛。目前国内TOMO治疗病例统计显示，复杂病例和传统加速器无法完成的病例占多数。治疗肿瘤的尺寸不受限制，从头部很小的垂体瘤，到骨髓移植前的全身全骨髓照射。治疗肿瘤的部位不受限制，包括头颈、食管、肺、肝、胰腺、宫颈、乳腺、前列腺、膀胱等等全身各个部位。在中国，癌症患者以中、晚期病例为多数，其特点是以多发、远端转移为特征。TOMO在治疗此类患者时尤其适合，不仅因为其可以一次治疗150厘米长度范围内的多个肿瘤靶区，提高临床治疗效率，更重要的是它拓展了基于传统C型臂加速器的放疗适应症，使得原来“不可治”的肿瘤变为“可治”，使得原来只能实施“姑息剂量”的放疗变为可以实施“根治剂量”的放疗。对于某些病例，TOMO可以在无创条件下，像外科手术一样对肿瘤进行定点、或多点清除，使得患者长期“带瘤生存”成为可能。

TOMO的治疗水平与发达国家同步，并逐步探索和形成了适合中国高发肿瘤病种的治疗模式。例如，鼻咽癌，肝癌，胰腺癌的研究上目前已取得了良好的成果。

鼻咽癌(NPC)，在世界范围内的平均发病率不到十万分之一，然而在中国的南方，如广东，广西、福建、台湾等地比较常见。尤其是在广东，它的发病率高达十万分之二十五，是世界平均发病率的25倍，所以鼻咽癌在国际上又叫Cantonese Cancer(广东癌)，是唯一一个以地名命名的癌肿。鼻咽癌的肿瘤由于其解剖结构复杂，周围神经、血管丰富，所以手术往往难以施展。同时，鼻咽癌对射线很敏感，所以鼻咽癌的治疗是以放射治疗为首选和主要手段。早期的鼻咽癌，3年的生存率单纯的依靠放疗就可高达90%以上。然而传统的加速器，由于剂量适形度难以很好的满足要求，所以即使对鼻咽癌的局控率和生存率有不错的指标，但是对正常组织，例如腮腺的保护不是很好，患者往往会出现口干的副反应。还有例如吞咽困难，视力下降等。使用TOMO后，在保证生存率不降的前提下，患者口干，吞咽困难等副反应的几率大大降低。在北京301医院以及广州军区总医院都有很好的文章发表，证明了TOMO是最容易达到鼻咽癌临床规范的放疗系统。

肝癌：全球约50%的新发肝癌出现在中国，在肝癌的死亡病例中，中国占到约51%。在中国，肝癌死亡率是所有癌症死亡率中第二高的肿瘤。（据《2012年中国肿瘤登记年报》统计）传统的放疗认为，肝部肿瘤是不适合做放疗的。在上海中山医院，曾昭冲主任在实施原发性肝癌以及转移性肝癌放疗上，积累了丰富的经验。2013年中，曾昭冲主任主编出版了《原发性肝癌放射治疗临床实践》一书，系统的总结了原发性肝癌的放射治疗，填补了在该领域内没有专著的空白，书中90%以上的病例全部在TOMO上进行治疗完成的。

胰腺癌：胰腺癌是一种恶性程度很高，诊断和治疗都很困难的消化道恶性肿瘤，据2012年我国癌症死亡率统计报告，胰腺癌死亡率排在第9位。手术作为胰腺癌首选治疗方法治疗结果遭遇瓶颈，可切除胰腺癌中位生存期为15-19月，5年总生存小于20%。而80%的胰腺癌患者，发现的时候已经无法手术，这些患者的中位生存期大约6个月。2012年，央视报道了韩国利用肿瘤化疗结合TOMO进行放疗，使这部分患者的平均生存期达到21个月。在我国，空军总医院在利用TOMO进行胰腺癌放疗方面做了很多很好的探索，患者的平均生存期大幅提高，接近国外的报道，同时，在对剂量分割模式的探索上也做了很多的工作和贡献。随着使用经验的进一步积累，相信会带来更好的临床疗效。同时在国内，上海中山和南京八一医院都在使用TOMO进行胰腺癌放疗的相关研究。

TOMO新技术

图4：螺旋断层与径照放射治疗系统（简称TomoHD）

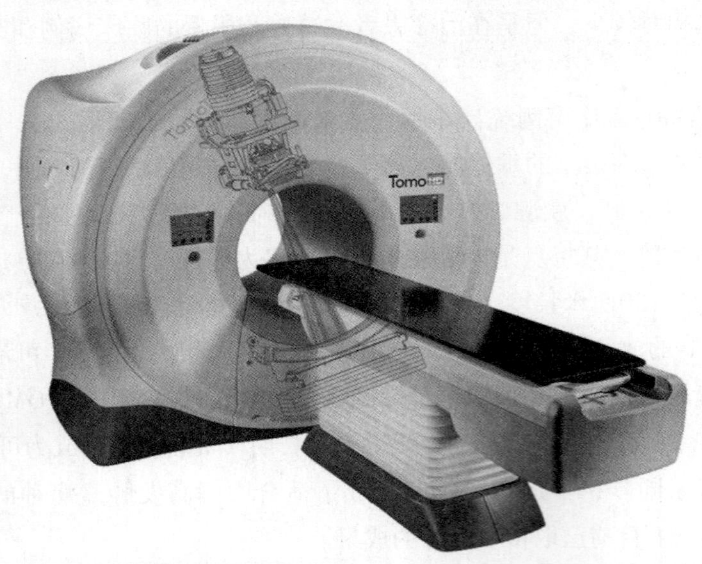

近年来，TomoTherapy又在原来的螺旋断层放疗HiArt系统的基础上发展出了“断层径照”（TomoDirect™）的新功能，作为标准配置包含在TomoHD的新机型里（螺旋断层与径照放射治疗系统，见图4）。这是在螺旋断层放疗技术的基础上又一项重要突破。这项技术可以通过1 到12 个固定治疗角度，结合二元气动MLC 对射线快速调制以及治疗床的移动来产生高度适形的剂量分布（见图5）。

美国MD Anderson肿瘤中心的LANGEN博士对用螺旋断层方式和断层径照方式在APBI乳腺癌治疗的计划对比研究中发现，对靶区的适形度上，螺旋断层的剂量分布要更好，但是断层径照对同侧肺的保护上，明显超过螺旋断层方式（ Int. J. Radiation Oncology Biol. Phys., Vol. 70, No. 4, pp. 1272–1280, 2008 ）。

ALYSON MCINTOSH等人在运用断层径照研究乳腺癌治疗上也得出同样或类似的结果，即对肺，心脏等关键器官的保护上，断层径照优势明显（ Int. J. Radiation Oncology Biol. Phys., Vol. 71, No. 2, pp. 603–610, 2008 ）。

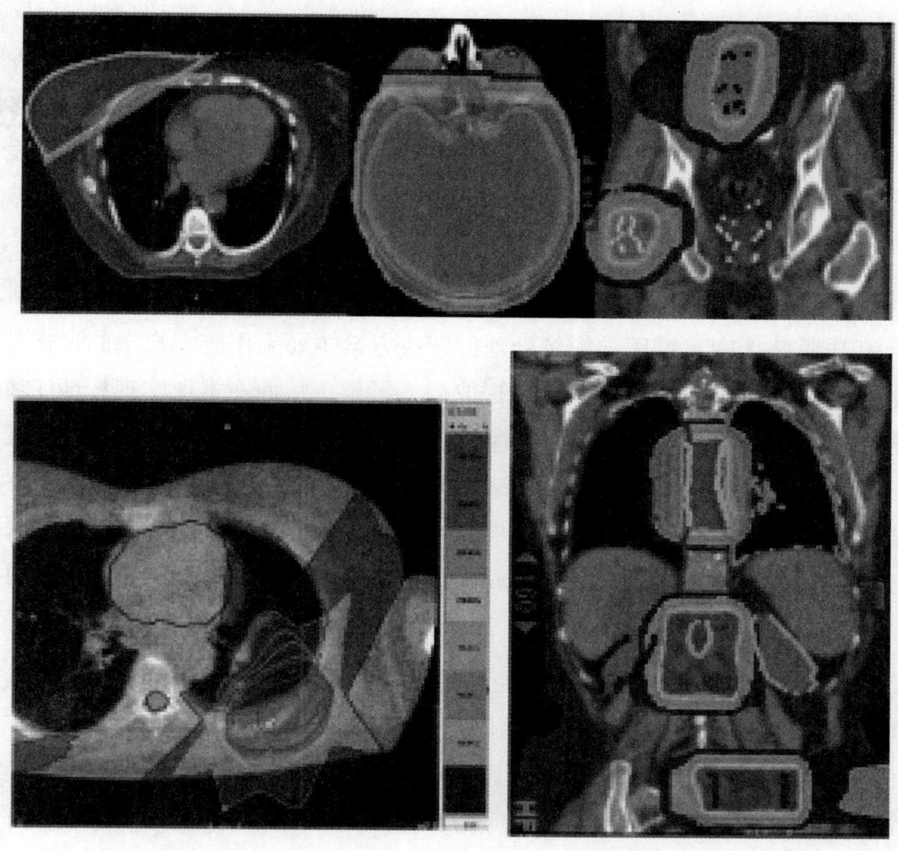

图5：TomoHD除了螺旋断层治疗模式外，还可以进行非螺旋式治疗。

在威斯康星大学与TomoTherapy公司联合发表的WHITE PAPER里，也对断层径照与传统加速器治疗乳腺癌的剂量分布做了详细的研究和分析，结果是断层径照对健侧乳腺的保护，即使加上每次的MVCT图像引导也显著低于常规加速器对健侧乳腺和肺的剂量。

PierfrancescoFrancoTumori等发表了关于断层径照的临床应用结果（TomoDirect: an efficient means to deliverradiation at static angles with tomotherapy, Tumori, 97: 498-502, 2011）。其结论是在一些不太复杂的病例中（例如：乳腺癌，骨转移等），断层径照可以快速有效对其进行治疗，并且能保证良好的治疗质量和临床效果。

断层径照（TomoDirect）使得计划优化时间和治疗执行时间大大缩短，可以广泛取代常规三维适形和不复杂的IMRT 照射。但对于比较复杂的肿瘤治疗如头颈肿瘤，全身骨髓放疗TMI 等，螺旋断层治疗方式仍将是最佳选择。断层径照将进一步提高TomoTherapy整体的临床应用的能力和效率。

随着中国经济的快速平稳发展，人民对生活质量和医疗水平的要求有了进一步提高。中国的放射治疗事业也会走上快速稳健发展的道路。毫无疑问，断层放射治疗技术必将造福于每一位中国的癌症患者，同时为医疗卫生保健系统带来良好的社会效益和经济效益。

区域医疗环境中三维医学影像处理显示方法研究

万达信息股份有限公司
侯晓帅 孙健永 孙嘉明

摘要:目前，在医院临床中三维医学影像处理的解决方案主要采用胖客户端的形式，在客户端通过安装高端配置的医学影像工作站，从PACS系统中提取病人影像，从而在本地实现影像三维处理。随着医疗信息化发展，这种在局域网环境的三维医学影像处理方式已不适用于广域网环境。近年来，云计算技术的应用为三维医学影像处理指引了新的方向。针对于此，我们设计了一种基于Browser/Server架构的三维医学影像处理显示系统实现方案。

关键词:医学影像三维处理 云计算技术 Browser/Server架构

引言

目前医疗信息化水平在快速的发展，尤其是远程医疗、移动医疗的开展，使得传统的胖客户端的三维医学影像处理解决方案的应用逐渐受到了限制。

近年来，在硬件领域，高速发展的图形处理器GPU(Graphic Processing Unit)由于其强大的并行处理能力和高精度的浮点计算能力，使得越来越多的应用研究开始利用GPU来完成，目前基于GPU的光线投射算法是当前直接体绘制技术中的研究热点。在软件领域，云计算技术在区域医疗信息化中的应用开创了医学影像存储、处理及分析在服务器端，显示在终端，并与终端硬件无关的医学影像处理及分析的互联网时代；另外，HTML5标准的发布，使得工程师创建的富因特网应用程序(Rich Internet Applications)可以实现跨浏览器、跨平台地为用户提供服务，而不依赖于任何平台以及与平台相关的插件。目前云计算技术与HTML5结合的基于Browser/Server架构的三维医学影像处理研究成为当前医学影像三维处理领域的研究热点。

T.Sharp等人[1]在服务器利用统一计算架构CUDA(Compute Unified Device Architecture)实现了基于GPU的光线投射算法，从而达到实时体绘制的效果。Hector等人[2]实现了一个基于HTML5的三维医学影像处理显示系统，通过在服务器端事先产生出正交MPR(Orthogonal Multi-planar Reconstruction)切面图像,然后传送至客户端浏览器显示，虽然该系统实现的三维处理功能有限,却验证了云计算技术与移动互联网在区域医疗环境中结合应用进行三维医学影像处理显示的可行性。

基于此,本文设计了一个基于Browser/Server架构的三维医学影像处理显示系统，此系统包含三层框架结构，分别是图形用户界面、客户端/云端服务器通信层、云端服务器，如图1所示。此系统支持正交MPR、自由MPR、最大密度投影MIP(Maximum Intensity Projection)、体绘制VR(Volume Rendering)等常用三维医学影像处理功能。

图形用户界面

如图2所示，在客户端我们通过HTML5实现图形用户界面，HTML5是一种最新的HTML标准，HTML5所提供的canvas元素，使得浏览器能够直接在网页上绘制出从服务器接收到的医学图像。通过浏览器捕捉缩放、平移、窗宽/窗位、旋转以及其它三维交互事件来实现客户端用户与云端服务器应用程序的交互。

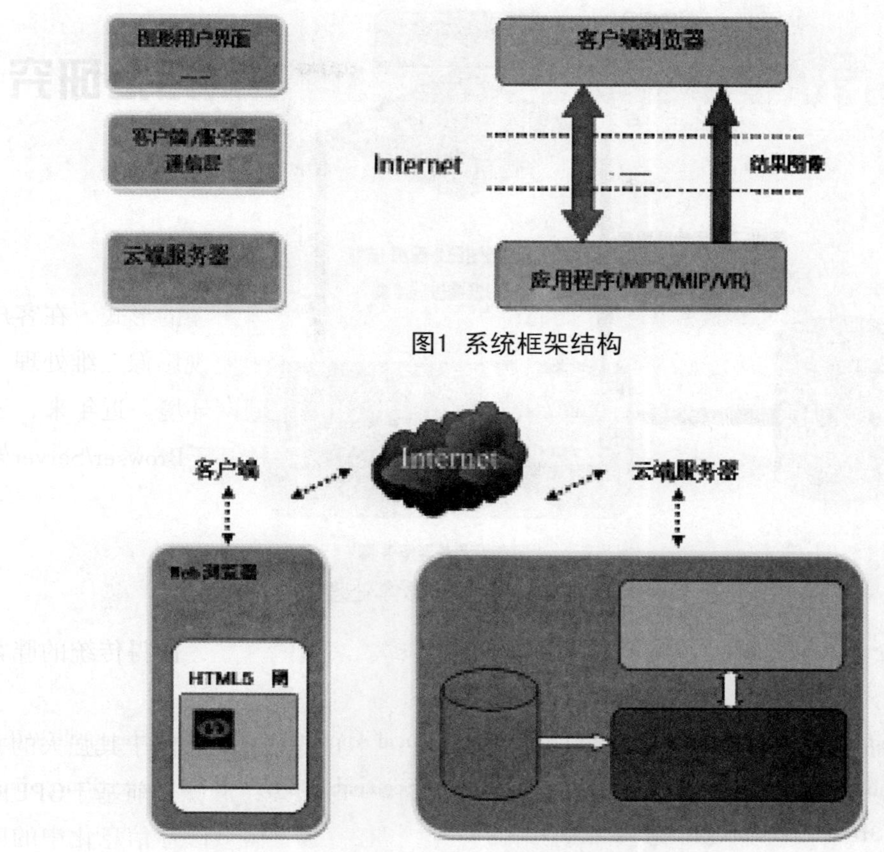

图1 系统框架结构

图2 可视化系统流程图

客户端/云端服务器通信层

由于此系统在服务器进行医学影像处理及分析，在客户端显示结果，所以客户端与服务器之间交互事件比较频繁，为了减轻服务器与网络负担，在客户端通过AJAX(Asynchronous JavaScript and XML)技术来实现与服务器的异步通信，减少冗余请求，从而减轻服务器和带宽的压力；另外由于客户端与服务器交互信息基本都是操作控制命令，我们采用JSON(JavaScript Object Notation)来交换数据,主要因为JSON是一种轻量级的数据交换格式，非常适合于服务器与JavaScript的交互。

云端服务器

为了使此系统成为一个可扩展的三维医学影像处理系统，在云端服务器我们采用GPU集群的方式进行三维医学影像处理，处理流程图如图3所示:

工作流程如下:当Web服务器接受到某个用户的请求的时候，会首先判断是否已经为此用户分配了GPU，如果没有三维医学影像处理服务器会根据当前每个GPU的工作状态选择合适的GPU分配给此用户，然后将相应的DICOM医学影像加载入GPU显存，之后的此用户对当前DICOM医学影像的处理请求都通过分配好的GPU进行处理，处理完之后将结果返回客户端进行显示。

2. 结论

本文设计了一个在广域网环境下的三维医学影像处理显示系统，并从图形用户界面、客户端/云端服务器通信层、云端服务器三个方面对系统的实现方案进行了描述，具体的三维医学影像处理显示系统有

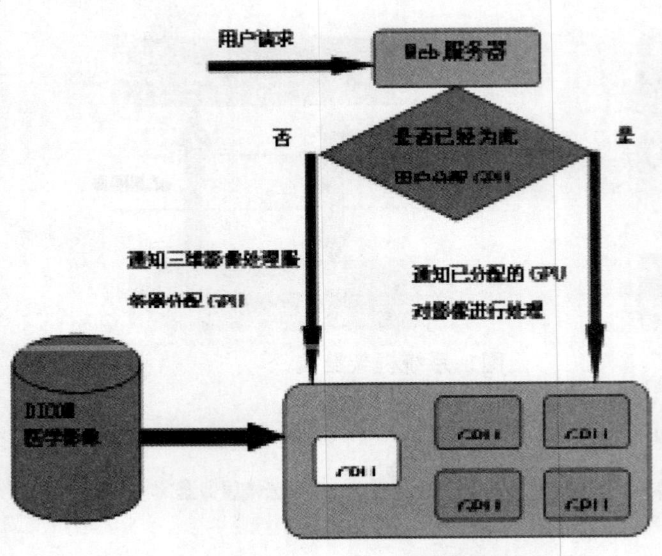

图3 基于GPU集群的三维医学影像处理流程图

待实现。

参考文献：

[1]T.Sharp et al.Volume Rendering on Server GPUs for Enterprise-Scale Medical Applications,Microsoft Research,2010.

[2]Hector Jacinto et al.A Web Interface for 3D Visualization and Interactive Segmentation of Medical Images,Proceedings of the 17th International Conference on 3D web Technology,2012.

[3]Peter Kohlmann et al.Evaluation of a Bricked Volume Layout for a Medical WorkStation based on Java,Journal of WSCG,2007.

[4]IulianaOjog et al.m3DICOM:A Platform for Mobile DICOM Visualization Based on X3D,2012.

[5]Chih-Yang Lin，Shao-Yu Liao.Using CUDA implemented volume rendering applying to medical images,Journal of Information Technology and Applications,2011.

Orion射频线圈系统—高效与优质的完美融合

奥泰医疗系统有限责任公司

在磁共振系统的各项子系统技术中，射频系统一直占据了至关重要的地位。射频系统所决定的B1均匀性和接收线圈信噪比，均对最终图像质量有着极其重要的影响。市场上最先进的全景射频系统所带来的无缝连接和并行成像灵活性，也给临床应用带来了巨大的方便和效率。

奥泰医疗系统独有的Orion一体化阵列射频系统，配有16/32个射频接收通道，是常规临床应用的顶级技术。多通道的射频系统能支持灵活的并行采集成像，而创新的矩阵线圈技术可确保获得最大信噪比，所有表面阵列相控阵线圈单元组成的线圈阵列可以同时无缝连接，一体化成一个检查阵列。这种市场上最先进的全景射频系统所带来的无缝连接和并行成像，让临床应用中的优质和高效两者兼得。

Orion射频线圈系统主要具有以下优势：

1、大范围扫描，具备极高信噪比

Orion射频系统现有的线圈有体线圈，头线圈，颈线圈，神经血管线圈，CTL脊柱线圈，躯干线圈，心脏线圈，腿部线圈，膝线圈，肩线圈，腕线圈和通用线圈。这些大量的线圈包含了人体的绝大多数主要部位和器官，再加上16/32个独立射频通道能将不同线圈中的单元组合使用，从而实现了大范围扫描。

在MRI成像中，信噪比和线圈与成像部位的距离成反比，接收线圈离人体越近，信噪比越高。因为Orion射频系统包含如此多对各个部位特有的靶线圈，使得几乎每个部位的成像都最大可能的减小接收线圈和人体的距离，从而得到最优化的信噪比。Orion射频系统的32通道CTL脊柱线圈和病床可以无缝连接，但又没有集成在病床内，这使得脊柱线圈和人体更接近，取得更加优化的信噪比。

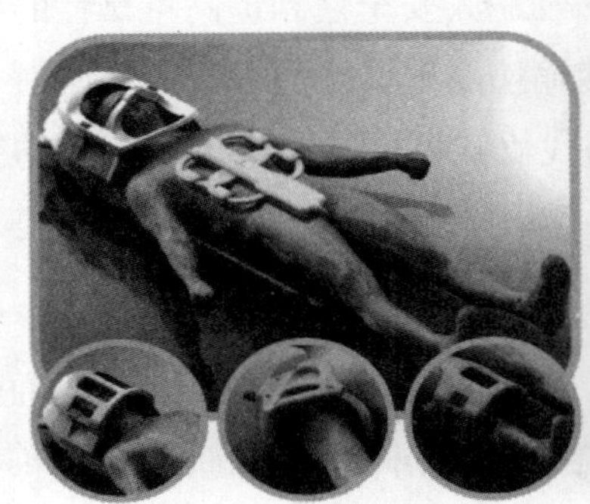

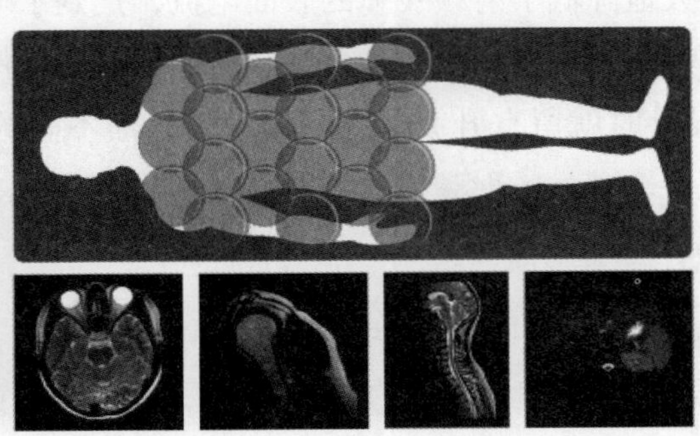

Orion RF System
一体化成像+高密度扫描系统

Centauri 1.5T采用先进的Orion射频系统，创新性地开拓了一体化成像+高密度扫描
既能不换线圈进行全身成像，又能获取更高的时间分辨率和空间分辨率。

此外，高密度的线圈单元设计使得单元面积减小，从而降低了线圈单元所接受到的噪声，进一步提高了信噪比。奥泰医疗自主设计的低噪声前置放大器有小于0.5dB的噪声系数，是业界最高水平，正是由于这一系列精益求精的设计，才使得Orion射频系统的信噪比达到业界顶级水平。

2、无需更换线圈，真正的全景一体化扫描

Orion射频系统中现有的接收线圈包含了人体的绝大多数主要部位和器官，而且这些线圈都可以组合使用，从而保证了全身检查无需进行病人重新摆位，无需更换任何线圈，给临床应用带来了极大的方便和效率。Orion射频系统在病床上设计的多个线圈接口能保证用于各个部位的线圈都能同时组合使用，从而真正实现全景一体化阵列射频系统。

3、并行接收和并行发射技术

并行成像是近年来MRI领域的一个重要技术突破，它在提高扫描效率和减少扫描时间上有重大突

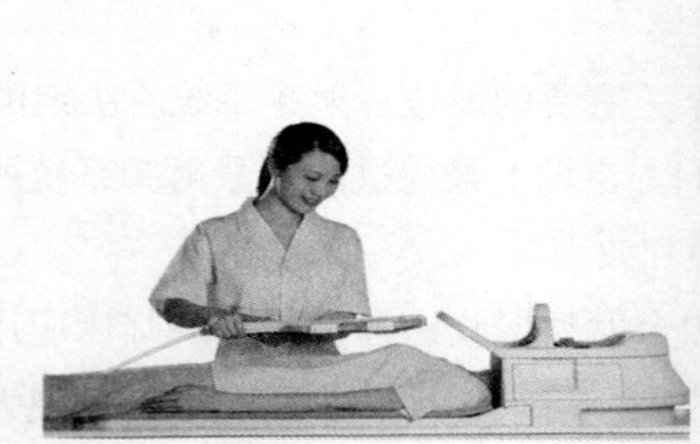

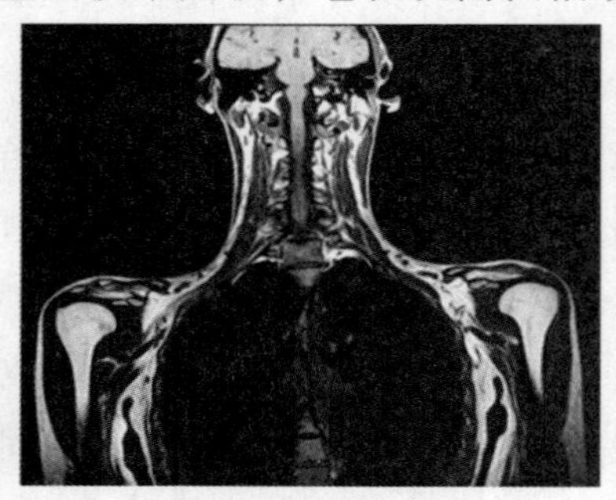

一体化+高密度组合成像优势 ➡ 头颈胸联合成像

破。Orion射频系统可以在头脚方向(head-feet)、前后方向(anterior-posterior)和左右方向(left-right)同时进行并行采集，极大地缩短了扫描时间。此外，它还使成像所需的射频脉冲的数量减少，减少了病人对射频能量(SAR)的吸收。

在3T MRI中，根据拉莫频率B ,随着场强的增大,频率增高,从而波长变短,当波长达到和人体的尺寸差不多是,会导致图像亮暗不均匀。通过采用最高可达8通道的并行发射技术可以人工调节发射场的幅值和相位，从而得到更均匀的B1场，来消除电介质伪影。

4、简单化设计,轻松实现升级需求

Orion射频系统的设计在优化性能的前提下尽可能的简化，减少整个系统的连接器个数，提高了系统可靠性和方便维护的目的。通过减少线圈中的直流控制线路，大大降低了线圈的故障发生率。射频线缆的内置巴伦设计，极大地降低了射频线缆的表面电流，达到了增加病人安全性和提高可靠性的目的。Orion射频系统还采用了光纤传输技术，信噪比高，极大地提高了传输速度。

Orion射频系统从设计时就留有升级更新的空间，只需不高的代价就可以升级为更多通道的系统。Orion射频系统还预留了一个独立的射频传输链给1H以外的原子核，以满足未来多核波谱分析的需求。

5、大功率射频放大器，全真节能

射频放大器在磁共振成像系统中的主要功能是将射频信号放大，用于激发人体内质子偏转，从而获得信号，一般要求射频放大器不仅能够输出足够的功率，还要求具有一定宽度的频带和非常好的线性。目前射频放大器主要是采用线性无失真放大，普遍采用的是AB类的设计方法，这是因为A类放大具备最佳的信号传真性，电压波形几乎无失真，但是却相当耗费电能，一般来说利用率只有20%到30%，B类放大器其电能利用率较高，理想上可至75%，但是却存在交越失真的问题，上下波形中有一部分被截断，无法全波完整放大，AB类放大器借鉴了A类和B类放大器的优点，其原理是同时用上两个B类放大电路，将两者所剩的完整半波予以合并，以此达到与A类放大等效的全波效果，AB类放大器的优点是节能，而且放大效果近似等价于A类放大器。

奥泰医疗公司作为一家自主创新的公司，具备强大的研发实力和基础，自主研发高场射频放大器，填补国内这部分研究的空白。奥泰医疗公司研发出的射频放大器全面赶超国外的先进技术，各个性能指标达到行业内的领先水平。同时放大器满足相应的IEC60601和UL 2601-1 FCC Part 18 Class A 标准，可以作为产品单独销售。

中国医疗净化空调领导者

雅士空调

自上世纪八十年代初品牌正式创立至今，雅士不显山不露水，在行业里默默前行，如闲庭信步，却为行业留下了一个个堪称里程碑的足迹。

八十年代初，雅士在九龙建厂，主要生产烟厂专用的恒温恒湿空调机组，雅士空调被作为香港政府向世界推介的名优产品和免检产品，由此蜚声海内外。面向中国大陆烟草领域这一主要市场，第一次引入恒温恒湿控制技术、脉冲喷打过滤技术、铝合金框架工艺等先进的技术及工艺。在此期间，雅士与郑州烟草研究院合作，参与了烟草空调国家现行标准的制订。

九十年代末，香港回归以后，雅士创始人、香港老人张如山先生在广州番禺投资建设雅士在大陆的第一间工厂，拉开了在大陆蓬勃发展的序幕。期间，雅士的高品质产品吸引了业内多家净化行业龙头企业的关注，如：灵镜、四腾等。从而快速进入了医疗净化空调领域，成长为净化行业一线强势品牌，将高端医疗净化空调的大半江山揽于手中。多年来，雅士如一个低调的隐者，在背后引领着净化行业尖端的技术，完美的品质前行。

近年，以董事长王洪军为首的新的决策层、管理层注入雅士，将雅士推上了国际化发展之路，业务遍及生物、工业净化等行业空调领域，产品覆盖了从主机到末端、自控的中央空调全系列。

历史就像一艘船，承载着我们的记忆驶向未来。雅士如梅如兰，在市场的喧嚣中，不悲不喜地绽放着。

正文：

上世纪70年代初，当中央空调在国内还处于懵懂年代，永通工程公司在香港成立，主要承接香港贵族中央空调、空气净化项目。该公司，就是目前在净化空调行业“一线品牌”----雅士空调的前身。

80年代初，内地进入改革开放之初。永通公司在香港九龙建厂，正式创立雅士空调，主要生产高端商用中央空调、烟厂专用的恒温恒湿空调机组。由于技术精良、选材考究，做工精细，同年，雅士空调被香港政府评为名优产品和免检产品，并大力向世界推介，由此蜚声海内外。

在开拓海外市场同时，雅士从零陵卷烟厂开始，快速涉足内地烟厂专用空调领域，在该领域，雅士在业内第一次引入恒温恒湿控制技术、脉冲喷打过滤技术、铝合金框架工艺等先进的技术及工艺。在这个阶段，雅士的在业内非标定制能力得到一致认可。

同期，雅士空调与郑州烟草研究院合作，参与了烟草空调国家现行标准的制订。从产品研发、生产到销售渠道，乃至到行业规则制定，业界无出其右，雅士空调成为烟草专用空调领域的领军品牌。

一路如闲庭信步，却默默地为行业留下了一个个堪称里程碑的足迹。

九十年代末，雅士正式在广州番禺投资建设工厂，由此拉开了在内地蓬勃发展的序幕。

期间，由于净化工程行业诸多巨头公司的认可及强力推进，雅士快速进入了医疗净化空调领域，并一发而不可收，将高端医疗净化空调的大半江山揽于手中，所占市场份额高达70%以上。销售渠道囊括了业内所有核心净化公司，诸如灵镜、四腾、华康世纪、尚荣、环亚、久信、三医特、新华医疗等行业巨头，项目几乎遍布国内三甲医院和香港、澳门等地的大部分医院。中国排名前10的医院，有9家选择了雅士；2008年至2012年5年间，获国家“鲁班奖”的医院项目32家，雅士参与13家。

随着国内洁净技术的蓬勃发展和GMP认证的开展，雅士不仅在医疗净化空调领域遥遥领先，在洁净厂房领域也颇有建树，从宝洁、强生、雅培、美赞臣、罗氏、杨森、勃林格殷格翰、IBM、三星、大众、通用、日产、本田、沃尔沃，到威高、太极集团、白云山制药、东阿阿胶、科伦、千金，涉及领域涵盖了药品、食品、电子、印刷、汽车喷涂、光伏、光学、精密机械、航空航天、科学实验等生物、工业洁净的各行各业。

多年来，雅士一直引领着净化空调的前进，许多先进技术、工艺改进出自雅士，如双冷源深度除湿技术、热管辅助抽湿技术、新风机组旁通防冻技术、双套管蒸汽加热盘管专利技术、双排管排风热回收技术、快装式框架工艺、防冷桥双面金属保温板结构工艺、框架防冷桥工艺等。

尽管如此，雅士却如一个低调的行者，在市场的喧嚣中，并没有迷失方向。面对市场上大量劣质产品的低价无序竞争，始终坚守自我，坚持高端定位，终赢得了合作伙伴和终端客户的良好口碑，打造出了“雅士”这一块金子招牌。过程中虽有波澜，但凭着完美品质，坚强合作伙伴，凭着终端客户的信任，也凭着雅士不屈不挠坚守行业良心的勇气，雅士成长为净化行业众所周知的绝对强者。

近年，国内经济全面被激活，竞争日趋白热化，雅士必须从隐者的推动向更高位面飞跃，2010年，以王洪军先生为首的雅士新的决策层、管理层及更强大的资金入注雅士，雅士从一个香港独资企业发展成为香港、内地合资企业，成为一个现代化的股份制公司，走上了品牌化发展之路。

“诚信、阳光、责任、感恩、奉献”，是雅士人三十多年的信念。雅士对客户的承诺永不改变，完美品质，“雅士”共享是雅士的品质理念。现在的雅士，超越技术、扩大产能、拓宽渠道、高效服务是新雅士的责任，将更高更优的产品提供给雅士无数核心合作伙伴。

历史就像一艘船，承载着我们的记忆驶向未来。雅士如梅如兰，在市场的喧嚣中，卓尔绽放！

DS-500与LH750血细胞分析仪全血细胞参数比对研究

耿玉兰 赵小洁 陈正立 刘月彩 王政民（通讯作者）霍小娇
（河北医科大学第一医院检验科，河北 石家庄 050031）

摘要： 目的 探讨EDAN DS-500i与Beckman Coulter LH750血细胞分析仪全血细胞参数的可比性。方法 使用DS-500和LH750血细胞分析仪检测共1441份EDTA-K2抗凝血液样本，检测全血细胞参数。结果 仪器间Hb、RBC和WBC一致，MCV、PLT和MPV存在系统偏倚。结论 EDAN DS-500血细胞分析仪与Beckman Coulter LH750血细胞分析仪具有很大的可比分析性能。

关键词： DS-500血细胞分析仪；LH750血细胞分析仪；结果比对；偏倚；全血细胞

中图分类号： R714.12 文献标识码：B

Comparitive study of CBC parameters between EDAN DS-500 and Beckman coulter LH750 haematology analyzers

GENG Yu-lan, ZHAO Xiao-jie, CHEN Zheng-li, LIU Yue-cai, WANG Zheng-min, HUO Xiao-jiao

(Department of Clinical Medical Laboratory of the First Hospital of Hebei Medical University, Shijiazhuang 050031, Hebei Province, China)

Abstract: Objective To explore the comparability of complete blood cell parameters between EDAN DS-500 and Beckman coulter LH750 haematology analyzers. Methods Using EDAN DS-500 and Beckman coulter LH750 haematology analyzers, 1441 blood samples anticoagulated with EDTA-K2 were measured for complete blood cell parameters. Results The parameters of Hb, RBC and WBC had the inter-instrument agreement while ones of MCV, PLT and MPV had system bias. Conclusion The EDAN DS-500 and Beckman coulter LH750 haematology analyzers have broadly comparable analytical performance on complete blood cell parameters.

Key words: EDAN DS-500 haematology analyzers; Beckman coulter LH750 haematology analyzer; performance comparison; bias; complete blood cell

现代血细胞分析仪能够快速可靠地处理血液样本，大部分样本无需操作者进行干预而能获得可信结果，但是也有一些样本在处理过程中存在定量的或者定性的细胞异常使得仪器分析结果可信性降低。在这种情况下，操作者必须采取干预措施以确认结果，或者在出报告之前重新运行样本和/或做血涂片复检分析以获得正确的报告。EDAN DS-500血细胞分析仪是用于检测中等大小血细胞的仪器，该仪器应用电阻抗原理测定全血细胞、比色法测定血红蛋白、半导体激光和化学染色技术对白细胞进行分类。而作为自动化血细胞分析鼻祖的Beckman Coulter公司生产的系列血细胞分析仪在检测血液细胞方面具有标杆样的作用。本研究于2012年2月¯5月间同时使用EDAN DS-500与Beckman Coulter LH750血细胞分析仪检测1441份EDTA-K2抗凝血液样本，对全血细胞(complete blood cells, CBC)结果进行比对分析，以观察EDAN DS-500血细胞分析仪性能情况。报告如下：

1 材料与方法

1.1 仪器与试剂

参比仪器为Beckman Coulter LH750血细胞分析仪，为目前Beckman Coulter公司最先进的血细胞分析仪之一。参比仪器参加卫生部室间质评，结果优秀，同时参加Beckman Coulter 全球实验室IQAT比对，具有可比性。本研究以此仪器检测结果作为比对标准值。比对仪器为深圳理邦实验生物电子有限公司生产的DS-500血细胞分析仪。2台仪器均使用仪器原装配套试剂、质控品和校准品，每日按常规进行保养和进行室内质控，要求所用试剂、质控品和校准品均在有效期内，室内质控合格。

1.2 样本采集与检测

2012年2月¯5月间临床采集EDTA-K2抗凝全血样本共1504例，63例因凝集、溶血等原因舍弃，共有1441例样本纳入本研究。使用EDTA-K2抗凝真空采血管采集2ml静脉血，室温保存，分别于LH750和DS-500血细胞分析仪上检测，要求检测时差<0.5h且样本采集后4h内检测完毕。

1.3 统计学处理

使用MedCalc version 12.3.0统计学软件对数据进行处理。使用Altman-Bland偏倚分析、Passing-Bablok回归法以及Pearson相关分析对2台仪器检测的单个样本全血细胞有效数据进行一致性评估和相关性分析。仪器间显著差异被定义为差异超过99%Bland-Altman 偏倚可信限。

2. 结果

2.1 红细胞参数

2台仪器红细胞(reb blood cell, RBC)数量基本一致，相关系数为0.998，密切相关。白细胞(white blood cell, WBC）数量异常增高，会影响血细胞分析仪检测血红蛋白（hemotoglobin, Hb）和红细胞分布宽度(red blood cell distribution width, RDW）的准确性，有3例样本由于此原因干扰LH750检测而被排除，其中2例为慢性粒细胞白血病患者，1例为急性淋巴细胞白血病患者，其WBC数量在DS-500测定值分别为247.13、155.47和87.12x109/l。在剩余1438例样本中有6例的Hb测定值在DS-500上显著高于LH750测定结果(107vs.96、100vs.91、104vs.91、87vs.79、107vs.95、108vs.88g/l)，有1例样本的Hb显著低于LH750测定结果(124vs.139g/l)，其他样本的Hb浓度和RBC数量在2台仪器上测定结果基本一致。2台仪器检测Hb相关系数为0.997、检测RBC数量相关系数为0.998，均密切相关。平均红细胞体积(mean corpuscle volume, MCV)的平均偏倚为1.54fl(DS-500较高)，1441例样本中有8例贫血患者(Hb：54-100g/l)的MCV结果在2台仪器上有显著差别（DS-500上较高7例，LH750上较高1例），并且其RDW亦显著增大到17.8-27.6%。DS-500检测 RDW低于LH750，系统偏倚为1.0%，且2台仪器各有6例样本的RDW的偏差超过了99%可信限。

2.2 白细胞计数

在LH750上仪器旗标“白细胞碎片”的9例样本被排除，其余样本按WBC数量多少被分为2组：≥2.0x109/l组和<2.0x109/l组。≥2.0x109/l组有1423例，2台仪器检测结果一致（相关系数为0.999），其中有12例样本的WBC数量在2台仪器上有显著差异，11例在DS-500较高（87.1vs.79.6、26.8vs23.2、33.3vs29.8、53.4vs51.9、34.7vs30.8x109/l、17.7vs.15.2、155.4vs.146.1、20.4vs.18.9、19.1vs.16.4、22.2vs.19.0、32.1vs.28.1x109/l），这些患者均表现为淋巴细胞数量增高。在LH750上有1例样本WBC数量较高(14.9vs.11.9 x109/l)，但没有任何旗标提示。WBC<2.0x109/l组有9例患者，DS-500检测结果高于LH750，平均偏倚为0.06x109/l，其中有1例样本偏差较大(2.7vs.2.1 x109/l)，超过了99%可信限。

2.3 血小板参数　在2台或1台仪器上旗标提示“血小板聚集”的5例样本被排除，其他1436例样本按在实验室内血小板(platelet, PLT)危急值分为2组：≥50x109/l组和<50x109/l组。≥50x109/l组有1330例，PLT在DS-500上结果较低，存在系统偏差，但与LH750结果相关性良好（相关系数为0.990），有7例样本结果偏差较大，DS-500检测结果较低(336vs.452、446vs.586、223vs.329、341vs.451、452vs.653、338vs.409、254vs.342x109/l)。PLT<50x109/l组有106例样本，DS-500检测结果偏低，但2台仪器相关性良好(相关系数为0.884)，有1例样本在LH750上明显偏高(47vs.32 x109/l)，并旗标提示“RBC形态异常”。DS-500上有32例样本、LH750上有41例样本平均血小板体积(mean platelet volume, MPV)没有结果，其中29例为2台仪器均无结果，因此共有44例样本被排除，其他1397例样本MPV在DS-500上结果较低，2台仪器呈中度相关 (相关系数为0.675)。

表1　DS-500与LH750血细胞分析仪全血细胞参数结果比对

Table 1 Comparison of CBC parameters between DS -500 and LH750 haematology anylysers

Parameter	n	Mean Bias*	Discrepant samples$		Slope §	Intercept §	Correlation coefficient△
			DS-500>LH750	LH750>DS-500			
Hb(g/l)	1438	0.01	6	1	0.956(0.941-0.962)	0.68(0.62-0.78)	0.997(0.995-0.997)
RBC(10^{12}/l)	1441	0.15	2	1	1.021(0.999-1.050	0.054(0.023-0.078)	0.998(0.995-0.998)
MCV(fl)	1441	1.54	7	1	1.000(1.000-1.008)	1.00(1.00-1.00)	0.956(0.952-0.960)
RDW(%)	1438	-1.00	6	6	1.000(1.000-1.005)	-1.00(-1.39-1.00)	0.961(0.954-0.966)
WBC(10^9/l) (≥2.0x10^9/l)	1423	0.0	11	1	1.000(0.985-1.001)	0.00(-0.03-0.03)	0.999(0.983-1.000)
WBC(10^9/l) (<2.0x10^9/l)	9	0.06	1	0	1.031(1.021-1.071	0.02(-0.01-0.02)	0.976(0.976-0.981)
PLT(10^9/l) (≥50x10^9/l))	1330	-42.9	0	7	1.095(1.059-1.120)	-0.4(-3.1-4.1)	0.990(0.988-0.991)
PLT(10^9/l) (<50x10^9/l))	106	-5.2	0	1	1.102(1.000-1.152)	1.0(0.0-3.1)	0.884(0.861-0.963)
MPV(fl)	1397	0.3	0	11	2.209(2.102-2.317)	-14.28(-16.21to-12.59	0.675(0.581-0.799)

注：*：偏倚为DS-500数值与LH750的差。

¥：超过99%可信限的样本数量。

§：Passing-Bablok 回归分析(括号内为95%可信区间)。

△：Spearman 相关系数(括号内为95%可信区间)。

3 讨论

血细胞分析仪的性能评价主要针对的是全血细胞的准确性以及白细胞分类计数与显微镜图片检查的一致性。我们发现深圳理邦实验DS-500血细胞分析仪在全血细胞计数方面与Beckman Coulter LH750有密切的相关性，主要参数基本一致，一些非主要参数有轻微的偏差。本研究未对白细胞分类情况进行评价。

DS-500和LH750血细胞分析仪检测RBC参数Hb、RBC数量、MCV和RDW的相关系数分别为：0.997、0.998、0.956、0.961，均大于0.95，有良好相关性，但均有轻微的偏倚。WBC异常增高可导致患者Hb、MCHC、MCH假性减低和RDW假性增大，本研究有3例的血液病患者，由于其WBC异常增高，可能造成Hb和RDW出现轻微偏差而被排除，但对MCV的影响并未超过99%可信限而被保留。DS-500测定MCV高于LH750，存在1.54fl系统偏倚，虽然2台仪器均使用电阻抗技术测定细胞体积，但是试剂、检测时间等均有差异，可能是这些因素造成了差异的存在。由于没有国际标准化以及计算方法的不同，2台仪器间RDW也存在一定的系统误差。因为上述影响因素，因此各实验室应该建立不同检测系统的MCV和RDW参考值。

2台仪器均应用电阻抗法原理检测WBC数量。本研究发现WBC数量在2台仪器间相关性良好（相关系数>0.95），WBC≥2.0x109/l组无任何偏倚，而WBC<2.0x109/l组DS-500血细胞分析仪呈现0.06x109/l的偏倚，高于LH750检测结果。有研究[1]指出LH750测定WBC数量高于MAXA、KX-21N测定结果，与本研究WBC<2.0x109/l组DS-500相反，可见不同仪器间有一定的偏差存在。鉴于WBC<2.0x109/l患者多为血液病或者病情严重患者，临床需要使用参考方法和血液形态学做进一步检查。

我们发现2台仪器检测PLT数量具有良好的相关性，但是DS-500普遍低于LH750，存在明显系统误差。本研究设计对于PLT计数并没有提供独立的参考方法，也未发现任何出版资料直接使用国际血液学标准委员会(ICSH)参考方法比较各种血液分析仪测定PLT的情况。但是，临床发现中度和重度血小板减少症的患者在不同血细胞分析仪间PLT数量还是有差异的[2]，本研究尚需使用参考方法即免疫学方法对2台仪器PLT计数情况进行评估。2台仪器MPV有一定程度的相关性，也存在一定比例的偏倚。DS-500血细胞分析仪检测MPV范围较LH750窄(6-17 vs. 2-20fl)。我们知道MPV和PLT数量呈负相关，因此在DS-500检测表现为MPV数值较大(偏倚为0.3fl)。当样本内有巨或小血小板、或RBC碎片、或血小板减少症患者样本均可造成仪器MPV检测误差，甚至是正常血液样本，MPV在不同的血液分析仪间也存在明显差异[3]，因此，仪器检测MPV没有标准值，各实验室可依据不同检测系统而定。

总之，DS-500血细胞分析仪与LH750血细胞分析仪具有广泛的可比性，评价仪器性能时，应考虑到不同患者群血液样本存在的差异，制定本实验室切实可行的仪器评价机制，更好地为临床服务。

参考文献

[1] 孙颖. 多台全自动血细胞分析仪测定结果比对及相关性分析[J]. 医技与临床, 2012,16(1):86-87.

[2] H.C. Segal, C. Briggs, S. Kunka, et al. Accuracy of platelet counting haematology analysers in severe thrombocytopenia and potential impact on platelet transfusion[J]. British Journal of Haematology, 2005,128(4):520-525.

[3] V. Latger-cannard, M. Hoarau, S. Salignac, et al. Mean platelet volume: comparison of three analysers towards standardization of platelet morphological phenotype[J]. International Journal of Laboratory Heamatology. 2012,34(3):300-310.

中国领先的科学仪器与医疗器械供应链服务提供商

中国科学器材公司·中国医疗器械有限公司

中国科学器材公司公司简介

中国医药集团总公司（SINOPHARM，简称“国药集团”）是由国务院国资委直接管理的中国规模最大、产业链最全、综合实力最强的医药健康产业集团，2012年实现销售收入1650亿元，成为首家进入世界500强的中国医药健康企业。

中国科学器材公司（CSIMC，简称“国药器材”），直属于国药集团，成立于1962年，是中国领先的科学仪器与医疗器械供应链服务提供商，控股参股多家大型医疗器械工业企业，下属中国医疗器械有限公司是国内最大的医疗器械商业企业，拥有国内覆盖最广的医疗器械商业网络。

“十二五”以来，国药器材积极推进传统经营模式的升级改造，通过内涵式发展与外延式扩张并举，构筑了以科学仪器与医疗器械代理进出口、招标、援外、政府采购、维修服务、融资租赁等业务为核心的资源合理配置、增值业务服务及工业发展平台；建立起覆盖全国30个省、市、自治区，直接服务于终端医疗机构的医疗器械物流与分销配送网络，初步形成了辐射全国的“一台一网、贸工科及增值服务业态全产业链”的战略布局。

主营业务

自营进出口业务

包括在全国及各省市范围内的医疗器械、生命科学仪器、实验室设备、工业设备、理化仪器及耗材的进出口。

代理进出口业务

在全国及各省市范围内进出口各类机电产品、仪器设备、轻工产品等，可为用户提供一站式报关和仓储运输服务，协助用户办理商检、机电审核和免税证明。

国药器材进出口业务用户遍及科研院所、大中院校、建材、钢铁、化工、医疗等各个行业；长期合作客户有：中国医学科学院下属研究所、中国疾病预防控制中心及下属研究所、中国科学院下属研究所、全国各大医院等。

招标业务

国药器材作为中国医药集团唯一招标代理机构，具有财政部授予的政府采购甲级资格，商务部授予的机电产品国际招标乙级资格，国家发展和改革委员会授予的中央投资项目招标代理机构预备级资格。可面向全国政府机关、各省市企事业单位承担国际招标、政府采购和中央投资项目招标代理业务。

援外业务

国药器材拥有商务部A级援外资质，成功执行了援吉尔吉斯斯坦公交车项目、援苏丹友谊厅项目、援巴勒斯坦总统府项目、尼日利亚禽流感药品和医疗器械等多个政府援外项目。

展览业务

国药器材具有科技部授予的在华组织国际科技会议与展览主办资格的资质，凭借自身资质和在医疗行业里的影响力，多次组团参加国际医疗展，协助国内有实力的企业走向世界。

国外贷款项目

国药器材利用世界银行、亚洲开发银行、国际农发基金会等国际金融组织贷款，合理利用外资，为支持全国医疗卫生行业的建设起到了积极作用。

医学工程服务

国药器材与意大利TBS集团合资成立国药特博斯（北京）医学工程技术有限公司，是中国首家面向全国提供专业医疗器械临床工程服务与管理的中外合资项目。利用国药器材央企优势，借鉴欧洲知名企业成功模式和经验，开展医疗设备维修服务外包。主要业务涉及：临床工程服务、内窥镜服务、医疗设备的销售与租赁业务。

融资租赁业务

国药器材成立了中外合资的融资租赁公司，联合医疗机构、上游厂家及金融机构，帮助医疗机构克服资金障碍，使临床尽快使用先进的医疗器械、机械设备，帮助厂家快速进行产品的市场推广和普及。

产品代理销售

代理产品涉及各种类型医用耗材、实验室检测设备及试剂、手术用器械、麻醉监护设备、医用内镜设备、放射影像诊断设备等，并且可为各级医院提供一体化专业解决方案。

物流调拨及配送

在全国范围内为生产商提供从产品注册、进出口、分销、仓储配送、结算及售后服务等全流程服务，与巴德、强生、拜耳、迈瑞等多家国内外著名医疗器械生产企业建立了密切合作关系。

GPO业务

即海外的政府打包采购与集团集中采购业务，与联合国儿基会、人口基金会、世界卫生组织及海外集团采购商均有业务合作。

核心刊物

国药器材拥有科技类重点核心期刊《现代仪器与医疗》，国内外公开发行，在保持原科学器材的基础上，重点报道领域转移到医疗临床和医疗器械研发应用，搭建起生物医学工程与临床医学的专业交流平台。利用学术影响密切与国家卫生计生委、国家食品药品监督管理总局等政府机构的关系，协助完成多家大型三甲医院、科研院所的相关工作。

行业优势

国药器材是中国医疗器械行业协会、中国医药保健品进出口商会、中国贸易促进会、中国国际商会以及机电、医保、五矿化工、轻工、纺织、粮油土畜等国家六大专业进出口商会和分析测试协会的会员企业。

国药器材拥有良好的政府资源，与国家发改委、国家卫生计生委、国家食品药品监督管理总局、国家工业和信息化部、国家科技部等部委及各金融机构保持了长期、良好的关系。

国药器材接受政府部门委托，参与拟定行业规划，对行业内重大技术改造、技术引进、投资与开发项目进行前期论证。

国药器材在相关国家标准、行业标准、质量规范的制定、修改、宣传和推广方面具有较大影响力。

国药器材组织开展内外经济技术交流与合作，协调国内企业参与国际市场竞争。

社会责任

国药器材秉承国药集团“关爱生命、呵护健康”核心理念，强调“专业、诚信、责任、共赢”的企业价值观。在半个多世纪的发展历程中曾为国家“两弹一星”、“863计划”等重点科技项目做出积极贡献；在抗击非典、汶川玉树抗震救灾、保障北京奥运会成功举行等重大事件中，勇于承担中央医疗储备供应任务，为保障人民生命安全与社会稳定发挥了重要作用。

发展战略

国药器材着眼于国家医药健康事业的长远发展，正凭借良好的政府资源和市场影响力，积极参与行业发展规划及产业标准的制定，不断推进业务创新与资源整合，强化“贸、科、工”全产业链建设，努力打造具有行业竞争力与国际影响力、中国最大的科学器材与医疗器械产业平台。

电话：01082287200/7300

传真：010-82287255/7266

网址：www.csimc.com.cn

地址：北京市海淀区知春路20号中国医药大厦5层、6层

中国医疗器械有限公司公司简介

中国医疗器械有限公司（CMIC，简称“国药器械”）是中国医药集团总公司科学仪器与医疗器械板块的核心企业。公司现已全方位地涉及医疗器械的直销、分销、医院集中配送、物流配送、集团与政府集中采购、国际贸易等领域，并长期承担国家医疗救灾物资的中央储备任务，是中国最大的医疗器械经销企业，近三年复合增长率均超过60%。

全国性经营网络

近年来，国药器械注重医疗器械经营网络建设，以省级一线市场为中心，现已在全国26个省、市、自治区设立了子公司，并在部分区域重点城市设立二级子公司或办事处，经营网络逐步向下延伸至县级及乡镇医疗机构。公司不断强化企业凝聚力，快速整合市场、产品资源，在总部集中采购的基础上，逐步实现全国一盘棋的战略布局。

公司致力于营销渠道建设，加强终端控制力，基本实现了全地域、全方位的网络覆盖。

为进一步扩大经营网络覆盖的广度和深度，公司勇于创新，根据实际情况不断探索新型营销模式，针对不同的客户采取个性化的经营模式。公司以直销服务重点客户，以分销实现深度覆盖，多种业态相辅相成，均衡发展。

直销：直销是公司最主要的业态，占公司总体销售额的比例超过60%。国药器械经营网络各子公司均具有良好的终端控制力，与重点客户保持良好的合作关系，利用公司丰富的产品资源和畅通的渠道，可快速满足客户的产品需求；同时,公司注重产品售后服务和临床学术支持，良好的服务和支持使我们与

重点客户的关系更加巩固。

分销:公司在全国20余家子公司均建有完善的分销网络。公司热忱欢迎志同道合的行业同道加入我们的分销网络，我们将与分销商密切合作，共享渠道、产品和信息资源，共同实现市场的深度覆盖，将业务逐步延伸至乡镇医疗机构。

医院集中配送：医疗器械、耗材的医院集中配送是公司在全国范围大力推广的与医疗机构迅速达成战略合作的主要模式之一，现已在北京、上海、天津、辽宁、山东、河南、黑龙江等近20个省市成功展开。医院集中配送业务符合2012年4月国务院《深化医药卫生体制改革2012年主要安排》中关于医用耗材集中采购的指导精神，减少了不必要的流通环节和流程，降低了医院的采购费用，提高了工作效率。

物流配送平台：国药器械从事医疗器械的物流配送业务多年，成为多家国际知名企业的物流服务提供商。公司具有丰富的物流配送操作经验和严格的管理制度，除提供传统的进口、仓储管理、运输、配送、结算等服务之外，还为厂家提供代理商管理和直销、市场开发等业务，与厂商的合作关系密切。目前，高值骨科、介入耗材，低值耗材等物流配送平台均已形成规模。

集团与政府集中采购：国药器械依托集团的产业资源、丰富的行业渠道，能及时准确地掌握相关的业务信息，并与国内、国际等诸多医疗设备生产商、经销商有着良好及稳固的合作关系，可以为各地卫生主管部门、医疗机构的整体采购提供便捷、高效、优质的产品和服务。公司承担了卫生部、发改委等国家部委下达的诸多国际医疗合作项目任务，已经成为联合国及多个国家和地区新建国际医院的集团采购供应商。

同时，公司与国内外领先的医院设计施工公司紧密合作，提供从医院设计、施工、配套工程、医疗设备整体配置的全面解决方案，并对医院运营提供长期支持服务（包括医院设备整体售后维护解决方案，医院用耗材综合供应方案等）。

产品引进与推广

以覆盖全国的经营网络为基础，公司与众多国内外著名企业成功建立战略合作关系。目前与公司合作的国外厂家一百余家，其中包括世界五百强企业数十家；国内合作厂家达到数百家。这些厂家大多是医疗器械行业的顶级企业或某些领域的翘楚。

国药器械与医疗器械生产企业的合作，实现了产品与市场渠道的统一，达到了双赢的最佳效果。国药器械为各知名企业提供了最广泛、最有深度的营销渠道，同时也以合作企业为依托，建立起了国药器械完善的产品线结构。从千万元的大型影像设备到几十元的常规手术器械，从高值的人工关节、球囊支架到辅料、绷带等低值耗材，从大型检验设备到家用血糖仪和试纸，公司经营的产品包罗万象，应有尽有，几乎涵盖医疗器械产品的各个领域。面对如此丰富的产品资源，公司以医用耗材为基础，带动医疗设备和诊断试剂均衡发展，最终实现医院医疗器材的全覆盖。

根据医院专业科室的设置，公司形成了骨科、介入科、神经外科、心胸外科、泌尿外科、普外科、妇产科、耳鼻喉、眼科、口腔、手术室、消化内镜、内分泌、影像科、检验科等多条完整、专业的产品供应链条，可以全面、充分满足各科室对产品的专业需求。公司秉承全方位、多领域、专业化的产品发展思路，逐步成为医院全科室医疗用品服务商。

专业学术营销

国药器械始终坚持专业学术营销的理念，加强营销团队的专业化建设，与中华医学会、中华医师学会等学术组织保持亲密合作，并与各专业的临床专家建立和保持密切联系，致力于将安全有效的、先进的医疗器械快速引入临床，帮助医疗技术的提升，更好地服务于患者。

公司经营网络覆盖全国，产品涉及医疗机构的方方面面，我们的营销团队也将专业的服务带到各个专业领域。我们不只注重先进医疗产品的推广和销售，我们更注重先进医疗技术的研究和普及。在各个领域和区域，公司主办或协办各种专业学术会议，为医疗工作者提供交流和学习的机会；邀请和组织国内专家出国学习考察，参加国际学术会议，与国际先进技术和理念进行无缝对接；提供周到的临床支持、手术跟台、实地操作指导，帮助医生掌握和发挥产品最大优势，从而提高医疗水平；与厂家、医院和医疗协会组织合作，组织相关学术研讨、培训和沙龙，促进新技术的临床应用；将最先进的医疗器械带入临床，帮助医院进行相关课题的研究与教学。凭借全面而多样的专业学术支持以及专业营销队伍丰富而扎实的医疗知识和产品知识，我们在骨科、神经外科、介入科、影像科、消化内镜等专业领域获得专家的认可和支持，在医疗行业中建立起公司专业化、学术化的企业形象。

增值服务

国药器械在各项主要业态之外，还可为各类医疗机构及业内同行提供多项增值服务：

国际贸易：国药器械具有良好的商业信用，可为国内外客户提供进出口业务代理、制单、托运、报关、保险、银行结汇、外汇核销等全过程的集成服务。

招投标服务：公司以服务上下游客户为出发点，辅助医疗机构进行招标工作的组织和开展，并可整合市场、产品资源，进行产品打包投标业务。

设备租赁：公司联合医疗机构、上游厂家及金融机构，帮助医疗机构克服资金障碍，使临床尽快使用先进的医疗器械，帮助厂家快速进行产品的市场推广和普及。

医院设备维修服务：公司具有技术先进、服务一流的医疗设备维修队伍，可以为医院等医疗机构提供全面而完备的维修、维护服务一揽子解决方案，并可作为医疗机构和厂家之间的技术桥梁，代表医疗机构协调众多厂家进行必要的设备维护和维修。医疗机构可以放心地将所有医疗产品的维护和维修交付我们。

行业咨询服务:国药器械拥有丰富的产品资源、市场资源，与各类行业及学术组织保持良好的合作关系，成功建立了专业厂家和医疗机构间的纽带联系。公司充分发挥自身能力和优势，为行业内的各类组织和企业提供完备的咨询服务。

服务医改，规范操作

国药器械一贯严格遵循相关法规要求，合法合规地进行市场运作。公司拥有业务开展所需的各种证照、资质，通过了包括GSP、ISO9001、ISO13485 等全套经营许可认证。公司积极配合各级政府、药监、卫生部门，为医疗器械市场健康、有序、持续发展而努力，为国家医改服务。

社会责任

公司长期承担国家医疗救灾物资的中央储备任务，随时保证各类医疗物资的调拨和供应，为保障人民的生命健康和社会稳定发挥了重要作用，多次受到国家的嘉奖和赞许。

面对国家的自然灾难和危机时刻，公司坚决冲在医疗设备保障的第一线。在2003年抗击非典、2008年汶川抗震救灾、2009年防治甲型H1N1流感、2010年玉树救灾等关键时期，公司上下以高度的责任感，第一时间将所需医疗物资运送灾区，体现了中央企业的社会责任。

发展战略

国药器械的发展战略是“建设覆盖全国的，以省为区域，强调终端控制，点强网通的医疗器械经营网络，成为具有行业竞争力、国际影响力的一流医疗器械公司。我们热忱欢迎中外厂商、科研机构、医疗机构、投资者及各类合作者同我们一起联手合作，共商大计，携手开创未来！

电话：010-82029999

传真：010-82022233

网址：www.cmic.com.cn

地址：北京市朝阳区安定路39号长新大厦4层

中国数字病理领跑者!

北京优纳科技有限公司

一、前言

病理医生，被医学同行称为“医生的医生”。在临床诊疗中，病理学是诊断疾病最重要的方法之一，也是治疗的依据。当前几乎所有医学结论及治疗方案，都是根据实验室、影像学和病理结果作出的，而其中，病理诊断最具权威性。

“病理学为医学之本”、“病理医师是医生的医生”充分说明了病理学在医学中的作用及病理医师的重要性。临床病理水平是衡量一个医院医疗服务质量的重要标志。没有强有力的病理科，就不可能形成有影响力的临床专科；临床学科的发展，必须有病理科有效的配合。然而，目前中国病理行业前景不容乐观，很多基层医院病理科软硬件简陋，病理人才流失、短缺现象严重，病理学科成为整个医疗行业发展的瓶颈和短板之一。

病理切片全景显微扫描仪的问世，改变了100多年来病理诊断、科研和教学模式，该系统将现代医学、自动控制技术、医疗图像处理技术、计算机网络技术、现代通信技术等高科技融为一体，最终形成一个医疗、教育、科研以及信息服务为一体的病理服务平台。病理切片全景显微扫描仪将成为现代病理科的标配设备。

北京优纳科技是国内数字病理的主要推动者，自2005年优纳科技推出我国首套全自动数字切片扫描系统，到现在已经形成了第四代PRECICE500系列，产品性能达到国际先进水平，优纳科技有能力提供数字病理整体解决方案。在数字病理的革新浪潮中，优纳科技将成为您最值得信赖的合作伙伴。

二、数字病理介绍

全自动数字全景显微扫描仪以及图像分析应用系统的问世，为病理切片数字化提供图像采集、传输、控制、浏览、编辑、分析、管理整体解决方案，数字化病理彻底改变传统工作模式，在临床、科研、教学等领域都具有深远的意义和革命性影响。

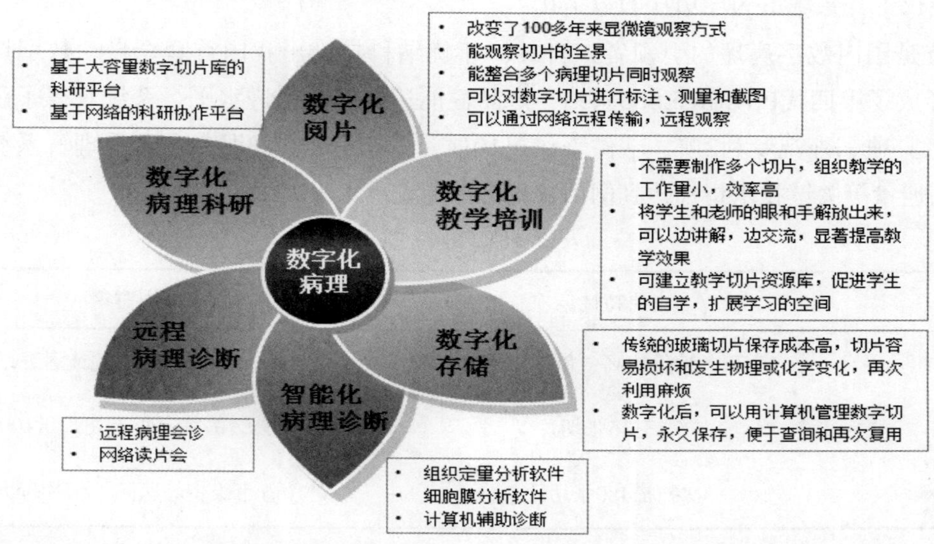

三、数字病理促进医院经营管理

临床病理水平是衡量一个医院医疗服务质量的重要标志。全自动高通量数字切片扫描系统将显著提升病理医生的工作效率，借助计算机辅助诊断和专家会诊等手段减少漏诊和误诊，从而减少医疗纠纷；对于病理诊断水平高的医院，可以利用远程病理诊断平台,扩大服务范围，充分发挥病理专家的资源优势，增加收入,扩大在本地区乃至全国的影响力;对于病理诊断水平弱的医院，可以利用远程病理诊断平台,发挥离病人最近的优势，为病人提供大医院才能得到的病理诊断服务,通过服务留住病人，从而增加医院收入。

强病理诊断的质量管控，另外，通过建立疑难病理数字切片库，为医生培训、学习、教学等提供珍贵素材；通过建立开放式的数字切片网络教学、远程培训、学习等手段迅速提高病理医生的业务水平，从而提升医院的临床病理诊断水平，数字病理将在促进医院经营管理中发挥越来越重要的作用。

数字病理促进医院经营管理

促进病理医生专业能力提高
- 建立数字切片库、典型案例库和病理特征图谱库
- 可以快速阅读大量的病理切片，快速积累经验
- 通过网络读片会，得到顶级病理专家的指导
- 为病理医生之间的交流提供便捷的渠道

提高病理医生的工作效率
- 全自动：解放医生的眼睛和手
- 高通量：能批量扫描、批量阅片
- 全景：能方便阅读切片的全部信息
- 智能化：借助计算机辅助诊断

病理诊断质量管控
- 便于建立质量管控程序
- 便于抽查和复查
- 便于病理诊断的标准化
- 便于病理报告的规范化

减少漏诊误诊和医疗纠纷
- 数字切片包含全景信息
- 数字切片对每个观察者一致
- 方便会诊和远程专家复诊
- 借助计算机辅助诊断，提高准确性

促进临床医生和病理医生的协作
- 临床医生提供准确详尽的相关资料
- 病理检查申请和病理报告网络传输
- 为病理医生和临床医生建立沟通平台
- 实现在线讨论和会诊

扩大服务范围，提高医院收入
- 扩大服务范围，不再局限于本医院的病理诊断
- 充分发挥病理专家的资源优势，增加收入
- 扩大在本地区乃至全国的影响力
- 基层医院为病人提供大医院才有的病理诊断服务

四、全自动数字切片扫描系统

全自动数字切片扫描系统综合运用自动化技术、光学、图像处理与模式识别算法、快速图像无缝拼接、存储和浏览等技术，实现了病理切片的数字化。

北京优纳科技是国内数字病理的引领者，自2005年优纳科技推出我国首套全自动数字切片扫描系统，到现在已经形成了第四代PRECICE500系列，产品性能达到国际先进水平。系统获得了已授权发明专利5项、实用新型1项、外观专利2项，软件著作权10项，另有有7 项发明专利获受理。系统在成像质量、扫描速度、高通量等关键技术指标达到国内领先、国际先进水平。

产品系列:

产品型号	主要特性	适用对象
PRECICE 500A	小巧，性价比高，单片扫描	切片量较少的医院或者终端
PRECICE 500B	一次扫描5张切片	普通县级医院，每天切片量100以内
PRECICE 600X	一次扫描480张切片	省市级中心医院，切片量大

产品性能指标:

指标	产品性能	指标	产品性能
光学	高分辨率彩色CCD	三维扫描	可以
物镜	蔡司物镜20x.40x	可装切片数量	一次放置和自动扫描480张切片
光学分辨率	0.5um/pixel(20X)；0.25um/pixel(40X)	自动聚焦	快速实时自动对焦
切片大小	1” x 3”；2” x 3”	切片标识识别	一维码，二维码
成像方式	彩色 面阵扫描	扫描速度	<90秒（扫描范围15mm*15mm，20X物镜）
光源	LED专业光纤光源	扫描图像任意放大倍率浏览速度	快

PRECICE（赛睿）系列产品特点

1、自主创新、一体化“盒式”结构设计

打破传统显微镜扫描模式、“盒式”封闭扫描，防止杂光干扰等

防震式结构，适应高精度、快速稳定扫描

长寿命LED照明，色温稳定

2、快速、高质量扫描

自适应对焦，快速扫描，可采取多种扫描方式，达到速度和质量的平衡

切片规格1″ ×3″或2″ ×3″，适用不同厚度切片扫描需要

1片、5片批量自动扫描，无需人工干预，提高工作效率

3、高保真、玻璃切片真实再现

高分辨率扫描CCD，全视野高像素数字切片

标签、条形码、组织切片同时保存

4、操作简单、流程化管理

“一键式”操作，进行多切片自动扫描

方便的数字切片浏览、标注、对比、分析测量等功能，流程化管理

网络远程共享与浏览，方便交流与会诊咨询

五、数字化病理软件包

数字化病理包是全自动数字化切片扫描系统的重要组成部分，由扫描软件(iScanner)、客户端浏览软件（iViewer）、web浏览软件（silverlight）、同步共览系统（SyncFuture）等软件构成。

1、扫描软件iscanner

Iscanner扫描软件是全自动数字切片系统的控制软件，包括装载切片、切片基本信息识别、组织识别、切片信息输入、扫描倍率选择、扫描方式选择等功能，Iscanner为切片扫描个性化的设置提供友好的人机交互界面，使每张数字化切片达到最佳效果。

2、图像全景浏览iviewer

iViewer为一款浏览软件，当“扫描拼接”模块完成一次扫描后，会生成一整张全视野的切片 图像，运用iViewer软件可进行浏览、编辑数字图像。 浏览功能包括平移、缩放、定位、导航、放大镜等，还具

有添加备注、标记，细胞标识，长度和面积测量等图像编辑功能。

3、web浏览软件silverlight

Silverlight与iViewer软件的功能类似，但支持web浏览，用户只要安装浏览器就可以可进行浏览、编辑数字图像，实现切片标注、记录、分析、测量、勾画等功能。

4、数字切片远程同步共览系统SyncFuture

SyncFuture是一个强大的医学远程影像同步共览平台，它具有远程数字切片同步共览，语音文字实时传送，幻灯片同步加载，白板同步标注，实时精确测量等功能。SyncFuture适用于医学远程会议，演示，研究，日常病理报告等，特别合适病理学会诊和教学。

六、数字病理分析软件

1、细胞遗传染色体全自动检查系统

利用染色体图像分析软件进行图像调节处理、分割粘连和重叠的染色体、核型识别与排列、报告设计等操作，最后经检验医生确认后即可打印出图文并茂，清晰直观的染色体检查报告。

2、计算机辅助细胞检测系统

计算机辅助细胞检测（简称CCT）,是运用全自动细胞切片扫描与智能神经网络模式识别技术，对异常细胞进行自动识别筛查，敏感性高，可发现各种异常细胞,同时，CCT诊断仪还可将异常细胞精确地定位在涂片上，以便在光镜下易于找到，从而实现计算机与人脑智慧的最佳组合。

3、结核菌（TB）切片自动扫描检测系统

此系统主要是利用优纳公司多切片自动装载扫描设备，结合结核病（TB）自动识别功能，实现结核病的检查。利用高倍物镜进行切片的扫描模式识别，把细菌形态为紫红色条带状识别出来，进行统计分析，得出阳性率报告。

4、人体免疫全自动扫描量化检测

免疫功能最直接的量化检测——CD系列（T淋巴细胞亚群）检测，即是根据体内细胞数值变化可反映免疫功能状况。为了高效自动分析检测CD细胞，采取全自动切片扫描智能分析系统，对样本进行自动扫描并进行细胞的形态识别和数目测定等，客观、快速地实现检测。

七、远程病理诊断服务平台

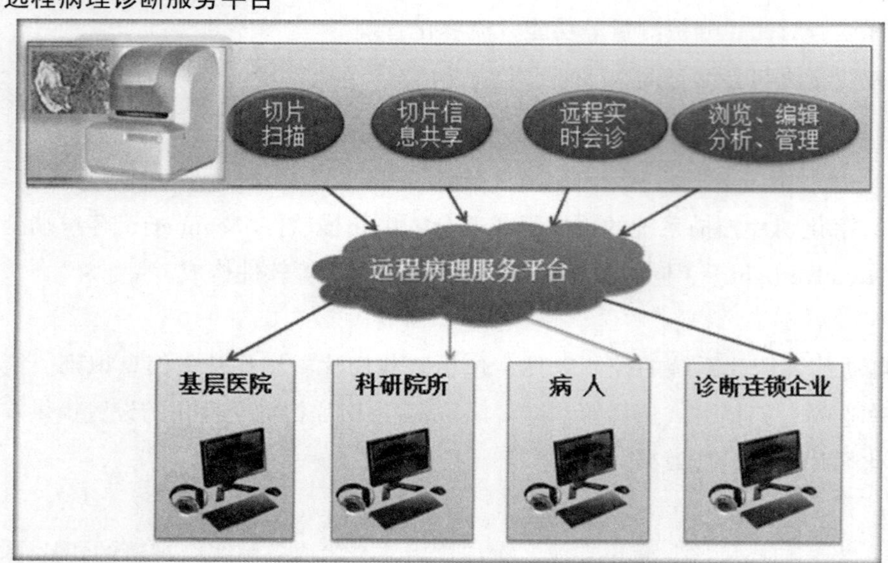

随着网络信息技术的快速发展，远程诊断已逐渐成为现代医学不可缺少的一个平台。数字病理远程诊断平台综合运用网络共享技术，采用云计算架构，将目前流行的WebGIS和Silverlight高分辨率图像分层放大漫游技术应用到数字病理领域，为病理的全视野数字化、远程会诊、科学研究等提供新型工具和平台，实现大流量图像数据的实时上传、共享、下载。用户仅需通过网页浏览器就能进行安全、平滑、流畅的数字切片远程浏览和会诊体验。

平台有效的架起了专家与基层医院、病理科医生会诊、咨询、讨论的桥梁，远程病理平台将有效解决国内病理医生和病理专家资源分布不均衡的问题，让边远更多的患者及医护人员能更经济、更高效的共享专家资源、教育资源、医学科技成果资源，提高病理诊断水平。

八、集团级医院病理会诊中心

医院集团是现代医院发展的一种高级组织形态，医院集团化是发挥品牌和规模效应，降低医疗成本，增强综合竞争能力，拓展医疗市场的有效途径之一。

病理切片数字化和远程病理会诊中心为集团医院病理诊断提供了新的模式，借助互联网或者专网建立集团内部的病理会诊中心，实现集团医院内部病理医生资源的互通有无、优势互补、资源共有、利益共享的目的，集团级医院病理会诊中心将显著降低病理诊断成本，迅速提升整个医院集团的病理诊断服务水平。

集团医院病理会诊中心由会诊中心端、合作医院端以及网络服务平台构成。系统配置参考：

	硬件配置	应用软件配置
网络服务平台	基于互联网或者专网构建病理会诊中心的网络通讯平台，网络带宽不低于2M。 存储系统，根据数字切片的递增量计算，每个数字切片300M～1G。	远程病理会诊中心管理系统
会诊中心端	大通量数字切片扫描仪1～2台	切片浏览软件
合作医院端	1～5片低通量数字切片扫描仪1台，扫描工作站1台	切片浏览软件

典型案例介绍

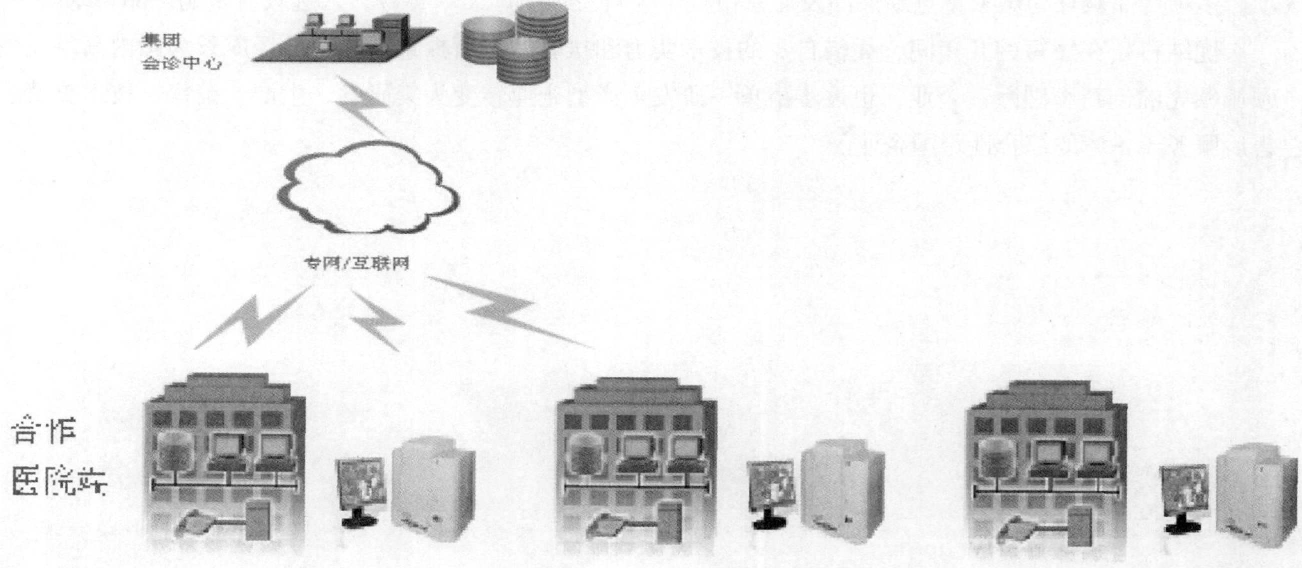

2011年，新疆维吾尔自治区启动以国家级综合医院和自治区级三级甲等综合医院为核心、连接基层医院的远程会诊系统建设项目。

该项目分为基层远程会诊系统建设和高端远程会诊系统建设项目两部分。基层远程会诊系统建设以新疆维吾尔自治区人民医院为依托，与疆内县级医院建立基层远程会诊系统，实现远程会诊、远程监护、双向转诊及远程预约、远程诊断等基本功能。高端远程会诊系统将由山东大学齐鲁医院对口为新疆维吾尔自治区人民医院、喀什地区第一人民医院提供远程医学综合服务和技术指导，完成互动式远程教育、远程学科合作、远程手术指导、医学影像诊断、心电实时传输和交互式操作、虚拟化病理切片等医疗服务。

该项目充分利用新疆自治区人民医院的病理专家库资源，结合完整的远程会诊系统，利用北京优纳科技有限公司的病理数字化的全面解决方案，并且由优纳科技提供资金支持（视实际情况如需要的话），使新疆自治区的病理水平有了质的飞跃，达到了国家级的诊断水平，使新疆自治区基层各族人民享受到国家级的专家服务。

公司介绍

北京优纳科技有限公司（以下简称“优纳科技”）成立于2005年8月，是由海外归国留学人员创办的高新技术企业。经过几年来的高速发展，优纳科技现已发展成为集软件、硬件和服务于一体的集团公司，先后在中国北京和日本东京、美国硅谷成立研发和营销中心，在苏州和深圳建立了生产基地，随着企业快速、稳定发展，正逐步建立覆盖全球的营销网络。

优纳科技现有人员150人，其中科研团队80人，以博士、留学人员为核心构成。优纳科技主要致力于自动数字显微影像的技术研发及应用，业务领域包括半导体、平板电子、SMT等自动化光学检测仪器、自动影像测量仪器的研发生产销售。自2005年成立以来，优纳科技依托自身强大的技术开发及创新能力，研究开发出PHOCUS-G系列高速千兆网工业相机、RAPID系列全自动全光学检测设备、KIS平板电子产品检测系统、PRECICE系列全自动数字切片扫描系统、OGS自动影像测量仪等拥有自主知识产权的软硬件产品。

优纳科技是国家高新技术企业、软件企业、北京中关村百家试点企业、火炬计划实施企业，通过了ISO9000等一系列管理系统认证，并获得国内自主研发专利十余项，软件著作权及创新产品认证等百余项。多项产品被评为国家重点新产品及北京市授予“自主创新产品”称号，入选政府采购产品目录。

优纳科技在短短的几年间，凭借自身的技术实力和执着的创新探索精神，已经成长为国内高端设备领域领先的创新型国际性企业，也逐步由单一研发生产型企业转变为集研发、生产、销售、技术支持、售后服务于一体的综合性跨国企业。

八、附录

2012年度评估选型结果汇总

6821医用电子设备

心电图机(多道)	
北京麦邦光电仪器有限公司	ECG1206
北京麦邦光电仪器有限公司	ECG1212
多参数监护仪	
深圳迈瑞生物医疗电子股份有限公司	BeneView T8
深圳迈瑞生物医疗电子股份有限公司	iPM 12
深圳迈瑞生物医疗电子股份有限公司	BeneView T5
深圳迈瑞生物医疗电子股份有限公司	BeneView T6
深圳迈瑞生物医疗电子股份有限公司	iPM 10
深圳迈瑞生物医疗电子股份有限公司	iPM 8
北京麦邦光电仪器有限公司	M1720
北京麦邦光电仪器有限公司	MB526T12
深圳迈瑞生物医疗电子股份有限公司	iPM-9800
深圳迈瑞生物医疗电子股份有限公司	iMEC 10
深圳迈瑞生物医疗电子股份有限公司	iMEC 8
北京麦邦光电仪器有限公司	MB526
北京麦邦光电仪器有限公司	CD2000
深圳迈瑞生物医疗电子股份有限公司	PM-7000
深圳迈瑞生物医疗电子股份有限公司	MEC-2000
深圳迈瑞生物医疗电子股份有限公司	MEC-1000
深圳迈瑞生物医疗电子股份有限公司	iMEC 12
深圳迈瑞生物医疗电子股份有限公司	PM-9000 Express
深圳迈瑞生物医疗电子股份有限公司	PM-9000
深圳迈瑞生物医疗电子股份有限公司	PM-8000 Express
生命体征监测仪	
深圳迈瑞生物医疗电子股份有限公司	VS-800
遥测监护仪	
深圳迈瑞生物医疗电子股份有限公司	TMS-6016

续表

肺功能仪	
北京麦邦光电仪器有限公司	MSA99

6823医用超声波仪器及设备

全数字灰阶超声波诊断仪(A类)	
汕头市超声仪器研究所有限公司	CTS-4000
汕头市超声仪器研究所有限公司	CTS-415 PLUS
深圳市开立科技有限公司	A8T
深圳市开立科技有限公司	A5
全数字灰阶超声波诊断仪(B类)	
无锡祥生医学影像有限责任公司	CHISON 8900
无锡祥生医学影像有限责任公司	CHISON 9300
彩色多普勒超声波诊断仪	
百盛(中国)有限公司	Mylab60
深圳市开立科技有限公司	SSI-8000PE
深圳市开立科技有限公司	SSI-5800
深圳市开立科技有限公司	SSI-4000
深圳市开立科技有限公司	S8Pro
日立医疗(广州)有限公司	HI VISION Avius
汕头市超声仪器研究所有限公司	Apogee 3300
汕头市超声仪器研究所有限公司	Apogee 1200
无锡祥生医学影像有限责任公司	CHISON Q8 PLUS
无锡祥生医学影像有限责任公司	CHISON Q6

6826物理治疗、康复及体育治疗仪器设备

微波治疗仪	
天津泽普科技发展有限公司	LY-3B型
天津泽普科技发展有限公司	LY-3E型
光子治疗仪	
深圳普门科技有限公司	Carnation-33

续表

红外治疗仪	
深圳普门科技有限公司	Lifowave-9350C PRO
脑循环系统治疗仪	
常州雅思医疗器械有限公司	YS系列脑功能障碍治疗仪
脑循环偏瘫综合治疗仪	
常州雅思医疗器械有限公司	YS500系列脑电仿生刺激仪
脑病(生理)治疗仪	
常州雅思医疗器械有限公司	YS600系列经颅磁刺激仪
吞咽功能障碍治疗仪	
常州雅思医疗器械有限公司	YS100系列吞咽神经和肌肉电刺激仪
软组织伤痛治疗仪	
常州雅思医疗器械有限公司	YS200系列磁振热治疗仪
电脑骨创伤治疗仪	
常州雅思医疗器械有限公司	YS400系列电脑骨创伤治疗仪
膀胱功能障碍治疗仪	
常州雅思医疗器械有限公司	YS900系列膀胱神经和肌肉电刺激仪
体外振动排痰机	
常州雅思医疗器械有限公司	YS800系列多频振动治疗仪
射频肿瘤热疗机	
南京恒埔伟业科技股份有限公司	HY7000、HY7000-I、HY7000-II
结肠透析机(商品名:结肠透析治疗仪)	
广州市今健医疗器械有限公司	JS-308A
广州市今健医疗器械有限公司	JS-308C
广州市今健医疗器械有限公司	JS-308F
智能肛周熏洗仪(商品名:超声雾化熏洗治疗仪)	
广州市今健医疗器械有限公司	JS-808A
低频电子治疗仪(商品名:中医择时经络治疗仪)	
广州市今健医疗器械有限公司	JS-116A

续表

医用智能汽疗仪(商品名:智能中药熏蒸机)	
广州市今健医疗器械有限公司	JS-809A
广州市今健医疗器械有限公司	JS-809B
广州市今健医疗器械有限公司	JS-809C
广州市今健医疗器械有限公司	JS-809D
电脑结肠灌洗仪(结肠灌洗机)	
广州市今健医疗器械有限公司	JS-818A
广州市今健医疗器械有限公司	JS-818B
广州市今健医疗器械有限公司	JS-818C
广州市今健医疗器械有限公司	JS-818E
电脑遥控灌肠整复仪	
广州市今健医疗器械有限公司	JS-628E
广州市今健医疗器械有限公司	JS-628F
双通路电脑气压止血仪	
广州市今健医疗器械有限公司	JS-616
广州市今健医疗器械有限公司	JS-616A
毫米波治疗仪(推柜式)	
成都恒波医疗器械有限公司	HB/H-A
成都恒波医疗器械有限公司	HB/H-B
成都恒波医疗器械有限公司	HB/H-D
毫米波治疗仪(台式)	
成都恒波医疗器械有限公司	HB/H-a
成都恒波医疗器械有限公司	HB/H-b
成都恒波医疗器械有限公司	HB/H-d
心肺复苏机	
河南迈松医用设备制造有限公司	MSCPR-1A
河南迈松医用设备制造有限公司	MSCPR-1A+
上转发光免疫分析仪	
北京热景生物技术有限公司	UPT-3A

续表

医用臭氧治疗仪	
陕西鸿德立恒电子科技有限公司	HD_3000CLG
陕西鸿德立恒电子科技有限公司	HD_3000FLGI
痔腺康内腔整复仪	
乐陵市信诺医疗器械有限公司	XN-ZXI
乐陵市信诺医疗器械有限公司	XN-ZXII
乐陵市信诺医疗器械有限公司	XN-ZXIII
熏洗坐浴器	
乐陵市信诺医疗器械有限公司	XN-ZYI
结肠灌洗机	
乐陵市信诺医疗器械有限公司	XN-SL
乐陵市信诺医疗器械有限公司	XN-JZ1501
高清晰结直肠镜检查系统	
乐陵市信诺医疗器械有限公司	XN-JC150

6829医用X线设备

普通X线机	
江苏海格医疗装备有限公司	HG-20A
江苏海格医疗装备有限公司	HG-50A
华润万东医疗装备股份有限公司	HF50-RA
东芝医疗系统(中国)有限公司	MRAD A32S RADREX
华润万东医疗装备股份有限公司	HF50-R
华润万东医疗装备股份有限公司	HF50-R32
华润万东医疗装备股份有限公司	F30-IIG
CR	
锐珂亚太投资管理(上海)有限公司	Kodak DirectView CR975
锐珂亚太投资管理(上海)有限公司	Vita LE
DR机(CCD类)	
深圳安科高技术股份有限公司	ASR-9150
华润万东医疗装备股份有限公司	新东方1000B

续表

北京中科美伦医疗股份有限公司	ZK-DR(A)
深圳市安健科技有限公司	Angell-DR-A-L/H
北京中科美伦医疗股份有限公司	ZK-DR(E)
北京中科美伦医疗股份有限公司	ZK-DR(B)
深圳市安健科技有限公司	Angell-DR-B-L/H
华润万东医疗装备股份有限公司	DR-200
DR机(平板类)	
华润万东医疗装备股份有限公司	新东方1000
华润万东医疗装备股份有限公司	DR-200A
日立医疗器械(北京)有限公司	Radnext 50
宁波鑫高益磁材有限公司	GDX-HAWK
东芝医疗系统(中国)有限公司	MRAD-D50S RADREX
深圳市蓝韵实业有限公司	晶睿DR500M(移动式)
东软医疗	NeuPioneer DR HD、NeuStar DR
移动C型臂X线机	
北京驰马特图像技术有限公司	SMC-III
飞利浦(中国)投资有限公司	Veradius
遥控透视X线机	
华润万东医疗装备股份有限公司	HF51-7A
飞利浦(中国)投资有限公司	MultiDiagnost eleva FD
华润万东医疗装备股份有限公司	HF51-3A
华润万东医疗装备股份有限公司	F52-8C
华润万东医疗装备股份有限公司	HF51-3C
华润万东医疗装备股份有限公司	F78-IIIC
华润万东医疗装备股份有限公司	F78-IIIB
华润万东医疗装备股份有限公司	HF51-2A
华润万东医疗装备股份有限公司	F108-V
数字乳腺X线机	
深圳市安健科技有限公司	Angel-DM-H

续表

东芝医疗系统(中国)有限公司	MGU-1000D
普通乳腺X线机	
深圳安科高技术股份有限公司	ASR-3000P
深圳安科高技术股份有限公司	ASR-3000
胃肠X线机	
华润万东医疗装备股份有限公司	DRF-1
东软医疗	NSX-RF2900 STD、NSX-RF2900 plus、NSX-RF2900 pro
东芝医疗系统(中国)有限公司	Ultimax-I(影增胃肠X线机)
东芝医疗系统(中国)有限公司	Ultimax-I(平板胃肠X线机)
华润万东医疗装备股份有限公司	HF81-3
华润万东医疗装备股份有限公司	HF81-5
华润万东医疗装备股份有限公司	HF81-2
东芝医疗系统(中国)有限公司	Winscope Plessart EX8
华润万东医疗装备股份有限公司	HF51-5
飞利浦(中国)投资有限公司	EasyDiagnost Eleva
华润万东医疗装备股份有限公司	DRF-2
日立医疗器械(北京)有限公司	CUREVISTA
日立医疗器械(北京)有限公司	EXAVISTA
导管X线机	
东芝医疗系统(中国)有限公司	INFX-8000V SP(落地式多关节C形臂平板血管造影系统)
东芝医疗系统(中国)有限公司	INFX-8000V BP(多关节双臂平板血管造影系统)
东芝医疗系统(中国)有限公司	INFX-8000C (悬吊式C形臂通用型平板血管造影系统)
东芝医疗系统(中国)有限公司	INFX-8000F(落地式C形臂平板血管造影系统)
东芝医疗系统(中国)有限公司	INFX-8000C (悬吊式C形臂心血管平板造影系统)
飞利浦(中国)投资有限公司	Allura Xper FD 2010
飞利浦(中国)投资有限公司	Allura Xper FD 20
飞利浦(中国)投资有限公司	Allura CV20
飞利浦(中国)投资有限公司	Allura Xper FD10/10
飞利浦(中国)投资有限公司	Allura Xper FD 10

续表

华润万东医疗装备股份有限公司	CG0-2100
华润万东医疗装备股份有限公司	CGO-2100A

大设备类

CT(临床实用型)	
日立医疗器械(北京)有限公司	ECLOS 16
日立医疗器械(北京)有限公司	ECLOS 8
日立医疗器械(北京)有限公司	ECLOS 4
CT(临床科研型)	
东芝医疗系统(中国)有限公司	Aquilion PRIME
飞利浦(中国)投资有限公司	Brilliance CT 128
飞利浦(中国)投资有限公司	Brilliance CT 64
东芝医疗系统(中国)有限公司	ACTIVION 16
日立医疗器械(北京)有限公司	SCENARIA
CT(科学研究型)	
东芝医疗系统(中国)有限公司	Aquilion ONE (320排动态容积CT)
MRI(临床实用型)	
宁波鑫高益磁材有限公司	OPER-0.5
宁波鑫高益磁材有限公司	OPER-0.4
宁波鑫高益磁材有限公司	OPER-0.35
深圳安科高技术股份有限公司	OPENMARK 4000
宁波鑫高益磁材有限公司	OPER-0.3
深圳安科高技术股份有限公司	OPENMARK III
宁波鑫高益磁材有限公司	OPER-0.23
沈阳东软医疗系统有限公司	Superstar 0.35T
上海卡勒幅磁共振技术有限公司	OPM35I
华润万东医疗装备股份有限公司	i-Open 0.36T
MRI(临床科研型)	
东芝医疗系统(中国)有限公司	Atlas-X
东芝医疗系统(中国)有限公司	Atlas-Z

续表

日立医疗器械(北京)有限公司	Echelon
MRI(科学研究型)	
东芝医疗系统(中国)有限公司	Titan 3T
临床实用型直线加速器	
山东新华医疗器械股份有限公司	XHA600D+内置MLC+调强TPS

6835临床检验设备

全自动生化分析仪(A类)	
长春迪瑞医疗科技股份有限公司	CS-1300A
东芝医疗系统(中国)有限公司	TBA-120FR
全自动生化分析仪(B类)	
深圳市蓝韵实业有限公司	LW C600
长春迪瑞医疗科技股份有限公司	CS-600A
东芝医疗系统(中国)有限公司	TBA-40FR
全自动生化分析仪(C类)	
长春迪瑞医疗科技股份有限公司	CS-T300A
深圳市蓝韵实业有限公司	LW C360
沈阳东软医疗系统有限公司	NSA-300
长春迪瑞医疗科技股份有限公司	CS-T300
深圳市蓝韵实业有限公司	LW C260PLUS
深圳市蓝韵实业有限公司	LW C240PLUS
长春迪瑞医疗科技股份有限公司	CS-T240
深圳市蓝韵实业有限公司	LW C180plus
长春迪瑞医疗科技股份有限公司	CS-T300B
尿液分析仪	
长沙高新技术产业开发区爱威科技实业有限公司	AVE-752
尿沉渣分析仪	
长沙高新技术产业开发区爱威科技实业有限公司	AVE-766
长沙高新技术产业开发区爱威科技实业有限公司	AVE-764
长沙高新技术产业开发区爱威科技实业有限公司	AVE-763

续表

长沙高新技术产业开发区爱威科技实业有限公司	AVE-762
长沙高新技术产业开发区爱威科技实业有限公司	AVE-765

6840手术急救设备及器具

除颤仪	
卓尔奥医疗科技(上海)有限公司	E series
卓尔奥医疗科技(上海)有限公司	M series
卓尔奥医疗科技(上海)有限公司	R series
卓尔奥医疗科技(上海)有限公司	AED PRO
卓尔奥医疗科技(上海)有限公司	AED PLUS
多功能呼吸机	
江苏蓝韵凯泰医疗设备有限公司	HVJ-880C+
江苏蓝韵凯泰医疗设备有限公司	HVJ-880
普通麻醉机	
江苏蓝韵凯泰医疗设备有限公司	RY-IIC
江苏蓝韵凯泰医疗设备有限公司	RY-IIB
多功能麻醉机	
江苏蓝韵凯泰医疗设备有限公司	RY-IIC+
麻醉机工作站	
江苏蓝韵凯泰医疗设备有限公司	RY-ⅢA

6843 消毒灭菌设备及器具

自动控制压力蒸汽灭菌	
山东新华医疗器械股份有限公司	LMQ型
快速压力蒸汽灭菌器	
山东新华医疗器械股份有限公司	TMQ型
手提式压力锅	
山东新华医疗器械股份有限公司	YXQG型

2013年度评估选型结果汇总

6821医用电子设备

心电图机（多道）	
深圳市理邦精密仪器股份有限公司	SE-1201
深圳市理邦精密仪器股份有限公司	SE-601系列
深圳迈瑞生物医疗电子股份有限公司	BeneHeart R3/R3A
多参数监护仪	
飞利浦（中国）投资有限公司	MX700
飞利浦（中国）投资有限公司	MP20
深圳市金科威实业有限公司	UT4000Fpro
深圳市金科威实业有限公司	G40
飞利浦（中国）投资有限公司	VM8
深圳市理邦精密仪器股份有限公司	iM9
深圳市金科威实业有限公司	G30
深圳市金科威实业有限公司	UT4000B
深圳市金科威实业有限公司	UT4000F
飞利浦（中国）投资有限公司	VM6
深圳市金科威实业有限公司	GS10
深圳市理邦精密仪器股份有限公司	iM8
深圳市理邦精密仪器股份有限公司	iM50
深圳市金科威实业有限公司	UT6000A
深圳市金科威实业有限公司	UT4000Apro
深圳市金科威实业有限公司	UT4000A
胎儿孕妇监护仪	
深圳市金科威实业有限公司	F6/F6Express
深圳市金科威实业有限公司	UT6000A
深圳理邦精密仪器股份有限公司	GTG7

续表

6822医用光学仪器	
OCT	
深圳市斯尔顿科技有限公司	OSE-2000
视力检测仪	
深圳市斯尔顿科技有限公司	VAT-200
视力筛查仪	
深圳市斯尔顿科技有限公司	HAR-880、HAR800
6823医用超声波仪器及设备	
全数字灰阶超声波诊断仪(A类)	
日立医疗（广州）有限公司	Prosound 4
全数字灰阶超声波诊断仪(C类)	
深圳迈瑞生物医疗电子股份有限公司	DP-7
深圳迈瑞生物医疗电子股份有限公司	DP-5
深圳迈瑞生物医疗电子股份有限公司	DP-30
深圳迈瑞生物医疗电子股份有限公司	DP-2200
深圳迈瑞生物医疗电子股份有限公司	DP-10
深圳迈瑞生物医疗电子股份有限公司	DP-4900
深圳迈瑞生物医疗电子股份有限公司	DP-20
深圳迈瑞生物医疗电子股份有限公司	DP-6900
深圳迈瑞生物医疗电子股份有限公司	DP-7700
深圳迈瑞生物医疗电子股份有限公司	DP-1100Plus
彩色多普勒超声波诊断仪	
百胜（中国）有限公司	MyLab Class C
百胜（中国）有限公司	MyLab Seven
东芝医疗系统（中国）有限公司	APLIO 500 TUS-A500
东芝医疗系统（中国）有限公司	APLIO ARTIDA SSH-880CV
深圳市开立科技有限公司	SSI-2000
东芝医疗系统（中国）有限公司	APLIO 400 TUS-A400
东芝医疗系统（中国）有限公司	APLIO 300 TUS-A300

续表

日立医疗（广州）有限公司	HI VISION ASCENDUS
日立医疗（广州）有限公司	Prosound a6
日立医疗（广州）有限公司	Prosound SSD-3500
东芝医疗系统（中国）有限公司	NEMIO MX SSA-590A
深圳市迈瑞生物医疗电子股份有限公司	DC—8
日立医疗（广州）有限公司	HI VISION PREIRUS
深圳市迈瑞生物医疗电子股份有限公司	DC—N6
沈阳东软医疗系统有限公司	N900
深圳市开立科技有限公司	SSI-3000
深圳市迈瑞生物医疗电子股份有限公司	DC—N3
深圳市开立科技有限公司	SSI-5000
深圳市迈瑞生物医疗电子股份有限公司	Z6
沈阳东软医疗系统有限公司	N7
深圳安科高技术股份有限公司	ASU-3500
沈阳东软医疗系统有限公司	N700
百胜（中国）有限公司	MyLab Touch
东芝医疗系统（中国）有限公司	VIAMO SSA-640A
深圳理邦精密仪器股份有限公司	U50
深圳理邦精密仪器股份有限公司	U2
北京东方惠尔图像技术有限公司	泰圣Taison3000

6825医用内窥镜

电子结肠镜	
上海澳华光电内窥镜有限公司	VME-1300
上海澳华光电内窥镜有限公司	VME-1300S
电子胃镜	
上海澳华光电内窥镜有限公司	VME-98
上海澳华光电内窥镜有限公司	VME-98S
电子气管镜	
上海澳华光电内窥镜有限公司	VBC-1T30
上海澳华光电内窥镜有限公司	VRL-1T30

续表

阴道镜	
深圳市理邦精密仪器股份有限公司	C3/C6电子阴道镜系统
深圳市斯尔顿科技有限公司	CZ6、CS6E、CS4E
深圳市金科威实业有限公司	SLC-2000B
徐州市科健高技术有限公司	AD-2000Y
6826物理治疗、康复及体育治疗仪器设备	
微波治疗仪	
徐州市科健高技术有限公司	KWBZ-1
天津市顺博医疗设备有限公司	SW-61A4
智能牵引床	
徐州市科健高技术有限公司	XQC-A/D/E
熏蒸牵引床	
徐州市科健高技术有限公司	XQC-B/C
痉挛肌治疗仪	
徐州市科健高新技术有限公司	KJ-9100
脑循环功能治疗仪	
徐州市科健高新技术有限公司	KJ-3000
数码经络导平治疗仪	
徐州市科健高新技术有限公司	KJ-9000
经皮黄疸仪	
徐州市科健高新技术有限公司	KJ-8000
三维立体数字化脑电地形图仪	
徐州市科健高新技术有限公司	ND-16
6829医用X线设备	
普通X线机	
上海新黄浦医疗器械有限公司	HY-450
CR	
锐珂（上海）医疗器材有限公司	DirectView Max CR
苏州富士胶片映像机器有限公司	FCR CAPSULA XL
苏州富士胶片映像机器有限公司	FCR PRIMA T

续表

苏州富士胶片映像机器有限公司	FCR CAPSULA X
苏州富士胶片映像机器有限公司	FCR PRIMA
康达医疗器械（上海）有限公司	MXHF-1500DR
深圳安科高技术股份有限公司	ASR-6150
康达医疗器械（上海）有限公司	MXHF-1500DR
上海新黄浦医疗器械有限公司	KD-1800DR
深圳安科高技术股份有限公司	ASR-6250
沈阳东软医疗系统有限公司	DXRVision、DXRVision HD
上海新黄浦医疗器械有限公司	KD-1500DR
深圳安科高技术股份有限公司	ASR-6650
深圳迈瑞生物医疗电子股份有限公司	DigiEye 780
邦盛医疗装备（天津）股份有限公司	FS-500DDR 系列
深圳市贝斯达医疗器械有限公司	BTR-640医用诊断X射线系统
深圳迈瑞生物医疗电子股份有限公司	DigiEye 580
飞利浦（中国）投资有限公司	DigitalDiagnost 3
深圳迈瑞生物医疗电子股份有限公司	DigiEye 380
深圳市安健科技有限公司	Angell-DR-A-F
富士胶片（中国）投资有限公司	DR CALNEO
飞利浦（中国）投资有限公司	Essenta DR Compact
飞利浦（中国）投资有限公司	DuraDiagnost
华润万东医疗装备股份有限公司	新东方1000D
嘉恒医疗科技（上海）有限公司	JHDX50P02-U
嘉恒医疗科技（上海）有限公司	JHDX50P02-T
华润万东医疗装备股份有限公司	新东方1000C
嘉恒医疗科技（上海）有限公司	JHDX20P04-U
嘉恒医疗科技（上海）有限公司	JHDX50P04-U
嘉恒医疗科技（上海）有限公司	JHDX50P03-U
DR（CCD类）	
北京宝利康医学工程公司	XPLORE 1800

续表

北京宝利康医学工程公司	XPLORE 900
嘉恒医疗科技（上海）有限公司	JHDX50D05-U
嘉恒医疗科技（上海）有限公司	JHDX20D05-U
华润万东医疗装备股份有限公司	新东方1000A
数字化平板探测器	
富士胶片（中国）投资有限公司	FUJIFILM DR CALNEO C
上海新黄浦医疗器械有限公司	KD-560
富士胶片（中国）投资有限公司	FDR D-EVO
移动C型臂	
飞利浦（中国）投资有限公司	BV Pulsera
飞利浦（中国）投资有限公司	BV Endura
床边移动X线机	
飞利浦（中国）投资有限公司	Practix 360
胃肠X线机	
上海新黄浦医疗器械有限公司	HY-650AT2
邦盛医疗装备（天津）股份有限公司	DF-625H-1系列
乳腺X线机	
富士胶片（中国）投资有限公司	AMULET f/AMULET s
深圳安科高技术股份有限公司	ASR-4000
邦盛医疗装备（天津）股份有限公司	MO-50DR
富士胶片（中国）投资有限公司	AMULET
导管X线机	
飞利浦（中国）投资有限公司	FD20/20

大设备类

CT（临床实用型）	
飞利浦（中国）投资有限公司	Brilliance 16 CT
飞利浦（中国）投资有限公司	MX 16 EVO CT
东芝医疗系统(中国)有限公司	Alexion 16
东芝医疗系统(中国)有限公司	Alexion Access

续表

CT临床科研型	
飞利浦（中国）投资有限公司	Ingenuity CT
CT科学研究型	
东芝医疗系统(中国)有限公司	Aquilion ONE ViSION(全景电影CT)
超导MRI	
沈阳东软医疗系统有限公司	NSM-S15
宁波鑫高益磁材有限公司	Superscan-1.5T
华润万东医疗装备股份有限公司	i_Magnate 1.5T
深圳市贝斯达医疗器械有限公司	Bstar-150磁共振成像系统
低场MRI	
嘉恒医疗科技有限公司	JC35P0.35T
华润万东医疗装备股份有限公司	i_Open 0.4T
深圳安科高技术股份有限公司	OPENMARK 5000（ASM-050P）0.5T
深圳安科高技术股份有限公司	OPENMARK IV(ASM-O40P IV)0.4T
江苏美时医疗技术有限公司	PICA 0.35T
华润万东医疗装备股份有限公司	i_Open 0.5T
辽宁开普医疗系统有限公司	Supernova C5,0.35T
嘉恒医疗科技有限公司	JC40P0.4T
包头市稀宝博为医疗系统有限公司	Elixbo PM545 / Brivo MR245 / Brivo MR245 GE
深圳市贝斯达医疗器械有限公司	BTI-030磁共振成像系统
深圳市贝斯达医疗器械有限公司	BTI-050磁共振成像系统
包头市稀宝博为医疗系统有限公司	MPF3000-Ⅳ/Brivo MR235,
包头市稀宝博为医疗系统有限公司	Elixbo PM335/Brivo MR235,
6835临床检验设备	
全自动生化分析仪	
上海科华实验系统有限公司	卓越300
上海科华实验系统有限公司	卓越310
深圳迈瑞生物医疗电子股份有限公司	BS-330E
深圳迈瑞生物医疗电子股份有限公司	BS-330

续表

深圳迈瑞生物医疗电子股份有限公司	BS-820
深圳迈瑞生物医疗电子股份有限公司	BS-180
深圳迈瑞生物医疗电子股份有限公司	BS-490
深圳迈瑞生物医疗电子股份有限公司	BS-220
深圳迈瑞生物医疗电子股份有限公司	BS-390
半自动生化分析仪	
爱威科技股份有限公司	AVE-854C
爱威科技股份有限公司	AVE-853
尿沉渣分析仪	
苏州惠生电子科技有限公司	EH-2080
苏州惠生电子科技有限公司	EH-2030
苏州惠生电子科技有限公司	EH-2050 Plus
酶标仪A类	
上海科华实验系统有限公司	ST-360
酶标洗板机	
上海科华实验系统有限公司	ST-36WF
上海科华实验系统有限公司	ST-96W
上海科华实验系统有限公司	ST-36W
上海科华实验系统有限公司	ST-36WT
化学发光免疫分析仪	
北京大成生物工程有限公司	AULIA200
北京大成生物工程有限公司	SALIA096
微生物鉴定和药敏仪	
湖南长沙天地人生物科技有限公司	TDR-300B
山东鑫科生物科技股份有限公司	XK型
湖南长沙天地人生物科技有限公司	TDR-200C
三分类血细胞分析仪	
深圳迈瑞生物医疗电子股份有限公司	BC-1900
深圳迈瑞生物医疗电子股份有限公司	BC-2900
深圳迈瑞生物医疗电子股份有限公司	BC-3300

续表

深圳迈瑞生物医疗电子股份有限公司	BC-3300CT
深圳迈瑞生物医疗电子股份有限公司	BC-2600
深圳迈瑞生物医疗电子股份有限公司	BC-2800
五分类血细胞分析仪	
深圳迈瑞生物医疗电子股份有限公司	BC-5600
深圳迈瑞生物医疗电子股份有限公司	BC-6600
深圳迈瑞生物医疗电子股份有限公司	BC-5310
深圳迈瑞生物医疗电子股份有限公司	BC-5180
深圳迈瑞生物医疗电子股份有限公司	BC-5100
深圳迈瑞生物医疗电子股份有限公司	BC-5380
自动血培养仪	
山东鑫科生物科技股份有限公司	LABSTAR50
山东鑫科生物科技股份有限公司	Labstar100
湖南长沙天地人生物科技有限公司	TDR-X060
6840手术急救设备及器具	
急救呼吸机	
北京谊安医疗系统股份有限公司	Shangrila510
多功能呼吸机	
深圳迈瑞生物医疗电子股份有限公司	SynoVent E5
深圳迈瑞生物医疗电子股份有限公司	SynoVent E3
北京谊安医疗系统股份有限公司	Shangrila590
北京谊安医疗系统股份有限公司	Shangrila580
北京谊安医疗系统股份有限公司	Shangrila500
北京谊安医疗系统股份有限公司	Shangrila520
多功能麻醉机	
深圳迈瑞生物医疗电子股份有限公司	WATO EX-30
深圳迈瑞生物医疗电子股份有限公司	WATO EX-55
深圳迈瑞生物医疗电子股份有限公司	WATO EX-65
深圳迈瑞生物医疗电子股份有限公司	A5

续表

深圳迈瑞生物医疗电子股份有限公司	A7
深圳迈瑞生物医疗电子股份有限公司	WATO EX-25
深圳迈瑞生物医疗电子股份有限公司	WATO EX-20
深圳迈瑞生物医疗电子股份有限公司	WATO EX-35
北京瑞得伊格尔科技有限公司	RE902-C系列
北京谊安医疗系统股份有限公司	Aeon7500A
北京瑞得伊格尔科技有限公司	ARIES2000系列
北京谊安医疗系统股份有限公司	Glory puls
麻醉机工作站	
北京谊安医疗系统股份有限公司	Aeon8600A
北京谊安医疗系统股份有限公司	Aeon7700A
6843 消毒灭菌设备及器具	
环氧乙烷灭菌器	
山东新华医疗器械股份有限公司	XG2.C
软式内窥镜清洗消毒机	
山东新华医疗器械股份有限公司	Rider50A、Rider50B、Rider60A、Rider60B

IHE中国2013年第一次测试会情况介绍

自2010起，中国医学装备协会会同中国标准化研究院、中国生物医学工程协会、中国医疗器械行业协会、中华医学会放射学分会、中国医院协会信息管理专业委员会，共六家发起单位共同组织医学装备信息专家，组成了“IHE中国”，先后制定了“区域医疗信息平台专项测试要求”、“PACS系统专项测试要求”、“LIS系统专项测试要求”、“CR、DR设备系统专项测试要求”、“超声诊断系统专项测试要求”五个测试要求。根据这五个测试要求，中国医学装备协会于2013年3月17日至22日在北京举办了IHE中国2013年第一次测试会，本次测试会共测试了27家厂商的产品，有154个功能角色通过测试。亿彼恩、卡易、安科、天健、华海、心医、易联众、福建易联众，共8个厂商通过了区域医疗信息平台整体产品测试；金仕达卫宁、心医、中科美伦，共3个厂商通过了LIS系统整体产品测试；开立，共1个厂商通过超声诊断设备系统测试。这些厂商的参测产品能够达到基层医疗机构影像、信息互联互通、集成、共享的要求，还有一些厂商的部分单一系统通过了测试，能够部分达到信息互联互通、集成、共享的要求。

IHE中国2013年第二次测试会情况介绍

中国医学装备协会会同中国标准化研究院、中国生物医学工程协会、中国医疗器械行业协会、中华医学会放射学分会、中国医院协会信息管理专业委员会，共六家发起单位共同组织医学装备信息专家，组成了“IHE中国”，先后制定了“HIS系统专项测试要求”、“数字心电诊断系统专项测试要求”、“区域医疗信息平台专项测试要求”、“PACS系统专项测试要求”、“LIS系统专项测试要求”、“CR、DR设备系统专项测试要求”、“数字超声诊断系统专项测试要求”七个测试要求（详见附件九至附件十五）。根据这七个测试要求，中国医学装备协会于2013年9月23日至27日在北京举办了IHE中国2013年第二次测试会，本次测试会共测试了19家厂商的产品，其中有177个功能角色通过测试。合华科技股份有限公司，共1个厂商通过了此次区域医疗信息平台整体产品测试；创业软件股份有限公司、方正国际软件（北京）有限公司，共2个厂商通过了此次PACS整体产品测试；北京亿彼恩科技有限公司、北京中科美伦医疗股份有限公司、东软集团股份有限公司、宁波市科技园区明天医网科技有限公司、上海金仕达卫宁软件股份有限公司、温州卡易网络技术有限公司、厦门纳龙科技有限公司，共7个厂商通过了此次数字心电诊断产品整体产品测试。这些厂商的参测产品能够达到基层医疗机构影像、信息互联互通、集成、共享的要求，还有一些厂商的部分系统通过了测试，能够部分达到影像、信息互联互通、集成、共享的要求。

一：HIS系统专项测试通过情况表（一）部分通过测试表

第一批部分通过测试表（按字母排序）

公司名称	门急诊挂号系统	医生工作站	临床医嘱系统
北京中科美伦医疗股份有限公司	ZK-HIS医院信息管理系统 V3.0	ZK-HIS医院信息管理系统 V3.0	ZK-HIS医院信息管理系统 V3.0
上海金仕达卫宁软件股份有限公司	金仕达卫宁医院信息管理软件 4.5	金仕达卫宁医院信息管理软件 4.5	金仕达卫宁医院信息管理软件 4.5
深圳市蓝韵网络有限公司	蓝韵医院信息管理系统 3.0	蓝韵医院信息管理系统 3.0	蓝韵医院信息管理系统 3.0
浙江联众卫生信息科技有限公司	联众医院信息管理系统软件 4.0	联众医院信息管理系统软件 4.0	联众医院信息管理系统软件 4.0

二：1、数字心电诊断系统专项测试通过情况表（一）整体通过测试表

第一批整体通过测试表（按字母排序）

公司名称	数字心电诊断系统
北京亿彼恩科技有限公司	UniECG 7.0
北京中科美伦医疗股份有限公司	ZK-ECG心电网络系统 V1.0
东软集团股份有限公司	东软心电信息管理系统 V5.0
宁波市科技园区明天医网科技有限公司	eWorld 区域心电信息系统 2.0
上海金仕达卫宁软件股份有限公司	金仕达卫宁心脑电信息管理软件 5.0
温州卡易网络技术有限公司	卡易区域心电信息系统软件 V1.0
厦门纳龙科技有限公司	纳龙区域心电网络系统 2.0

二：2、数字心电诊断系统专项测试情况表（二）相关通过测试表

第一批相关通过测试表（按字母排序）

公司名称	医院信息管理系统	心电采集设备
北京中科美伦医疗股份有限公司	ZK-HIS医院信息管理系统 V3.0	ZK-HIS医院信息管理系统 V3.0
宁波市科技园区明天医网科技有限公司		eWorld 区域心电信息系统 2.0
上海金仕达卫宁软件股份有限公司	金仕达卫宁医院信息管理软件 4.5	
浙江联众卫生信息科技有限公司	联众医院信息管理系统软件 4.0	

三：1、区域医疗信息系统专项测试通过情况表（一）整体通过测试表

第三批整体通过测试表（按字母排序）

公司名称	区域文档共享中心平台	区域共享文档源	区域共享文档消费者
合华科技股份有限公司	合华区域卫生信息平台V1.0	合华区域卫生信息平台V1.0	合华区域卫生信息平台 V1.0

第二批整体通过测试表（按字母排序）

公司名称	区域文档共享中心平台	区域共享文档源	区域共享文档消费者
北京亿彼恩科技有限公司	EBM XDS Server 1.0	EBM XDS Server 1.0	EBM XDS Server 1.0
温州卡易网络技术有限公司	卡易区域医疗影像信息管理系统软件 V1.0	卡易区域医疗影像信息管理系统软件 V1.0	卡易区域医疗影像信息管理系统软件 V1.0
深圳安科高技术股份有限公司	ANKE RMIIS区域医疗信息系统软件 8.0	ANKE RMIIS区域医疗信息系统软件 8.0	ANKE RMIIS区域医疗信息系统软件 8.0
北京天健源达科技有限公司	天健区域卫生信息平台软件 v1.0	天健区域卫生信息平台软件 v1.0	天健区域卫生信息平台软件v1.0
西安华海医疗信息技术股份有限公司	区域PACS系统 5.0	区域PACS系统 5.0	区域PACS系统 5.0
心医国际数字医疗系统（大连）有限公司	心医区域影像存储传输系统软件 V1.0	心医区域影像存储传输系统软件 V1.0	心医区域影像存储传输系统软件 V1.0
易联众信息技术股份有限公司	易联众区域影像软件 2.0	易联众区域影像软件 2.0	易联众区域影像软件 2.0
福建易联众软件系统开发有限公司	福建易联众区域影像软件 2.0	福建易联众区域影像软件 2.0	福建易联众区域影像软件 2.0

第一批整体通过测试表（按字母排序）

公司名称	区域文档共享中心平台	区域共享文档源	区域共享文档消费者
北京美智医疗科技有限公司	PowerXHE 区域医疗信息平台 6.0	PowerXHE 区域医疗信息平台 6.0	PowerXHE 区域医疗信息平台 6.0
北京中科美伦医疗股份有限公司	区域卫生信息平台 V1.0	区域卫生信息平台 V1.0	区域卫生信息平台 V1.0
东软集团股份有限公司	东软区域平台 1.0	东软区域平台 1.0	东软区域平台 1.0
宁波市科技园区明天医网科技有限公司	eWorld 区域医疗和卫生信息共享服务平台 1.0	eWorld 区域医疗和卫生信息共享服务平台 1.0	eWorld 区域医疗和卫生信息共享服务平台 1.0
上海岱嘉医学信息系统有限公司	岱嘉医疗信息交互平台软件 1.0 (AT HiUP 1.0)	岱嘉医疗信息交互平台软件 1.0 (AT HiUP 1.0)	岱嘉医疗信息交互平台软件1.0 (AT HiUP 1.0)
上海金仕达卫宁软件股份有限公司	金仕达卫宁区域信息平台 4.5	金仕达卫宁区域信息平台 4.5	金仕达卫宁区域信息平台 4.5
深圳市蓝韵实业有限公司	蓝韵区域信息共享平台 1.0	蓝韵区域信息共享平台 1.0	蓝韵区域信息共享平台 1.0
实达科技（广州）医疗系统有限公司	实达科技区域影像软件 1.0	实达科技区域影像软件 1.0	实达科技区域影像软件 1.0
浙江莱达信息技术有限公司	伊莱达区域医疗影像信息协同平台软件 V2.5	伊莱达区域医疗影像信息协同平台软件 V2.5	伊莱达区域医疗影像信息协同平台软件 V2.5

三：2、区域医疗信息系统专项测试通过情况表（二）部分通过测试表

第三批部分通过测试表（按字母排序）

公司名称	区域文档共享中心平台	区域共享文档源	区域共享文档消费者
创业软件股份有限公司	创业区域卫生信息平台软件 V2.0		
方正国际软件（北京）有限公司	Founder ESB V2.0		Founder ESB V2.0

第二批部分通过测试表（按字母排序）

公司名称	区域文档共享中心平台	区域共享文档源	区域共享文档消费者
浙江格林蓝德信息技术有限公司	格林蓝德区域影像信息交互平台系统 5.0	格林蓝德区域影像信息交互平台系统 5.0	
深圳中科金证科技有限公司	中科金证区域卫生信息化平台 2.0		

第一批部分通过测试表（按字母排序）

公司名称	区域文档共享中心平台	区域共享文档源	区域共享文档消费者
北京天健源达科技有限公司		天健区域卫生信息平台软件 v1.0	天健区域卫生信息平台软件 v1.0
富士胶片（中国）投资有限公司	富士远程会诊信息管理系统 1.0		富士远程会诊信息管理系统 1.0
锐珂亚太投资管理（上海）有限公司	Carestream E-Health Platform 2.0		
心医国际数字医疗系统（大连）有限公司	心医区域影像存储传输系统软件 V1.0		

四：1、PACS系统专项测试通过情况表（一）整体通过测试表

第六批整体通过测试表（按字母排序）

公司名称	放射信息系统（RIS）	PACS服务器	PACS影像工作站	PACS后处理工作站
方正国际软件（北京）有限公司	Founder RIS V1.0	ACIES 1.40	ACIES 1.40	ACIES 1.40
创业软件股份有限公司	BSRIS V2.0	创业医学影像存储与传输系统BSPACS 2.5	创业软件_PACS影像工作站 3.03	创业软件_PACS后处理工作站 3.03

第五批整体通过测试表（按字母排序）

公司名称	放射信息系统（RIS）	PACS服务器	PACS影像工作站	PACS后处理工作站
无	无	无	无	无

第四批整体通过测试表（按字母排序）

公司名称	放射信息系统（RIS）	PACS服务器	PACS影像工作站	PACS后处理工作站
广州市铁山兰实业有限公司	铁山兰医院医学影像传输与存储系统 V3.6	铁山兰医院医学影像传输与存储系统 V3.6	铁山兰医院医学影像传输与存储系统 V3.6	铁山兰医院医学影像传输与存储系统 V3.6
广州卫软信息科技有限公司	医学影像信息系统 V4.0	医学影像信息系统 V4.0	医学影像信息系统 V4.0	医学影像信息系统 V4.0
华润万东医疗装备股份有限公司	医学影像存档与传输系统 1.0	医学影像存档与传输系统 1.0	医学影像存档与传输系统 1.0	医学影像存档与传输系统 1.0
宁波明天医网科技有限公司	eWorld 医学影像存档与传输系统（PACS系统)5.0	eWorld 医学影像存档与传输系统（PACS系统)5.0	eWorld 医学影像存档与传输系统（PACS系统)5.0	eWorld 医学影像存档与传输系统（PACS系统)5.0
英飞达软件(上海)有限公司	INFINITT RIS 3.0	INFINITT PACS 3.0	INFINITT WORKSTATION 3.0	INFINITT PACS 3.0
浙江格林蓝德信息技术有限公司	格林蓝德 iEIS v5.3.6	格林蓝德 PACS ACQManager v5.5	m-Viewer 5.5	m-Viewer 5.5

第三批整体通过测试表（按字母排序）

公司名称	放射信息系统（RIS）	PACS服务器	PACS影像工作站	PACS后处理工作站
北京天鹏恒宇科技发展有限公司	医院放射科信息管理系统 V3.3	医院医学影像传输与存储系统 V3.6	医院医学影像传输与存储系统 V3.6	医院医学影像传输与存储系统 V3.6
北京美智医疗科技有限公司	PowerVision PACS 5.0	PowerVision PACS 5.0	PowerVision PACS 5.0	PowerVision PACS 5.0
北京新网医讯技术有限公司	新网医讯放射科信息管理系统 5.0	新网医讯医学影像系统 4.8.1	新网医讯医学影像系统 4.8.1	新网医讯医学影像系统 4.8.1
北京中科理想科技有限公司	ZK-PACS数字医疗信息系统 V6.01	ZK-PACS数字医疗信息系统 V6.01	ZK-PACS数字医疗信息系统 V6.01	ZK-PACS数字医疗信息系统 V6.01
北京中科美伦医疗股份有限公司	ZK-PACS数字医疗信息系统 6.0	ZK-PACS数字医疗信息系统 6.0	ZK-PACS数字医疗信息系统 6.0	ZK-PACS数字医疗信息系统 6.0
福建易联众软件系统开发有限公司	易联众RIS系统 3.5	易联众医学影像信息系统 3.5	易联众医学影像信息系统 3.5	易联众医学影像信息系统 3.5
海纳医信（北京）软件科技有限责任公司	海纳医疗影像信息管理系统（HINA MIIS）2.0	海纳医疗影像信息管理系统（HINA MIIS）2.0	海纳医疗影像信息管理系统（HINA MIIS）2.0	海纳医疗影像信息管理系统（HINA MIIS）2.0
江苏金马扬名信息技术有限公司	JIN-PACS医学影像存储与传输软件 V1.0	JIN-PACS医学影像存储与传输软件 V1.0	JIN-PACS医学影像存储与传输软件 V1.0	JIN-PACS医学影像存储与传输软件 V1.0
上海金仕达卫宁软件股份有限公司	金仕达卫宁医学影像科室信息管理软件 V6.0	金仕达卫宁医学影像存档与通讯软件 V5.0	金仕达卫宁医学影像存档与通讯软件 V5.0	金仕达卫宁医学影像存档与通讯软件 V5.0

深圳安科高技术股份有限公司	ASG-340 Anke PACS/RIS System 7.0	ASG-340 Anke PACS/RIS System 7.0	ASG-340 Anke PACS/RIS System 7.0	ASG-340 Anke PACS/RIS System 7.0
深圳市中天科技开发有限公司	中天RIS V3.0	中天PACS V3.0	中天PACS V3.0	中天PACS V3.0
温州卡易网络技术有限公司	KEasy RIS 2.0	TMEasy PACS 3.0	TMEasy PACS 3.0	TMEasy PACS 3.0
易联众信息技术股份有限公司	易联众RIS系统3.5	易联众医学影像信息系统 3.5	易联众医学影像信息系统 3.5	易联众医学影像信息系统 3.5

第二批整体通过测试表（按字母排序）

公司名称	放射信息系统（RIS）	PACS服务器	PACS影像工作站	PACS后处理工作站
爱克发医疗系统设备(上海)有限公司	IMPAX RIS 7	IMPAX 6	IMPAX 6	IMPAX 6
北京天健源达科技有限公司	天健放射医学信息系统 V6.0	天健医学影像存储与传输系统 A5	天健医学影像存储与传输系统 A5	天健医学影像存储与传输系统 A5
北京亿彼恩科技有限公司	UniRIS 2	NB PACS Server 5.1	NB DICOM Web Server 5.1	Viewer 4.1
大庆三维软件有限责任公司	RIS医星--放射科信息系统 V4.1	PACS医星--医学影像存档与通讯系统 V4.1	PACS医星--医学影像存档与通讯系统 V4.1	PACS医星--医学影像存档与通讯系统 V4.1
富士胶片（中国）投资有限公司	Fabric2.0	SYNAPSE 3.2.1	SYNAPSE 3.2.1	SYNAPSE 3.2.1
广东巨龙信息技术有限公司	巨龙医学影像归档与通讯系统 v6.0	巨龙医学影像归档与通讯系统 v6.0	巨龙医学影像归档与通讯系统 v6.0	巨龙医学影像归档与通讯系统 v6.0
锐珂（上海）医疗器材有限公司	RIS_GC RIS	Carestream PACS（CS PACS)	Carestream PACS (CS PACS)	Carestream PACS (CS PACS)
心医国际数字医疗系统(大连)有限公司	心医影像存储传输系统软件 V1.0	心医影像存储传输系统软件 V1.0	心医影像存储传输系统软件 V1.0	心医影像存储传输系统软件 V1.0

第一批整体通过测试表（按字母排序）

公司名称	放射信息系统（RIS）	PACS服务器	PACS影像工作站	PACS后处理工作站
北京思创贯宇科技开发有限公司	ST RIS放射科信息管理系统 V1.0	ST-PACS型医学影像存档与传输系统V3.0	ST-PACS医学影像系统V3.1	ST-PACS医学影像处理系统V3.1
青岛美迪康数字工程有限公司	美迪康医学影像RIS系统V4.0	美迪康PACS服务器2.0	美迪康PACS影像工作站 2.0	美迪康PACS影像工作站 2.0

上海岱嘉医学信息系统有限公司	UniReport V1.0	医疗影像存储与传输系统软件-PACS服务器4.0	医疗影像存储与传输系统软件-PACS影像工作站 4.0	医疗影像存储与传输系统软件-PACS后处理工作站 4.0
深圳市蓝韵实业有限公司	蓝韵放射信息管理系统V7.0	蓝韵医学影像归档与存储管理服务器V7.0	蓝韵医学影像工作站软件V7.0	蓝韵医学影像后处理工作站软件V7.0
沈阳东软医疗系统有限公司	东软PACS/RIS	东软PACS/RIS	东软PACS/RIS	东软医学影像浏览与后处理系统（超影工作站）
实达科技（广州）医疗系统有限公司	实达南方RIS V3.5	实达南方PACS V3.5	实达南方PACS V3.5	实达南方PACS V3.5
通用电气（中国）医疗集团	Centricity RIS	Centricity PACS	Centricity PACS	Centricity PACS
西安华海医疗信息技术股份有限公司	华海MedPACS医学图像存档与通讯系统 5.0	华海MedPACS医学图像存档与通讯系统 5.0	华海MedPACS医学图像存档与通讯系统 5.0	华海MedPACS医学图像存档与通讯系统 5.0
浙江莱达信息技术有限公司	伊莱达数字医学影像系统软件V2.5	伊莱达数字医学影像系统软件V2.5	伊莱达数字医学影像系统软件V2.5	伊莱达数字医学影像系统软件V2.5

四：2、PACS系统专项测试通过情况表（二）部分通过测试表

第六批部分通过测试表（按字母排序）

公司名称	放射信息系统（RIS）	PACS服务器	PACS影像工作站	PACS后处理工作站
上海联影医疗科技有限公司		远程医疗信息系统软件 1.0		
深圳市新点医疗信息系统有限公司		新点医学影像存储传输系统软件(PACS/RIS) V13.0	新点医学影像存储传输系统软件(PACS/RIS) V13.0	新点医学影像存储传输系统软件(PACS/RIS) V13.0

第五批部分通过测试表（按字母排序）

公司名称	放射信息系统（RIS）	PACS服务器	PACS影像工作站	PACS后处理工作站
创业软件股份有限公司			创业软件_PACS影像工作站 3.03	创业软件_PACS后处理工作站 3.03
江苏世轩科技股份有限公司		世轩医学影像存储与传输系统软件 V1.0		

第四批部分通过测试表（按字母排序）

公司名称	放射信息系统（RIS）	PACS服务器	PACS影像工作站	PACS后处理工作站
北京华康同邦科技有限公司		华康PACS软件系统 V3.0		华康PACS软件系统 V3.0
北京蓝卫通科技有限公司	蓝卫通放射科信息系统 2.0	蓝卫通PACS服务器 2.0	蓝卫通PACS影像工作站 2.0	
方正国际软件（北京）有限公司				ACIES 1.40
飞利浦（中国）投资有限公司	Intellispace iRIS 1.0			
江苏世轩科技股份有限公司	世轩医技管理平台软件 V1.0			

第三批部分通过测试表（按字母排序）

公司名称	放射信息系统（RIS）	PACS服务器	PACS影像工作站	PACS后处理工作站
方正国际软件（北京）有限公司		ACIES 1.40	ACIES 1.40	
广州卫软信息科技有限公司		医学影像信息系统 V4.0		
江苏锦源医疗科技有限公司			锦源JYPACS系统软件 V2.0	
宁波科技园区明天医网科技有限公司	eWorld放射信息管理系统 V5.0	eWorld医学影像存档与传输系统 V5.0		
上海岱嘉医学信息系统有限公司	UniReport V2.0			
上海华奕医疗信息技术有限公司	SIMED RIS 3.0	PACS Server 3.0		
深圳市安科信息系统有限公司		安科信息 Annet RPACS 区域医疗信息管理系统软件 V1.0		
英飞达软件（上海）有限公司		INFINITT PACS 3.0	INFINITT PACS 3.0	INFINITT PACS 3.0
浙江格林蓝德信息技术有限公司	格林蓝德 iEIS V5.3.6	格林蓝德 PACS ACQManager V5.5		
重庆创软科技有限公司		创软医学影像存储与传输系统 V1.0		

第二批部分通过测试表（按字母排序）

公司名称	放射信息系统（RIS）	PACS服务器	PACS影像工作站	PACS后处理工作站
北京万东医疗装备股份有限公司			WD-PACS 1.0	WD-PACS 1.0
上海金蝶医疗卫生软件有限公司		KD PACS Server V2.0	KD DICOM Web Server V2.0	KD PACS Viewer V2.0

第一批部分通过测试表（按字母排序）

公司名称	放射信息系统（RIS）	PACS服务器	PACS影像工作站	PACS后处理工作站
北京伟业前程科技有限公司		VisionPACS V5.0		
昆明贝思特软件有限公司		贝思特PACS V3.0		
西门子(中国)有限公司		SYNGO PLAZA VA20	SYNGO PLAZA VA20	

四：3、PACS系统专项测试通过情况表（三）相关通过测试表

第六批相关通过测试表（按字母排序）

公司名称	医院信息系统（HIS）	影像采集设备（Modality）	影像打印机
锐珂（上海）医疗器材有限公司			DV5950

第五批相关通过测试表（按字母排序）

公司名称	医院信息系统（HIS）	影像采集设备（Modality）	影像打印机
上海复高计算机科技有限公司	复高医院信息管理系统软件 V5.0		
厦门市智业软件工程有限公司	ZHIS 4.0		

第四批相关通过测试表（按字母排序）

公司名称	医院信息系统（HIS）	影像采集设备（Modality）	影像打印机
安徽省慧光医疗科技有限公司			胶片影像处理系统 1.1
北京美智医疗科技有限公司	PowerHIS 5.0		PowerVision 5.0
北京中科美伦医疗股份有限公司	ZK-HIS医院信息管理系统 V3.0		
方正国际软件（北京）有限公司	CHIS 6.0		

锐珂亚太投资管理（上海）有限公司			DryView 6850
			DryView 5850
			DryView 5700C
			DryView Chroma
上海联影医疗科技有限公司		联影医疗通用软件平台（MCS）	
沈阳东软医疗系统有限公司		NeuViz 16 Platinum 1.0	

第三批相关通过测试表（按字母排序）

公司名称	医院信息系统（HIS）	影像采集设备（Modality）	影像打印机
福建易联众软件系统开发有限公司	易联众医院综合管理信息平台 5.0		
江苏飞航医疗器械科技有限公司			飞航医用影像输出系统 FH—1.1
深圳市开立科技有限公司		超声成像系统 1.0	
易联众信息技术股份有限公司	易联众医院综合管理信息平台 5.0		

第二批相关通过测试表（按字母排序）

公司名称	医院信息系统（HIS）	影像采集设备（Modality）	影像打印机
东华软件股份公司	HIS_DHCC：DTHEALTH V6.9		
上海金仕达卫宁软件股份有限公司	金仕达卫宁医院信息管理软件[V4.5]		

第一批相关通过测试表（按字母排序）

公司名称	医院信息系统（HIS）	影像采集设备（Modality）	影像打印机
北京天健源达科技有限公司	天健医院信息管理系统 V3.6		天健医学影像存储与传输系统 A5
江苏天峰影像技术有限公司			天峰影像输出系统TF-1.1
深圳市蓝韵实业有限公司		全数字超声诊断系统软件V1.00.00	
		全数字彩色超声诊断系统软件V1.00.00	
		蓝韵DR2800数字X射线成像系统软件V3.0	
		蓝韵晶睿数字X射线成像系统软件V2.0	
		蓝韵KeenRay Series数字X射线成像系统软件V3.0	

沈阳东软医疗系统有限公司	东软医院管理信息系统软件	FLYING彩色超声诊断系统
		Phoenix彩色超声诊断系统
		NeuStar DR
		NeuViz 64i、NeuViz 64e
		X射线诊断设备 NeuPioneer DR
实达科技（广州）医疗系统有限公司	实达科技医院管理信息系统V5.0	
西安华海医疗信息技术股份有限公司	GATEWAY系统	

五：1、LIS系统专项测试通过情况表（一）整体通过测试表

第二批整体通过测试表（按字母排序）

公司名称	实验室信息管理系统（LIS）
无	无

第一批整体通过测试表（按字母排序）

公司名称	实验室信息管理系统（LIS）
上海金仕达卫宁软件股份有限公司	金仕达卫宁实验室信息管理软件 V5.0
心医国际数字医疗系统（大连）有限公司	医院检验信息管理系统软件 1.0
北京中科美伦医疗股份有限公司	ZK-LIS临床检验信息管理系统 V3.0

五：2、LIS系统专项测试通过情况表（二）相关通过测试表

第二批相关通过测试表（按字母排序）

公司名称	医院信息管理系统（HIS）
无	无

第一批相关通过测试表（按字母排序）

公司名称	医院信息管理系统（HIS）
上海复高计算机科技有限公司	复高医院信息管理系统软件 V5.0
方正国际软件（北京）有限公司	CHIS 6.0

六： CR、DR设备系统专项测试通过情况表（一）整体通过测试表

第四批整体通过测试表（按字母排序）

公司名称	计算机X射线摄影系统（CR）	数字化X射线摄影系统（DR）
无	无	无

第三批整体通过测试表（按字母排序）		
公司名称	计算机X射线摄影系统（CR）	数字化X射线摄影系统（DR）
无	无	无

第二批整体通过测试表（按字母排序）		
公司名称	计算机X射线摄影系统（CR）	数字化X射线摄影系统（DR）
北京美智医疗科技有限公司		MZDR-Si6500W 11.0
岛津企业管理(中国)有限公司		RAD SPEED M 8.0
华润万东医疗装备股份有限公司		影锐数字图像系统 2.0
佳能（中国）有限公司		CXDI Control software 8.0
柯尼卡美能达医疗印刷器材（上海）有限公司	CS-2 1.40	
柯尼卡美能达医疗印刷器材（上海）有限公司	CS-3 3.02	

第一批整体通过测试表（按字母排序）		
公司名称	计算机X射线摄影系统（CR）	数字化X射线摄影系统（DR）
富士胶片（中国）投资有限公司	计算机X线影像处理软件 8.0	
爱克发医疗系统设备（上海）有限公司		NX 3.0
深圳迈瑞生物医疗电子股份有限公司	DigEye系列X射线摄影系统软件 1.0	
锐珂亚太投资管理（上海）有限公司	Carestream DirectView V5	
	Carestream Clinic Suite V1	
东软集团股份有限公司		X射线诊断设备 NeuPioneer DR
		NeuStar DR
深圳市蓝韵实业有限公司		蓝韵DR2800数字X射线成像系统软件 V3.0
		蓝韵晶睿数字X射线成像系统软件 V2.0
		蓝韵KeenRay Series数字X射线成像系统软件 V3.0

七：超声诊断系统专项测试通过情况表

第一批通过测试表	
公司名称	数字超声诊断系统
深圳市开立科技有限公司	超声成像系统 1.0

中国医学装备协会关于表彰医学装备管理

先进集体和先进个人的决定

随着卫生事业的快速发展和改革的不断深入，医学装备在各级各类医疗卫生机构中得到广泛配置应用并发挥着重要作用。卫生行政部门制定颁发了相关规定，广大医学装备工作者在加强医学装备管理工作中恪尽职守，勤奋工作，为保证医学装备的安全有效利用，促进医疗服务质量的提高做出了突出成绩，涌现出一大批先进集体和先进个人。

为表彰先进，激励广大医学装备管理及技术服务人员的责任感和积极性，中国医学装备协会决定，授予北京大学人民医院设备处等132个处（科、室）“医学装备管理先进集体”荣誉称号，授予卫生部北京医院器材处蔡葵等265位同志“医学装备管理先进个人”荣誉称号。希望获得荣誉的集体和个人发扬成绩，再接再厉，充分发挥表率和示范作用，在医学装备管理工作中再创佳绩。广大医学装备管理及技术服务人员要以医学装备管理先进集体和先进个人为榜样，爱岗敬业，忠于职守，努力创先争优，为我国医学装备事业的发展做出新的贡献。

附件：医学装备管理先进集体和先进个人名单

附件：医学装备管理先进集体和先进个人名单（排名不分先后）

先进集体名单

北京大学人民医院　设备处
卫生部北京医院　器材处
北京协和医院　器材处
北京大学第三医院　医学工程处
首都医科大学附属北京佑安医院　医学工程中心
北京大学口腔医院　设备物资科
北京市中关村医院　放射科
北京市通州区潞河医院　放射科
北京市怀柔区第一医院　器械科
北京市房山区第一医院　器械科
中国医科大学北京顺义医院　放射科
天津市第一中心医院　设备物资处
保定市第一医院　CT/MRI室
故城县医院　放射科
河北省人民医院　医学影像科
河北医科大学第四医院　设备处
衡水市哈励逊国际和平医院　设备处

长治医学院附属和平医院　磁共振成像诊断科
阜新矿业（集团）有限责任公司总医院　医学工程部
中国医科大学　实验技术中心
中国医科大学附属盛京医院　医疗设备部
吉林大学第一医院　资产管理部
宝清县中医院　超声室
勃利县中医院　设备科
黑龙江省佳木斯市中心血站　办公室
上海市交通大学附属第六人民医院　医学装备处
东南大学附属中大医院　临床医学工程部
江苏省中医院　设备处
南京市第一医院　医疗设备处
上海交通大学医学院苏州九龙医院　医疗设备科
苏北人民医院　医疗器械处
苏州大学附属第一医院　医学工程处
无锡市第二人民医院
无锡市人民医院
宜兴市人民医院　设备科
杭州市第一人民医院　设备科
杭州市中医院　设备科
上虞市人民医院　设备科
温州医科大学附属第一医院　设备处
浙江大学附属第一医院　临床医学工程科
浙江大学医学院附属邵逸夫医院　临床工程信息科
浙江省人民医院　设备科
浙江省中医院　医疗保障部
浙江医院 医学 工程部
浙江中医药大学附属第三医院　设备科
诸暨市人民医院　设备科
安徽省阜阳市太和县人民医院　医学装备科
安徽省立医院　物流中心
安徽省胸科医院　设备科
福鼎市医院　医学工程科
福建省立医院　设备处
福建省南平市第二医院　设备科
莆田学院附属医院　设备科
赣南医学院第一附属医院　医疗器械科
江西省妇幼保健院　医疗器械科
九江市第一人民医院　设备科

南昌市第三医院　器械科
萍乡市第二人民医院　器械科
萍乡市人民医院　医学装备科
婺源县人民医院　设备科
滨州医学院附属医院　国有资产管理处
聊城市传染病医院　设备科
聊城市人民医院　医疗设备处
山东大学第二医院　设备部
山东省肿瘤防治研究院　设备科
山东中医药大学附属医院　资产与设备处
泰安市中心医院　设备科
泰安市中医医院　医疗设备科
滕州市中心人民医院　医疗器械科
威海市立医院　医疗设备科
潍坊市人民医院　采购供应部设备管理
烟台市烟台山医院　设备科
淄博市妇幼保健院　设备科
河南大学第一附属医院　器械科
河南省洛阳正骨医院　医学工程部
河南省人民医院　医学装备部
河南省肿瘤医院　医疗装备部
濮阳市油田总医院　药品器械供应科
濮阳市中医医院　设备信息科
襄城县人民医院　设备科
新乡市中心血站　财务科
新乡县人民医院　药械科
信阳市中心医院　医疗器械科
偃师市中医院　器械科
伊川县人民医院　CT室/磁共振室
郑州大学第三附属医院　医学装备部
郑州人民医院　医学装备部
郑州市第六人民医院　设备科
鄂州市妇幼保健院　设备科
湖北省宜昌市第一人民医院　设备科
十堰市太和医院　后勤服务中心
武汉大学人民医院　设备处
广东省人民医院　医学装备部
广东医学院附属医院　医疗设备部
广州中医药大学第一附属医院　设备管理处(设备科)
四川大学华西第二医院　医学装备保障部

陕西省肿瘤医院　设备科
榆林市第二医院　CT室
青海大学附属医院　医疗设备管理中心
青海红十字医院　设备科
青海省第五人民医院　设备科
昌吉州中医医院　设备科
北京军区总医院　放射诊断科
北京军区总医院附属八一脑科医院　神经影像科
中国航天员科研训练中心　计量站
中国人民解放军第二六三医院　放射科
中国人民解放军第二六一医院　放射科
中国人民解放军第二炮兵总医院　医学工程科
中国人民解放军第三〇二医院　医学工程保障管理中心
中国人民解放军第三〇七医院　医学工程科
中国人民解放军第三〇四医院　医学工程科
中国人民解放军海军总医院　医学工程科
中国人民解放军空军总医院　磁共振科
总装备部北京黄寺美容外科医院　影像中心
北京军区天津疗养院　放射科
中国人民解放军第四六四医院　放射科
白求恩国际和平医院　医学工程科
中国人民解放军第二八一医院　放射科
中国人民解放军第二六六医院　放射科
中国人民解放军第二五二医院　放射科
上海长海医院　仪器设备科
中国人民解放军第二六四医院　放射科
中国人民解放军第三二二医院　放射科
南京军区福州总医院　医学工程科
南京军区南京总医院　医学工程科
中国人民解放军第一七五医院　器材科
广州军区广州总医院　医学工程科
广州军区武汉总医院　医学工程科
重庆新桥医院　设备器材科
第四军医大学第一附属医院　器材设备科
中国人民解放军第四五一医院　医学工程科
中国人民解放军第五医院　医学工程科

先进个人名单

蔡　葵　卫生部北京医院 器材处
沈晨阳　北京大学人民医院 设备处
许　锋　北京大学第三医院 医学工程处
栾笑笑　北京大学第三医院 医学工程处
于　薇　首都医科大学附属北京安贞医院 医学影像科
周　涛　中国医学科学院阜外心血管病医院 器材处医学工程室
赵　蕾　首都医科大学附属北京佑安医院 医学工程中心
范宝林　北京大学口腔医院 设备物资科
欧阳庆容　北京中医药大学东直门医院 医学工程科
王树芝　北京东直门医院东区 放射科
董　馨　北京市中关村医院 放射科
刘稚平　朝阳区第二医院 放射科
袁雁雯　朝阳区第二医院 放射科
刘　彤　北京市通州区潞河医院 影像科
彭如臣　北京市通州区潞河医院 影像科
梅　键　通州区中医医院 放射科
王树芝　通州区中医医院 放射科
刘长春　北京市怀柔区第一医院 放射科
吕寻伟　北京市怀柔区第一医院 器械科
徐　冰　北京市顺义区医院 放射科
李　辉　北京市顺义区医院 放射科
刘凯丽　顺义区中医院 放射科
杨茂生　顺义区中医院 放射科
高静波　昌平区医院 放射科
冀　旭　昌平区医院 放射科
刘岳峰　北京市房山区第一医院 放射科
陈　宁　房山区良乡医院 放射科
段　凯　房山区良乡医院 放射科
尹长生　平谷区医院 放射科
张满生　平谷区医院 放射科
刘跃元　密云县医院 放射科
于　洋　密云县医院 放射科
李　鹏　密云县中医医院 放射科
王山林　密云县中医医院 放射科
李慧茹　延庆县医院 放射科
石建成　延庆县医院 放射科
朱晓鸥　天津市第一人民医院 设备物资处
张　锐　天津医科大学设备处 实验室管理科
张新蓉　保定市第二医院 放疗科

张新兰　保定市第二医院 设备科
史进忠　保定市第一医院 CT/MRI室
仇恒志　承德医学院附属医院 影像科
任国星　故城县医院 放射科
孙　飞　河北大学附属医院 放射科
韩闽生　河北大学附属医院 影像科
赵　波　河北工程大学附属医院 设备处
李保卫　河北工程大学附属医院 医学影像科
杨　波　河北省涞水县医院 器械科
暴云锋　河北省人民医院 医学影像科
田志辉　河北医科大学第四医院 设备处
王　勇　衡水市第四人民医院 医学影像科
杨在利　衡水市哈励逊国际和平医院 放射科
张瑞山　唐山市人民医院 设备科
鲁　北　邢台市人民医院 放射科
周建峰　邢台市人民医院 放射科
周国庆　河北工程大学附属医院 设备处
郑国忠　衡水市哈励逊国际和平医院 设备处
李培秀　中国石油天然气集团公司中心医院 CT室
夏慧琳　内蒙古自治区人民医院 临床工程科
王学军　内蒙古自治区人民医院 医学工程处
李传佳　中国医科大学附属第四医院 医疗设备部
曲玉芳　大连市中心医院 采购办公室
张　波　大连医科大学附属第二医院 设备部
赵春生　大连医科大学附属第一医院 设备科
张　民　阜新矿业（集团）有限责任公司总医院 医学工程部
崔泽实　中国医科大学 实验技术中心
李传佳　中国医科大学附属第四医院 医疗设备部
李　伟　中国医科大学附属盛京医院 医疗设备部
隋东明　吉林大学第一医院 采购供应中心
徐立春　宝清县中医院 药械科
冯世刚　黑龙江省讷河市人民医院 行政管理
周　明　上海交通大学医学院附属仁济医院嘉定分院 设备科
沈懿明　上海交通大学医学院附属瑞金医院 设备处
姜瑞瑶　上海交通大学附属第六人民医院 医学装备处
李　斌　上海交通大学附属第六人民医院 医学装备处
寇向东　东南大学附属中大医院 临床医学工程部
邱永朝　江苏省中西医结合医院 设备科
方　舸　江苏省中医院 设备处
李建钢　江苏省肿瘤医院 设备科

万金鑫　连云港市第二人民医院 医学影像中心
蒋红兵　南京市第一医院 医疗设备处
仲　辉　苏北人民医院 医疗器械处
徐道亮　苏北人民医院 院部
惠　杰　苏州大学附属第一医院 医学工程处
王雪元　苏州大学附属第一医院 医学工程处
陆银春　无锡市第二人民医院 医疗器械科
黄　纯　无锡市第四人民医院 院部
吉建伟　无锡市人民医院 院部
张振光　无锡市人民医院 院部
权启宏　徐州医学院附属医院 医疗设备处
袁　林　扬州市第一人民医院 设备处
张秦生　江苏省计量科学研究院 医学所
姚绍卫　江苏省计量科学研究院 医学所
刘　娟　南京市第二医院 设备科
杨玉志　南京市鼓楼医院 临床医学工程处
顾惠平　南通大学附属医院 设备科
刘永海　徐州医学院附属医院 医疗设备管理处
郭俊平　宜兴市人民医院 设备科
王鑫卫　绍兴市中医院 设备科
莫利明　杭州市第一人民医院 设备科
吴浙君　杭州市余杭区第五人民医院 设备科
刘　宪　杭州市中医院 设备科
陆　刚　杭州市中医院 设备科
戴世玲　金华市金东区中医院 总务设备科
赵伟江　上虞市人民医院 设备科
章卫东　温州市人民医院 设备科
陈维波　温州医科大学附属第一医院 设备处
王　武　温州医科大学附属第一医院 设备处
潘月鸯　新昌县人民医院 设备科
潘志东　新昌县人民医院 设备维修科
冯靖祎　浙江大学医学院附属第一医院 医学工程科
刘锦初　浙江大学医学院附属邵逸夫医院 临床工程信息部
刘　琳　浙江大学医学院附属邵逸夫医院 临床工程信息部
张　平　浙江省人民医院 设备科
闻建民　浙江省新华医院 临床工程部
许水安　浙江省诸暨市人民医院 设备科
游俊德　浙江中医药大学附属第三医院 设备科
马少华　安徽省阜阳市太和县人民医院 医学装备科
沈爱宗　安徽省立医院 物流中心

施海峰　福鼎市医院 医学工程科
张明平　福鼎市医院 医学工程科
孙黎明　福建省立医院 设备处
郑沁春　福建省立医院 设备处
黄长旺　福建省南平市第二医院 设备科
肖健强　莆田学院附属医院 设备科
万会昌　高安市人民医院 器械科
余少华　江西省婺源县人民医院 设备科
晏小鹏　江西省宜春市人民医院 放疗中心
杨安金　江西中医学院附属医院 器械设备科
王　海　萍乡市第二人民医院 器械科
阳金华　萍乡市第二人民医院 器械科
彭庆桃　萍乡市人民医院 医学装备科
高国政　滨州市中心医院 影像中心
王洪福　滨州医学院附属医院 国资处
郑志刚　东平县人民医院 设备科
赵运立　东营市人民医院 设备科
张　淦　桓台县人民医院 设备管理维修科
卢爱民　莒县人民医院 设备科
梁林玉　聊城国际和平医院 器械科
史朴军　聊城市人民医院 医疗设备处
吴晓亮　聊城市人民医院 医疗设备处
刘　毅　齐鲁石化医院集团中心医院 计划设备科
张金堂　青州市人民医院 设备科
刘建波　荣成市第二人民医院 CT/MRI科
李　琴　荣成市妇幼保健院 设备科
郭光远　荣成市人民医院 办公室
李树丰　山东大学第二医院 设备部
牟强善　山东大学齐鲁医院日照分院/日照市东港区人民医院 医疗设备科
梁国栋　山东省临沂市临沭县人民医院 影像科
范医鲁　山东省千佛山医院 医学工程部
张法荣　山东中医药大学附属医院 资产与设备处
陈　雷　山东中医药大学附属医院 资产与设备处
张福勇　泰安市中心医院 院务部
李　强　泰安市中医医院 医疗设备科
王恒桓　泰安市中医医院 医疗设备科
李新娥　滕州市中心人民医院 医疗器械科
王洪杰　威海市妇女儿童医院 设备科
刘　刚　威海市妇女儿童医院 医疗设备科
张卫强　威海市经济技术开发区医院 药械科

王爱玲　威海市中医院 设备管理科
顾正建　文登市妇幼保健院 设备科
姜　波　文登整骨医院 设备科
张黎明　烟台市烟台山医院 设备科
王　震　淄博市博山区中医院 器械科
孙运春　淄博市第七人民医院 设备科
李卫国　淄博市妇幼保健院 设备科
张　睿　淄博市妇幼保健院 设备科
孙桂荣　青岛大学医学院附属医院 检验科
吕　辉　潍坊市人民医院 采购供应部设备管理
刘尚才　河南省洛阳正骨医院 检验中心
张　波　河南省人民医院 医学装备部
陈传亮　河南省人民医院 影像科
张宜江　洛阳市宜阳县人民医院 设备科
刘学理　濮阳市油田总医院 药品器械供应科
吕国光　汝阳县人民医院 设备科
于得洋　襄城县人民医院 设备科
高　佳　新乡市中心血站 财务科
梁　昕　偃师市中医院 器械科
韩书轩　伊川县人民医院 器械管理科
张宝莲　郑州大学第三附属医院 医学装备部
王新春　河南大学第一附属医院
王　艳　河南省肿瘤医院 超声科
雷宏昌　河南省肿瘤医院 放射治疗科
刘建民　郑州市第六人民医院
骆　伟　鄂州市妇幼保健院 设备科
李怡勇　广州军区武汉总医院 医学工程科
操传斌　湖北省随州市中心医院
冯　军　湖北省宜昌市第一人民医院 设备科
胡世辉　湖北省宜昌市第一人民医院 设备科
曹　亿　黄石市中医医院（传染病医院）设备科
陈绵康　十堰市太和医院 后勤服务中心医学工程部
鲍俊成　十堰市太和医院 后勤中心医学工程部
万鸿君　武汉大学人民医院 设备处
马泉安　兴山县妇幼保健院 药械科
亢德洪　宜昌市中心医院（三峡大学第一附属医院）设备科
童其荣　宜昌市中心医院（三峡大学第一附属医院）设备科
柯常青　郧西县人民医院 医疗设备科
罗韶晖　广东省人民医院 医学装备部
史建强　广东医学院附属医院 分管医疗设备和招标采购

黄泽光　广东医学院附属医院 医疗设备部
李　彤　广州中医药大学第一附属医院 设备管理处
杨绍洲　南方医科大学南方医院 设备器材科
聂世琨　南方医科大学珠江医院 影像诊断科
贾延江　广东省中山大学 设备与实验室管理处
丁　锋　上海交通大学医学院附属瑞金医院卢湾分院 设备科
王　溪　四川大学华西第二医院 医学装备保障部
卓　志　四川大学华西第二医院 医学装备保障部
顾学斌　富源县人民医院 设备科
贾　喆　榆林市第二医院 CT室
蔺军进　青海大学附属医院 医疗设备管理中心
史文兵　青海红十字医院 设备科
李平善　青海省第三人民医院 药械科
陶宝忠　青海省第四人民医院 医学装备科
葛立昌　青海省第五人民医院 设备科
仁　欠　青海省海南藏族自治州人民医院 医学装备管理科
索晓东　青海省血液中心 业务科
孙继江　新疆昌吉州中医院 设备科
张　强　北京军区总医院附属八一脑科医院 神经影像科
张志强　北京军区总医院附属八一脑科医院 神经影像科
付香萍　中国航天员科研训练中心计量站 医学校准实验室
叶红梅　中国航天员科研训练中心计量站 医学校准实验室
赵永华　中国人民解放军第二六三医院 放射科
陈永红　中国人民解放军第二六一医院 放射科
田树时　中国人民解放军第二六一医院 放射科
安维民　中国人民解放军第三〇二医院 放射科
杨树欣　中国人民解放军第三〇二医院 医学工程保障管理中心
于　龙　中国人民解放军第三一六医院 放射科
曹　阳　中国人民解放军海军总医院 医学工程科
赵惠军　中国人民解放军海军总医院 医学工程科
方　红　中国人民解放军空军总医院 磁共振科
宋云龙　中国人民解放军空军总医院 磁共振科
刘　蕊　总后卫生部药品仪器检验所（医学计量测试专业委员会）
于宏伟　北京军区总医院 放射诊断科
陈永红　中国人民解放军第二六一医院 放射科
田树时　中国人民解放军第二六一医院 放射科
邢旭东　中国人民解放军第三〇七医院 放射科
陈文霞　中国人民解放军第三〇七医院 医学工程科
张　鹏　中国人民解放军第三〇七医院 医学工程科
晁　勇　中国人民解放军第三〇四医院 医学工程科

刘久伟 中国人民解放军第三一六医院 器械科
刘 佚 总装备部北京黄寺美容外科医院 特诊科
郭京海 总装备部北京黄寺美容外科医院 影像中心
邓斯亮 北京军区天津疗养院 放射科
甄 杰 中国人民解放军第四六四医院 放射科
陈清奎 白求恩国际和平医院 医学工程科
贾均飞 中国人民解放军第二八一医院 放射科
唐伟亮 中国人民解放军第二六六医院 放射科
王爱国 中国人民解放军第二六六医院 放射科
陈为军 中国人民解放军第二五二医院 放射科
贾均飞 北京军区北戴河疗养院 放射科
崔发平 中国人民解放军第二六四医院 放射科
张仁诚 沈阳军区总医院 医学工程科
蒋小兵 上海长海医院 仪器设备科
杨风辉 上海长海医院 仪器设备科
刘铁兵 南京军区南京总医院 医学工程科
朱兴喜 南京军区南京总医院 医学工程科
倪 萍 南京军区福州总医院 医学工程科
林小灵 中国人民解放军第一七五医院 器材科
严 潭 中国人民解放军第一七五医院 器材科
丁效军 广州军区广州总医院 医学工程科
何兴华 广州军区广州总医院 医学工程科
周龙甫 成都军区总医院 医学工程科
崔 骊 中国人民解放军第四军医大学第一附属医院 器材设备科
宋晓英 中国人民解放军第四五一医院 医学工程科
杨 明 中国人民解放军第五医院 医学工程科

县乡村医疗设备主要装备品目

1. 县医院基本医疗设备主要装备品目表

功能科、室	序号	设备名称	单位
1. 内科	1	心电图机	台
	2	脑电图机	台
	3	心脏除颤器	台
	4	床边监护仪	台
	5	中心监护系统	套
	6	动态心电分析仪	台
	7	动态无创血压监护仪	台
	8	活动平板机	台
	9	肌电诱发电位仪	台
	10	超声诊断仪	台
	11	内窥镜系统	套
	12	血气分析仪	台
	13	呼吸机	台
	14	肺功能分析仪	台
	15	心肺功能测定仪	台
	16	血液透析机	台
	17	血滤机	台
2. 外科	18	心电图机	台
	19	心脏除颤器	台
	20	呼吸机	台
	21	床边监护仪	台
	22	中心监护系统	套
	23	电动牵引床	张
	24	内窥镜系统	套
	25	前列腺电切镜	套
	26	胸腔镜	套
	27	腹腔镜	台

续表

3. 妇产科	28	妇科检查床	张
	29	产床	张
	30	产程监护仪	台
	31	胎儿监护仪	台
	32	床边监护仪	台
	33	腹腔镜	套
	34	阴道镜	台
	35	宫腔镜	套
	36	超声诊断仪	台
	37	妊娠高血压检测仪	台
4. 儿科	38	心电图机	台
	39	新生儿监护仪	台
	40	婴儿呼吸机	台
	41	新生儿黄疸治疗仪	台
	42	婴儿保温箱	台
	43	婴儿体重计	台
5.眼科	44	裂隙灯显微镜	台
	45	眼科超声诊断仪	台
	46	验光仪	台
	47	屈率计	台
	48	同视机	台
	49	视野计	台
	50	眼压计	台
	51	眼科手术显微镜	台
	52	眼科激光治疗机	台
	53	隐斜计	台
	54	视觉诱发电位仪	台
	55	眼震电图仪	台
6.耳鼻喉科	56	耳鼻喉治疗台	台
	57	电子测听仪	台
	58	听觉诱发电位仪	台
	59	纤维咽喉镜	套
	60	鼻镜	台
	61	支气管镜	台
	62	支撑喉镜	台

续表

7.口腔科	63	口腔综合治疗台	套
	64	牙科X线机	台
	65	超声洁牙机	台
	66	光敏固化机	台
	67	牙科技工装置	套
	68	手机快速消毒柜	台
	69	高频离心铸造机	台
	70	烤瓷炉	台
8.急诊科/重症医学科	71	心电图机	台
	72	床边监护仪	台
	73	中心监护系统	套
	74	心脏除颤器	台
	75	呼吸机	台
	76	儿童用呼吸机	台
	77	洗胃机	台
	78	输液泵	台
	79	注射泵	台
	80	急救担架移动床	辆
	81	电动吸引器	台
	82	血气分析仪	台
	83	肠内营养输注泵	台
	84	心肺复苏抢救车(配备供成人和儿童使用器材)	辆
9.康复科	85	短波电疗机	台
	86	超短波电疗机	台
	87	五官超短波电疗机	台
	88	紫外线治疗机	台
	89	微波电疗机	台
	90	肩关节活动器	台
	91	膝关节活动器	台

续表

10.麻醉科	92	麻醉机	台
	93	麻醉气体监测仪	台
	94	床边监护仪	台
	95	呼吸机	台
	96	除颤器	台
	97	输液泵	台
	98	注射泵	台
	99	担架推车	辆
11. 检验科	100	生物显微镜	台
	101	血球计数仪	台
	102	尿液分析仪	台
	103	电解质分析仪	台
	104	凝血分析仪	台
	105	血糖测定仪	台
	106	微量血糖测定仪	台
	107	血培养分析系统	台
	108	血气分析仪	台
	109	微量血气分析仪	台
	110	生化分析仪	台
	111	微生物分析仪	台
	112	酶标测试仪	台
	113	洗板机	台
	114	电泳仪	台
	115	血红蛋白测定仪	台
	116	血药浓度分析仪	台
	117	渗透压计	台
	118	电泳扫描光密度计	台
	119	免疫化学分析仪	台
	120	基因扩增仪	台
	121	电子天平	台
	122	离心机	台
	123	高速冷冻离心机	台
	124	大容量冷冻离心机	台
	125	超净工作台	台
	126	生物安全柜	台
	127	冰箱	台
	128	低温冰箱 -40℃~-80℃	台
	129	血库冰箱	台
	130	恒温培养箱	台
	131	干燥箱	台
	132	紫外可见分光光度计	台

续表

12. 病理科	133	高压消毒锅	台
	134	切片机	台
	135	磨刀机	台
	136	显微镜	台
	137	组织包埋机	台
	138	组织脱水机	台
	139	染色机	台
	140	病理图像分析系统	套
13. 影像科	141	X线电子计算机断层扫描装置	台
	142	X线机*	台
	143	洗片机	台
	144	超声诊断仪	台
	145	彩色多普勒超声诊断仪	台
14. 手术室	146	手术台	台
	147	无影灯	台
	148	高频电刀	台
	149	手术显微镜	台
	150	快速消毒器	台
	151	高压灭菌器	台
	152	自体血液回输系统	台
15. 病房单元	153	病床	张
	154	诊查床	张
	155	病历夹车	辆
	156	多用车	辆
	157	抢救车	辆
	158	担架推车	辆
	159	轮椅	辆
	160	输液泵	台
	161	注射泵	台
	162	胃肠减压器	台
	163	吸引器	台
	164	超声雾化器	台
	165	心电图机	台
	166	冰箱	台
	167	观片灯	台
	168	器械柜	个

续表

	169	药品柜	个
	170	敷料柜	个
	171	毒麻药柜(箱)	个
	172	氧气瓶	个
	173	氧气瓶推车	辆
	174	消毒灭菌器	台
16.储血库	175	冰箱(血液专用冰箱,低温冰箱)	台
	176	运血箱	台
	177	恒温水浴箱	台
	178	融浆机	台
	179	离心机	台
	180	显微镜	台
	181	送血交通工具	辆
17.其他	182	空气净化设备	台
	183	超声波清洗机	台
	184	高压灭菌器	台
	185	低温灭菌设备	台
	186	救护车	辆

2. 乡镇卫生院基本医疗设备主要装备品目表

功能科、室	序号	设备名称	单位
1. 预防保健室	1	电冰箱	台
	2	身长体重计	台
2. 急诊抢救室	3	急救箱	个
	4	抢救床	张
	5	心电图机	台
	6	除颤器	台
	7	呼吸机	台
	8	洗胃机	台
	9	吸引器	台
	10	担架	个
	11	氧气瓶	个
	12	氧气瓶推车	辆
	13	气管切开包	套
	14	静脉切开包	套
	15	移动紫外线灯	台
	16	地站灯	台
	17	药品(器械)柜	个
3. 普通诊室	18	诊床	张
	19	观片灯	台
4. 外科换药处置室	20	换药车	辆
	21	切开包	套
	22	地站灯	台
5.中医科	23	电针仪	台
	24	艾灸仪	台
	25	智能通络治疗仪	台
	26	颈腰椎牵引设备	台
	27	中药熏蒸设备	台
	28	TDP神灯	台
	29	中药雾化吸入设备	台
6.妇产科	30	妇科检查床	张
	31	妇科检查器械	套
	32	上取环器械	套
	33	人流器械	套
	34	人流吸引器	台
	35	手术器械台	台

续表

7.五官科	36	五官科椅		把
	37	常用五官科器械		套
	38	检眼镜		个
	39	视力表灯		个
	40	口腔综合治疗台		台
	41	药品(器械)柜		个
	42	地站灯		台
8.药房	43	毒麻药品柜		个
	44	电冰箱		台
	45	药物天平		台
9.中药房	46	中药饮片柜(药斗)		个
	47	药架(药品柜)		个
	48	调剂台		个
	49	药戥		个
	50	电子秤		个
	51	小型粉碎机		台
	52	小型切片机		台
	53	小型炒药机		台
	54	消毒锅		个
	55	标准筛		个
	56	煎药机		台
	57	包装机		台
	58	冷藏柜		个
10.注射室	59	注射处置台		个
	60	药品柜		个
11. 观察治疗室	61	观察床		张
	62	输液架		个
	63	治疗车		个
	64	地站灯		个

续表

12. 检验科	65	生化分析仪	台
	66	血球计数器	台
	67	尿分析仪	台
	68	电解质分析仪	台
	69	生物显微镜	台
	70	离心机	台
	71	干燥箱	台
	72	电冰箱	台
	73	电热恒温培养箱	台
	74	分光光度计	台
	75	分析天平	台
	76	水浴箱	台
	77	药品试剂柜	个
	78	净化工作台	台
13. 放射科	79	X光机	台
	80	洗片机	台
	81	铅屏风	个
	82	铅围裙	条
	83	铅手套	付
	84	看片灯	台
14. 病房	85	超声波诊断仪	台
	86	病床	张
	87	除颤监护仪	台
	88	药品柜	个
	89	治疗车	辆
	90	病历柜	个
	91	担架车	辆
	92	看片灯	个
	93	氧气瓶	个
	94	地站灯	个
	95	换药车	辆

续表

15.手术室	96	手术床	张
	97	无影灯	个
	98	电动吸引器	台
	99	麻醉机	台
	100	呼吸机	台
	101	氧气瓶	个
	102	监护仪	台
	103	担架车	辆
	104	手术器械台	个
	105	器械柜	个
	106	剖腹手术器械	套
	107	肛门手术器械	套
	108	气管切开手术器械	套
	109	妇产科手术器械	套
	110	基础手术器械	套
	111	计划生育手术器械	套
	112	地站灯	个
	113	紫外线灯	个
	114	立式血压计	个
	115	药品柜	个
16.产房	116	产床	张
	117	接生包	个
	118	氧气瓶	个
	119	地站灯	台
	120	药品(器械)柜	个
	121	器械台	个
	122	多普勒胎儿诊断仪	台
	123	新生儿床	张
	124	常用产科器械	套
	125	高压消毒锅	台
	126	新生儿体重计	台
17.运输工具	127	救护车	辆
18.其它	128	计算机	台
	129	一次性器具毁形机	台

3. 村卫生室基本医疗设备主要装备品目表

序号	基本设备	序号	基本设备
1	听诊器	19	电针仪
2	血压计	20	TDP神灯
3	体温计	21	诊查床
4	吸痰器	22	观察床
5	简易呼吸器	23	无菌柜
6	身高体重计	24	健康档案柜
7	便携式高压消毒锅(带压力表)	25	中、西药品柜
8	清创缝合包	26	中药饮片柜(药斗)
9	出诊箱	27	桌椅
10	治疗盘	28	健康宣传版
11	冷藏包(箱)	29	担架
12	至少50支各种规格一次性注射器	30	处置台
13	医用储槽	31	有盖污物桶
14	有盖方盘	32	输液架
15	氧气包	33	地站灯
16	开口器	34	手电筒
17	压舌板	35	应急照明设施
18	止血带		

以融入我国医疗器械法规的贯标活动推动医疗器械产业健康发展

北京国医械华光认证有限公司（简称CMD） 刘靖专 卫志刚

医疗器械企业建立质量管理体系是我国医疗器械监管法规、《医疗器械生产质量管理规范》的要求，也是医疗器械质量管理体系通用标准YYT0287/ISO13485的要求，还是医疗器械企业实现发展和提升管理水平、参与市场竞争以及国际贸易产品出口的要求，医疗器械企业必须按照法规和标准的要求建立和不断完善质量管理体系。

一、正确理解医疗器械通用标准的作用

2007年以来，全国各地卫生主管部门及医疗单位遵循卫生部印发的《卫生部关于进一步加强医疗器械集中采购管理的通知》要求，高度重视医疗器械集中采购工作，全面推进医疗器械集中采购。在这一大环境下，医疗器械集中采购招标对产品按照医疗器械质量管理体系的要求势在必然。当前医疗器械集中采购招标中涉及质量管理体系方面尚存在一些需要明确的问题。

医疗器械产品质量管理体系的要求是执行GB/T19001/ ISO9001，还是采用YY/T0287标准？GB/T19001/ ISO9001标准规定了质量管理体系的通用要求，其适用于各种类型，不同规模和提供硬件、软件、流程性材料、服务等不同产品的组织。通用性强是该标准的显著特点。国际标准化组织（ISO）于2003年7月15日发布ISO13485：2003《医疗器械 质量管理体系 用于法规的要求》标准，2003年9月，国家食品药品监督管理局按照等同采用的原则将这一通用标准转化为YY/T0287-2003《医疗器械 质量管理体系 用于法规的要求》标准。YY/T0287/ISO13485：2003标准规定了医疗器械质量管理体系的要求，包含质量管理体系的通用要求。该标准仅适用于医疗器械行业，专业性强是其特点。YY/T0287/ISO13485：2003标准包含质量管理体系的通用要求，其大量引用了GB/T19001/ ISO9001标准的内容，因此两个标准有许多共同点和相似点。但是，由于医疗器械是涉及人们生命和身体健康的特殊产品，因此，YY/T0287/ISO13485：2003标准规定了医疗器械质量管理体系的专用要求，以保障医疗器械的安全有效。同时，其把GB/T19001/ ISO9001标准中的规定要求针对医疗器械的特点进行了部分补充和变更，规定了应用于医疗器械的专用要求以及医疗器械行业质量管理体系的法规要求。该标准适用于医疗器械行业，而不适用于其他行业和其他产品。因此，在医疗器械产品集中采购招标中，首先应提交的是YY/T0287/ISO13485：2003认证证书，而不仅仅是GB/T19001/ ISO9001证书。

强调国产医疗器械国外认证的作用合理吗？有关统计显示，中国医疗器械市场销售规模由2001年的179亿元增长到2012 年的1700亿元，剔除物价因素影响，12年间增长了近9.4倍。我国医疗器械市场总规模2013年预计达到2120亿元，预计比上一年度增长21.19%。医疗器械出口贸易呈逐年扩大趋势，医疗器械进出口贸易总额由2007年的127.01亿美元增长到了2011年的265.98亿美元。近年来，国内不少医疗器械生产企业为了将产品出口到欧共体、美国、东南亚等地区，按照进口国的要求，纷纷申请CE认证或FDA注册，以使产品满足欧共体、美国等医疗器械的法律法规要求。应该强调的是，质量管理体系

是国外工业化生产一百多年沉积的产物，它的产生与不断完善的过程，与本国的文化环境、人文意识有着千丝万缕的联系，不是生搬硬套过来就能解决问题的，也不是制订几个文件、制度、几张表，写写记录就能达到要求的，而必须根据企业自身情况，结合国内大环境与企业内部的文化环境来实施。在YY/T0287/ISO13485：2003的实施中，各个国家要求质量管理体系要满足本国的法规要求，然而，不同国家的法规要求是不同的。CE认证是满足欧共体的法规要求，同样，美国FDA市场准入注册是满足美国的法规要求。国内部分招标机构对不同机构认证依据的医疗器械的法规要求不甚清楚，与医疗器械行业管理要求和质量管理要求偏离很远，在招标中强调国外证书，忽视采购国产医疗器械产品中国自己的法规要求。国内医疗机构招标采购医疗器械，对于国内医疗器械生产企业和采购国产医疗器械产品，则应强调生产企业和医疗器械产品应满足中国法规要求、更应关注我国的YY/T0287/ISO13485：2003质量管理体系认证和产品认证，仅有国外证书是不够的。

质量管理体系考核是否就是医疗器械GMP认证？按照目前法规要求，医疗器械部分类别产品如IVD类、无菌类、植入类产品，要取得产品注册证，必须提交医疗器械监管部门出具的的质量管理体系“规范检查结果通知书”。“规范检查结果通知书”是否就是代表企业通过了医疗器械生产质量管理体系规范（简称医疗器械GMP）认证了吗？在国家食品药品监督管理局2013年医疗器械监管会议工作报告中指出，“规范检查结果通知书只表示企业通过了该次检查，具备了提交注册申请的条件，不是监管部门出具的企业全面达到规范要求的凭证”。在医疗器械监管部门对产品注册时对企业医疗器械质量管理体系考核，主要针对新产品。在新产品注册时，新产品按照法规还不能正式批量生产和上市销售，这时企业的质量管理体系运行不能够提供企业新产品在生产、销售等过程符合GMP的证实，因而不能够宣称企业质量管理体系符合GMP和质量管理体系通用标准的要求。

CMD体系认证提供的是企业质量管理体系在产品实现全过程质量控制符合法规和标准的证实、传递的是社会信任，因此企业质量管理体系YY/T0287/ISO13485认证证书可以作为医疗器械产品集中采购招标的依据。医疗器械质量管理体系认证是以YY/T0287/ISO13485通用标准为审核准则，标准要求在质量管理体系运行中要融入我国监管法规、《医疗器械生产质量管理规范》等法规要求，通过系统确定关键工序控制措施，保证产品实现全过程质量控制的完整性和整个产品生命周期风险管理的有效性，能及时融入法规要求，它是医疗器械企业以预防为主、最大限度满足顾客要求为目的，文件化、制度化管理为特点、不断持续改进和提升为保证，持续提供符合顾客要求产品能力的医疗器械企业质量管理制度。YY/T0287/ISO13485：2003标准的贯彻和实施，对于医疗器械产业的质量管理有着重要和深远的意义。

二、我国医疗器械企业质量管理体系的现状

2013年10月，国务院发布了《关于促进健康服务业发展的若干意见》，意见明确支持创新药物、医疗器械、新型生物医药材料研发和产业化。我国健康服务业涉及范围广、产业链长，而医疗器械作为健康服务业的基础支撑行业，显示了巨大的发展潜力和空间。数据显示，医疗器械设备的市场规模2000年-2010年的复合增长率约21.3%，预计到2015年将超过3000多亿元。值得注意的是，我国医疗器械仅占医药市场总规模的14%，这与国外42%的比重还有一定的差距。如今，随着人们健康意识日益提升、医药卫生体制改革不断深化，为医疗器械行业的发展注入了源源不断的动力。

我国医疗器械生产企业数量多，但上规模以上企业较少，结构以中小企业为主导，产品结构是以中低端产品为主导。

2010年我国医疗器械企业数量及经济指标比例情况

指标	大型企业比例%	中型企业比例%	小型企业比例%
数量（家）	0.77%	12.11%	87.11%
产值	12.11%	39.57%	48.32%
资产规模	10.51%	41.92%	47.57%
营业收入	11.85%	39.15%	49.01%
利润	9.42%	49.16%	41.42%

注：数据来源为上海医工院

我国医疗器械企业推行质量管理体系的现况：

（1）中国成立SAC/TC221：

1996年由中国国家医疗器械监督管理部门和中国国家标准化监管部门成立了医疗器械质量管理和通用要求标准化技术委员会（简称SAC/TC221标准化技术委员会）。SAC/TC221由中国医疗器械监管部门、企业、科研机构、检测机构、认证机构等各方代表组成，负责制修订中国医疗器械质量管理和通用要求标准，提高医疗器械质量管理和通用要求标准化工作水平，积极参加ISO/TC210活动，为适时转化ISO标准为中国行业标准或国家标准做了大量工作。

（2）中国等同采用发布ISO13485标准:1996年ISO发布ISO13485：1996和ISO13488：1996两个标准，1996年中国SFDA等同采用发布行业标准 ：YY/T0287：1996 idt ISO13485：1996 YY/T0288：1996 idt ISO13488：1996 。2003年ISO发布ISO13485：2003标准 ：2003年中国SFDA等同采用发布行业标准：YY/T0287—2003 idt ISO13485：2003《医疗器械 质量管理体系 用于法规的要求》。

（3）中国SFDA等同采用ISO医疗器械质量管理标准并相继发布了:YY/T0316/ISO14971《医疗器械风险管理对医疗器械的应用》；YY0466/ISO15223《医疗器械 用于医疗器械标签、标记和提供信息的符号》；YY/T0467/ISO/TR16142《医疗器械 保障医疗器械安全和性能公认基本原则的标准选用指南》；YY/T0468/ISO15225《命名 用于管理资料交流的医疗器械命名系统规范》；YY/T0595/ISO/TR14969《医疗器械 质量管理体系 YY/T0287-2003 应用指南》。

（4）SFDA发布医疗器械法规中明确要求医疗器械企业实施质量体系考核，而质量管理体系要求的基础是YY/T0287/ISO13485标准。SFDA对生产第二、三类医疗器械产品的生产企业提出配备YY/T0287/ISO13485标准培训和法规培训的质量管理体系内审员。SFDA、各省市监管部门组织YY/T0287/ISO13485标准培训。CMD编写培训教材，组织教师队伍，举办YY/T0287/ISO13485标准内审员培训班、企业管代班、企业专题班等。YY/T0287/ISO13485标准发布10多年以来，每月都举办培训班，截至2013年底，累计培训YY/T0287/ISO13485标准质量管理体系内审员及各类专业人员达8万多人。

（5）目前YY/T0287/ISO13485标准在我国已推行10多年了，标准得到大力推广，医疗器械质量管理体系要求深入人心。按照监管法规，医疗器械质量管理体系要求在我国大多数中小医疗器械企业得到了广泛应用。我国医疗器械企业执行法规、通过对质量管理体系中人、机、料、法、环、测等要素分析，明确职责要求、资源管理、产品实现全过程管理、改进等质量管理体系要求，建立了较为完善的控制程序和要求，确定了质量链的关键环节，从设计开发到生产和服务提供的全过程质量控制，通过质量管理体系建立、运行、验证、监督、改进提升等环节，既鼓励中小企业自律，又发挥政府的监督作用，发挥第三方认证机构的认证推进作用，促进了我国医疗器械企业质量控制的程序化、制度化、科学化，提高了质量管理效率。在我国医疗器械企业推广和实施质量管理体系，可调整传统的监管方式，使监管部门由被动的市场产品抽检向主动监管医疗器械企业质量管理体系过程转变。通过加大认证力度，激励中小企业主动采取控制手段，实现医疗器械监管的有效性和针对性。

（6）在国家食药总局和各省市监管部门的法规要求下，中国目前有15000多家医疗器械企业，大多开展了贯彻融入法规要求的YY/T0287/ISO13485标准工作。CMD拥有国内YY/T0287医疗器械质量管理体系管理体系认证95%以上认证客户。认证证书在满足医疗器械企业形象宣传、产品市场竞争和产品招投标要求、产品代理商市场需求、企业配套供应商和分包商资质要求、产品出口在国外申报注册以及企业管理规范化等方面广泛应用。政府采信度越来越高，认证证书在政府医疗器械产品注册、医疗器械采购评估选型、医疗器械集中采购、国家计生用品政府采购、医疗器械援外及进出口贸易等领域发挥了积极作用。我国医疗器械质量管理体系推广工作持续跟踪国际医疗器械认证发展动态，与世界医疗器械认证水平保持同步，并且和世界各国医疗器械认证机构有着广泛的交流与合作。

三、医疗器械企业质量管理体系存在的问题

目前我国医疗器械产业快速发展，为了满足医改发展形势和广大患者医疗康复要求，大批医疗器械新产品纷纷引进和生产上市。医疗器械产品呈现产品类别多、预期用途差别大、生产流程和工艺完全不同、产品风险等级也不一样等显著特点。

1、已认证企业存在的问题：2013年，CMD在对1000多家医疗器械认证企业进行了审核，据不完全统计，现场审核中共开具不合格项近2200项，从不合格整体数量及每家企业平均数量看，较2012年度均有所下降（2012年审核开具不合格项2500项），不合格项主要集中的前10个条款占近83%，约1800项，下表是2013年度不合格项比较集中的几个条款及不合格项分布情况：

从不合格项分布情况以及所占比例看，企业在体系运行中的问题仍主要集中在以下几个条款：8.2.4产品的监视和测量、7.5.1/7.5.3 生产和服务提供的控制/标识和可追溯性、7.4采购过程、7.5.2产品和服务

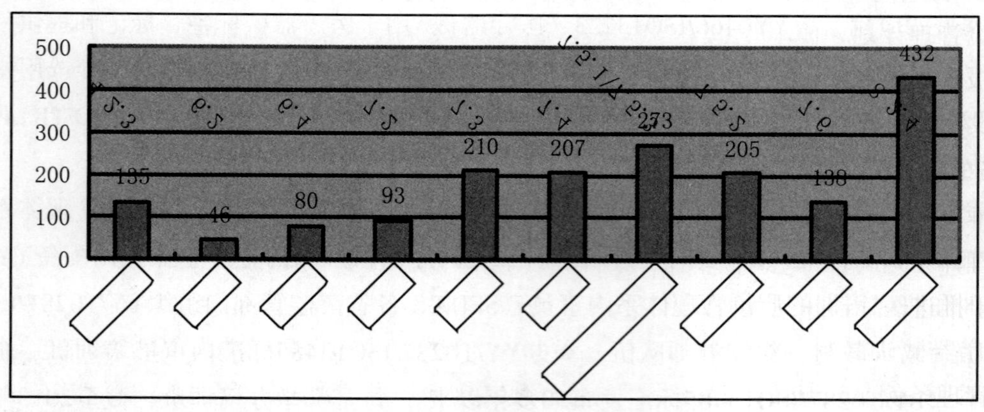

提供过程的确认、7.3设计和开发，此五项占到了不合格总数的60.43%，

综上可见，体系的建立和有效运行，首先是高层管理对法规和标准的重视，再有就是各级管理人员对管理要求的培训和理解，还需要各个岗位的员工认真执行，定期对过程的监督、改进也是保证体系有效运行的一种必要手段。

2、未通过认证医疗器械企业质量管理体系可能存在的问题：

（1）企业员工的质量管理意识淡漠，企业缺乏系统的质量管理思路。由于培训不到位，一些企业员工对质量管理体系要求和知识知道甚少；有的企业刚有产品注册，不知道质量管理体系认证要求；有的企业发展中只求数量不顾质量、忽略质量，甚至低价竞争。这部分企业关心的首要问题是企业的短期效益，缺乏对企业的生存与发展的远期规划和战略。有的企业停留在仿制产品而不会管理产品，无视市

场竞争和国际挑战，限制了企业的发展潜力。

（2）有的企业质量管理体系基础薄弱，有的企业缺少相对稳定的质量管理体系管理人员，凭空想象或盲目抄袭别的企业质量管理体系文件。还有些企业靠咨询人员的帮助或自行引入其他企业的质量管理体系文件化要求，往往忽略了或部分忽略了自身的生产经营现状、产品特点、管理特点、文化和环境差异，由此导入的质量管理体系在实施中不甚理解、不易接受。YY/T0287/ISO13485标准要求企业在实施中不断融入医疗器械法规要求，个别企业对法规学习和收集不够，由于标准和法规的不断变化没有及时识别和转化为企业的质量管理体系要求。质量管理体系运行形同虚设，工作开展不到位，质量管理体系运行缺少有效性，存在“两张皮”现象。

（3）有的企业质量管理体系既不按照GMP要求，也不执行YY/T0287标准。如很多义齿类产品企业、医疗器械经营企业等，这些企业质量管理体系人员缺乏，无法有效持续地实施质量管理体系，企业也难以通过认证。

（4）还有的企业认证虎头蛇尾。这些企业为了医疗器械集中采购投标，突击建立运行质量管理体系，质量管理体系认证就是为了招投标。以为取得了认证证书就万事大吉，结果这些企业取证后放松管理、工作懈怠。不能够按照标准和认证要求保持质量管理体系认证，证书的状态很快被暂停或撤销。

（5）有的企业质量管理体系缺少全员参与。这些企业仅任命一名管理者代表，单纯配置几个质量部门人员，借鉴已认证过企业的文件或记录，质量管理体系运行变成了小范围部分人员阶段性的工作。企业质量计划不合理，体系运行所需资源配置不到位，质量计划难以落实。还有的企业监控措施不落实，用编造的质量管理体系记录应付审核。

（6）有的企业缺少质量管理体系信息的系统管理。质量管理体系运行中基础质量数据缺少准确性、有效性和及时性。没有质量信息综合分析和质量管理体系信息共享。质量管理体系粗放管理。

（7）很多企业对企业在实施质量管理体系中如何针对企业产品按照医疗器械通用管理标准YY/T0316/ISO14971开展风险管理活动十分茫然，在质量管理体系文件中没有建立相应风险管理文件化要求，不能提供风险管理计划、风险管理文档以及风险管理活动的证实。为了应付产品注册仅仅提供了一份产品风险管理报告。报告中产品风险分析、风险评价、风险控制、剩余产品风险以及生产和生产后信息跟踪等内容都没有针对性和有效性，仅仅是为了应付。

四、发挥认证服务的积极作用

为了进一步推进我国医疗器械质量管理规范GMP的实施，不断提升医疗器械企业特别是中小医疗器械企业的质量管理体系运行能力和水平，宣贯医疗器械质量管理体系通用标准，加大第三方质量管理体系认证力度，对于推进医疗器械质量管理和产业健康发展有着十分重要的意义。

作为我国医疗器械认证的专业性和权威性认证机构，CMD要严格执行2014年2月国务院新颁布的《医疗器械监督管理条例》、《医疗器械生产质量管理规范》等医疗器械监管法规以及《中华人民共和国认证认可条例》、《认证机构管理办法》等认证认可法规的要求，以顾客为关注焦点，对生产安全和有效医疗器械企业开展认证，传递信任、服务产业发展，努力为我国医疗卫生事业发展做出新的贡献。医疗器械企业对于质量管理体系认证的需求和目的不尽相同，有的是为了满足法规要求产品注册需要，有的是为了提高质量管理体系能力通过监管部门体考需要，有的是迫于市场压力产品投标需要，有的是产品外销国外提供质量管理体系符合ISO13485标准的需要等等。医疗器械企业质量管理体系认证有利于全面客观地评价企业，有利于提升企业的质量管理体系水平，有利于提高企业的经济效益和产品竞争力，有利于企业与国际接轨和产品出口，有利于企业实现规范发展的目的。

按照目前医疗器械企业质量管理体系能力划分，大致有这么四种类型企业：

第一类企业贯标认证多年、领导高度重视、树立了先进的管理理念，积极贯彻八项质量管理原则，企业是第一质量责任人的意识得到了进一步的明确，按照YY/T0287/ISO13485标准建立了质量管理体系且持续保持运行、产品的实物质量得到保证和提升，质量管理逐步成熟，具有现代企业的风范。绩效得到提升，企业也得到了不断的发展壮大，很多认证组织的发展增幅在20%以上，超过医疗器械行业发展的平均水平。这类企业占贯标认证医疗器械企业的20%左右。这些认证组织不断开发新产品，提高市场占有率，不少认证组织的产品走出国门，甚至在世界医疗器械行业也有一定的知名度。例如贯标认证多年的迈瑞公司产品的销售收入达到50多亿元。

第二类企业，是企业领导比较重视质量管理工作，按照YY/T0287/ISO13485标准建立了质量管理体系，形成了文件，按标准要求较好的运行，企业能够保持产品质量基本稳定，企业绩效总体上有所提升，但缺乏体系的长效机制，当市场和质量发生矛盾时，更多的偏向市场。这类企业占认证的医疗器械企业的50%左右。

第三类企业，按照YY/T0287/ISO13485标准建立了质量管理体系，并开始运行，偏重强调认证证书本身在市场竞争中的用途；在贯标认证的过程中两张皮的现象比较突出，体系文件和实际运行存在相互脱离的倾向，往往体系运行是为应付审核，而不是立足于提高产品质量，提高管理有效性，形式主义比较严重。在绩效方面能维持现状，或时有下降，波动较大。这类企业占认证的医疗器械企业的20%左右。

第四类企业，企业领导不重视管理，往往仅仅为了市场需要，为取得证书而认证，因此反映出诚信度较差，另外企业经营绩效差，处理不好体系运行和市场经营的关系，存有面临倒闭的风险。这类企业占认证的医疗器械企业的5%左右。

医疗器械企业质量管理体系运行水平的不同，带来的第三方机构认证侧重点也可能不同。医疗器械企业通过了YY/T0287/ISO13485认证，则赢得了顾客对本组织产品的信心，赢得了医疗器械监管部门对本组织质量管理体系的信心，最大化地增强了本组织产品的市场竞争力。质量管理体系是为了医疗器械生产经营活动服务的，因此，只有有效识别产品实现过程，学习医疗器械YY/T0287和YY/T0316等质量管理体系通用标准，在医疗器械生产经营活动中贯彻和应用YY/T0287和《医疗器械生产质量管理规范》等管理方法和要求，而不是按照标准建立若干质量管理体系，再费力整合，才能体现现代医疗器械企业管理的思路，提高质量管理效率，体现持续改进质量管理体系有效性的原则。

医疗器械中小企业实施医疗器械质量管理体系认证，人员和成本不是问题的关键，重要的是对YY/T0287/ISO13485的理解和应用的重视程度。医疗器械企业通过实施医疗器械YY/T0287/ISO13485认证，不仅得到了经济利益和商机，还可以规范医疗器械生产质量控制流程，向顾客提供质量持续稳定、安全有效的产品，可以大大增加顾客的信心，使企业在不断变化的外部市场竞争环境中取得良好的收益。

2014年，国家食品药品监督管理总局（CFDA）将在医疗器械行业全面推行实施《医疗器械生产质量管理规范》（以下简称《规范》）战略规划，即在无菌和植入医疗器械已贯彻实施《规范》的基础上，到2015年年底，所有第三类医疗器械生产企业必须达到《规范》的要求，2017年年底，所有医疗器械生产企业必须达到《规范》的要求。CMD作为第三方医疗器械质量认证专业机构，将以贯彻CFDA实施《规范》的战略规划为契机，积极推进YY/T 0287 ISO/13485质量管理体系认证，大力推动医疗器械企业贯彻《规范》，服务于《规范》战略规划的实现。

2014 年，CMD 将继续深化和认证组织及相关方长期互动合作的伙伴关系。与认证组织及相关方加强交流和沟通，关注认证组织想法、难处和焦虑点。将认证组织变化的需求和期待作为 CMD 认证服务的输入，拓展认证产业服务链的服务内容，求真务实、包容创新、真心实意的为认证组织提供专业化、个性化的多方位的增值认证服务，帮促认证组织进步和成长。CMD 和认证组织及相关方共同打造具有认可度和权威性的医疗器械质量认证品牌，向社会传递医疗器械质量安全、质量升级的信任。CMD 继续服务于监管、服务于企业、服务于医疗器械产业发展，为我国医疗器械产业的健康发展贡献力量。

2013年全国医疗器械企业通过CMD医疗器械认证名单

安徽省

安徽埃力智能科技有限公司
安徽电子科学研究所
安徽泓瑞医用设备工程有限公司
安徽瑞德埃克森医疗设备有限公司
安徽生力轻工制品有限公司
安徽省天翔医用工程有限公司
安徽泰阳医疗技术服务有限责任公司
安徽养和医疗器械设备有限公司
安徽英特电子有限公司
安徽中科都菱商用电器股份有限公司
安徽中科中佳科学仪器有限公司
蚌埠秋臣中医药科技有限公司
合肥安恒光电有限公司
合肥大族科瑞达激光设备有限公司
合肥广安科技开发有限责任公司
合肥健桥医疗电子有限责任公司
合肥金脑人科技发展有限责任公司
合肥美亚光电技术股份有限公司
合肥诺和电子科技有限公司
欧普康视科技股份有限公司

北京市

北京怡和嘉业医疗科技有限公司
爱博诺德（北京）医疗科技有限公司
爱科凯能科技（北京）股份有限公司
安华亿能医疗影像科技（北京）有限公司
安科乐康（北京）诊断技术有限公司
奥迪亚（北京）科技有限公司
柏定生物工程（北京）有限公司
北京爱康宜诚医疗器材股份有限公司
北京爱特普医学技术有限公司
北京爱威白口腔科技有限公司
北京爱维凯闻技术有限责任公司
北京爱沃斯洁翔云科技有限公司
北京安泰生物医用材料有限公司
北京安通塑料制品有限公司
北京奥吉科技发展有限公司
北京奥佳盛康科技发展有限公司
北京奥精医药科技有限公司
北京奥美达科技有限公司
北京百利康生化有限公司
北京百慕航材高科技股份有限公司
北京佰仁医疗科技有限公司
北京宝达华技术有限公司
北京宝灵曼阳光科技有限公司
北京北辰亚奥科技有限公司
北京北方三友医疗器械有限公司
北京贝林电子有限公司
北京倍爱康生物技术有限公司
北京倍肯恒业科技发展有限责任公司
北京滨松光子技术股份有限公司
北京波姆医疗器械有限公司
北京博晖创新光电技术股份有限公司
北京博士伦眼睛护理产品有限公司
北京超思电子技术股份有限公司
北京驰马特图像技术有限公司
北京川睿科技有限公司
北京大恒医疗设备有限公司
北京大基康明医疗设备有限公司
北京大清生物技术有限公司
北京蝶禾谊安信息技术有限公司
北京鼎瑞医疗装备有限责任公司
北京东方明康医用设备有限公司
北京东方神健医疗器械有限公司

北京东方逸腾数码医疗设备技术有限公司
北京东华原医疗设备有限责任公司
北京东联哈尔仪器制造有限公司
北京东泰吉光科技有限公司
北京东西分析仪器有限公司
北京菲友驰医疗设备有限公司
北京伏尔特技术有限公司
北京福基阳光科技有限公司
北京福田电子医疗仪器有限公司
北京高新华康科技有限公司
北京冠儒医疗器械有限公司
北京冠舟科技有限公司
北京光电技术研究所
北京国联诚辉医药技术有限公司
北京国药恒瑞美联信息技术有限公司
北京翰博泰康莱科技发展有限公司
北京航天宏宇医用设备有限公司
北京航天长峰股份有限公司
北京航天长峰股份有限公司医疗器械分公司
北京航天震宇医用设备安装有限公司
北京航天中兴医疗系统有限公司
北京航宇浪琴医疗设备有限公司
北京豪洛捷科技有限公司
北京豪迈生物工程有限公司
北京和利康源医疗科技有限公司
北京恒福思特科技发展有限责任公司
北京宏润达科技发展有限公司
北京鸿鹄高翔科技开发有限公司
北京华亘安邦科技有限公司
北京华晟源医疗科技有限公司
北京华医康宇医疗科技有限公司
北京华仪泰兴医用设备技术开发有限公司
北京华益精点生物技术有限公司
北京华远康健设备安装有限公司
北京环球精博康复辅具技术有限公司
北京皇城股骨头坏死研究所
北京佳信昌瑞科技发展有限公司
北京捷立德口腔医疗设备有限公司
北京金恒威科技发展有限公司
北京金嘉信商贸有限公司
北京金桑特医用仪器有限公司
北京金新兴医疗器械厂
北京京东科技有限公司
北京京精医疗设备有限公司
北京京立离心机有限公司
北京精博科技发展有限公司
北京九强生物技术股份有限公司
北京巨龙三优科技有限公司
北京康必盛科技发展有限公司
北京康博伟业医疗科技有限公司
北京康达和美经贸有限公司
北京康达五洲医疗器械中心
北京康德威医疗设备有限公司
北京康菲特尔科技有限公司
北京康联医用设备有限公司
北京康美益寿医疗科技有限公司
北京康思润业生物技术有限公司
北京康泰健瑞牙科技术有限公司
北京康拓医疗仪器有限公司
北京康威电子技术有限公司
北京康伟兴业设备安装工程有限公司
北京科电微波电子有限公司
北京科劳得生物制品技术开发有限公司
北京科力建元医疗科技有限公司
北京科联升华应用技术研究所
北京科亚医学影像研究所
北京库蓝医疗设备有限公司
北京莱顿生物材料有限公司
北京乐乐嘉医学技术有限公司
北京乐普医疗科技有限责任公司
北京理贝尔生物工程研究所有限公司
北京力达康科技有限公司
北京联合捷然生物科技有限公司
北京联合易康医疗器械有限公司
北京联华创展设备安装工程有限公司
北京六六视觉科技有限公司

北京龙慧珩医疗科技发展有限公司
北京龙马负图科技有限公司
北京龙祥康健科技有限公司
北京迈淩医疗技术发展有限公司
北京麦邦光电仪器有限公司
北京美智医疗科技有限公司
北京蒙太因医疗器械有限公司
北京木禾雨电子有限公司
北京脑泰科技发展有限公司
北京诺士宝牙科手机有限公司
北京诺亚同舟医疗技术有限公司
北京欧林美帝医疗设备有限公司
北京蓬阳丰业医疗设备有限公司
北京普朗新技术有限公司
北京普利生仪器有限公司
北京仁和惠康科技有限公司
北京儒奥医疗科技有限公司
北京瑞得伊格尔科技有限公司
北京赛尔福知心科技有限公司
北京三顿医疗设备有限公司
北京尚精光电技术有限公司
北京身心康生物科技有限公司
北京神鹿腾飞医疗科技有限公司
北京神鹿医疗器械有限公司
北京圣玛特科技有限公司
北京盛源宏业医疗器械有限公司
北京实德隆科技发展有限公司
北京世帝科学仪器有限责任公司
北京世纪沃德生物科技有限公司
北京市奥斯比利克新技术开发有限公司
北京市春立正达医疗器械股份有限公司
北京市大维同创医疗设备有限公司
北京市房山区黎明橡胶制品厂
北京市富乐科技开发有限公司
北京市格林迪康医疗设备技术有限责任公司
北京市光电子技术应用研究所
北京市海龙达义齿研究所
北京市华仁益康科技发展有限公司
北京市开力生物技术公司
北京市老同仁光电技术中心
北京市六一仪器厂
北京市伦拿创业医疗设备技术开发有限责任公司
北京市普标特科技有限公司
北京首医临床医学科技有限公司
北京思创贯宇科技开发有限公司
北京思达医用装置有限公司
北京思路高医疗科技有限公司
北京斯坦德利科技有限公司
北京四维赛洋科技有限公司
北京速迈医疗科技有限公司
北京太阳电子科技有限公司
北京泰富瑞泽科技有限公司
北京体健科技发展有限公司
北京天地和协科技有限公司
北京天行健医疗科技有限公司
北京天石天力医疗器械技术开发中心
北京天新福医疗器材有限公司
北京天业爱博科贸有限公司
北京天智航医疗科技股份有限公司
北京通用电气华伦医疗设备有限公司
北京拓普分析仪器有限责任公司
北京拓殖智业科技有限公司
北京万东鼎立医疗设备有限公司
北京万东高星电子产品有限责任公司
北京万东康源科技开发有限公司
北京万泰德瑞诊断技术有限公司
北京威高亚华人工关节开发有限公司
北京威力恒科技股份有限公司
北京维瑞利医疗设备科技有限公司
北京伟力新世纪科技发展有限公司
北京先科创业科技有限公司
北京祥云佳友医疗器械有限公司
北京心润心激光医疗设备技术有限公司
北京新网医讯技术有限公司
北京新兴阳升科技有限公司
北京鑫德恒瑞科技发展有限公司

北京鑫护神航天医学工程技术有限公司
北京鑫康辰医学科技发展有限公司
北京鑫悦琦科贸有限责任公司
北京星辰万有科技有限公司
北京耀权科技有限公司
北京耀洋康达医疗仪器有限公司
北京医疗设备厂有限责任公司
北京怡成生物电子技术有限公司
北京易世恒电子技术有限责任公司
北京易思医疗器械有限责任公司
北京益而康生物工程开发中心
北京益康来科技有限公司
北京谊安医疗系统股份有限公司
北京毅新博创生物科技有限公司
北京英佳麦迪克医用材料有限公司
北京英杰华科技有限公司
北京盈佳伟业医疗用品有限公司
北京优美高电子科技有限公司
北京钰龙惟康科贸有限公司
北京裕恒佳科技有限公司
北京源诚科仪生物技术有限公司
北京源德生物医学工程有限公司
北京悦琦创通科技有限公司
北京智立医学技术股份有限公司
北京中成康富科技有限公司
北京中科恒业科技有限公司
北京中科健安医用技术有限公司
北京中科新拓仪器有限责任公司
北京中联科瑞科技发展有限公司
北京中生金域诊断技术有限公司
北京众驰伟业科技发展有限公司
北京周林频谱科技有限公司
北京洲际资源环保科技有限公司
北京紫光古汉健身器材有限公司
博奥生物有限公司
富纳德科技（北京）有限公司
国科恒泰（北京）医疗科技有限公司
国药集团联合医疗器械有限公司
海纳医信（北京）软件科技有限责任公司
航卫通用电气医疗系统有限公司
华润万东医疗装备股份有限公司
积水医疗科技（中国）有限公司
嘉和美康（北京）科技股份有限公司
健力普（北京）医疗科技有限公司
可林法瑞尔（北京）医疗科技有限公司
乐普（北京）医疗器械股份有限公司
松下电气机器（北京）有限公司
同方鼎欣信息技术有限公司
拓普康（北京）科技发展有限公司
瓦里安医疗设备（中国）有限公司
万瑞飞鸿（北京）医疗器材有限公司
新博医疗技术有限公司
洋紫荆牙科器材（北京）有限公司
医科达（北京）医疗器械有限公司
有研亿金新材料股份有限公司
张家口德盛昌科技发展有限公司
正安（北京）医疗设备有限公司
中国医疗器械有限公司
中驭（北京）生物工程有限公司

福建省

福建省洪诚生物药业有限公司
福州长庚医疗器械有限公司
厦门大博颖精医疗器械有限公司

甘肃省

天水庆华电子科技有限公司
天水市飞鸿医疗电器有限公司

广东省

珠海沃姆电子有限公司
东莞科威医疗器械有限公司
东莞市黄江百绿电子厂
飞利浦金科威（深圳）实业有限公司
封开县培鑫医用材料有限公司
佛山施泰宝外科植入物有限公司
佛山市安雅医疗科技有限公司
佛山市大洋医疗科技有限公司
佛山市凯源医疗设备有限公司

佛山市康德医疗器材有限公司
佛山市盛田医疗器械有限公司
佛山市顺德区康神医疗设备实业有限公司
佛山市顺康达医疗科技有限公司
佛山市雅博士医疗设备有限公司
广东宝莱特医用科技股份有限公司
广东凯普生物科技股份有限公司
广东龙心医疗器械有限公司
广东迈科医学科技有限公司
广东实联医疗器械有限公司
广州奥科维电子有限公司
广州标佳科技有限公司
广州禾亿硅橡胶有限公司
广州骏丰医疗器械有限公司
广州科方生物技术有限公司
广州科美医疗器械有限公司
广州龙之杰科技有限公司
广州美美医疗科技有限公司
广州三瑞医疗器械有限公司
广州市贝立医学科技有限公司
广州市番禺区华鑫科技有限公司
广州市丰华生物工程有限公司
广州市暨华医疗器械有限公司
广州市今健医疗器械有限公司
广州市润杰医疗器械有限公司
广州市三甲医疗信息产业有限公司
广州市万和整形材料有限公司
广州市正宏医疗器械设备有限公司
广州养和生物科技有限公司
广州宜诚数字医疗系统有限公司
广州粤信医疗器械有限公司
广州中辉医疗器械有限公司
华略电子（深圳）有限公司
惠州科美思医用仪器有限公司
江门市富美尔环保电子科技有限公司
江门市康之源医疗设备科技有限公司
铃谦医疗仪器（深圳）有限公司
汕头市超声仪器研究所有限公司
汕头市医用设备厂有限公司
深圳安科高技术股份有限公司
深圳邦健生物医疗设备股份有限公司
深圳邦普医疗设备系统有限公司
深圳雷杜生命科学股份有限公司
深圳理邦实验生物电子有限公司
深圳迈瑞生物医疗电子股份有限公司
深圳湃尔生物科技有限公司
深圳瑞光康泰科技有限公司
深圳深超换能器有限公司
深圳市埃顿实业有限公司
深圳市艾克瑞电气有限公司
深圳市安健科技有限公司
深圳市奥生科技有限公司
深圳市奥沃医学新技术发展有限公司
深圳市保安医疗用品有限公司
深圳市贝斯达医疗器械有限公司
深圳市博恩医疗器材有限公司
深圳市大汉普众科技有限公司
深圳市恩普电子技术有限公司
深圳市海德医疗设备有限公司
深圳市汇松科技发展有限公司
深圳市杰纳瑞医疗仪器股份有限公司
深圳市锦瑞电子有限公司
深圳市开立科技有限公司
深圳市凯特生物医疗电子科技有限公司
深圳市凯沃尔电子有限公司
深圳市康立高科技有限公司
深圳市康益医疗器械有限公司
深圳市科曼医疗设备有限公司
深圳市科瑞康实业有限公司
深圳市蓝韵实业有限公司
深圳市蓝韵网络有限公司
深圳市理邦精密仪器股份有限公司
深圳市联特实业发展有限公司
深圳市美的连电子科技有限公司
深圳市美侨医疗科技有限公司
深圳市纽泰克电子有限公司

深圳市普康电子有限公司
深圳市瑞驰智能系统有限公司
深圳市赛得立实业有限公司
深圳市深迈医疗设备有限公司
深圳市深图医学影像设备有限公司
深圳市盛信康科技有限公司
深圳市威尔德医疗电子有限公司
深圳市威浩康医疗器械有限公司
深圳市希莱恒医用电子有限公司
深圳市旭东数字医学影像技术有限公司
深圳市一体医疗科技股份有限公司
深圳市越华科技发展有限公司
深圳市中核海得威生物科技有限公司
深圳市中微泽电子有限公司
深圳市尊瑞科技有限公司
深圳中科天悦科技有限公司
深圳中科优瑞医疗科技有限公司
伊恩威科技股份有限公司
湛江经济技术开发区海滨医疗器械有限公司
湛江市美健医疗器械有限公司
中山标佳生物科技有限公司
中山尚荣美容仪器有限公司
中山市创艺生化工程有限公司
珠海保税区和佳泰基医疗设备工程有限公司
珠海保税区和佳医学影像设备有限公司
珠海贝索生物技术有限公司
珠海迪尔生物工程有限公司
珠海和佳医疗设备股份有限公司
珠海黑马医学仪器有限公司
珠海弘陞生物科技开发有限公司
珠海健帆生物科技股份有限公司
珠海军卫有限公司
珠海普利德医疗设备有限公司
珠海仁威医疗科技有限公司
珠海森龙生物科技有限公司
珠海市嘉润亚新医用电子科技有限公司
珠海市精钰科技设备有限公司
珠海市康利莱医疗器械有限公司
珠海市丽拓发展有限公司
珠海市迈康科技有限公司
珠海市美瑞华医用科技有限公司
珠海市三狮光学有限公司
珠海市新依科医疗科技有限公司
珠海市再鑫仪器有限公司
珠海医凯电子科技有限公司
珠海友通科技有限公司

广西壮族自治区

广西巨星医疗器械有限公司
广西威利方舟科技有限公司
桂林集琦俊龙医疗电子有限公司
桂林康兴医疗器械有限公司
桂林市华通医用仪器有限公司
桂林优利特电子集团有限公司
南宁市三科医疗器械有限责任公司
南宁一举医疗电子有限公司

贵州省

贵州风雷航空军械有限责任公司
贵州天使医疗器材有限公司
海南省
海南新阳光药械有限公司

河北省

安平县新政医疗用品厂
霸州市民利康医疗器械有限公司
霸州市旭华医疗设备制造有限公司
沧州复康医药用品有限公司
沧州市精益医疗器械有限公司
沧州永康医药用品有限公司
邯郸医疗器械厂
河北安琪胶业有限公司
河北百强医用设备制造有限公司
河北端星气体机械有限公司
河北利康制氧设备有限公司
河北路德医疗器械有限公司
河北省霸州市长城医用设备有限责任公司
河北晓示医疗器械有限公司
河北助邦医疗设备有限公司

河北紫薇山制药有限责任公司
衡水嘉瑞机电安装工程有限公司
衡水康王医疗器械厂
衡水欧威医疗设备有限公司
衡水中强医疗器械有限责任公司
黄骅市思创医疗用品有限公司
冀州市鼎力医疗器械有限公司
冀州市佳禾医疗器械有限公司
廊坊市爱尔血液净化器材厂
廊坊中远享通光电有限公司
秦皇岛市康泰医学系统有限公司
任丘市医疗器械厂
石家庄市满友医疗器械实业有限公司
石家庄亿生堂医用品有限公司
西尔欧（中国）医疗设备有限公司

河南省

安阳市翔宇医疗设备有限责任公司
河南华南医电科技有限公司
河南飘安集团有限公司
河南省奥邦医疗器械有限公司
河南省华氏实业有限公司
河南省健琪医疗器械有限公司
河南省盛昌医疗器械有限公司
河南省驼人检测医疗器械有限公司
河南曙光健士医疗器械集团股份有限公司
河南新汇科医疗设备制造有限公司
河南宇宙人工晶状体研制有限公司
鹤壁飞鹤股份有限公司
南阳市久康医疗器械有限公司
圣光医用制品有限公司
新乡市畅达医疗器械有限公司
新乡市康尔健医疗用品有限公司
新乡市康民卫材开发有限公司
新乡市驼人贝斯特医疗器械有限公司
新乡市驼人医疗器械有限公司
新乡市亚太医疗用品有限公司
郑州博赛生物技术股份有限公司
郑州静美医疗设备科技有限公司
郑州赛福特电子设备有限公司

黑龙江省

哈尔滨精科奇科技有限责任公司
黑龙江燎原科技有限公司
齐齐哈尔市祥和中医器械有限责任公司

湖北省

光波光电子（武汉）有限公司
湖北大禹医疗器械有限责任公司
湖北健身医疗器械有限公司
湖北仙明医疗器械有限公司
黄石市恒丰医疗器械有限公司
武汉非凡科技有限责任公司
武汉国灸科技开发有限公司
武汉互创科技有限公司
武汉华大激光设备有限公司
武汉华工激光医疗设备有限公司
武汉金莱特光电子有限公司
武汉丽辉新技术有限公司
武汉诺华敏生物科技有限公司
武汉奇致激光技术有限公司
武汉启诚生物技术有限公司
武汉人福医疗用品有限公司
武汉塞力斯生物技术有限公司
武汉市江汉医疗制药设备有限公司
武汉市九头鸟医疗仪器开发有限公司
武汉市天怡电子有限公司
武汉市王冠医疗器械有限责任公司
武汉市长立生物技术有限责任公司
武汉思创电子有限公司
武汉亚格光电技术有限公司
武汉远光瑞康科技有限公司
武汉中达生物传感技术有限公司
武汉中旗生物医疗电子有限公司
武汉佐盈森科技发展有限公司

湖南省

爱威科技股份有限公司
湖南金博科技有限责任公司

湖南康利来医疗器械有限公司
湖南千金医用材料有限公司
湖南省浏阳市医用仪具厂
湖南一特电子医用工程股份有限公司
湖南长城医疗科技有限公司
湖南长沙天地人生物科技有限公司

吉林省

吉林省科英激光技术有限责任公司
吉林省亿沓医疗器械有限公司
四平市鑫力医疗器械有限公司
延吉可喜安医疗器械有限公司
长春迪瑞医疗科技股份有限公司
长春光机医疗仪器有限公司
长春吉大高科技股份有限公司
长春瑞克医疗科技有限公司

江苏省

白寿医疗器械（苏州）有限公司
贝克曼库尔特实验系统（苏州）有限公司
波音特生物科技（南京）有限公司
常熟柏宇医疗电子有限公司
常熟市平方轮椅有限公司
常州奥斯迈医疗器械有限公司
常州迪恩医疗器械有限公司
常州海尔斯医疗器械科技有限公司
常州亨杰医疗器械有限公司
常州华森医疗器械有限公司
常州华岳微创医疗器械有限公司
常州健力邦德医疗器械有限公司
常州健瑞宝医疗器械有限公司
常州京林医疗器械有限公司
常州康鼎医疗器械有限公司
常州市海达医疗器械有限公司
常州市华伟医疗用品有限公司
常州市康迪医用吻合器有限公司
常州市康辉医疗器械有限公司
常州市朗生医疗器械工程有限公司
常州市钱璟康复器材有限公司
常州市武进长城医疗器械有限公司
常州市延陵电子设备有限公司
常州市云源医用卫生材料厂
常州市振兴医疗器材有限公司
常州思雅医疗器械有限公司
常州同创医疗器械科技有限公司
常州永华医疗器械有限公司
创生医疗器械（中国）有限公司
丹阳市健陵医疗器械有限公司
丹阳市金晟医用橡塑制品有限公司
阜宁三比医疗器械有限公司
海昌隐形眼镜有限公司
海门市恒盛供氧设备有限公司
佳合医材（苏州）有限公司
江苏艾迪尔医疗科技股份有限公司
江苏奥迪康医学科技有限公司
江苏德丰医疗设备有限公司
江苏登冠医疗器械有限公司
江苏海伦隐形眼镜有限公司
江苏海明医疗器械有限公司
江苏荷普医疗器械有限公司
江苏宏宇医疗设备有限公司
江苏华诚医用工程有限公司
江苏华夏医疗器械有限公司
江苏佳华电子设备有限公司
江苏金鹿集团医疗器械有限公司
江苏金马扬名信息技术有限公司
江苏锦源医疗科技有限公司
江苏康友医用器械有限公司
江苏科凌医疗器械有限公司
江苏蓝韵凯泰医疗设备有限公司
江苏雷奥生物科技有限公司
江苏普康成像系统有限公司
江苏奇力康皮肤药业有限公司
江苏人先医疗科技有限公司
江苏日新医疗设备有限公司
江苏瑞安贝医疗器械有限公司
江苏瑞京科技发展有限公司

江苏瑞祺生命科学仪器有限公司
江苏三联生物工程有限公司
江苏省捷达科技发展有限公司
江苏省捷达软件工程有限公司
江苏省普菲柯医疗器械总厂
江苏双羊医疗器械有限公司
江苏新康医疗器械有限公司
江苏医邦医疗器械有限公司
江苏英诺华医疗技术有限公司
江苏鱼跃医疗设备股份有限公司
江苏远燕医疗设备有限公司
江苏治宇医疗器材有限公司
江苏中惠医疗科技股份有限公司
江阴力博医药生物技术有限公司
科迈（常州）电子有限公司
连云港天诺光学仪器有限公司
连云港佑源医药设备制造有限公司
南京澳林生物科技有限公司
南京倍宁医疗器械有限公司
南京道芬电子有限公司
南京福怡科技发展有限公司
南京海波医疗器械有限公司
南京恒瑞医疗科技有限公司
南京华东电子集团医疗装备有限责任公司
南京杰雄医疗装备有限公司
南京金陵自动调温床有限公司
南京久益电脑控制仪器有限公司
南京科进实业有限公司
南京迈瑞生物医疗电子有限公司
南京普爱射线影像设备有限公司
南京普澳医疗设备有限公司
南京普朗生物技术有限公司
南京普朗医用设备有限公司
南京侨伟医疗仪器有限公司
南京瑞麦科技开发有限公司
南京舒普思达医疗设备有限公司
南京威达天宇医疗器械有限公司
南京维京九洲医疗器械研发中心
南京欣华恒机械电子有限公司
南京亚南特种照明电器厂
南京优源医疗设备有限公司
南京长城信息系统有限公司
南通爱普医疗器械有限公司
南通成德乳胶制品有限公司
南通帝博纺织品有限公司
南通华恩医疗设备制造有限公司
南通康盛医疗器械有限公司
南通灵康医疗器械有限公司
南通市今日高科技材料有限公司
南通祥泰医疗器械有限公司
南通医疗器械有限公司
日进齿科材料（昆山）有限公司
日立仪器（苏州）有限公司
三维医疗科技江苏股份有限公司
深圳晨伟电子有限公司
苏州安科医疗系统有限公司
苏州奥萨图医疗科技有限公司
苏州班顺工业气体设备有限公司
苏州海欧斯医疗器械有限公司
苏州华恒医用器械有限公司
苏州惠生电子科技有限公司
苏州健康在线实业有限公司
苏州康迪电子有限公司
苏州六六视觉科技股份有限公司
苏州市晶乐高分子医疗器械有限公司
苏州市锡鑫医疗器械有限公司
苏州市欣盛医疗器械有限公司
苏州视可佳医疗器械有限公司
苏州苏南捷迈得医疗器械有限公司
苏州特立医疗设备科技有限公司
苏州天平华昌医疗器械有限公司
苏州欣荣博尔特医疗器械有限公司
苏州新区明基高分子医疗器械有限公司
苏州优贝特医疗器械有限公司
太仓市康辉科技发展有限公司
泰州市久信医疗科技有限公司

泰州市中兴医械科技有限公司
通用电气医疗系统（中国）有限公司
托博正畸器械(无锡)有限公司
无锡贝迪生物工程有限公司
无锡贝尔森影像技术有限公司
无锡海鹰电子医疗系统有限公司
无锡华卫德朗仪器有限公司
无锡科美达医疗科技有限公司
无锡市大华激光设备有限公司
无锡市康明医疗器械有限公司
无锡市欧普兰科技有限公司
无锡市天一医疗器材有限公司
无锡市宇寿医疗器械股份有限公司
无锡祥生医学影像有限责任公司
宿州市江海医疗器械有限公司
徐州迈康科技有限公司
徐州市奥瑞电子设备有限公司
徐州市宝兴医疗设备有限公司
徐州市鼎泰电子科技有限公司
徐州市广科新技术发展有限公司
徐州市科健高新技术有限公司
徐州市科诺医学仪器设备有限公司
徐州市诺万医疗设备有限公司
徐州市彭康电子设备有限公司
徐州市圣普医疗设备技术有限公司
徐州市信达医疗电子设备有限公司
徐州四方医疗器械有限公司
徐州天飞电子设备有限公司
徐州天荣医疗通讯设备有限公司
徐州同人医疗电子科技有限公司
徐州亚创生物科技有限公司
徐州众杰电子科技有限公司
徐州众联医疗器械有限公司
盐城市黄海电子有限公司
扬州鸿都电子有限公司
扬州慧科电子有限公司
扬州康泰医疗器械有限公司
扬州科迈生物医疗电子有限公司
扬州市凯达医疗设备有限公司
张家港市航天医疗电器有限公司
张家港市华菱医疗设备制造有限公司
张家港市沙工医疗器械科技发展有限公司
张家港市腾达机械制造有限公司
张家港市新菲乐医疗设备有限公司
张家港市兴鑫医用设备制造有限公司
镇江市许布医疗器械有限公司
镇江中天光学仪器有限责任公司

江西省

江西富尔康实业集团有限公司
江西精致科技有限公司
江西三鑫医疗科技股份有限公司
江西特康科技有限公司
南昌百特生物高新技术股份有限公司
南昌市赣达医疗器械有限公司

辽宁省

大连JMS医疗器具有限公司
大连大荣魔针有限公司
大连黄伟义齿有限责任公司
大连七颗星医疗器械有限公司
大连现代高技术集团有限公司
大连雄伟电子有限公司
丹东市科大仪器有限公司
东软飞利浦医疗设备系统有限责任公司
东软集团股份有限公司
东洋松蒲乳胶（锦州）有限公司
东芝大连有限公司
辽宁爱母医疗科技有限公司
辽宁汉德科技有限公司
辽宁浩宏医疗科技股份有限公司
辽宁恒信生物科技有限公司
辽宁生物医学材料研发中心有限公司
辽阳鼎泰升医疗设备有限公司
欧姆龙（大连）有限公司
沈阳宝康生物工程有限公司
沈阳东软医疗系统有限公司
沈阳东亚医疗研究所有限公司

沈阳高新区宏光医疗器械厂
沈阳汇德医疗器械制造有限公司
沈阳加华亚马逊医疗器械有限公司
沈阳丽人医疗科技有限公司
沈阳沈大内窥镜有限公司
沈阳舒可医疗器械有限公司
沈阳新航天消毒设备有限公司
沈阳新圳医用电子仪器公司
心医国际数字医疗系统（大连）有限公司
营口维康医疗器械有限公司
兆阳医疗器械（沈阳）有限公司
中国科学院沈阳计算技术研究所有限公司

内蒙古自治区

包头市稀宝博为医疗系统有限公司
内蒙古爱众医学影像有限公司
内蒙古东银科技有限公司

山东省

澳柯玛股份有限公司
北京龙舟飞渡记忆合金应用研究所
德州金约应医疗器械有限公司
济南奥尔尼医疗器械有限公司
济南百博生物技术股份有限公司
济南德胜光电仪器有限公司
济南华天恒达科技有限公司
济南金浩峰技术有限公司
济南京鲁孝慈医用设备有限公司
济南兰洁生物技术有限公司
济南森蓝科贸有限公司
济南鑫贝西生物技术有限公司
济南正玉昌口腔技术有限公司
济宁博联生物科技有限公司
济宁市华能气体设备工程有限公司
莱阳亚东生物科技有限公司
蓝孚生物医学工程技术（山东）有限公司
龙口市康华医疗器械有限公司
龙口市双鹰医疗器械有限公司
青岛海大倍尔信生物科技有限公司
青岛海尔特种电器有限公司
青岛美迪康数字工程有限公司
青岛耐丝克医材有限公司
青岛雅康电子医疗设备有限公司
青岛泽友容器氧舱设备有限公司
青岛中联海诺医疗科技有限公司
曲阜市力文科贸有限公司
曲阜市盛德医疗科技有限公司
山东大正医疗器械股份有限公司
山东高密彩虹分析仪器有限公司
山东冠龙医疗用品有限公司
山东佳田医学影像科技有限公司
山东凯乐普生物工程有限公司
山东凯利医疗器械有限公司
山东凯洋医疗科技有限公司
山东康力医疗器械科技有限公司
山东兰桥医学科技有限公司
山东蓝欧实业有限公司
山东美医林电子仪器有限公司
山东铭泰医疗器械有限公司
山东侨牌集团有限公司
山东瑞通高分子医疗器械有限公司
山东赛克赛斯药业科技有限公司
山东威高骨科材料有限公司
山东威高集团康利达医用制品有限公司
山东威高集团医用高分子制品股份有限公司
山东新华医疗器械股份有限公司
山东新陆生物科技有限公司
山东鑫科生物科技股份有限公司
山东旭日清洁器械有限公司
山东育达医疗设备有限公司
山东正基宏景医疗器械有限公司
山东中保康医疗器具有限公司
山东中德牙科技术有限公司
天津维心医疗器械有限公司
威海众恒医疗设备有限公司
潍坊华锐医学影像设备有限公司
潍坊金苗电子科技有限公司
潍坊市康华生物技术有限公司

新华手术器械有限公司
烟台澳斯邦生物工程有限公司
烟台冰科医疗科技有限公司
烟台冰轮高压氧舱有限公司
烟台东科医疗设备有限公司
烟台宏远氧业有限公司
烟台华正医疗器械科技有限公司
烟台汇通佳仁医疗科技有限公司
烟台计生药械有限公司
烟台朗格高压氧舱有限公司
烟台瑞炬医药包装有限公司
烟台万利医用品有限公司
烟台亚利朗医疗器械有限公司
烟台亚星医疗器械有限公司
烟台正海生物技术有限公司
兖州华诺医疗器械有限公司
兖州市宇通医疗器械有限公司
长岛县屿珠光学材料有限责任公司
淄博兴华医用器材有限公司

山西省

山西埃尔气体系统工程有限公司
山西洁瑞医疗器械有限公司
山西亚森实业有限公司
山西以诺医疗科技有限公司
太原维康鸿业科技有限公司

陕西省

陕西鸿德立恒电子科技有限公司
陕西秦明医学仪器股份有限公司
陕西昱峰医疗器械有限公司
西安高氧医疗设备有限公司
西安集智医疗器械科技有限公司
西安灭菌消毒设备制造公司
西安天隆科技有限公司
西安威美医疗器械有限公司
西安翼展电子科技有限公司

上海市

德赛诊断系统（上海）有限公司
贺利氏古莎齿科有限公司
华润医疗器械（上海）有限公司
上海阿洛卡医用仪器有限公司
上海百洛普医疗科技有限公司
上海百腾医疗装备实业有限公司
上海宝佳医疗器械有限公司
上海宝舜医疗器械有限公司
上海贝琼齿材有限公司
上海贝特医疗器械有限公司
上海博创医疗设备有限公司
上海博进电子仪表设备工贸有限公司
上海博迅实业有限公司医疗设备厂
上海曹杨医药用品厂
上海岱嘉医学信息系统有限公司
上海东湖生物医学有限公司
上海东月医疗保健用品有限公司
上海二医张江生物材料有限公司
上海凤凰医疗设备有限公司
上海复升医疗器械有限公司
上海伽玛星科技发展有限公司
上海海神医疗电子仪器有限公司
上海昊海生物科技股份有限公司
上海华线医用核子仪器有限公司
上海吉顺医疗器械制造有限公司
上海建华精细生物制品有限公司
上海金始医疗器械有限公司
上海精诚医疗器械有限公司
上海钧康医用设备有限公司
上海凯乐输液器厂
上海凯利泰医疗科技股份有限公司
上海康德莱企业发展集团股份有限公司
上海柯渡商贸有限公司
上海科华实验系统有限公司
上海莱彼德齿材工业有限公司
上海老港新兴医疗器械厂有限公司
上海雷恩医疗器械有限公司
上海棱光技术有限公司
上海立珂医疗器械有限公司

上海利祺医疗器械有限公司
上海联辉医疗用品有限公司
上海浦东金环医疗用品股份有限公司
上海浦卫医疗器械厂有限公司
上海祁鑫医疗器械厂
上海其胜生物制剂有限公司
上海瑞邦生物材料有限公司
上海瑞柯恩激光技术有限公司
上海三和医疗器械有限公司
上海三申医疗器械有限公司
上海申丁实业有限公司
上海双申医疗器械有限公司
上海四菱医用恒温设备有限公司
上海天美生化仪器设备工程有限公司
上海微创医疗器械（集团）有限公司
上海卫康光学眼镜有限公司
上海卫生材料厂有限公司
上海希格玛高技术有限公司
上海昕昌记忆合金科技有限公司
上海新世纪齿科材料有限公司
上海信晟医疗制品有限公司
上海医光仪器有限公司
上海医疗器械（集团）有限公司手术器械厂
上海医疗器械九厂
上海医用缝合针厂
上海英诺伟医疗器械有限公司
上海玉华医疗器械有限公司
上海跃进医疗器械有限公司
上海跃进医用光学器械厂
上海振浦医疗设备有限公司
上海中科再启医疗设备有限公司
松永福利器具制造（上海）有限公司
伊士通(上海)医疗器械有限公司

四川省

奥泰医疗系统有限责任公司
成都安睿康医用供氧设备安装工程有限公司
成都东方人健康产业有限责任公司
成都恩普生医疗科技有限公司
成都国雄光电技术有限公司
成都恒波医疗器械有限公司
成都华信电子设备厂
成都康宇医用设备工程有限公司
成都科奥达光电技术有限公司
成都肯格王三氧电器设备有限公司
成都坤洋实业发展有限公司
成都老肯科技股份有限公司
成都联帮氧气工程有限公司
成都美创电子科技有限公司
成都普健医用设备制造有限公司
成都千里电子设备有限公司
成都市浩瀚医疗设备有限公司
成都市万福实业工程有限公司
成都市新津事丰医疗器械有限公司
成都市新兴内窥镜科技有限公司
成都天田医疗电器科技有限公司
成都威力生生物科技有限公司
成都维信电子科大新技术有限公司
成都协和生物技术有限责任公司
绵阳立德电子技术有限公司
绵阳美科电子设备有限责任公司
绵阳市富安民医疗器械有限责任公司
绵阳索尼克电子有限责任公司
内江西南医用设备有限公司
四川港通医疗设备集团股份有限公司
四川锦江电子科技有限公司
四川康宁医用器材有限公司
四川康源医疗设备有限公司
四川美生科技有限公司
四川瑞迪医疗科技有限公司
四川萨那医疗器械有限公司
四川三和医用材料有限公司
四川省航宇电子医疗设备制造有限公司
四川省新成生物科技有限责任公司
四川省智能电子实业有限公司
四川双陆医疗器械有限公司
四川西南医用设备有限公司

四川宇峰科技发展有限公司
四川昱峰医疗器械有限公司
通用电气医疗系统贸易发展（上海）有限公司成都分公司
中国核动力研究设计院设备制造厂

天津市

邦盛医疗装备（天津）股份有限公司
北京金山川科技发展有限公司
达而泰（天津）实业有限公司
嘉思特华剑医疗器材（天津）有限公司
瑞奇外科器械（中国）有限公司
赛诺医疗科学技术有限公司
天津艾米克斯医疗器械有限公司
天津博朗科技发展有限公司
天津东华医疗系统有限公司
天津富时泰科电子科技有限公司
天津冠裕医疗器械科技有限公司
天津广大纸业有限公司
天津灏雅齿科技术有限公司
天津和杰医疗器械有限公司
天津捷希医疗设备有限公司
天津晶明新技术开发有限公司
天津开发区福斯特科技发展有限公司
天津康尔诺科技有限公司
天津康乐产业有限公司
天津康丽医疗器械有限公司
天津迈达医学科技股份有限公司
天津美德太平洋科技有限公司
天津荣力电子有限公司
天津瑞科美和激光工业有限公司
天津瑞鹏医疗器械有限公司
天津世纪金辉医用设备有限公司
天津世纪康泰生物医学工程有限公司
天津市安贝医疗设备技术有限公司
天津市金冠贝诺尔科技发展有限公司
天津市金兴达实业有限公司
天津市康盾宝医用聚氨酯技术有限公司
天津市康利民医疗器械有限公司
天津市兰标电子科技发展有限公司
天津市兰德医疗器械有限公司
天津市雷意激光技术有限公司
天津市利迈豪工贸有限公司
天津市联大医用设备有限公司
天津市联大医用设备制作所
天津市林康医疗器械有限公司
天津市普瑞仪器有限公司
天津市瑞美医疗器械有限公司
天津市赛盟医疗科技有限公司
天津市肾友达医疗设备技术开发有限公司
天津市施耐德医疗设备有限公司
天津市双利医疗器械有限责任公司
天津市顺博医疗设备有限公司
天津市索维电子技术有限公司
天津市泰斯特仪器有限公司
天津市唐邦科技有限公司
天津市天大精密科技有限公司
天津市天坤光电技术有限公司
天津市天兴轮椅进出口有限公司
天津市同业科技发展有限公司
天津市托福医用原子能科技有限公司
天津市新中医疗器械有限公司
天津市旭华医疗器械厂
天津市医疗器械厂有限公司
天津市长静康复器具有限公司
天津市中亚医疗仪器科技开发有限公司
天津市助友传感仪器技术有限公司
天津威康医疗用品有限公司
天津喜来健医疗器械有限公司
天津英若华陶瓷有限公司
天津泽普科技发展有限公司
天津正天医疗器械有限公司
星愿兰德（天津）企业有限公司

云南省

云南德华生物药业有限公司

浙江省

苍南县龙港雅美义齿加工厂

常山康利医疗器械有限公司
慈溪市华康供氧设备有限公司
德清县新德意医疗器械有限公司
奉化市超乐供氧净化设备有限公司
富阳市精锐医疗器械有限公司
海宁市绿健医疗用品有限公司
杭州爱丽思口腔医疗器材有限公司
杭州爱普医疗器械有限公司
杭州安诺过滤器材有限公司
杭州奥索医疗器械有限公司
杭州百慧医疗设备有限公司
杭州创威空分科技有限公司
杭州大力神医疗器械有限公司
杭州鼎岳空分设备有限公司
杭州富阳医用缝合针线厂
杭州广发电子技术有限公司
杭州好克光电仪器有限公司
杭州华威医疗用品有限公司
杭州汇大医疗器械有限公司
杭州嘉伟生物制品有限公司
杭州健群医疗器械有限公司
杭州精飞光学仪器制造有限公司
杭州康尔医药科技有限公司
杭州康生医疗器械有限公司
杭州科腾生物制品有限公司
杭州莱特水处理设备有限公司
杭州力胜医疗器械有限公司
杭州立鑫医疗器械有限公司
杭州龙德医用器械有限公司
杭州龙鑫科技有限公司
杭州迈尔科技有限公司
杭州美美科技有限公司
杭州铭众生物科技有限公司
杭州欧亚流体技术开发有限公司
杭州三源医疗设备有限公司
杭州盛大高科技机电有限公司
杭州天创环境科技股份有限公司
杭州桐庐时空侯医疗器械有限公司
杭州万东电子有限公司
杭州万洁水处理设备有限公司
杭州威德医疗科技有限公司
杭州微生物试剂有限公司
杭州西湖生物材料有限公司
杭州萧山奥得舒医疗器械有限公司
杭州协合医疗用品有限公司
杭州新亚齿科材料有限公司
杭州银亚新材料有限公司
杭州永洁达净化科技有限公司
杭州优尼克消毒设备有限公司
杭州远志医疗器械有限公司
杭州正大医疗器械有限公司
杭州中星医疗设备有限公司
湖州康源医疗器械有限公司
湖州美科沃华医疗技术有限公司
嘉恒医疗科技有限公司
嘉兴市全崴医疗仪器有限公司
金华市康佳医疗器械厂
金华市鑫科医药科技有限公司
蓝柯实业（淳安）有限公司
乐清市金康特医疗器材有限公司
宁波佰泰医疗设备有限公司
宁波博泰生物技术有限公司
宁波慈北医疗器械有限公司
宁波戴维医疗器械股份有限公司
宁波登煌医疗器材有限公司
宁波菲拉尔医疗用品有限公司
宁波奉天海供氧净化成套设备有限公司
宁波吉丽医疗器械有限公司
宁波骏马医用器械有限公司
宁波康和生物科技有限公司
宁波科艺医疗器械有限公司
宁波蓝野医疗器械有限公司
宁波柳叶刀医疗科技有限公司
宁波美康生物科技股份有限公司
宁波美生医疗器材有限公司
宁波明星科技发展有限公司

宁波普瑞柏生物技术有限公司
宁波启发医疗科技有限公司
宁波瑞源生物科技有限公司
宁波赛克生物技术有限公司
宁波圣迪夫医疗器械有限公司
宁波市鸿运医用设备工程有限公司
宁波市科技园区明天医网科技有限公司
宁波市鄞州先锋电子仪表厂
宁波舜宇仪器有限公司
宁波鑫高益磁材有限公司
宁波医用缝针有限公司
宁波翼龙医疗设备有限公司
绍兴花为媒医用配套有限公司
深圳市康福特医疗技术有限公司杭州分公司
泰尔茂医疗产品（杭州）有限公司
天台县双星医疗器械厂
桐庐康博医用器械有限公司
温州博康医疗科技有限公司
温州开泰义齿有限公司
温州市本色义齿制作厂
温州市康源电子有限公司
温州市康之本制氧科技有限公司
温州市维日康生物科技有限公司
温州欣视界科技有限公司
温州致美义齿有限公司
仙居可邦耐医疗电子有限公司
仙居药城医疗器械有限公司
余姚市久盛硅橡胶制品厂
余姚市康泽医疗器械有限公司
余姚市强欣医疗器材有限公司
余姚市宇峰医疗器械有限公司
玉环县健民医械有限公司
浙江爱雪制冷电器有限公司
浙江辰和医疗设备有限公司
浙江大吉医疗器械有限公司
浙江东瓯诊断产品有限公司
浙江伏尔特医疗器械有限公司
浙江格林蓝德信息技术有限公司
浙江广慈医疗器械有限公司
浙江海圣医疗器械有限公司
浙江好络维医疗技术有限公司
浙江华尔纺织科技有限公司
浙江华福医用器材有限公司
浙江华健医用工程有限公司
浙江京环医疗用品有限公司
浙江康德莱医疗器械股份有限公司
浙江康康医疗器械有限公司
浙江科惠医疗器械有限公司
浙江夸克生物科技有限公司
浙江莱达信息技术有限公司
浙江丽兹医用工程有限公司
浙江灵洋医疗器械有限公司
浙江龙飞实业股份有限公司
浙江迈兹袜业科技有限公司
浙江强盛医用工程有限公司
浙江省淳安县人和医疗用品工贸有限公司
浙江省台州市恒泰染织敷料有限公司
浙江省仙居县一洋医业有限公司
浙江史密斯医学仪器有限公司
浙江苏嘉医疗器械股份有限公司
浙江泰司特生物技术有限公司
浙江天松医疗器械股份有限公司
浙江万马集团电子有限公司
浙江伊利康生物技术有限公司
浙江易路安医疗器械有限公司
浙江玉升医疗器械股份有限公司

重庆市

重庆安碧捷科技股份有限公司
重庆博恩富克医疗设备有限公司
重庆创高供氧净化设备有限公司
重庆大力医疗设备有限公司
重庆多泰医用设备有限公司
重庆光电仪器有限公司
重庆海坤医用仪器有限公司
重庆海威康医疗仪器有限公司
重庆华伦弘力实业有限公司

重庆华伦医疗器械有限公司
重庆晶美义齿制作有限公司
重庆南方数控设备有限责任公司
重庆山外山科技有限公司
重庆市澳凯龙医疗器械研究有限公司
重庆市国人医疗器械有限公司
重庆市南桐节育器具厂有限公司
重庆蜀明科技发展有限公司
重庆蜀水仪器厂
重庆顺美吉医疗器械有限公司
重庆伟联科技有限公司
重庆文穗医疗器械有限公司
重庆西山科技有限公司

备注：

以上资料由CMD提供，截至2013年底CMD发放有效ISO13485认证证书1390张，有效认证企业1186家。

地址：北京市海淀区知春路20号
中国医药大厦5层、6层
邮编：100191
电话：82287200/7300
传真：82287255/7266
网址：http://www.csimc.com.cn

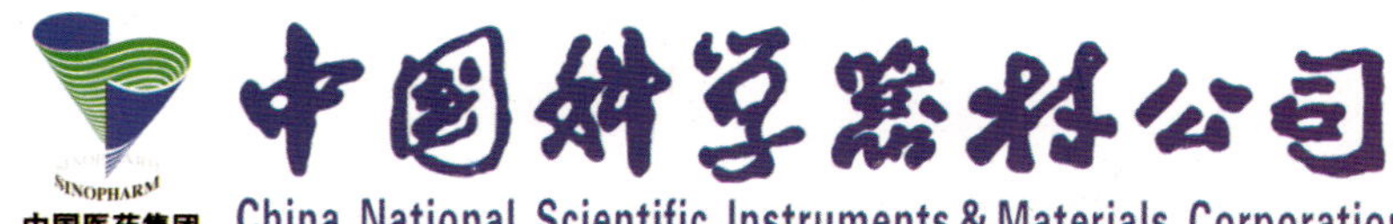

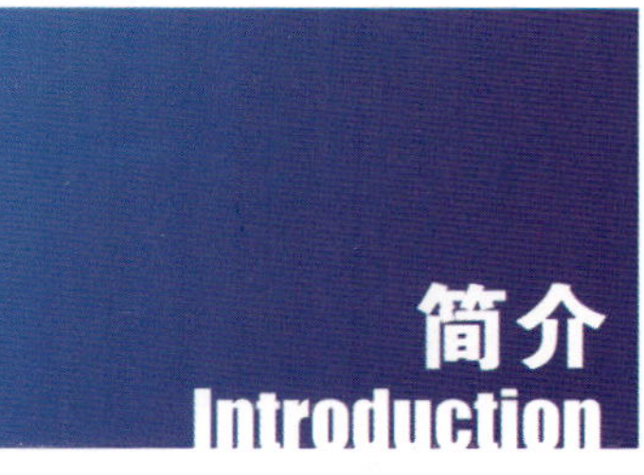

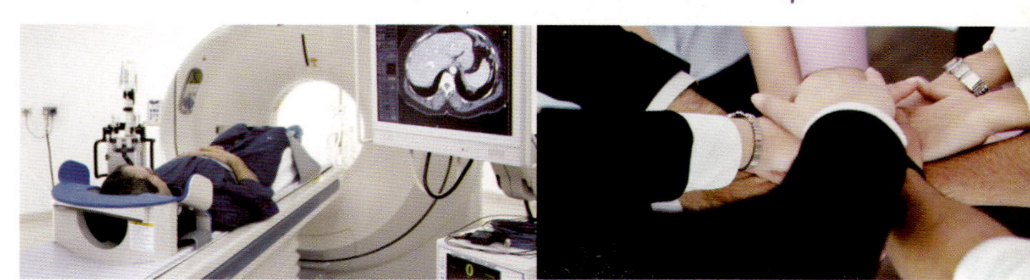

中国科学器材公司（CSIMC，简称“ 国药器材 ”）直属于中国最大的医药健康产业集团、世界 500 强企业——中国医药集团总公司，是集团科学仪器与医疗器械板块的核心企业。国药器材自 1962 年成立以来，曾为国家“ 两弹一星 ”、“863 计划 ”、“ 火炬计划 ”等重点科技计划引进了先进技术和关键设备，做出了积极的贡献。在唐山大地震、抗洪抢险、抗击非典、汶川抗震救灾、保障北京奥运会成功举行等国家重大事件中，勇于承担国家医疗器械中央储备、调拨和供应任务，为保障人民的生命安全和社会稳定发挥了重要作用。

“ 十二五 ”以来，国药器材积极推进传统经营模式的升级改造，通过内涵式发展与外延式扩张并举，构筑了以科学仪器与医疗器械代理进出口、招标、援外、政府采购、维修服务、融资租赁等业务为核心的资源合理配置、增值业务服务及工业发展平台；建立起覆盖全国 30 个省、市、自治区，直接服务于终端医疗机构的医疗器械物流与分销配送网络，初步形成了辐射全国的“ 一台一网、贸工科及增值服务业态全产业链 ”的战略布局。

国药器材作为中国医药集团唯一招标代理机构，拥有政府采购甲级资格，机电产品国际招标乙级资格，中央投资项目招标代理机构预备级资格，可面向全国政府机关、各省市企事业单位承担国际招标、政府采购和中央投资项目招标代理业务；具有科技部授予的在华组织国际科技会议与展览主办资格的资质，凭借自身资质和在医疗行业里的影响力，多次组团参加国际医疗展和科研仪器展览，协助国内有实力的企业走向世界。公司拥有科技类核心期刊《现代仪器与医疗》杂志。在目前发展的基础上，国药器材正大力发展医疗器械工业及科研项目。

国药器材拥有良好的政府资源，与国家发改委、国家卫生计生委、国家食品药品监督管理总局、国家工业和信息化部、国家科技部等部委及各金融机构保持了长期、良好的关系，是中国贸易促进会、中国国际商会以及机电、医保、五矿化工、轻工、纺织、粮油土畜等国家六大专业进出口商会和分析测试协会的会员企业。

展望未来，国药器材正着力推进业务创新与资源整合，以产融双驱为抓手，做深做实一台一网，协同产业链上下游要素资源，创造服务品牌，成为中国医疗器械行业的领先者与整合者，为中国医药集团总公司建设大健康产业平台做出更大贡献！

飞利浦公司简介

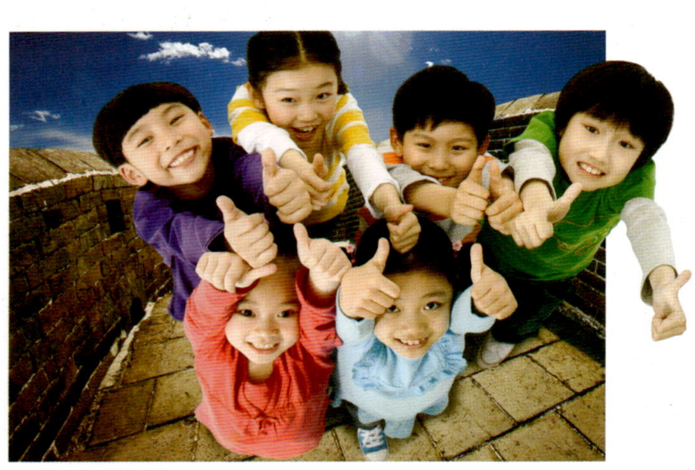

我们致力于通过有意义的创新来提升临床医生和患者的体验。

影像系统

- 介入X线系统(iXR)
- 诊断X线系统(DXR)
- 计算机断层扫描系统(CT)
- 磁共振成像系统(MR)
- 核医学(NM)
- 肿瘤放疗(Oncology)
- 医疗环境优化系统(AE)
- 影像临床应用和平台(ICAP)

监护治疗、手术麻醉和临床信息

- 病人监护
- 临床信息系统
- 心脏复苏
- ECG解决方案
- 呼吸机
- 麻醉系统

家庭医疗保健解决方案

- 睡眠呼吸紊乱
- 家庭呼吸关护
- 家庭监护

客户服务

- 全生命周期解决方案
- 全球远程服务系统
- 医学影像/超声/监护产品服务解决方案
- 设备效能优化方案
- 质量体系认证
- 中国学院（客户培训）

关注飞利浦更多信息，请登录：www.philips.com.cn

备受景仰的稳健成长型企业

荷兰皇家飞利浦电子公司是一家“健康舒适、优质生活”领域的多元化公司，致力于在医疗保健、优质生活和照明领域，用有意义的创新来改善人们的生活。飞利浦公司总部位于荷兰，2012年品牌价值达到91亿美元，在全球拥有大约115,000名员工，销售和服务遍布世界100多个国家。飞利浦在心脏监护、紧急护理和家庭医疗保健、节能照明解决方案和新型照明应用、以及男性剃须和仪容产品、便携式娱乐产品以及口腔护理产品等领域均居于世界领先地位。

创造最出色的医疗体验

全球医疗保健需求正在迅速演变。由于人们的文化和背景的独特性，对医疗保健的需求也是千变万化的。不同人群有着不同的健康问题，而不同的医疗保健体系也需要不同的解决方案。我们致力于满足日益演变的医疗保健领域的需求，通过开发创新的产品和技术，在全球范围改善医疗保健水平，降低医疗保健成本。飞利浦医疗保健的独特之处在于，通过创新性医疗解决方案提供从医院到家庭的全方位关护。通过深入了解患者和医生体验医疗的过程，我们能够确定更多医疗需求。因此，我们能开发出更直观、更经济和更优异的、创新的整体方案来解决医疗保健中的难题。从而提升疗效，扩展医疗保健的覆盖范围和可及性，为患者、医生、医疗机构等各方面带来更大的价值。

- 总部：美国马萨诸塞州安多佛市
- 销售和服务业务：在63个国家中有6,000余名服务技术人员
- 研发：在世界各地22个飞利浦所在地和40多个医疗技术研究机构进行

与中国共成长

1、1920年，飞利浦产品首次进入中国

从1985年设立第一家合资企业起，就秉承扎根中国的长期承诺，将医疗保健中领先的产品和服务带到了中国市场。经过26年的战略部署，飞利浦医疗在中国市场取得了可喜的成绩。

2、2007年12月，收购伟康公司

伟康公司可以为患者提供创新的呼吸和睡眠疗法解决方案，是全球治疗阻塞性睡眠呼吸中断的领导者，成功收购伟康公司使飞利浦成为睡眠管理、呼吸关护和非创伤辅助呼吸的全球领导者，同时也使飞利浦迈出了增强家庭医疗保健实力的重要一步。

3、2008年4月，收购金科威公司

金科威公司是中国第二大病人监护解决方案制造商，成功收购金科威公司使飞利浦进一步巩固和加强在中国市场的领导地位，扩大了其在成长型市场的市场份额，对飞利浦现有的病人监护业务是一种补充。飞利浦金科威的产品不仅满足中国市场的需求，而且还出口到全球范围内那些注重价格而又增长迅速的市场。

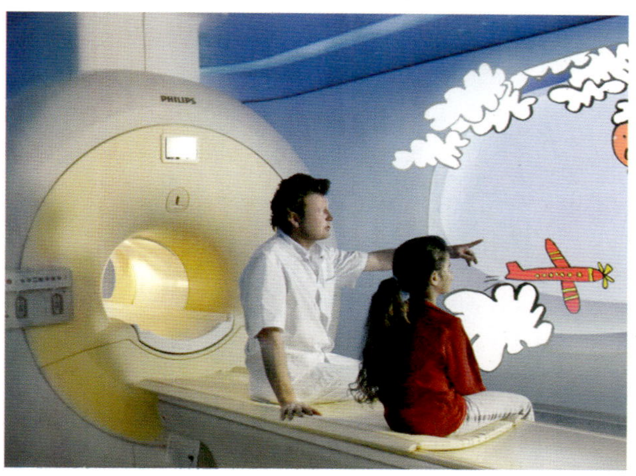

4、2009年11月，宣布在苏州建立医疗影像基地

苏州建立的飞利浦医疗影像中国基地将集研发、制造、组装与采购等设施于一体，开发符合中国市场需求的、为本地医院量身定制的影像系统。基地将生产64排CT（计算机断层扫描系统）、1.5T MR（磁共振成像系统）和X射线设备，以满足国内大多数三级、二级医院对于主流影像类设备的需求。

5、2010年3月，成立飞利浦医疗保健中国学院

飞利浦医疗保健中国学院是飞利浦专门为自己的工程师和客户提供高质量技术和应用培训的基地。此培训中心配备了最先进的设施和精英培训团队，是全球第四个飞利浦医疗保健培训中心，也是飞利浦在成长型市场建立的第一家培训中心。

6、2010年7月，收购上海爱培克公司

上海爱培克公司是国内著名的超声探头制造商，成功收购爱培克巩固了飞利浦高品质超声探头在成长型市场的优势，并扩大了针对经济型细分市场的产品线。

7、2012年10月，发布并实施基础医疗战略

在中国“新医改”的大背景下，飞利浦积极参与基础医疗市场的深入发展。飞利浦医疗保健事业部于2012年年初宣布成立并正式运行“基础医疗业务部”；2012年10月正式对外发布“基础医疗战略”及其以“传递健康 惠及大众”为目标的形象工程“蒲公英工程”。基础医疗是飞利浦医疗全球战略的重要组成部分，拥有飞利浦强大的全球网络和先进的技术经验为后盾，同时本地以金科威为运营平台，打造完整的“端到端”价值链。。

企业社会责任 可持续发展

可持续发展是飞利浦长期坚持的信念，展包括“经济责任”、“环境责任”、和“社会责任”三大方面。为了确保可持续发展战略有力实施，我们确立了2015年可持续发展目标：到2015年，每年为全球5亿人提供关护；将飞利浦总体产品组合的整体能效提高50%。飞利浦在中国也积极履行企业社会责任，把履行社会责任的关注重点放在医疗、环境和教育三个方面。

目前，我们所开展的项目有

- 与卫生部合作开展农村妇女两癌（乳腺癌，宫颈癌）筛查培训工作，提高基层医务人员的医疗技术水平(2010-2011)

- 2008-2010年，支援四川和玉树抗震救灾捐赠超过1000万人民币的产品和现金，2013年雅安地震期间，捐赠的物品和现金总价值500多万元，另外安排价值近500万元的医疗设备供灾区医院救灾期间免费使用。

- ”飞利浦先心病慈善救助行动”每年投入100万元人民币以救助来自于贫困家庭的先天性心脏病患儿，飞利浦利用自己在儿科影像诊断上的优势，携手北京儿童医院和上海儿童医学中心，为先心病患儿提供一流的救助服务（2011年发起）

- 与国际青年成就组织的五年合作计划“绿动梦想”大学生商业计划挑战赛：旨在鼓励大学生设计和开发真正突破性的产品或服务，促进环境的可持续发展。

迄今为止，飞利浦在中国持续开展社会公益活动15年，惠及贫困人口超过22.5万人，其中贫困儿童85,000多名，已投资1,270万人民币在中国建立了17所希望小学，309间图书馆，并资助了555名教师的培训。

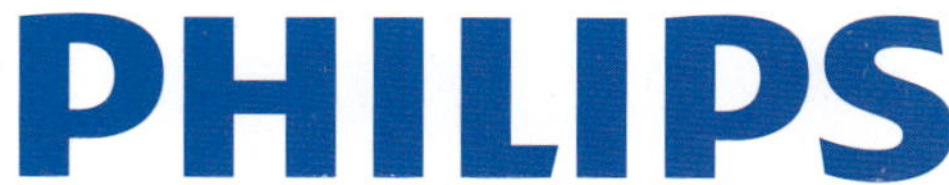

Go West 2013—— Go Digital!

中国放射医师学院——飞利浦放射医师培训
四省联动 再续辉煌

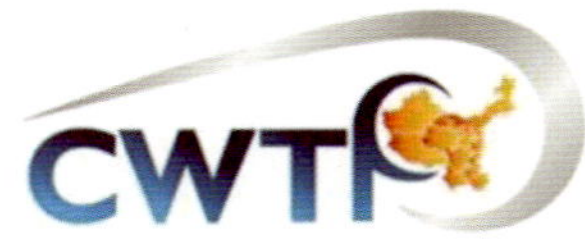

内蒙古呼和浩特，甘肃兰州，青海西宁，宁夏银川。中国放射医师学院——飞利浦放射医师培训项目2013年卷土重来！2013年3月30日，Go West项目在呼和浩特内蒙古饭店现场举办了盛大的年度启动仪式和现场医师培训，同时成功实现了与甘肃、青海和宁夏分会场的现场直播和实时互动。至此，继西南、西北等西部地区之后，Go West的脚步凭借网络的力量成功覆盖了西部的每一方土地！

中国放射医师学院院长、中国医科大学附属盛京医院院长郭启勇，中国医师协会副秘书长谢启麟，中国医师协会放射分会会长、卫生部北京医院放射科主任周诚，内蒙古自治区政协副主席、内蒙古医科大学副校长、以蒙古医学会副会长牛广明，内蒙古放射主委、内蒙古医科大学附属医院放射科主任刘挨师及飞利浦IS市场部总经理武少杰等相关领导出席了呼和浩特站现场的开幕仪式并讲话。与此同时，甘肃放射主委、兰州大学第一医院副院长郭顺林，青海放射主委、青海省人民医院副院长唐桂波及宁夏放射主委、宁夏医科大学附属医院放射科主任郭玉林也分别在远程分会场参加了开幕式并讲话。对于这样史无前例的盛大培训场面和项目设置，牛光明主席对Go West项目给予了极高的评价，并对飞利浦医疗负责任、务实的企业精神表示赞赏。郭启勇院长在充分肯定飞利浦公司Go Digital战略的同时，也向广大西部放射医生公布了以中国医师协会为平台的远程教育登录方式，内容涵盖了丰富的网络课程，并且开通在线互动平台，学员以在线的方式参与远程诊断、读片竞赛、互动问答等。

Go West2013首站放射医师培训集结了近1000名西部放射科医师，为其带来了4位全国顶级的专家带来的各领域的讲座，涉及CT/MR的应用和未来、肿瘤的诊断、关节炎、骨关节创伤等。参与的医师纷纷表示获益匪浅，是一次难得的业务水平提升和向专家讨教的机会。培训课程结束后，项目还为参与的医师授予了国家级I类培训学分。作为项目的保留内容，Go West仍将继续邀请50名西部青年放射医师，并邀请其到东部发达城市的著名医院进行为期两个月的进修学习。

“Go West西部放射医师培训项目”于2010年末启动，在迄今为止的近两年时间里，已分别对青海、宁夏、新疆、甘肃、云南和贵州的近2000名放射科医师进行了培训。2012年的项目不仅在国内得到了相关媒体、客户及领导部门的高度赞赏，更得到了美国EIN News的强力推介。Go West项目已经成为放射医师继续教育的品牌项目，收到西部放射医师的一致认可。Go West2013年开山之作的四站联动培训无论在飞利浦的历史上还是我国放射医疗的历史上都是史无前例的，相信电子化和信息化的培训模式定会为西部地区医疗事业带来希望。

iE Elite高效超声诊断系统

iE Elite拥有最为尖端的技术，它不仅会改变您对超声系统的认识，更重要的是会带给您全新的超声视野。

1. 业界独有的“单探头解决方案”矩阵家族——全面提升您的工作效率

单探头解决方案”矩阵家族：X5-1(成人)，X7-2(儿童)，X7-2t(外科介入)，体积小巧而轻便的探头易于您的握持，扫查中无需更换探头，一键即可轻松实现从二维到三维成像，在所有模式下均有非同凡响的出众表现。

2. 智能成像模式，让您对疾病的诊断更有信心

- **iRotate智能旋转：**无需手动旋转探头，即可获取感兴趣区的切面，包括常规标准和非标准切面，提高了异常病变的检出率。
- **xPlane任意多平面功能：**可以快速同时获取与扫查切面交互的任意平面的双幅成像，获取双倍的诊断信息，大大提高诊断准确率。

3. 高效、标准化的定量软件：心肌组织运动定量技术CMQ

它采用了ASE/EAE的国际标准化的建议，率先推出符合国际标准的全新斑点追踪技术，图像采集更简便，分析追踪的模式更全面，最终结果显示更直观，一目了然显示获得的左室整体及局部心肌运动评估报告。

4. 全球首发心脏介入实时导航EchoNavigator

iE Elite全球首发心脏介入实时导航EchoNavigator与DSA整合，可实时同步介入导航，进行真实图像方位立体导航，最大程度减少医患双方放射线的暴露，增强介入医生与超声两个平台的结合，为心脏介入治疗保驾护航。

iU Elite至尊超声诊断系统

iU Elite至尊超声诊断系统采用了当今最先进的云平台技术，在图像品质、数据分析及科研功能方面处于业界领先地位。

1. 卓越性能提高医生诊断信心

- **X6-1纯净波矩阵探头**——多达9212阵元，具备多项领先的成像功能：xPlane实时任意多平面成像同时提供双倍诊断信息，实时矩阵容积超声造影技术实时显示血流灌注的立体空间结构。

2. 全新设计智能化工作流程

- 领先的iSTIC技术——仅需2秒快速获取胎儿心脏容积数据，大大提高了胎心容积数据获取的成功率；
- FHN胎心容积导航成像技术——帮助医生快速获取动脉导管弓、四腔心、左室流出道、右室流出道四个标准胎心诊断切面。
- Auto Doppler自动多普勒技术——Auto Doppler技术将血流频谱定量中需要调整的10步减少为3步完成，大大缩短检查时间，加快检查速度。

3. 云平台持续先进技术革新

- VPQ血管斑块容积定量技术——通过线阵容积探头获取的容积数据，进行血管斑块三维定量，辅助医生评估患者发生脑卒中的风险。
- ElastPQ剪切波组织定量技术——是无创评估肝组织病变情况的先进技术，它可通过测定肝组织硬度来评价肝纤维化进程。

飞利浦Sparq创新彩色超声诊断系统 ——超声需要更新思维

飞利浦Sparq超声系统带给您全新的超声使用体验，它让床旁状态下的超声扫查和诊断尽可能的变轻松，让您的工作更快速更简单，让您有更多的时间关注患者。

全新突破性触摸面板设计

全封闭黑晶钢化玻璃面板，防止医学污染，利于清洁消毒，对于ICU，急症室，手术间，麻醉科，尤为适合。专业的锁定模式Lock Mode，便于医生进行其它操作。动态显示面板，指尖触摸操作，没有任何突起的按键和按钮，新颖，面板反应更加快速。动态面板设计，自动智能显示与当前检查相关的操作，直观方便。

超长电池待机时间

在连续使用下，电池可以工作2.5小时，对于危重患者和特殊场合应用尤为重要，目前是大功率台式机最长电池待机。

专业POC床旁应用设计

专业神经，肺脏，眼科，肌骨，脊柱的临床预设值，方便非专业超声医生使用，简单转换，瞬间达到完美图像表现。完整的测量和计算软件包，符合医生常规使用。

自动优化功能

iSCAN：一键优化二维和多普勒图像，所有成像探头均可应用，也可与SonoCT，XRES联合应用。方便简单实用。

AutoSCAN：无需用户任何操作，系统自动调节参数，使组织图像在亮度，对比度达到最佳成像效果。全自动图像调节功能。

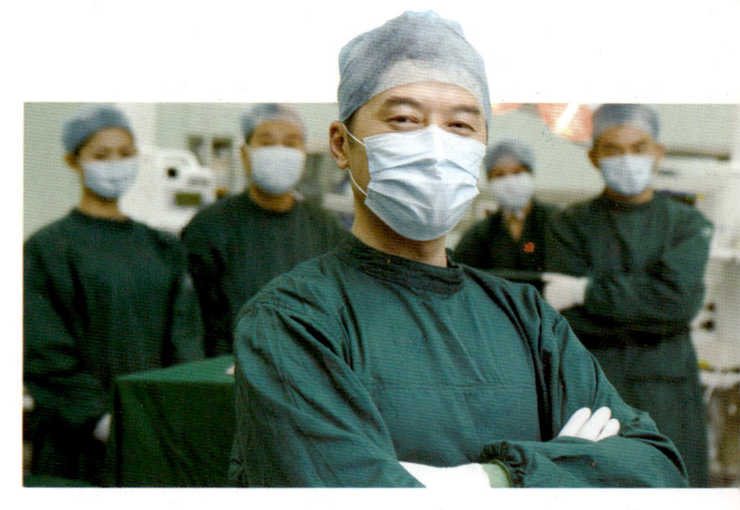

新生儿黄疸管理解决方案 ——从诊断到治疗的全程关护

1. BiliChek无创胆红素定量仪——准确结果，一触即得

BiliChek经皮胆红素检测仪通过白色光照射新生儿皮肤，然后测定反射的特定波长的光强度。通过这种方法能够将新生儿皮肤各组份的干扰完全剔除，保证测得胆红素的准确性，相比传统的蓝绿光学浓度差测量方法来说更为准确与可靠。经大量临床研究验证BiliChek测得的经皮胆红素值与实验室血清胆红素浓度相关性高。

2. BiliTx光疗系统——符合发育支持性护理的要求

BiliTx通过蓝色发光二极管(LEDs)提供高效的光疗，为新生儿提供一个稳定的热环境，保证安全，支持家庭参与的袋鼠式护理，为新生儿治疗黄疸提供人文关怀，可有效地应用于新生儿重症监护室、婴儿室、儿科病房、门诊以及家庭。

飞利浦云系列监护仪 ——从传统向智能的飞跃

1. 革新性的强大功能

飞利浦云系列监护仪的上市，解决了传统监护仪之前面临的诸多问题，如：实现监测从“报警”到“预警”的转变；在病床旁快速调阅患者散落在不同系统中的病患资料；安全、易扩展的临床数据平台全面提升应用前景。凭借精准的监测功能，“云”平台的无限扩展功能开创了智能监护的新时代。

2. 监护及“云”平台一体化设计，双核双网

双核：指监护仪和“云”平台有各自的处理系统。

双网：一边连接监护仪中央站，一边连接医院内网 。

双核双网的设计能够保证无缝访问院内信息系统，并为云平台进行系统内信息整合提供必要的技术支持。

诊断室

优纳病理工作站

- 优纳病理工作站是基于数字切片的病理工作站。
- 可满足日常病理诊断、病理资源库管理、病理远程会诊、实时冰冻会诊、病理教学等多项病理科需求。

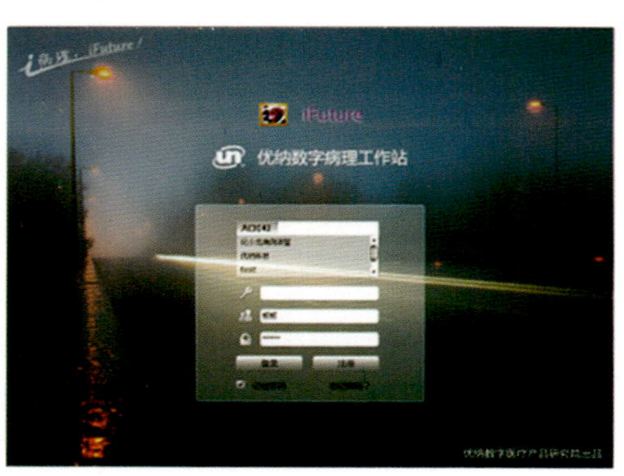

6大应用模块

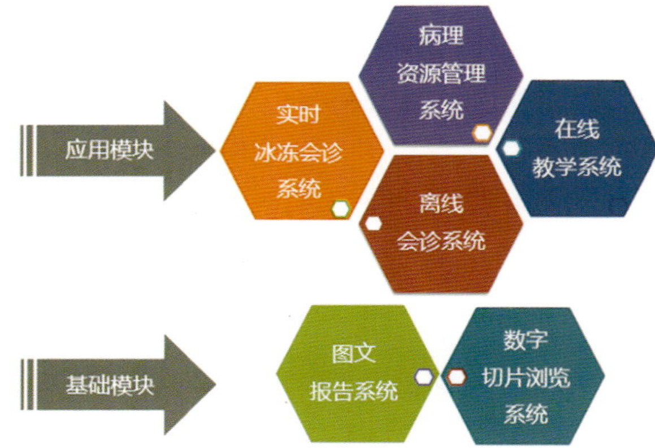

实时冰冻会诊系统

可实现切片全景快速浏览，不遗漏任何细节；

可满足最苛刻的术中冰冻需求，可实现专家端与手术室等多方在线交流；

可实现实时推送病理报告到手术室；

参与会诊的专家不受地点限制，即使开会、出差、旅游等活动中都可通过网络进行实时冰冻会诊。

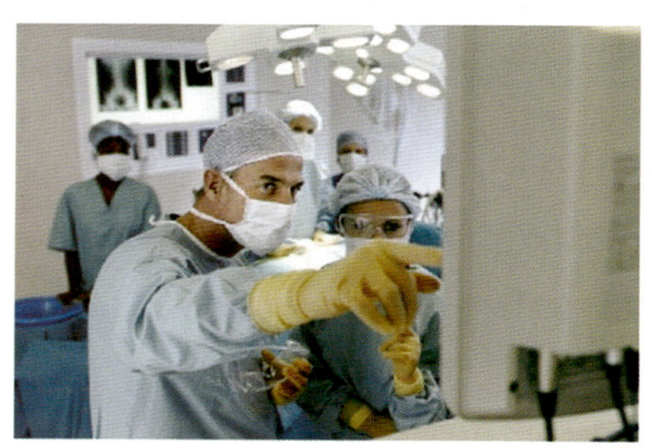

离线会诊系统

可实现数字切片全景快速浏览、发送病理图文报告的功能；

专家端应用环境不受限制，即使开会、出差、旅游等都可通过网络进行离线会诊。

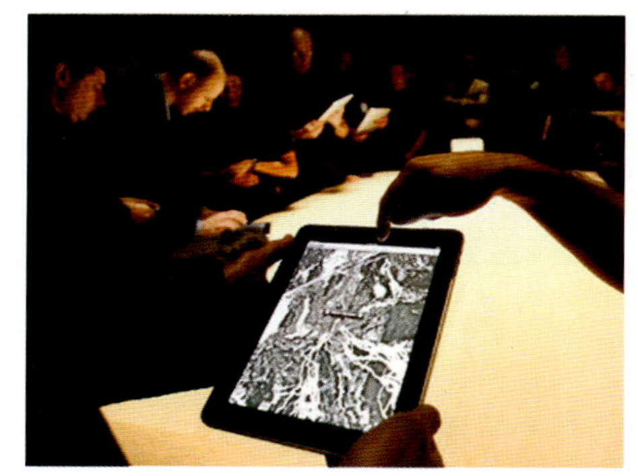

优纳数字病理提供完整的实时冰冻会诊解决方案：

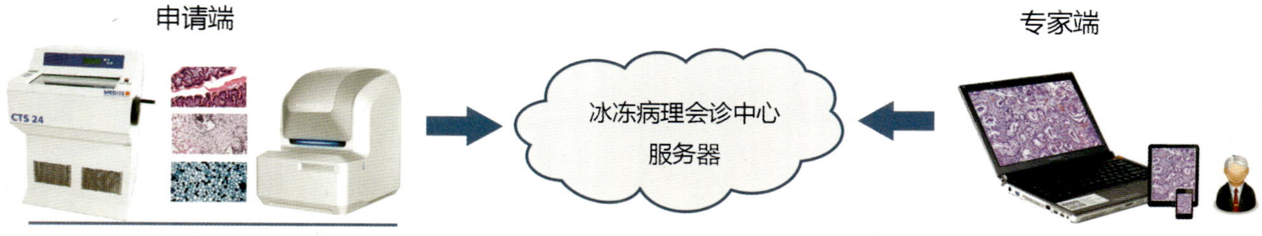

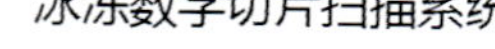
冰冻数字切片扫描系统

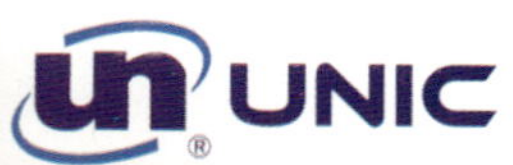

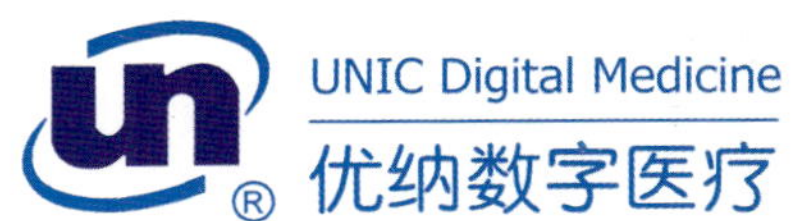

优纳 致力打造全方位数字病理科！

由优纳数字医疗推出的“数字病理”一体化解决方案，从制片、切片数字化，全程通过计算机和网络进行病理诊断、教学和科研等，将传统病理科进行数字化。同时，结合信息化管理和网络平台，整合病理专家资源，可实现远程专家会诊、远程教学等，有效帮助边远地区解决病理诊断难的问题。

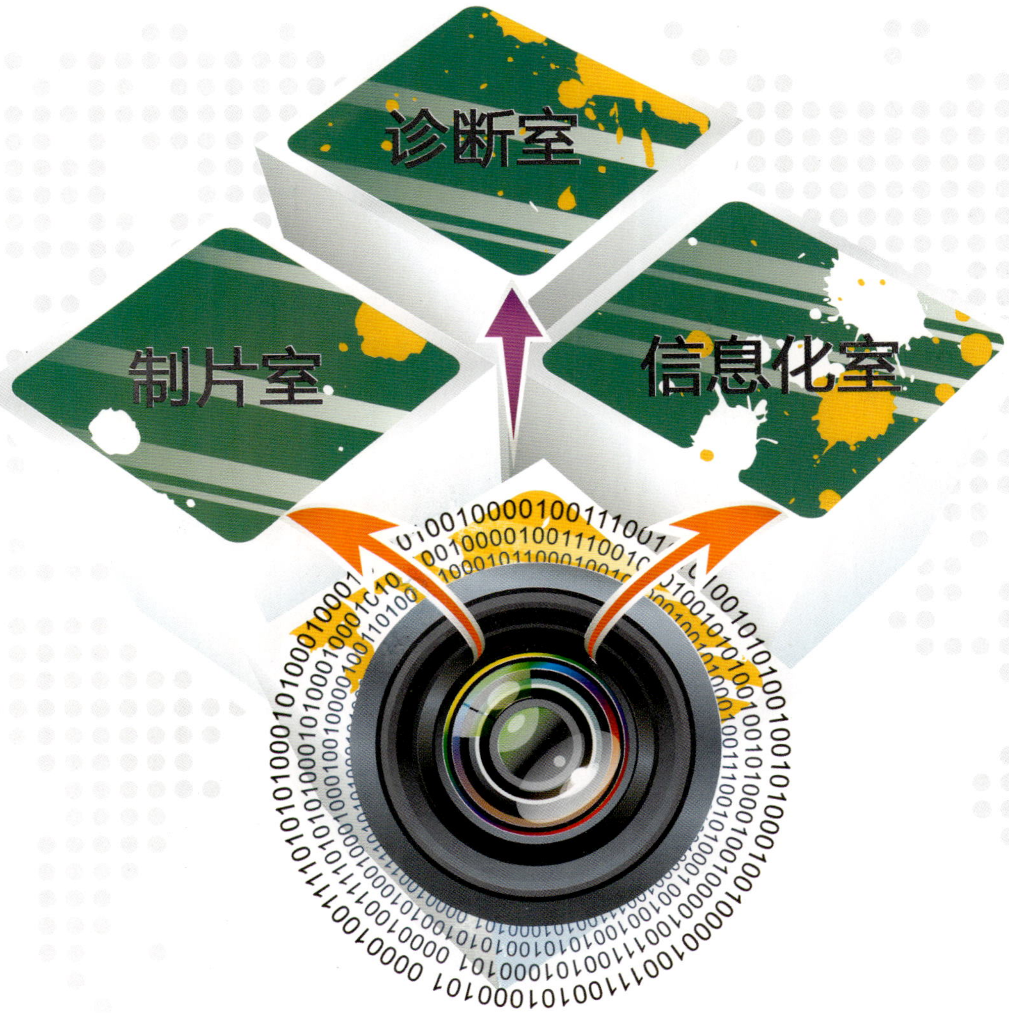

诊断室

制片室

信息化室

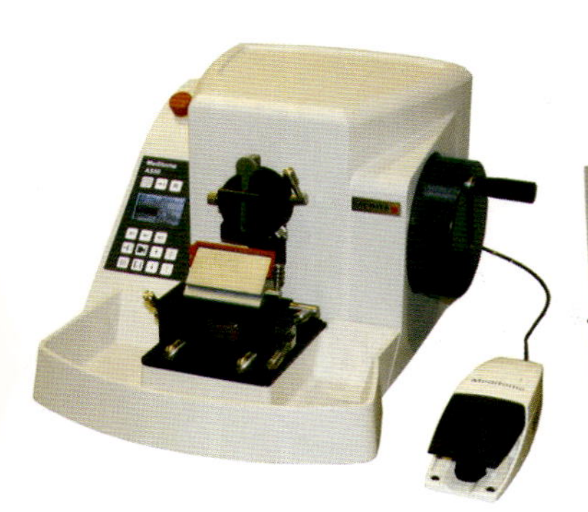

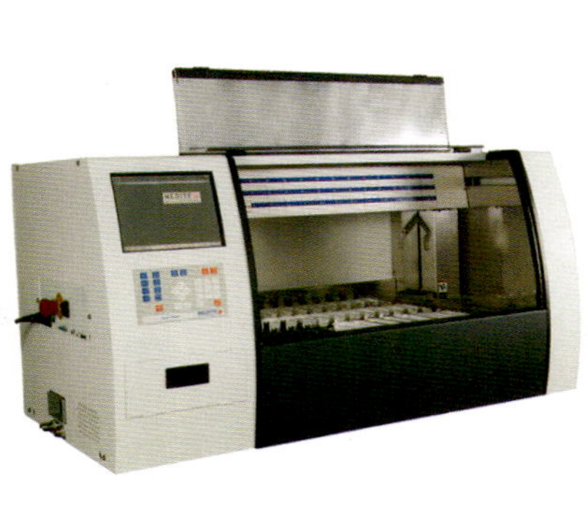

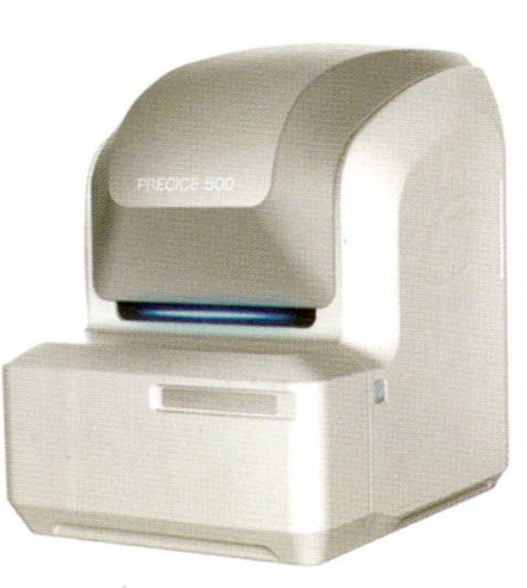

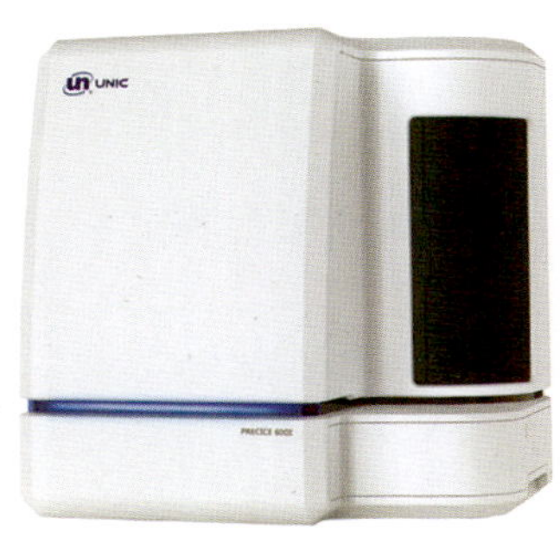

制片室

关于优美德®

美德(MEDITE)
来自现代病理学的故乡
德国市场占有率最大的病理艺术品

优美德（UMEDITE）
产自德国MEDITE
优纳UNIC荣誉出品
打造中国病理综合解决方案最强音

切片

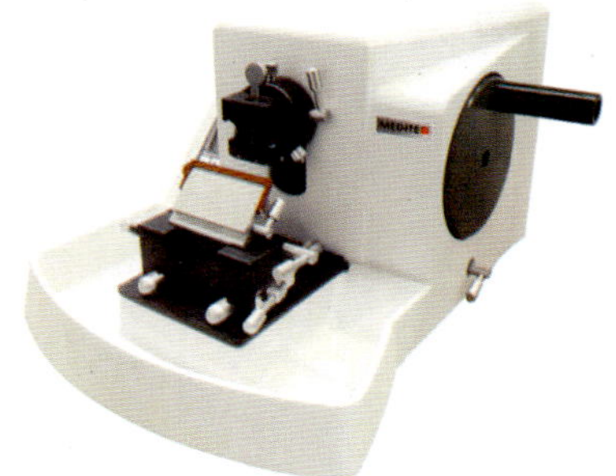

半自动轮转切片机

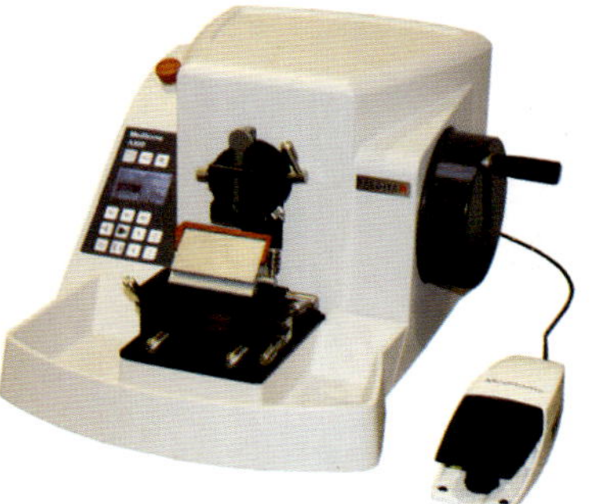

全自动轮转切片机

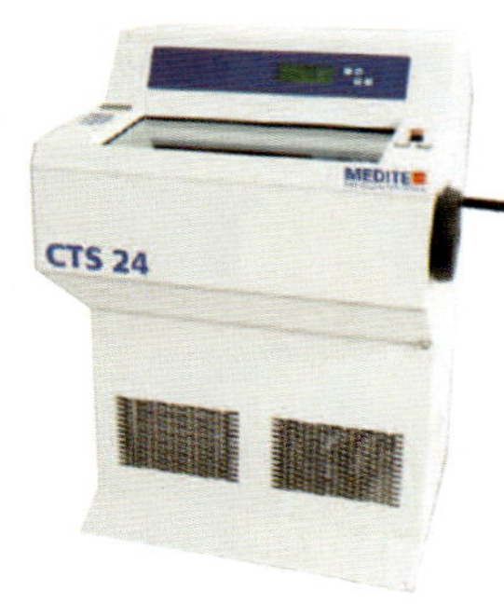

立式冰冻切片机

包埋

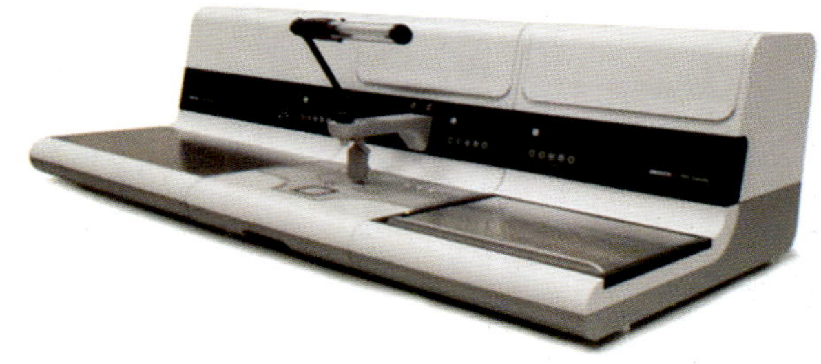

组织包埋系统

染色、脱水

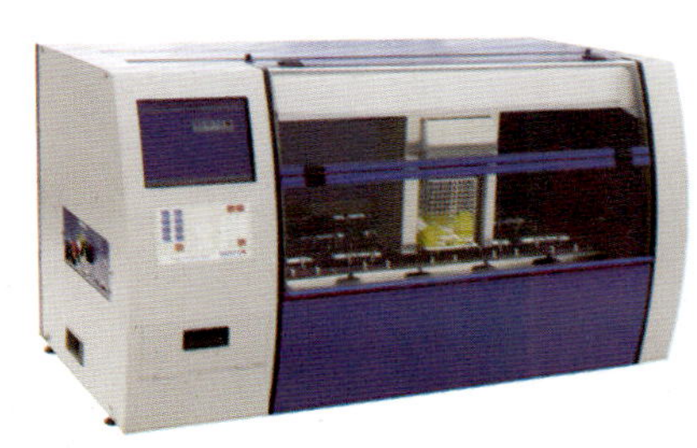

组织染色机

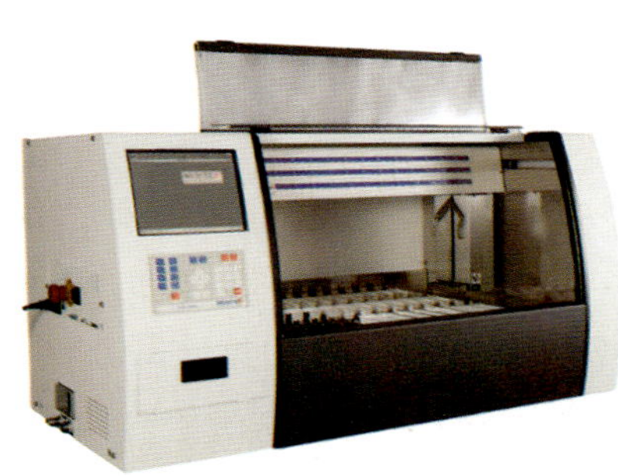

组织脱水系统

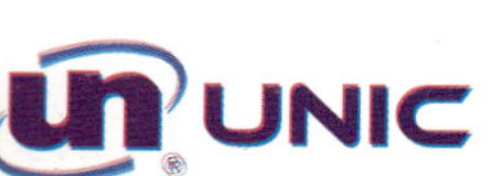

PRECICE®(赛睿)全自动切片扫描系统

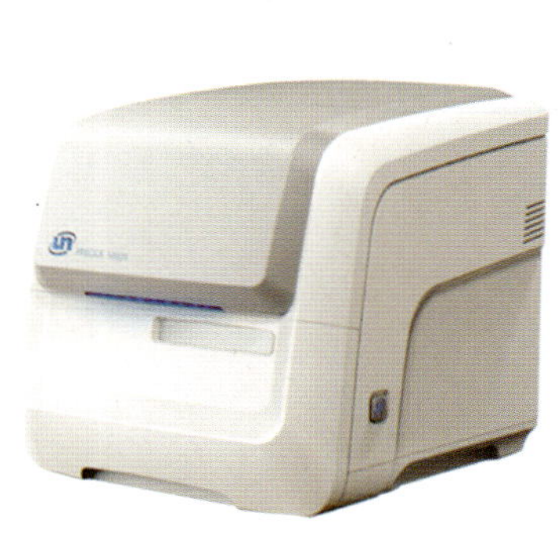
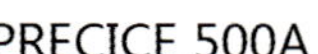

PRECICE 500A

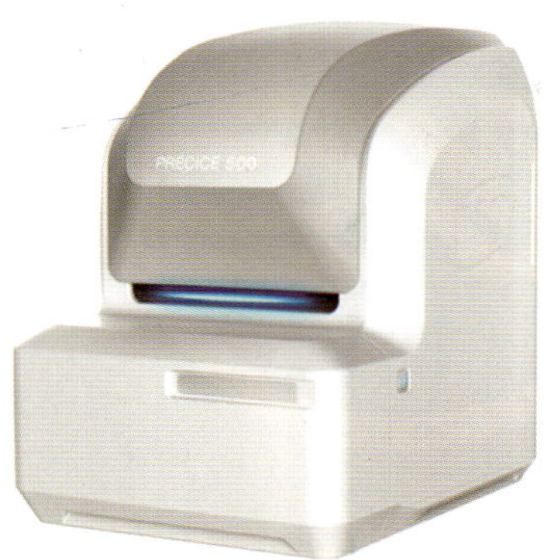

PRECICE 500B

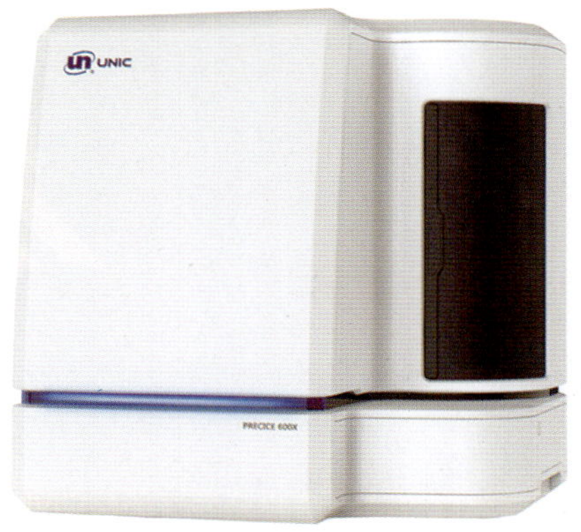

PRECICE 600X

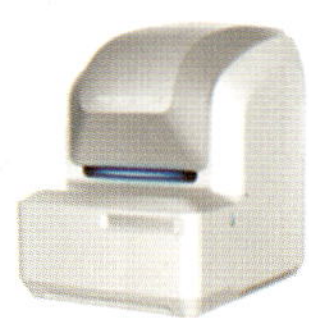

1、自主创新，一体化结构设计

打破传统显微镜扫描模式
外观小巧灵动，操作简洁
防震式结构，适应高精度、快速稳定扫描
内置LED专业照明，色温稳定免维护

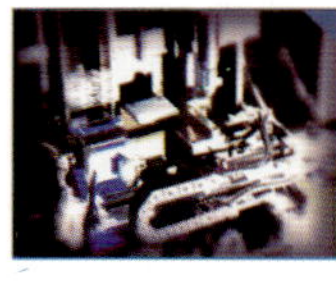

2、快速、高质量扫描

自动对焦，快速扫描，多种扫描方式
不同厚度的切片均可达到高质量的扫描结果
多片自动扫描，无需人工干预，提高工作效率

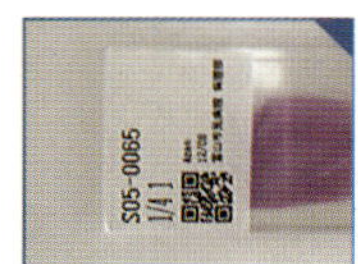

3、高保真，玻璃切片真实数字化再现

高分辨率扫描CCD，全视野高像素数字切片
标签、条形码、组织切片同时保存

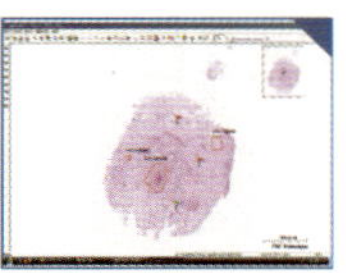

4、操作简便，流程化管理

流程化管理
便捷的数字切片浏览、标注、对比、分析测量等功能
网络远程共享与浏览

切片数字化处理流程

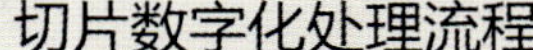

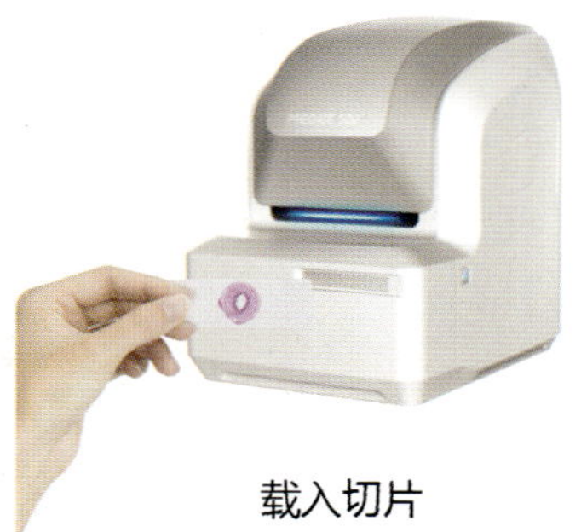

载入切片

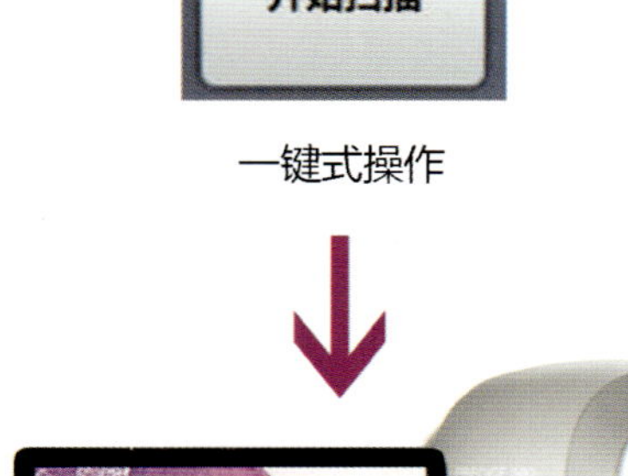

一键式操作

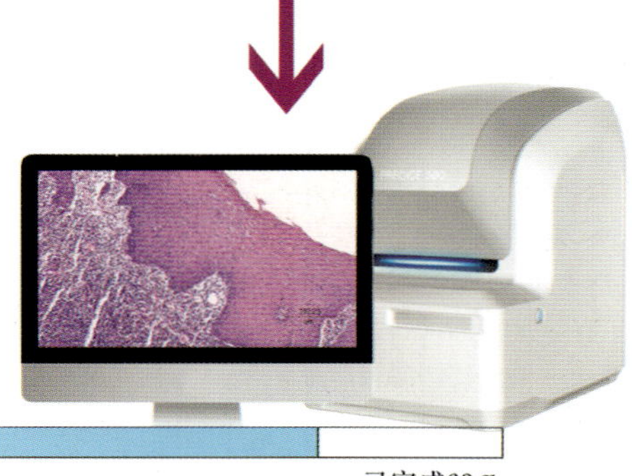

系统连续扫描切片

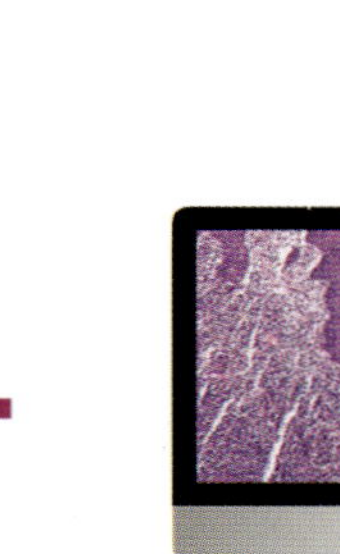

扫描完成，图像自动存储在指定目录下

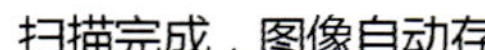

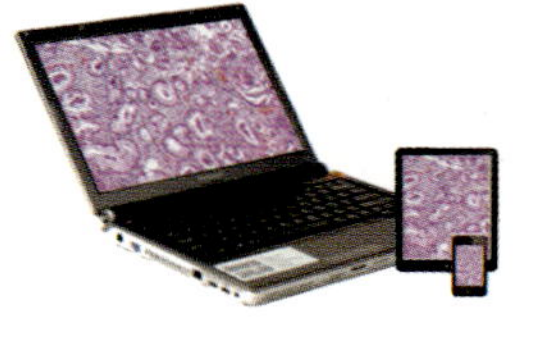

浏览、编辑、存档、共享，随心所欲

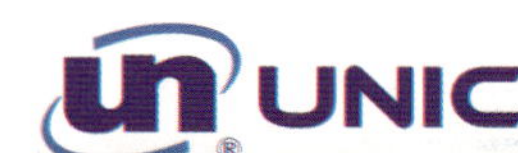

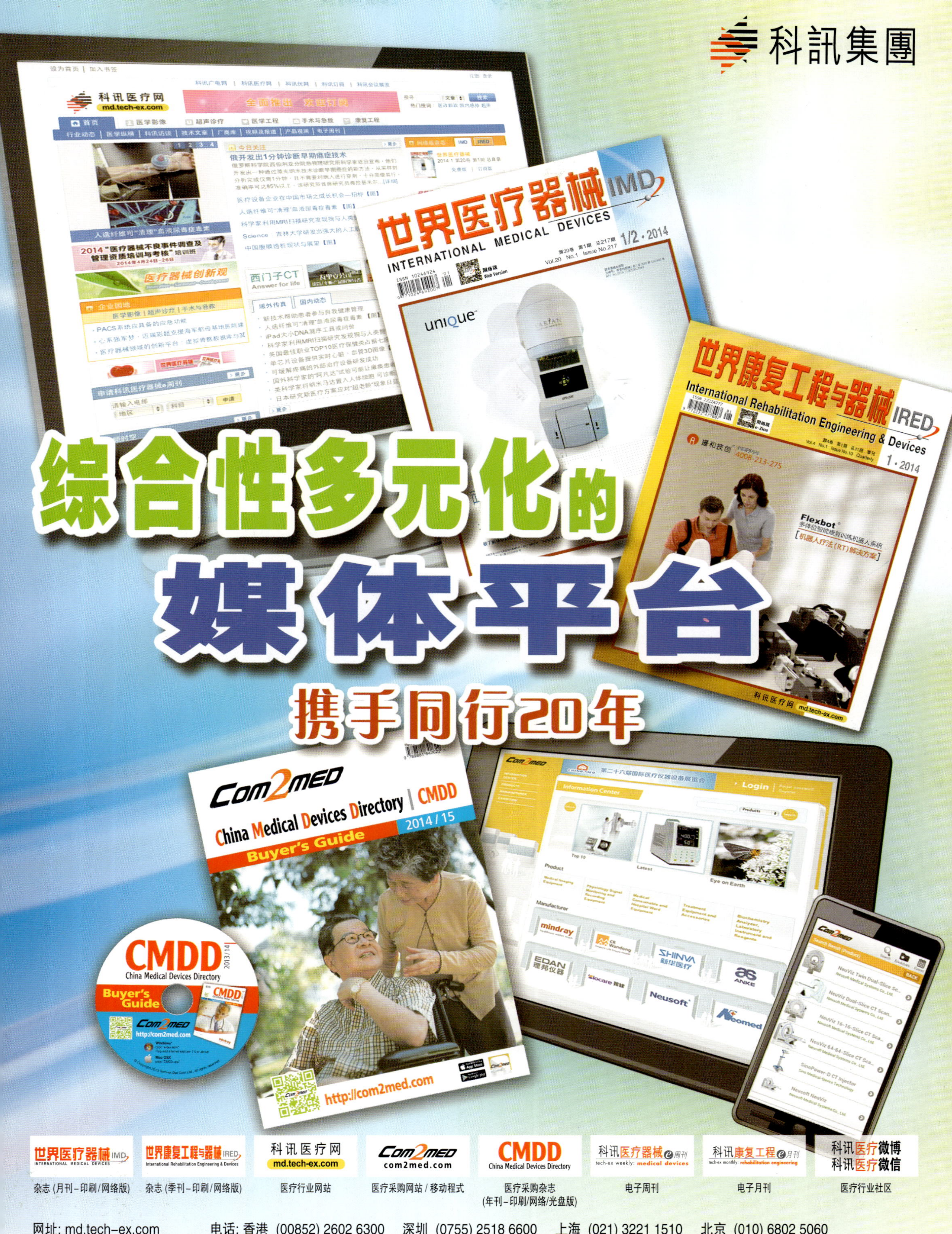

科訊集團
综合性多元化的
媒体平台
携手同行20年
世界医疗器械 IMD
杂志 (月刊-印刷/网络版)
世界康复工程与器械 IRED
杂志 (季刊-印刷/网络版)
科讯医疗网 md.tech-ex.com
医疗行业网站
Com2med com2med.com
医疗采购网站 / 移动程式
CMDD China Medical Devices Directory
医疗采购杂志 (年刊-印刷/网络/光盘版)
科讯医疗器械e周刊
电子周刊
科讯康复工程e月刊
电子月刊
科讯医疗微博 科讯医疗微信
医疗行业社区
网址: md.tech-ex.com 电话: 香港 (00852) 2602 6300 深圳 (0755) 2518 6600 上海 (021) 3221 1510 北京 (010) 6802 5060
地址: 香港沙田火炭坳背湾街26-28号富腾工业中心1102室 电邮: publication@tech-ex.com

中国医学装备协会音乐医学技术装备分会

中国医学装备协会音乐医学技术装备分会，是中国医学装备协会的分支机构，是全国音乐、医药卫生行业技术设备专业工作者(来自全国高等音乐院校、医药院校、科研院所、医疗卫生机构、政府主管部门以及相关企业的单位和个人)自愿组成的学术性、公益性、非营利性社会团体。

音乐医学技术装备分会的宗旨是以“十八大”精神为指导，紧紧围绕我国卫生事业发展和改革的大局，根据音乐医学装备专业学科的特点，积极开展专业理论研究和实践探索，为不断提高我国音乐医学技术装备科研、生产与应用、管理水平，落实党和政府联系广大委员及业界各方人士的桥梁和纽带作用，努力推进我国音乐医学技术装备产业和装备技术的健康发展贡献力量。

音乐医学是通过生命律动的生理和心理两个方面的途径进行律动治疗疾病。音乐声波的力度频率和倍频引起生理上的多元反应,音乐的频率、节奏和有规律的声波振动，是一种无限物理能量，而适度的物理能量会引起人体60兆组织细胞发生和谐共振现象，能使颅腔、胸腔、肌体、骨骼、神经组织产生共振，这种声波引起的同频共振现象，会直接影响人的神经元、脑电波以及心率、呼吸节奏等肌体组织。同时产生了生命科学的一门新学科——律动医学，专业研究音乐与健康的关系。国内外越来越多的科学家们通过先进的医疗设备和技术、结合多年来的临床科研实践，形成了音乐医学在临床治疗领域的学科体系。音乐医学是二十一世纪联合国世界卫生组织提出的以预防医学为主的绿色医疗，该组织早已向世界公告：音乐医疗在临床疗效中是药物的4～8倍。

音乐医学技术装备分会由120名委员组成，秦新华、高益民为名誉会长，龙志贤、李西安、吕臻桢、马俊倡等为顾问委员，张鸿懿、陈春玲、王建桢、杨海宁等为副会长，吴慎为会长，陈明清为秘书长，李桂英、孙钰为副秘书长。

办公地址：北京市西城区南纬路27号
中国疾病预防控制中心507室
电　　话：010-63026627

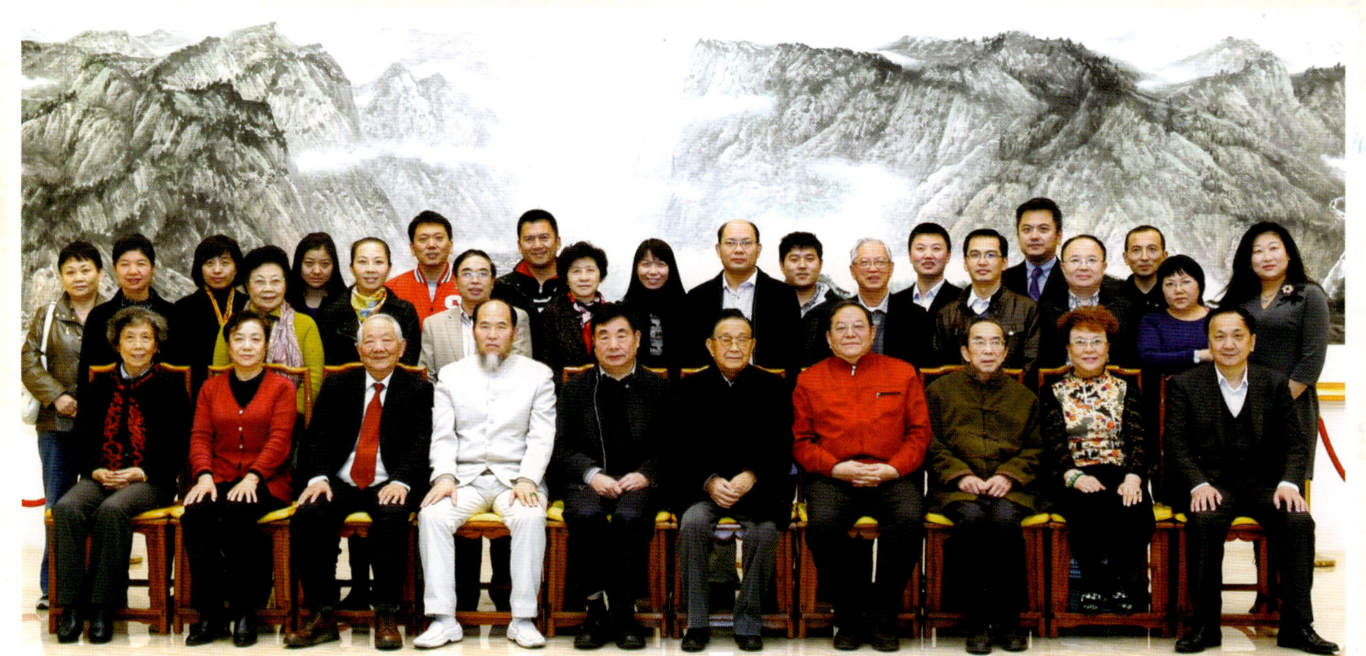

2013版《中国医学装备年鉴》在编辑过程中得到了国家卫生计生委、药监总局、发改委等国家部委及地方卫生计生委、行业协会、重点医学装备生产企业的大力支持。

特别鸣谢以下单位

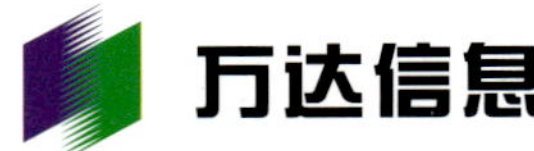

万达信息股份有限公司

EDAN
理邦仪器
深圳市理邦精密仪器股份有限公司

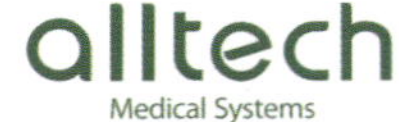

奥泰医疗系统有限责任公司

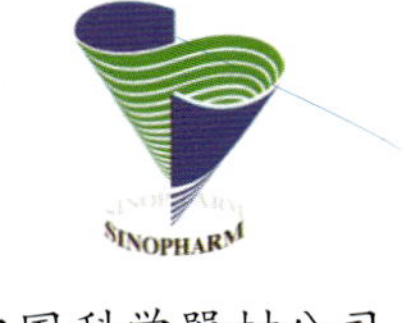

中国科学器材公司

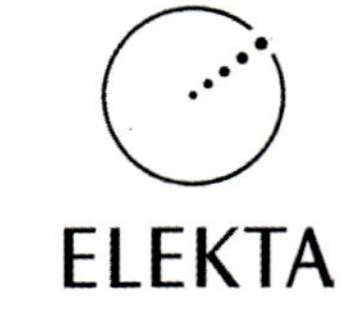

医科达(中国)有限公司

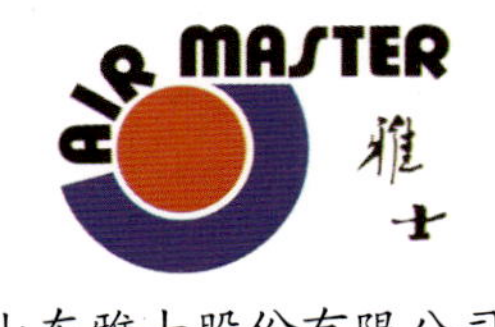

山东雅士股份有限公司

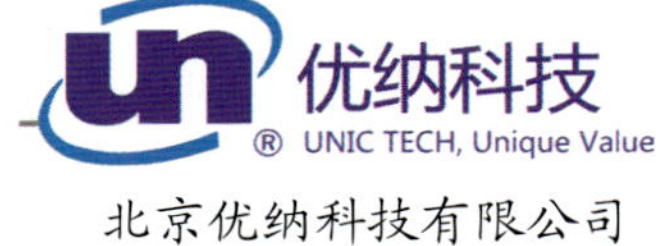

北京优纳科技有限公司

GAREA 盖睿
苏州盖睿微系统有限公司

PHILIPS
sense and simplicity
飞利浦(中国)投资有限公司

SHINVA 新华医疗
山东新华医疗器械股份有限公司

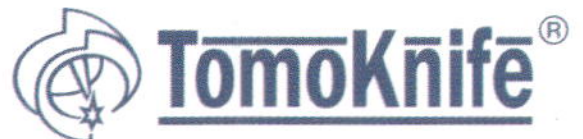

恒欣科技（香港）有限公司

SIEMENS
西门子（中国）有限公司

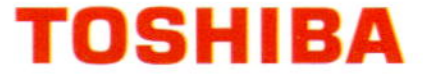

东芝医疗系统(中国)有限公司

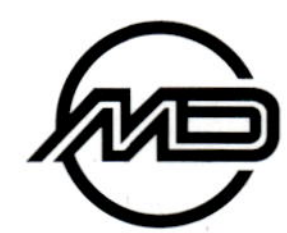
北京国医械华光认证有限公司

深圳市汇健医疗工程有限公司